# 脑胶质瘤
# 规范诊疗病例荟萃


名誉主编 江 涛 毛 颖

主　　编 牟永告 尤永平 蒋传路

特约审稿 马文斌 朴浩哲 杨学军

副 主 编 （以姓氏汉语拼音为序）

冯 华 郭琤琤 康德智 李 刚 刘志雄

毛 庆 漆松涛 秦智勇 邱晓光 屈 延

万经海 王 磊 魏新亭 吴安华 吴劲松

张 伟 张建民

人民卫生出版社

·北 京·

图书在版编目（CIP）数据

脑胶质瘤规范诊疗病例荟萃 / 牟永告，尤永平，蒋传路主编 . —北京：人民卫生出版社，2024.4
ISBN 978-7-117-36206-1

Ⅰ. ①脑…　Ⅱ. ①牟…②尤…③蒋…　Ⅲ. ①脑肿瘤－神经胶质瘤－诊疗　Ⅳ. ①R739.41

中国国家版本馆 CIP 数据核字（2024）第 073228 号



脑胶质瘤规范诊疗病例荟萃
Naojiaozhiliu Guifan Zhenliao Bingli Huicui

主　　编：牟永告　尤永平　蒋传路
出版发行：人民卫生出版社（中继线 010-59780011）
地　　址：北京市朝阳区潘家园南里 19 号
邮　　编：100021
E - mail：pmph @ pmph.com
购书热线：010-59787592　010-59787584　010-65264830
印　　刷：北京瑞禾彩色印刷有限公司
经　　销：新华书店
开　　本：889 × 1194　1/16　　印张：14.5
字　　数：459 千字
版　　次：2024 年 4 月第 1 版
印　　次：2024 年 5 月第 1 次印刷
标准书号：ISBN 978-7-117-36206-1
定　　价：238.00 元
打击盗版举报电话：010-59787491　E-mail：WQ @ pmph.com
质量问题联系电话：010-59787234　E-mail：zhiliang @ pmph.com
数字融合服务电话：4001118166　E-mail：zengzhi @ pmph.com

# 编　者

（以姓氏汉语拼音为序）


蔡洪庆　中国医学科学院肿瘤医院
蔡金全　哈尔滨医科大学附属第二医院
曹远东　江苏省人民医院
陈　康　陆军军医大学第一附属医院
陈　盛　浙江大学医学院附属第二医院
陈银生　中山大学肿瘤防治中心
程　刚　江苏省人民医院
戴　慧　浙江大学医学院附属杭州市肿瘤医院
段　昊　中山大学肿瘤防治中心
冯　华　陆军军医大学第一附属医院
郭琤琤　中山大学肿瘤防治中心
郭文杰　江苏省肿瘤医院
郭晓鹏　中国医学科学院北京协和医院
何振强　中山大学肿瘤防治中心
胡婉明　中山大学肿瘤防治中心
胡晓飞　陆军军医大学第一附属医院
黄广龙　南方医科大学南方医院
黄凯源　浙江大学医学院附属第一医院
黄仁华　上海交通大学医学院附属仁济医院
黄再捷　湖南省肿瘤医院
赖名耀　广东三九脑科医院
兰　川　陆军军医大学第一附属医院
黎海涛　陆军军医大学第一附属医院
李　博　首都医科大学附属北京天坛医院
李　飞　陆军军医大学第一附属医院
李　静　东部战区总医院
李　洋　哈尔滨医科大学附属第二医院
李建军　陆军军医大学第一附属医院
李建瑞　东部战区总医院
李少群　广东三九脑科医院
李学刚　陆军军医大学第一附属医院
李志勇　南方医科大学南方医院
刘　帅　首都医科大学附属北京天坛医院
刘彦伟　首都医科大学附属北京天坛医院
鲁珊珊　江苏省人民医院
陆海军　青岛大学附属医院
马　超　苏州大学附属第一医院
马文斌　中国医学科学院北京协和医院
冒　平　西安交通大学第一附属医院
孟祥祺　哈尔滨医科大学附属第二医院
明键光　哈尔滨医科大学附属第二医院
牟永告　中山大学肿瘤防治中心
潘　灏　东部战区总医院
潘敏鸿　江苏省人民医院
漆松涛　南方医科大学南方医院
秦智勇　复旦大学附属华山医院
冉　鸿　陆军军医大学第一附属医院
时　雨　陆军军医大学第一附属医院
陶　超　江苏省人民医院
田　磊　河北医科大学第二医院
万经海　中国医学科学院肿瘤医院
王　磊　浙江省肿瘤医院
王　林　浙江大学医学院附属第二医院
王　强　东部战区总医院
王　旋　华中科技大学同济医学院附属协和医院
王　裕　中国医学科学院北京协和医院

王 喆 陆军军医大学第一附属医院
王 中 苏州大学附属第一医院
王彬彬 江苏省人民医院
吴 楠 东部战区总医院
吴 涛 北京大学深圳医院
吴劲松 复旦大学附属华山医院
薛晓英 河北医科大学第二医院
杨红丽 深圳市人民医院
杨群英 中山大学肿瘤防治中心
姚小红 陆军军医大学第一附属医院
易国仲 南方医科大学南方医院
翟一轩 郑州大学第一附属医院
张 烨 辽宁省肿瘤医院
张军霞 江苏省人民医院
张岩松 南京脑科医院
赵爽爽 浙江大学医学院附属杭州市肿瘤医院
周 峰 浙江大学医学院附属第二医院
周江芬 广东三九脑科医院
朱焕锋 江苏省肿瘤医院
庄冬晓 复旦大学附属华山医院

# 点评专家

（以姓氏汉语拼音为序）

蔡林波　广东三九脑科医院
陈　高　浙江大学医学院附属第二医院
程　刚　江苏省人民医院
戴　慧　浙江大学医学院附属杭州市肿瘤医院
蒋传路　哈尔滨医科大学附属第二医院
康德智　福建医科大学附属第一医院
李　飞　陆军军医大学第一附属医院
李　刚　山东大学齐鲁医院
李子煌　深圳市人民医院
刘志雄　中南大学湘雅医院
陆海军　青岛大学附属医院
吕中强　河北医科大学第二医院
马文斌　中国医学科学院北京协和医院
毛　庆　四川大学华西医院
朴浩哲　辽宁省肿瘤医院
漆松涛　南方医科大学南方医院
邱晓光　首都医科大学附属北京天坛医院
屈　延　空军军医大学唐都医院
孙才兴　浙江省肿瘤医院
王　磊　首都医科大学附属北京天坛医院
王　樑　空军军医大学唐都医院
王　拓　西安交通大学第一附属医院
王　中　苏州大学附属第一医院
王汉东　南京明基医院
魏新亭　郑州大学第一附属医院
温　良　浙江大学医学院附属第一医院
吴　涛　北京大学深圳医院
吴安华　中国医科大学附属盛京医院
吴劲松　复旦大学附属华山医院
杨学军　清华大学附属北京清华长庚医院
姚　辉　上海国际医学中心
张　伟　首都医科大学附属北京天坛医院
张建民　浙江大学医学院附属第二医院
张岩松　南京脑科医院
赵洪洋　武汉协和医院

# 序　一

脑胶质瘤是最常见的中枢神经系统原发性脑肿瘤，其中最常见的是胶质母细胞瘤，其治疗一直是医学界的难题。脑胶质瘤传统治疗方法包括手术、放疗和化疗等，但治疗效果并不理想，肿瘤电场治疗的出现为脑胶质瘤患者提供了一种新的治疗方法。2015 年肿瘤电场治疗首次被写入《中国中枢神经系统胶质瘤诊断和治疗指南》，2018 年《脑胶质瘤诊疗规范》将其纳入了脑胶质瘤中国规范化治疗方案，2021 年《胶质母细胞瘤的肿瘤电场治疗专家共识》发布。经过近年来国际国内的研究和实践，肿瘤电场治疗已经在脑胶质瘤治疗中得到了广泛的应用和认可。

《脑胶质瘤规范诊疗病例荟萃》收集了源自我国 28 家医疗机构的 35 例典型病例，将肿瘤电场治疗在脑胶质瘤治疗中的应用进行了分享，展示了肿瘤电场治疗在脑胶质瘤治疗中的应用和效果。提供病例的医疗机构大多来自国内著名的医疗中心，病例具有较好的代表性，很大程度上反应了我国脑胶质瘤规范化诊治的开展情况，对国内同行而言有较高的参考价值。同时，本书还邀请到众多国内顶级专家进行病例筛选和病例点评，从专业角度保证本书的质量，为临床医生和研究人员提供了很好的参考和指导。本书图文并茂，在内容方面突出诊疗思维和理念，也兼顾了影像学和分子病理资料的质量和完整性。通过这些病例，我们可以看到电场治疗在延长患者生存期、提高治愈率、减轻症状等方面的优势。

相信随着基础及临床研究进步，新兴治疗手段不断出现，胶质瘤也会成为一种慢性病。现在我们在胶质瘤领域所做的每一分努力，更是为贯彻落实《"健康中国 2030" 规划纲要》提出的"到 2030 年，实现全人群、全生命周期的慢性病健康管理，总体癌症 5 年生存率提高 15%"贡献行业力量。

**江　涛　教授**

**2024 年 3 月 9 日**

# 序　二

脑胶质瘤是最常见的原发性颅内恶性肿瘤，其中胶质母细胞瘤占到半数以上，且侵袭性及复发率高，临床预后极差。传统治疗方法如手术、放疗和化疗，都存在一定的局限性和副作用。多年来，领域内专家学者一直致力于基础研究、提高诊疗技术、研发新型药物，探索创新疗法，以期改善这部分患者的预后。

肿瘤电场治疗作为一种新兴的肿瘤治疗方法，具有独特的优势和潜力，近年来相关临床研究和实践应用显示其生存获益令人鼓舞且不良反应较小，被《NCCN肿瘤学临床实践指南》《中国胶质瘤临床管理指南》及《中国肿瘤整合诊治指南（CACA）》等推荐。除了需要积极学习理论知识及进展外，临床思维作为疾病诊治中至关重要的一环，能体现出临床医师在诊疗中的理论与实践融会贯通的程度。《脑胶质瘤规范诊疗病例荟萃》通过收集和分析众多运用肿瘤电场治疗的优秀病例，详细介绍了脑胶质瘤规范诊疗的实践经验，为我们提供了深入了解该疾病及新的治疗方法的机会。病例中所展示的治疗方法、疗效评估和操作规范等，都为我们提供了宝贵的实践经验和学术启示，为胶质瘤领域提供了一份宝贵的参考资料。

近年来，肿瘤电场治疗在脑胶质瘤领域的研究和应用不断增加。我深切地感受到，肿瘤电场治疗不仅在技术上实现了突破，更在临床实践中展现了良好的疗效和安全性。我衷心地希望广大同仁能够从这些病例中获得启示，进一步推动医学技术的进步，推动肿瘤电场治疗在脑胶质瘤领域的发展，为患者提供更优质、更有效的医疗服务。同时，也期待未来的脑胶质瘤领域能够涌现出更多的创新性研究成果，为患者带来更多的希望。

最后，我谨代表所有参与本书编写的同行们，向读者们致以最诚挚的感谢和敬意。愿这本书能够为脑胶质瘤领域的发展做出一份贡献，对脑胶质瘤治疗的发展和完善起到积极的推动作用。

**毛　颖　教授**

**2024年3月12日**

# 前　言

胶质母细胞瘤是成人中枢神经系统最常见的原发性恶性脑肿瘤，即使接受传统的手术联合放疗、化疗，患者的总生存期仍不尽如人意。肿瘤电场治疗是一种新型的物理治疗方式，它通过干扰肿瘤细胞有丝分裂发挥作用，为胶质母细胞瘤患者带来了希望。2021 年 11 月，在江涛教授带领下，由中国抗癌协会脑胶质瘤专业委员会、胶质母细胞瘤的肿瘤电场治疗专家共识撰写组发布了《胶质母细胞瘤的肿瘤电场治疗专家共识》，详述了肿瘤电场治疗在胶质母细胞瘤治疗中的作用机制、影响因素、临床评估、使用方案以及患者管理等方面，为肿瘤电场治疗在胶质母细胞瘤规范化应用提供了指导性建议。

作为一种新的治疗方法，肿瘤电场治疗已经成为胶质母细胞瘤的标准治疗方法，但是，还有很多需要探索的方向，如作用机制；与其他疗法的协同作用机制；阵列数量、电场强度等个体化设置；如何改善患者的舒适度，减少皮肤不良反应的发生等。为此，我们组织全国各大胶质瘤诊疗中心，收集规范化肿瘤电场治疗胶质细胞瘤的优秀病例，汇编成册，剖析实践案例，分享诊疗经验，以期为临床实践提供更多思路和参考，最终延长患者的生存期，改善患者的生活质量。

感谢江涛院士、毛颖教授高屋建瓴的指导，感谢人民卫生出版社的辛苦付出，感谢浙江大学附属第二医院、首都医科大学附属北京天坛医院、中山大学肿瘤防治中心、中国医学科学院北京协和医院、陆军军医大学第一附属医院、哈尔滨医科大学附属第二医院、辽宁省肿瘤医院、复旦大学附属华山医院、江苏省人民医院、中国医学科学院肿瘤医院、南方医科大学南方医院、郑州大学第一附属医院、江苏省肿瘤医院、浙江大学医学院附属第一医院、上海交通大学医学院附属仁济医院、湖南省肿瘤医院、广东三九脑科医院、青岛大学附属医院、西安交通大学第一附属医院、东部战区总医院、河北医科大学第二医院、中国科学院大学附属肿瘤医院、华中科技大学同济医学院附属协和医院、苏州大学附属第一医院、深圳市人民医院、南京脑科医院、北京大学深圳医院、浙江省肿瘤医院提供的优质病例。感谢大家宝贵的时间和经验。

最后，感谢跟我们同一个战线，共同与这个疾病斗争的患者及其家人朋友，我们最终会战胜这一顽疾！

**牟永告**

**2024 年 4 月 9 日**

# 目　录

# 病例 1　新诊断胶质母细胞瘤临床经验分享一例

浙江大学医学院附属第二医院　神经外科　陈　盛　王　林

## 【病例介绍】

患者,女性,38 岁。
入院时间:2020 年 5 月 8 日。
主诉:头痛伴言语不利 1 周余。
查体:言语稍不利,口角稍左歪,四肢肌力 5 级。

## 【术前检查】

2020 年 5 月 7 日行术前磁共振成像,示左侧额颞叶占位,考虑高级别胶质瘤,伴大脑镰下疝(图 1-1)。

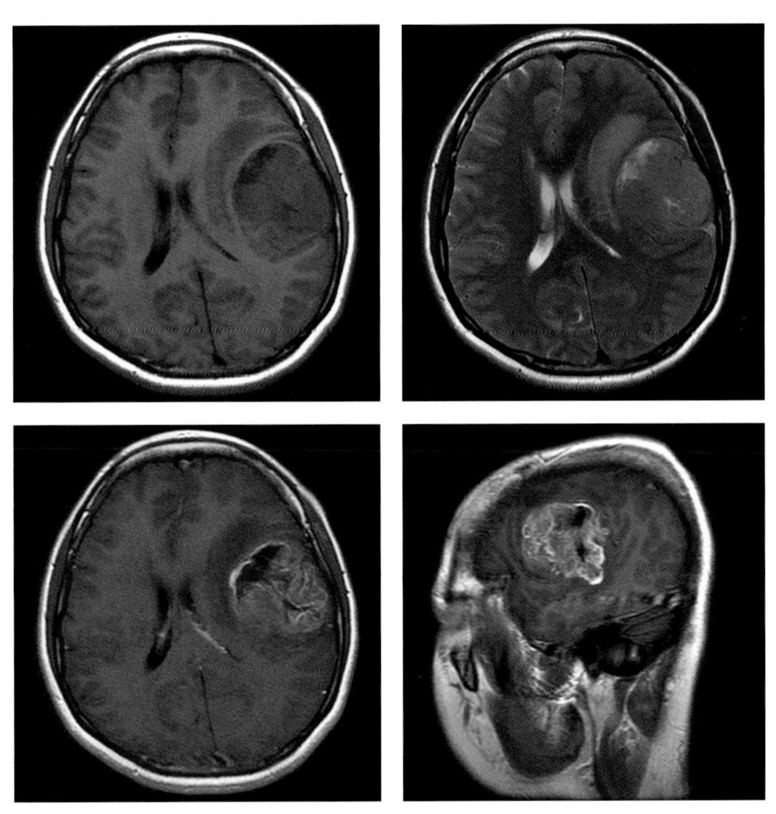

**图 1-1　2020 年 5 月 7 日术前 MRI 检查**

## 【手术治疗】

2020 年 5 月 15 日行左侧开颅额颞叶肿瘤切除术,术中见典型胶质瘤组织。术后即刻,患者清醒,语言对答正常,肌力正常,无神经功能障碍。术后复查 MRI,左侧额颞叶高级别胶质瘤术后,左侧大脑镰下疝,较前稍好转(图 1-2)。

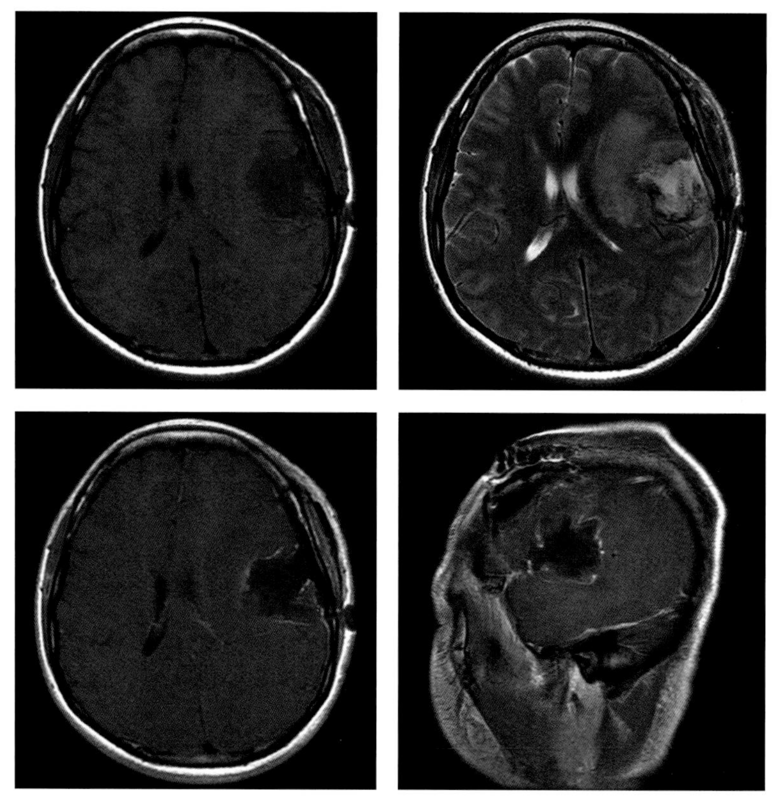

图 1-2 2020 年 5 月 18 日术后 MRI 检查

## 【组织 / 分子病理学诊断】

病理诊断结果:(左额颞叶)胶质母细胞瘤,IDH 野生型,WHO Ⅳ级。

免疫组化结果: GFAP(+),Olig-2(+),Nestin(+),NF 少量阳性纤维,Syn(+),IDH1 H09(-),ATRX(+),CD34(-),BRAF VE1(-),H3K27M(-),H3K27Me3(+),P53(约 5% 散在 +),Ki-67(40%+)。

分子检测结果: IDH1/2 外显子 4 野生型(SANGER 测序法); MGMT 启动子甲基化(MSP- 荧光探针法); TERT 启动子 C228T 突变阳性(SANGER 测序法)。

## 【诊治过程】

1. 化疗 2020 年 5 月 31 日起开始使用替莫唑胺(TMZ)治疗,120mg,每日 1 次。

2. 放疗 2020 年 6 月 11 日起开始放疗,左额颞叶原瘤区及周围高危区 6MV-X 线 PTV1 60Gy/30F、PTV2 54Gy/30F 行术后辅助放疗,同时给予 TMZ 120mg,每日 1 次。

TMZ,300mg,5/28 方案序贯化疗,目前已完成辅助化疗 12 次。

2020 年 7 月(术后 2 月余)行头颅 MRI 检查,提示肿瘤无复发(图 1-3)。

3. 电场治疗 2020 年 9 月 9 日开始肿瘤电场治疗(TTF)。该患者电场治疗持续时间近 14 个月,依从性>95%,每天 23 小时以上佩戴电场贴片(图 1-4,图 1-5)。

电场治疗期间头皮整体情况良好。偶尔有破溃,用碘伏擦拭,贴片镂空处理后,不影响电场治疗的佩戴,头皮破溃处情况好转(图 1-6)。

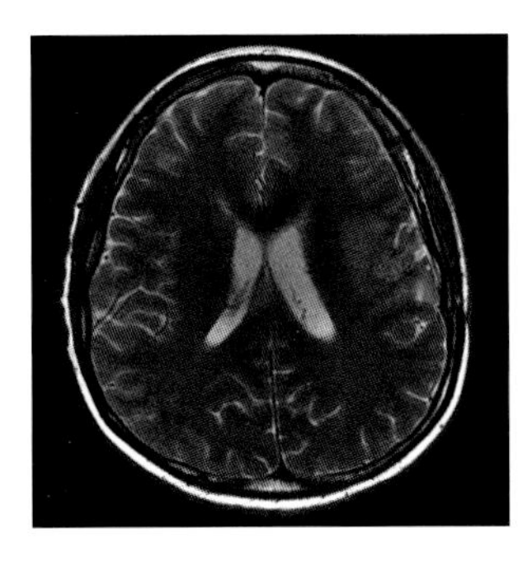
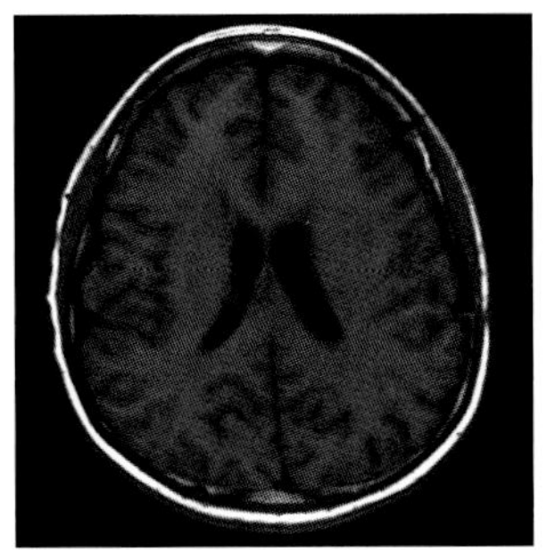
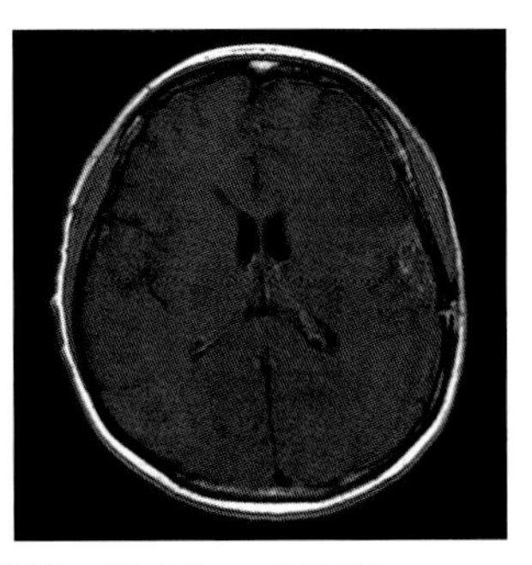
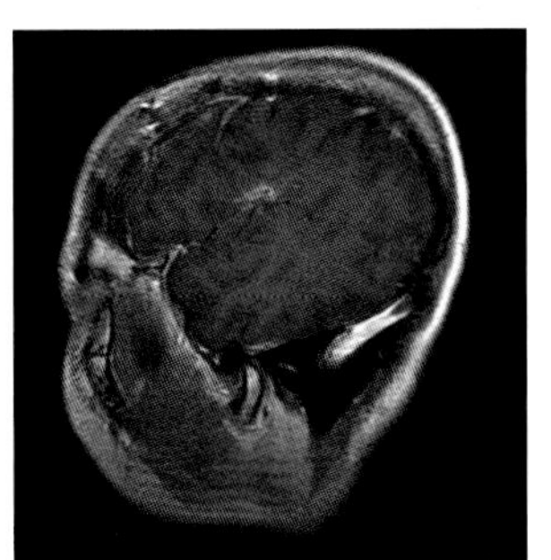

图 1-3　2020 年 7 月(术后 2 月余)MRI 检查

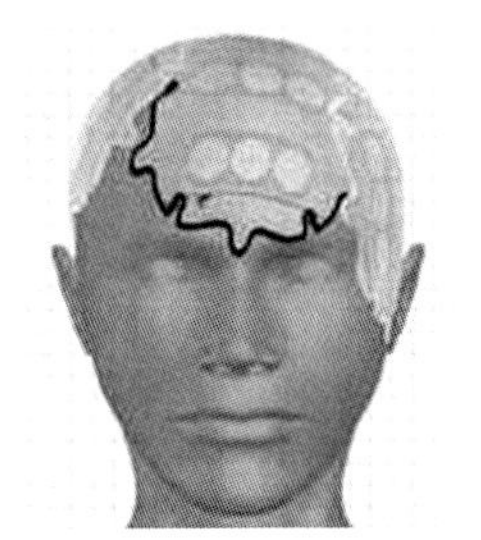
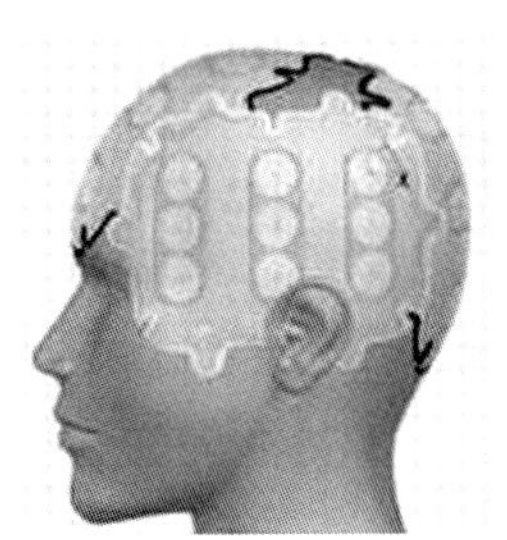
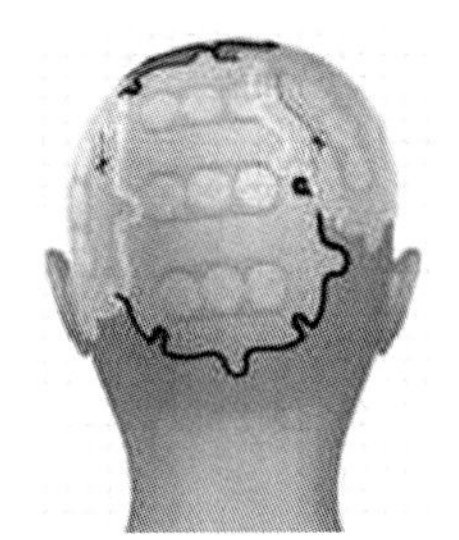
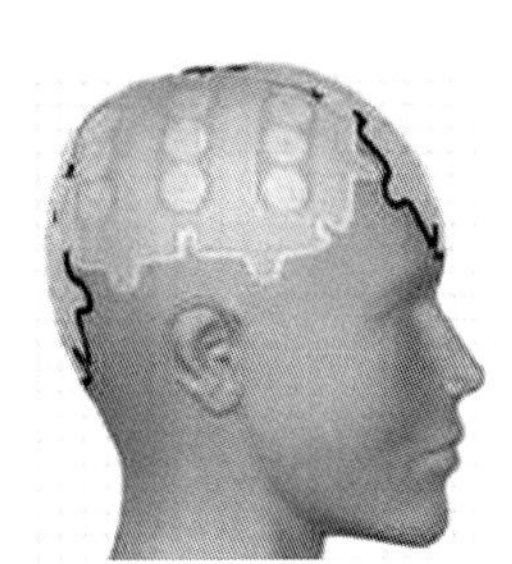
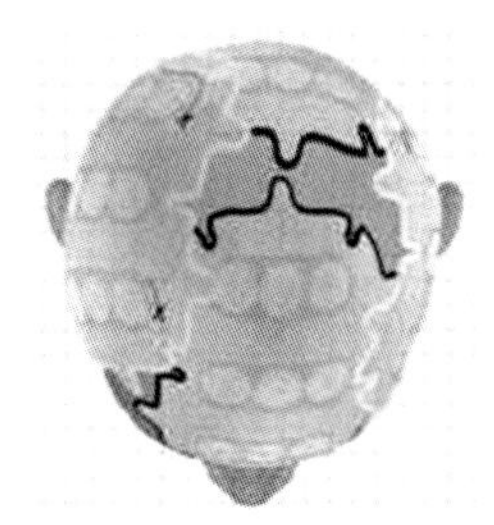

图 1-4　电场贴片 Mapping

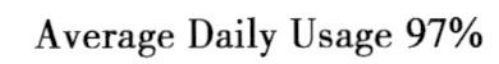


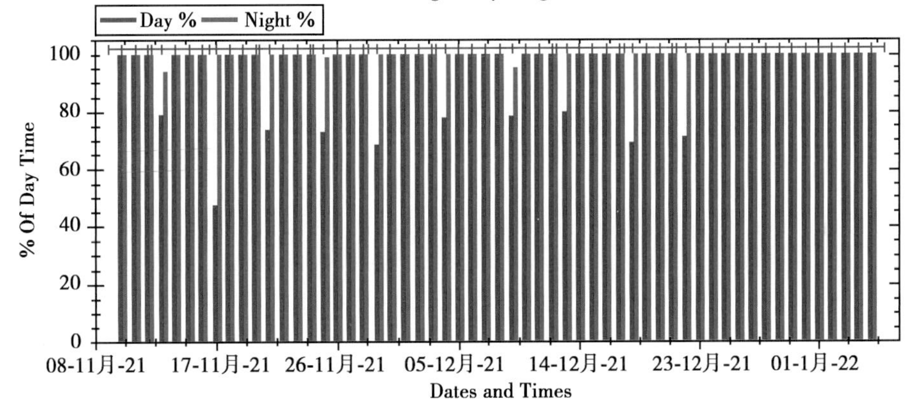


图 1-5　电场治疗使用期间的治疗依从性

（Dates and Times：日期；Average Daily Usage：平均每天使用率）

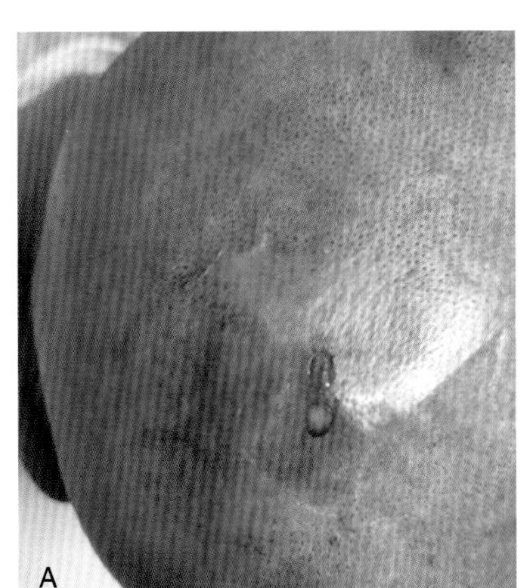


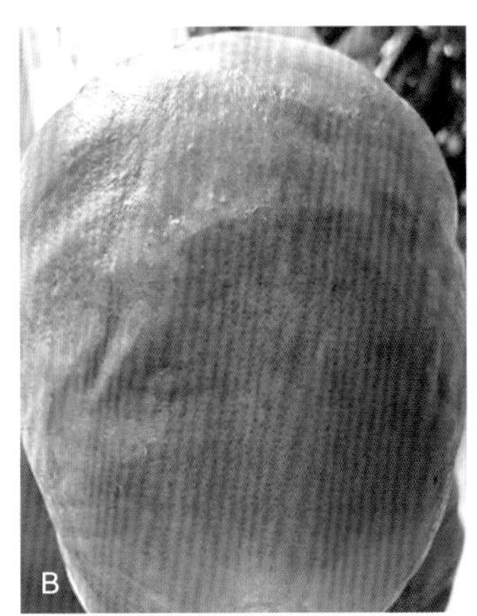


图 1-6　使用期间患者头皮情况

A. 使用 8 个月后头皮有破溃；B. 简单处理后，头皮破溃处情况好转。

术后治疗时间轴见图 1-7。

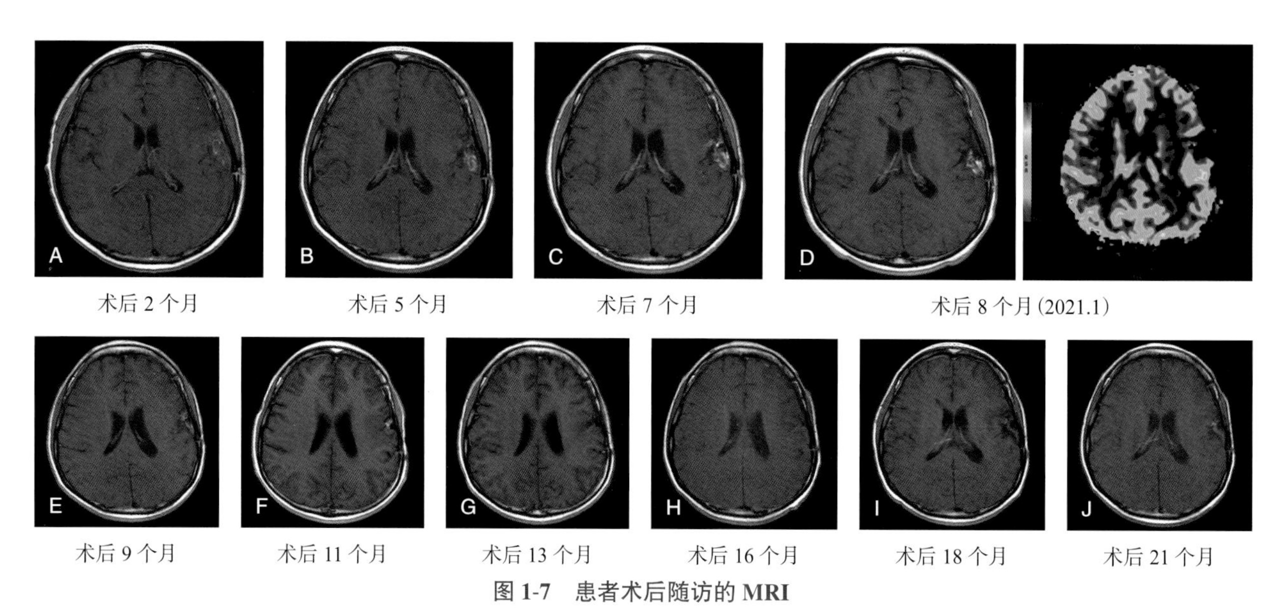


**图 1-7　患者术后随访的 MRI**

A. 术后 2 个月：肿瘤切除术后改变；B. 术后 5 个月：肿瘤切除术后改变，稍有强化；C. 术后 7 个月：术区结节状强化，较前范围增大，复发考虑；D. 术后 8 个月（2021 年 1 月）：术区结节状强化，PWI 低灌注，考虑假性进展可能大；E. 术后 9 个月：术区边缘少许强化，较前（2021 年 1 月）范围缩小；F~J. 术后 11 个月至今术区大致相仿。

4. 靶向治疗　2021 年 1 月初开始使用安罗替尼 10 个疗程。

## 【病例小结】

女性，38 岁，因“头痛伴言语不利 1 周余”入院，患者 2020 年 5 月 15 日行左侧开颅额颞叶肿瘤切除术，术后病理检测为左侧额颞叶高级别胶质瘤，术后先后行化疗、同步放化疗、序贯化疗、肿瘤电场治疗和抗血管生成靶向治疗，患者病情持续稳定，状况良好。该患者到目前为止电场治疗使用 17 个月，无进展生存期（progression free survival，PFS）为 22 个月，高于临床研究数据中位 PFS（6.7 个月）。

## 【专家点评】

浙江大学医学院附属第二医院　陈　高

该患者，女，38 岁，因“头痛伴言语不利 1 周余”入院，行“左侧额颞叶肿瘤切除术”。术后常规病理提示（左额颞叶）胶质母细胞瘤，IDH 野生型，WHO Ⅳ级。根据最新美国国立综合癌症网络（National Comprehensive Cancer Network，NCCN）指南推荐，该患者采用最新的标准治疗方案——同步放化疗后联合电场治疗 + 辅助化疗。治疗期间患者定期复查，术后近 2 年，病情稳定，肿瘤未见复发。标准的综合治疗方案配合专业的胶质瘤多学科诊疗（MDT）团队让患者有更好的获益。目前，肿瘤电场治疗作为新型的居家治疗方案，在治疗期间做好全程的患者管理十分重要，主要包括患者的头皮护理、定期的随访复查、情感支持等，提高患者的依从性，提高胶质瘤患者的预后。

# 病例 2　弥漫性儿童型高级别胶质瘤的综合治疗策略

首都医科大学附属北京天坛医院　刘彦伟

## 【病例介绍】

患者，女性，24 岁。

2 年前（2021 年 7 月 27 日）因“突发言语不利伴双手麻木 2 周”就诊于我院。查体：KPS 评分 90 分，对答切题，四肢肌力 5 级，无神经系统阳性体征。

术前检查：心电图、胸 CT、超声心动图未见明显手术禁忌。

## 【术前诊断】

2021 年 8 月 11 日术前影像评估，磁共振成像显示双侧额叶及胼胝体弥漫性病变（图 2-1）。初步诊断：弥漫性低级别胶质瘤。

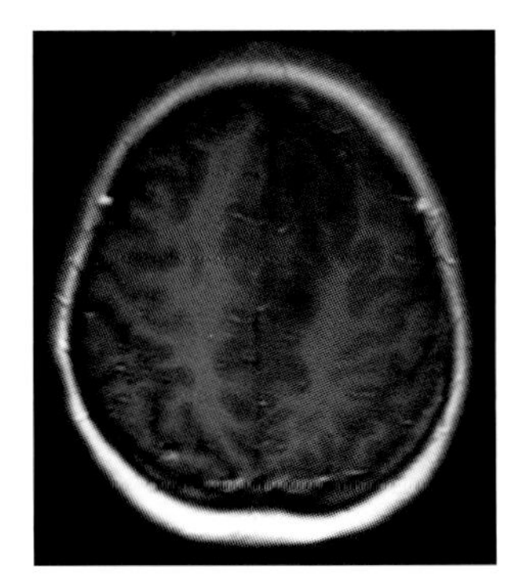
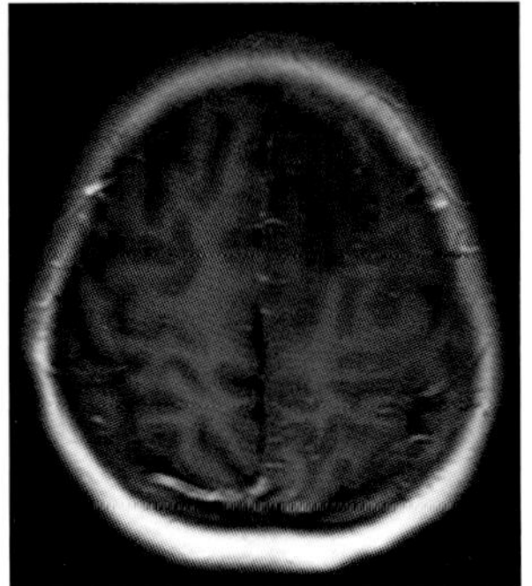
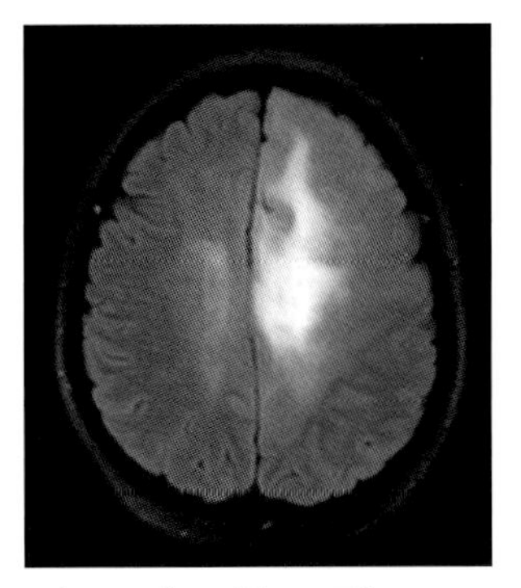
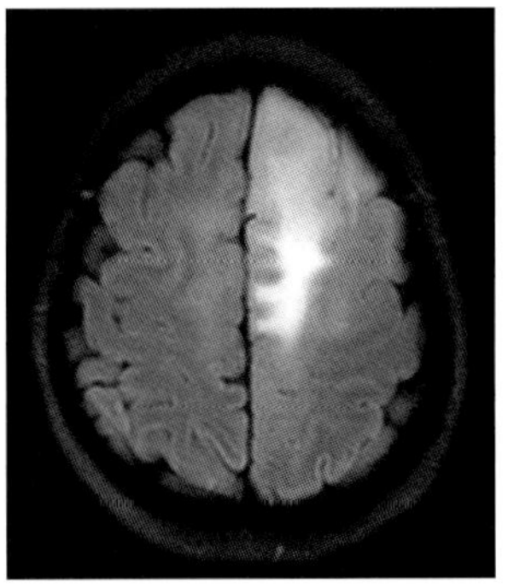

**图 2-1　活检前头颅 MRI（2021 年 8 月 11 日）**

## 【手术治疗】

2021 年 8 月 27 日在全麻下行“左额病变立体定向活检术”。

## 【组织病理学诊断】

组织病理诊断结果（图 2-2A）：胶质母细胞瘤，WHO Ⅳ级。

免疫组化结果（图 2-2B~D）：GFAP（散在 +），Olig-2（+），Ki67（约 30%），IDH1（–），H3.3G34R（–），H3.3G34V（–），ATRX（–），P53（++），H3K27me3（约 80%）。

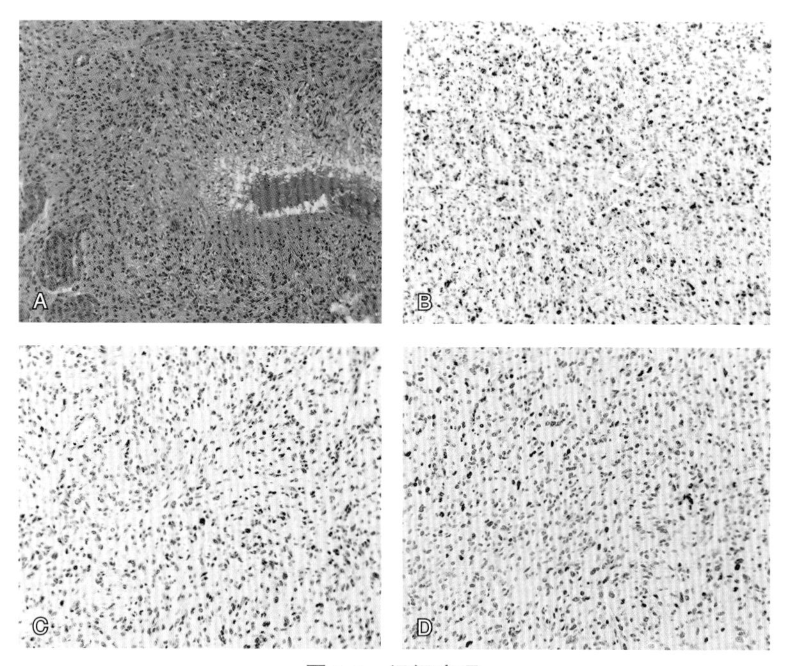

图 2-2 组织病理

A. 组织病理；B. 免疫组化（Ki67）：约 30%；C. 免疫组化（ATRX）：ATRX 表达缺失；
D. 免疫组化（P53）：>10% 强阳性表达。

## 【诊治过程】

2021 年 10 月 7 日行替莫唑胺（TMZ）同步放化疗（图 2-3）。

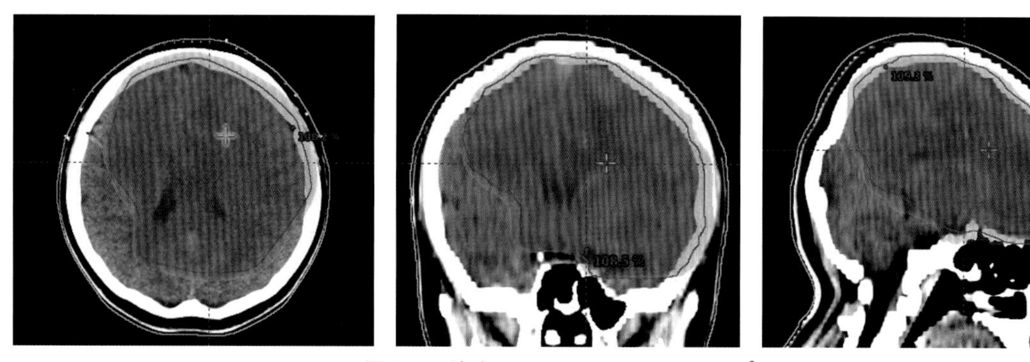

图 2-3 放疗：54Gy/27f，TMZ 75mg/m$^2$

放疗后 1 个月复查（图 2-4）：照射区内混杂信号，局灶增强，KPS 评分 70 分。

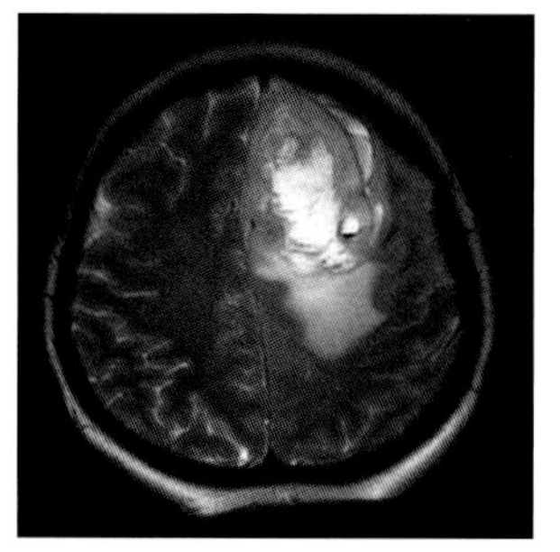
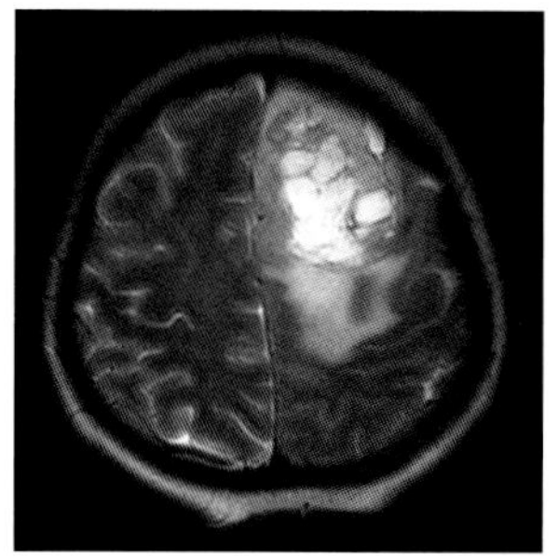
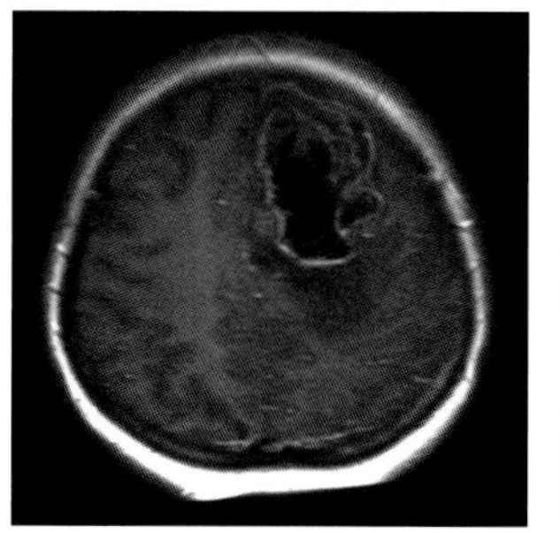
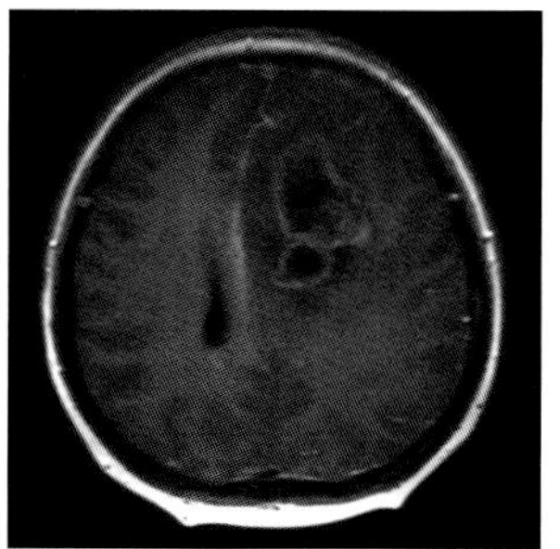

图 2-4 放疗 1 个月后头颅 MRI（2021 年 12 月 13 日）

放疗后 2 个月复查(图 2-5)：临床症状稍缓解；KPS 评分 80 分。

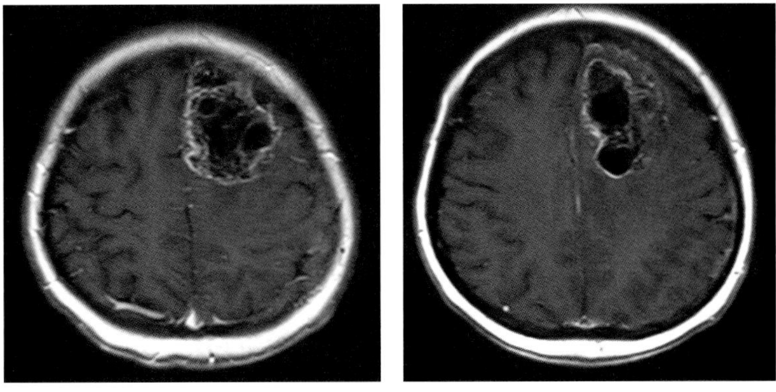

图 2-5　放疗 2 个月后头颅 MRI(2022 年 1 月 10 日)

放疗后 5 个月复查(图 2-6)：囊腔增大，临床症状加重；KPS 评分 70 分。

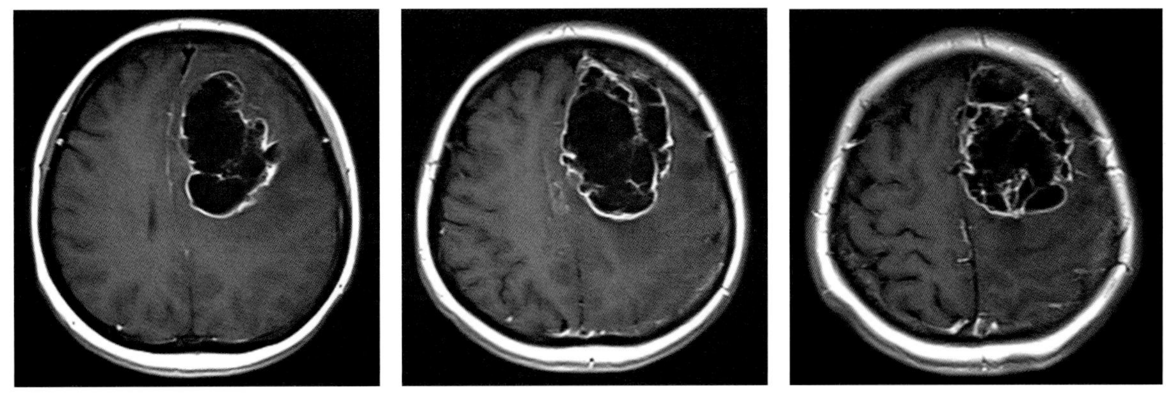

图 2-6　放疗 5 个月后头颅 MRI(2022 年 4 月 8 日)

患者于 2022 年 4 月 22 日第二次入院，查体：神清，言语迟钝，精神可，右侧肢体肌力 3 级，左侧肢体肌力 5 级，肌张力不高，KPS 评分 70 分。多学科联合会诊(multi-disciplinary team，MDT)：左额胶质母细胞瘤(glioblastoma，GBM)放化疗后进展，局部占位效应明显，边界清楚，可考虑开颅病变切除术，于 2022 年 4 月 25 日行“左额开颅占位近全切除术”，并于术后第 2 天复查(图 2-7)。

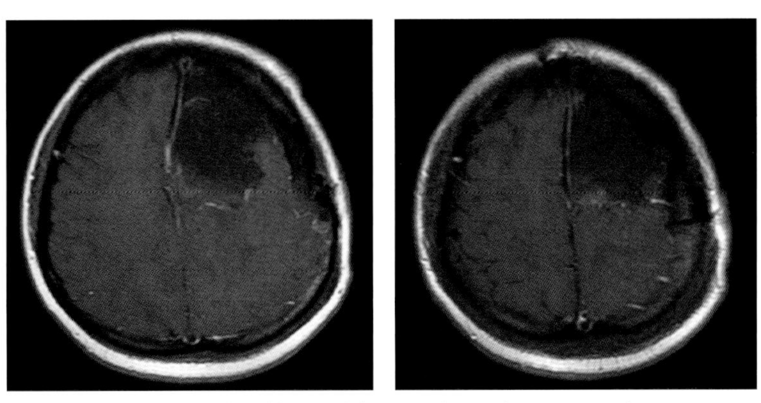

图 2-7　术后第 2 天头颅 MRI(2022 年 4 月 27 日)

## 【术后组织 / 分子病理学诊断】

组织病理结果：胶质母细胞瘤，NOS（WHO Ⅳ级）。

免疫组化结果：GFAP（+），Olig-2（+），Ki-67（约 5%），p53（+），ATRX（-），IDH1（-），H3K27me3（+），H3.3G34R（-），H3.3G34V（-）。

分子病理结果：IDH1 基因 R132 突变：无突变。IDH2 基因 R172 突变：无突变。TERT 启动子 C228T 突变：突变。TERT 启动子 C250T 突变：无突变。染色体 1p/19q 共缺失：无共缺失。MGMT 启动子甲基化：无甲基化。EGFR 扩增：不扩增。7 号染色体扩增（+7）：不扩增。10 号染色体缺失（-10）：不缺失。CDKN2A 纯合性缺失：不缺失。CDKN2B 纯合性缺失：不缺失。BRAF 基因 V600E 突变：无突变。H3F3A 基因 H3.3 K27M 突变：不突变。H3F3A 基因 H3.3 G34 突变：不突变。ATRX 基因突变：突变。TP53 基因突变：突变。

整合病理诊断：弥漫性儿童型高级别胶质瘤，H3 野生型，IDH 野生型。

## 【术后治疗】

患者术后出院查体：神清可语，四肢肌力 5 级，肌张力正常，KPS 评分 90 分。出院后继续行替莫唑胺化疗，200mg/（$m^2$·d），5/28 方案。

术后 3 个月复查（图 2-8）：KPS 评分 100 分，出院 1 个月后加用瑞戈非尼治疗，160mg/d，21/28 方案，已完成 2 个周期治疗。

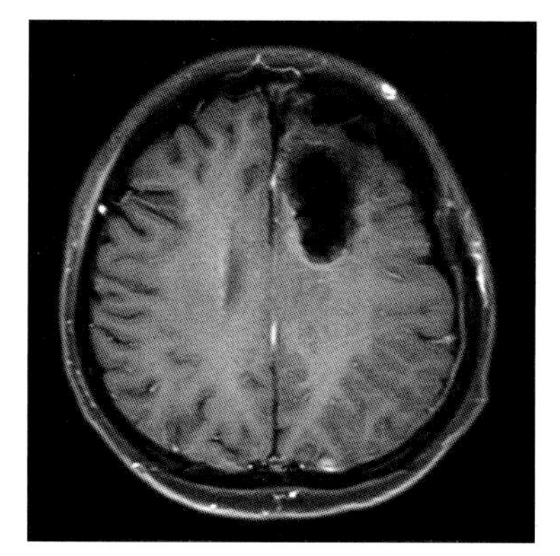
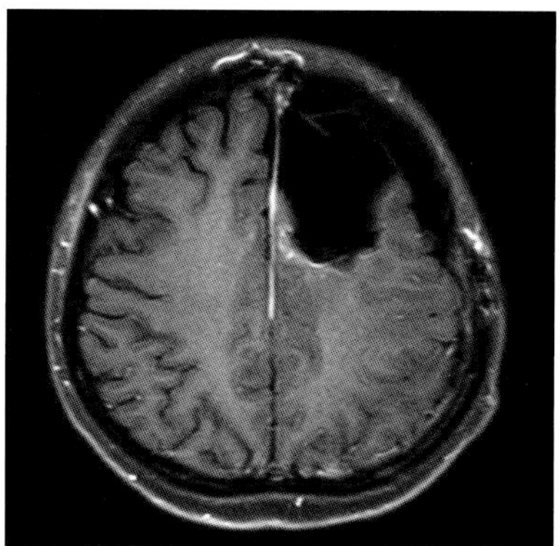
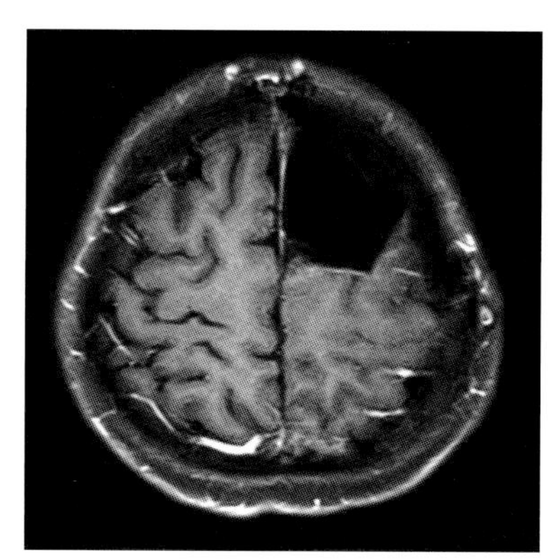

图 2-8 术后 3 个月头颅 MRI（2022 年 7 月 22 日）

术后 6 个月复查（图 2-9）：KPS 评分 100 分，恢复正常工作，已完成 5 个周期：替莫唑胺 + 瑞戈非尼治疗。

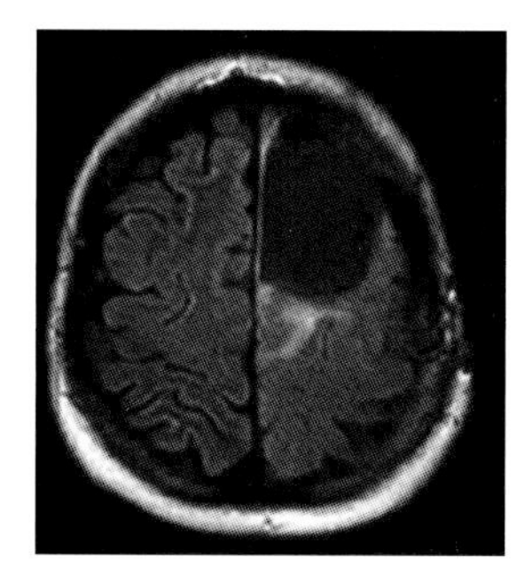
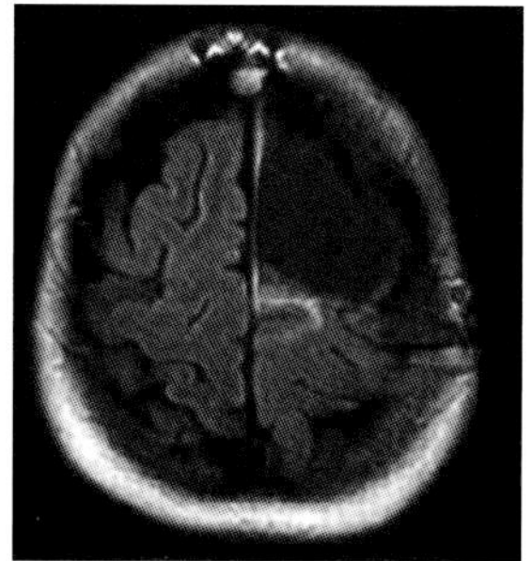
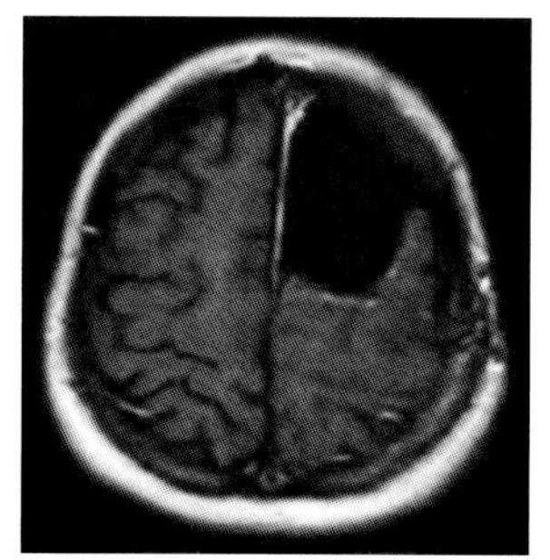
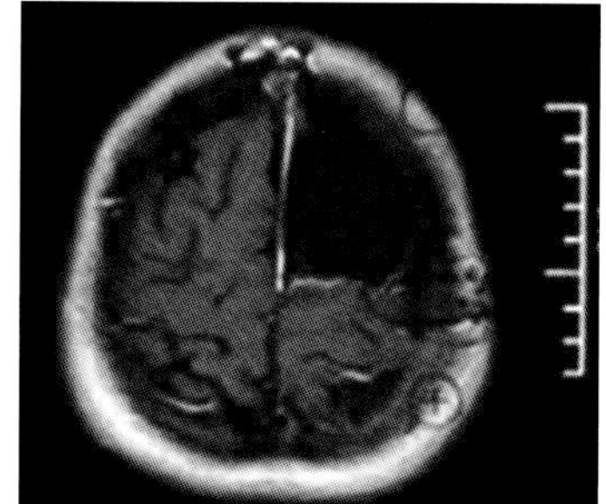

图 2-9 术后 6 个月头颅 MRI

术后 9 个月复查(图 2-10):KPS 评分 90 分,已完成 8 个周期替莫唑胺 + 瑞戈非尼治疗。

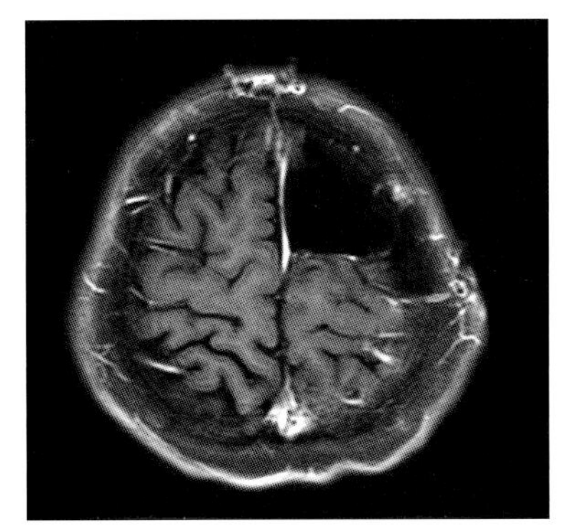
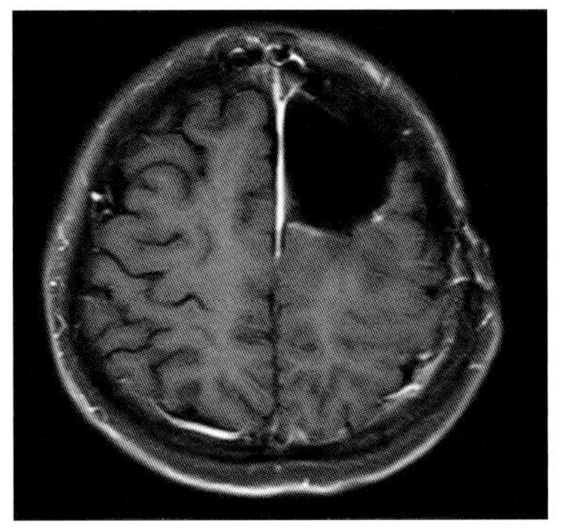
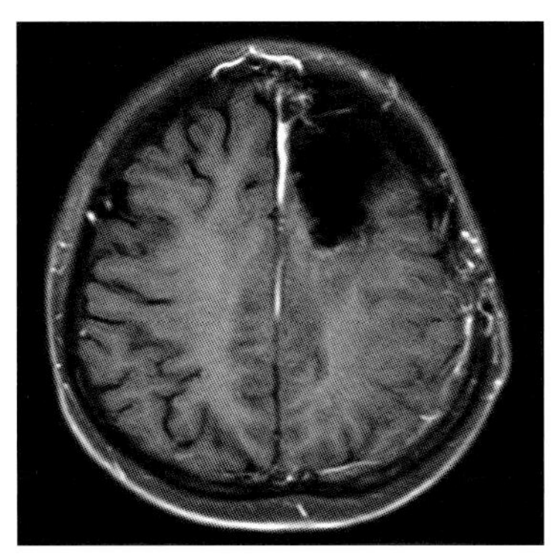

**图 2-10　术后 9 个月头颅 MRI(2023 年 1 月 28 日)**

## 【病例小结】

这是一例弥漫性胶质瘤患者,从治疗前的头颅 MRI 看,低级别胶质瘤可能性大,但由于病变范围广泛,手术切除困难且对患者生活质量影响较大,综合考虑患者年龄等决定行“立体定向活检术”,明确病变性质后决定治疗方式。活检病理提示胶质母细胞瘤(WHO Ⅳ级),术后采用 Stupp 方案治疗。在放化疗后 5 个月,患者病变囊腔变大,但范围较治疗前相对局限,可以手术切除病变。术后予以替莫唑胺化疗,在替莫唑胺治疗 1 个周期后,采用替莫唑胺 + 瑞戈非尼联合化疗方案,在完成联合化疗 5 个周期后,患者恢复正常工作,达到临床完全缓解(complete remission,CR),并一直联合用药至今,最近一次复查(2023 年 1 月 28 日)显示病变无进展或复发。

## 【专家点评】

首都医科大学附属北京天坛医院　邱晓光

针对呈弥漫性生长的胶质瘤,通常先活检明确性质,再根据组织及分子病理结果采用针对性的放化疗。本例患者在活检后采用了 Stupp 方案,治疗后 5 个月肿瘤呈局灶性生长,有手术指征,二次手术减轻了肿瘤负荷,改善了患者的生活质量,结合患者 MGMT 启动子非甲基化的分子特征,在一线用药替莫唑胺的基础上添加了二线靶向药瑞戈非尼,双药联用 8 个月,肿瘤控制良好。从随访的结果来看,针对患者病情变化制定的个体化综合治疗策略能最大程度地提高临床获益。

# 病例3　一例PTEN突变复发高级别胶质瘤病例分析

中山大学肿瘤防治中心　神经外科　郭琤琤　段　昊　牟永告

## 【病例介绍】

患者，男性，32岁。

初诊时间：2018年11月7日。

主诉：发作性左侧肢体偏曲1月余。

现病史：患者2018年9月无明显诱因出现不自主性左侧肢体偏曲，发作持续数秒，发作时间1天至数天不等。无头晕头痛，无恶心呕吐，无肢体乏力，无感觉障碍，无意识模糊等不适。随至当地医院就诊，2018年10月25日颅脑MRI检查提示：右额叶团块状异常信号病灶，考虑胶质瘤可能。未经特殊治疗。为求进一步诊治来我院就诊，门诊医生详细询问病史及查阅外院检查后，考虑患者诊断为“右额叶占位：胶质瘤？”收入我科行手术治疗。

体征：神志清晰，生命体征稳定，双侧瞳孔等大等圆，光反射灵敏；面部感觉无障碍，角膜反射弧存在，听力平衡觉正常；肌体肌力5级，肌张力正常。无共济失调体征，双侧巴宾斯基征(–)，奥本海姆征(–)，戈登征(–)。

既往史：既往体健，否认糖尿病、心脏病、高血压；否认乙肝、结核等传染病史；否认重大手术、外伤史；预防接种史不详。

家族病史：无。

## 【术前检查】

2018年10月25日行颅脑MRI检查提示：右额叶团块状异常信号病灶，考虑胶质瘤可能。

## 【手术治疗】

2018年11月14日在全麻下行右侧额叶胶质瘤显微(次全切)切除术。

## 【组织/分子病理学诊断】

术后病理结果：间变性星形细胞瘤(IDH突变，WHO Ⅲ级)。分子病理结果：IDH1突变型，IDH2野生型；1p无缺失，19q缺失；TERT基因C228为野生型，C250为野生型；MGMT启动子甲基化阳性；PTEN基因缺失；

免疫组化结果：GFAP(+)，Olig-2(+)，p53(70%+)，Ki-67(热点区域10%~15%+)，ATRX(–)，CD34(血管+)。

诊断：间变性星形细胞瘤(IDH突变，WHO Ⅲ级)

## 【诊治过程】

2018 年 11 月 16 日术后首次 MRI，右侧额叶部分脑组织缺失，术区见不规则残腔，边界欠清，较大轴位截面约 47mm × 37mm，T1WI 及 T2WI 其内见高低混杂信号，内见片状积液、积血及少许积气影，增强扫描残腔边缘见斑片状轻度强化，残腔周围见不规则片状水肿区，中线结构稍向左侧移位。

右侧额叶见一小斑片异常信号灶（Se7，Im1），长径约 8mm，T1WI 呈稍低信号，T2WI 及 FLAIR 呈高信号，增强扫描强化不明显。

2018 年 12 月至 2019 年 1 月行调强放疗（IMRT），DT：60Gy/28 次；放疗同期替莫唑胺（TMZ，75mg/$m^2$）口服化疗。

2019 年 1 月 19 日术后放化疗后复查。右侧额叶间变性星形细胞瘤术后放化疗后复查，右侧额叶部分脑组织缺失，术区见不规则残腔，最大轴位截面约 47mm × 37mm，T1WI 呈等、低混杂信号，内见少许斑片状稍高信号，T2WI 呈高信号，增强扫描残腔边缘可见轻度强化。

2019 年 2 月至 2020 年 5 月行 TMZ（5/28 方案）共 17 程。

治疗期间复查 MRI。2020 年 6 月患者病情发展出现空窗（图 3-1）。

2020 年 6 月行 TMZ（5/28）方案化疗 1 程。

2020 年 7 月 3 日行安罗替尼靶向治疗 1 周期。

2020 年 8 月 2 日行 MRI 检查，评估怀疑进展可能（图 3-2）。

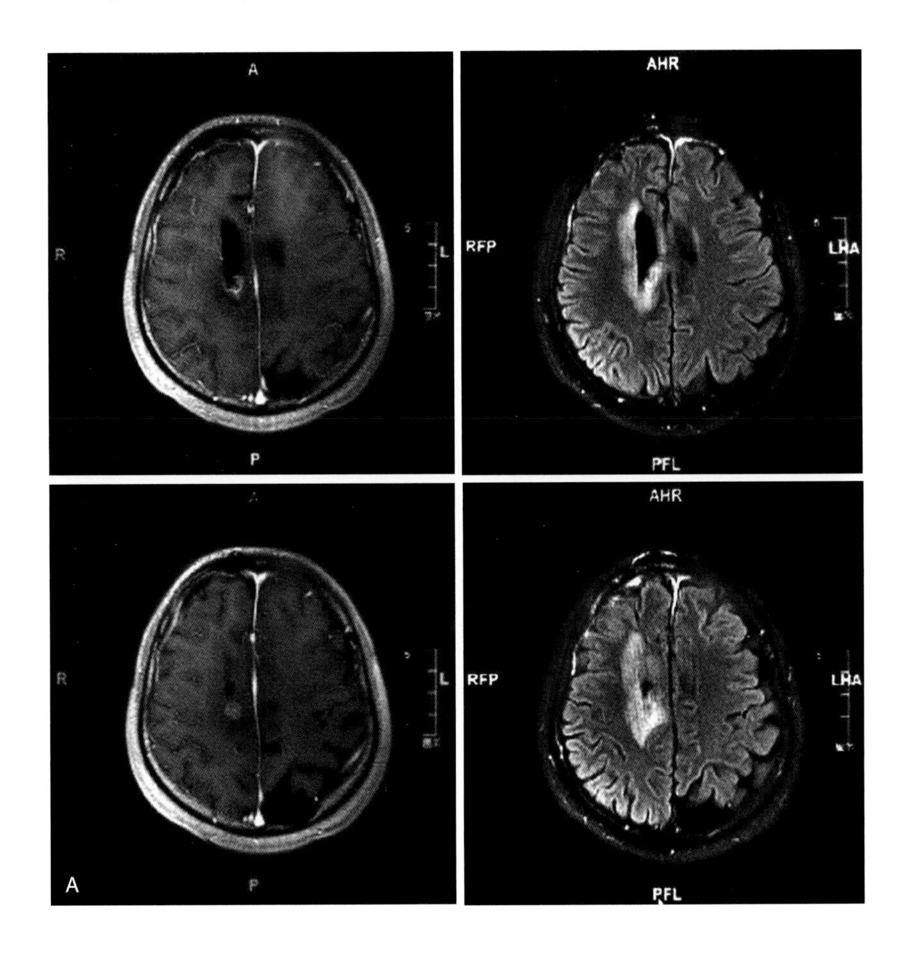

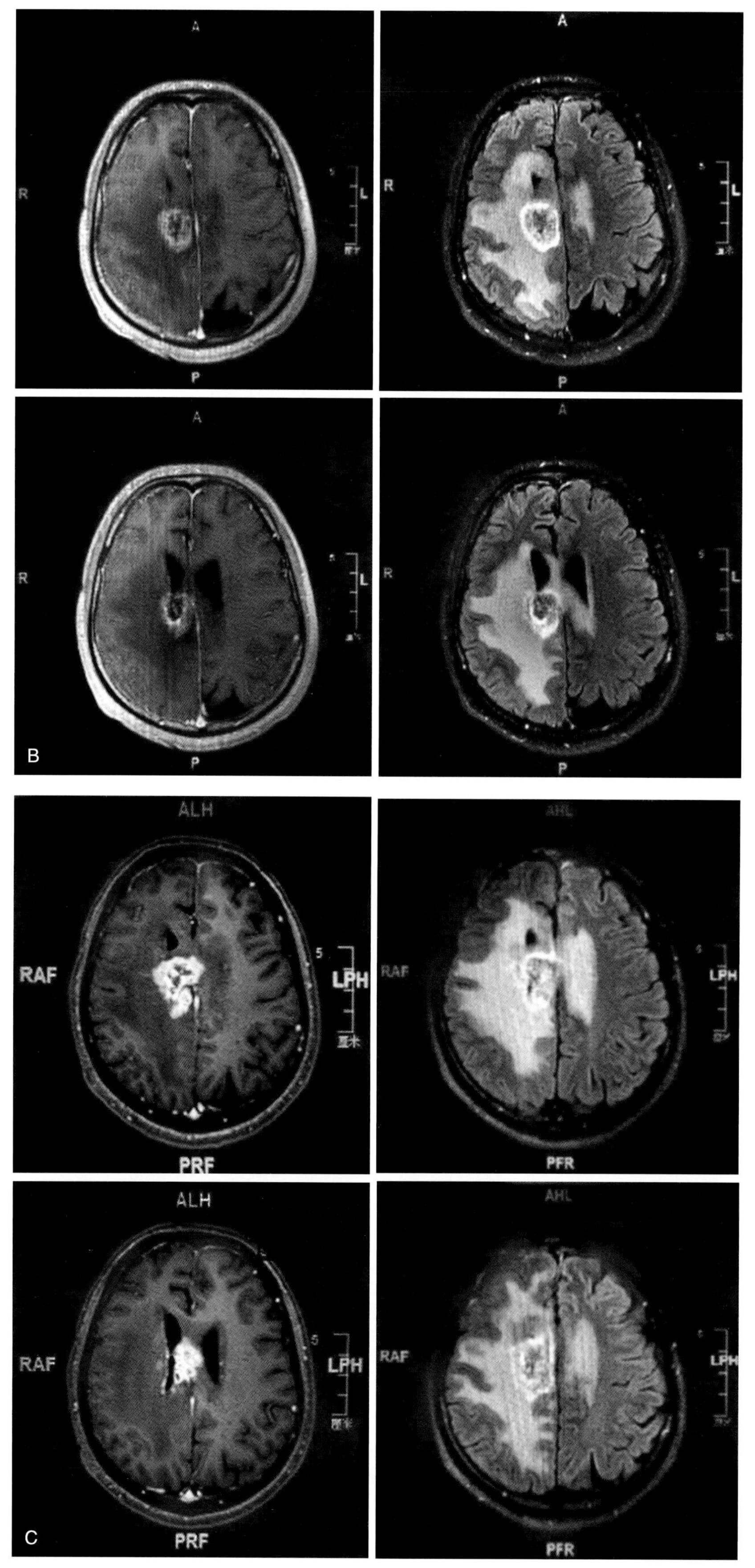


图3-1 治疗过程中MRI检查

A：2020年3月30日；B：2020年5月20日；C：2020年6月27日。

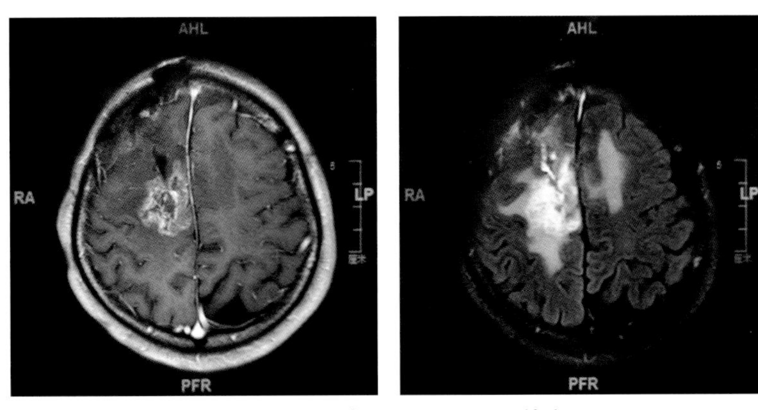


图 3-2　2020 年 8 月 2 日 MRI 检查

2020 年 8 月 4 日经多学科诊疗（MDT）团队讨论后，开始行贝伐珠单抗 + TMZ 方案至今。2020 年 11 月 23 日行 MRI 检查，结果评效为疾病稳定（SD）（图 3-3）。

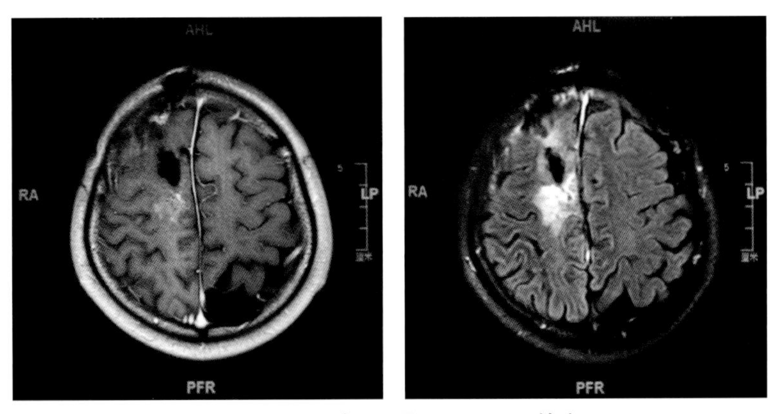


图 3-3　2020 年 11 月 23 日 MRI 检查

2021 年 1 月 5 日开始肿瘤电场治疗（TTF），过程中无明显不良反应，耐受性良好暂无发现严重的头皮不良反应（图 3-4）。肿瘤电场治疗依从性维持在 88% 以上，至今 TTF 使用 28 个月（图 3-5）。

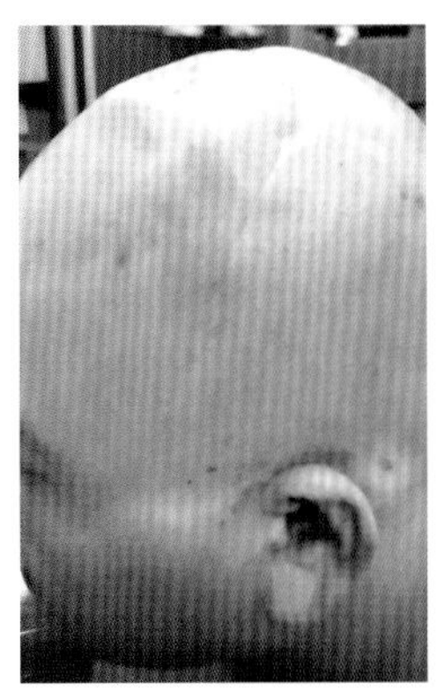
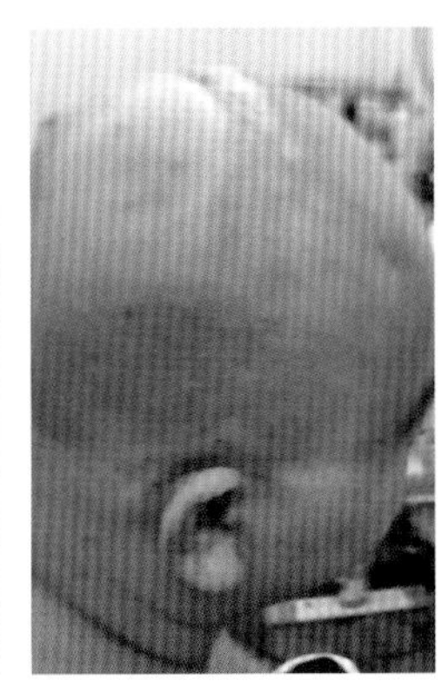
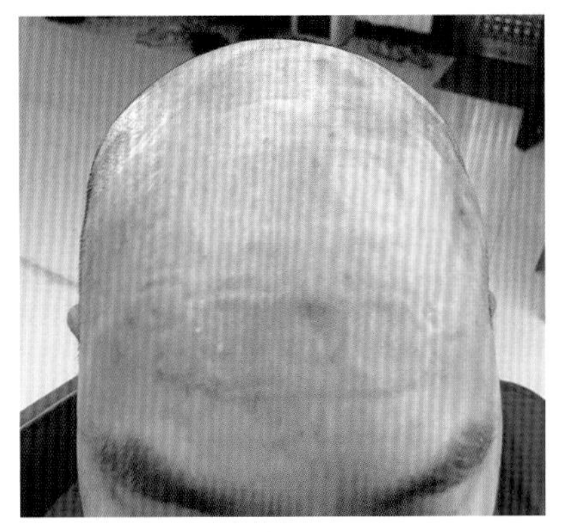
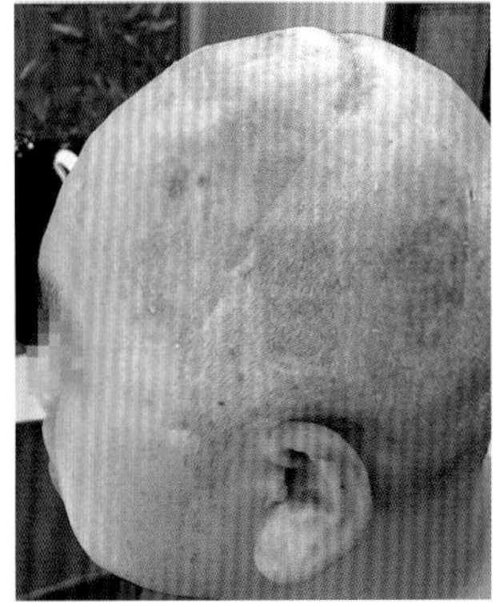

图 3-4　患者头皮情况

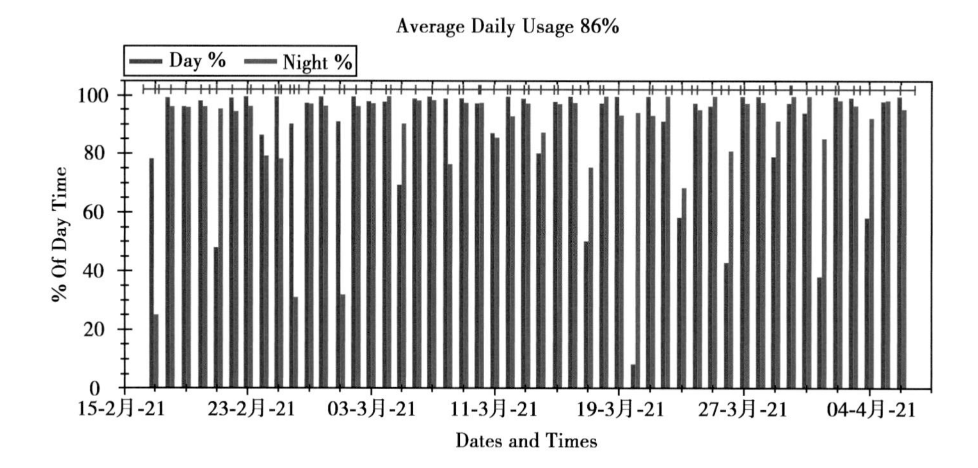


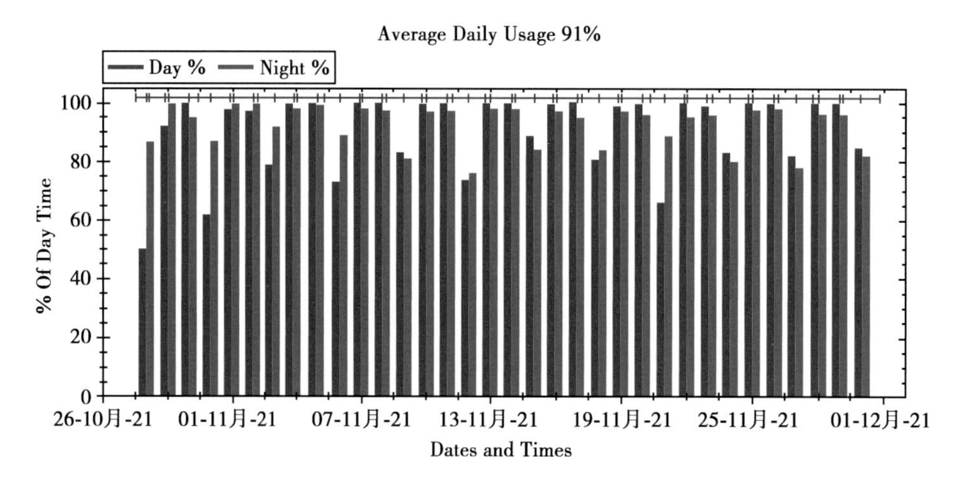


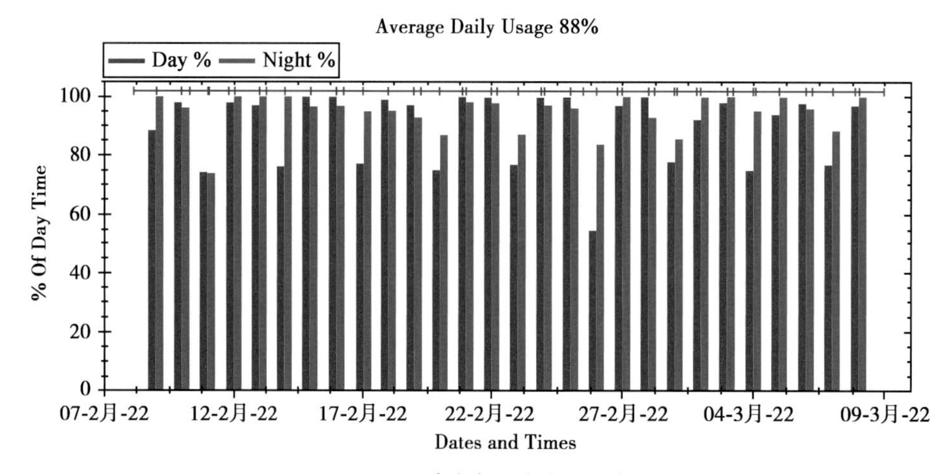


图 3-5 肿瘤电场治疗使用率

（Dates and Times 日期；Average Daily Usage，平均每天使用率）

## 【随访情况】

2022 年 2 月 28 日行 MRI 检查，结果评效为 SD（图 3-6）。

2022 年 6 月 24 日行 MRI 检查，结果评效为 SD（图 3-7）。

2022 年 9 月 22 日行 MRI 检查，结果评效为 SD（图 3-8）。

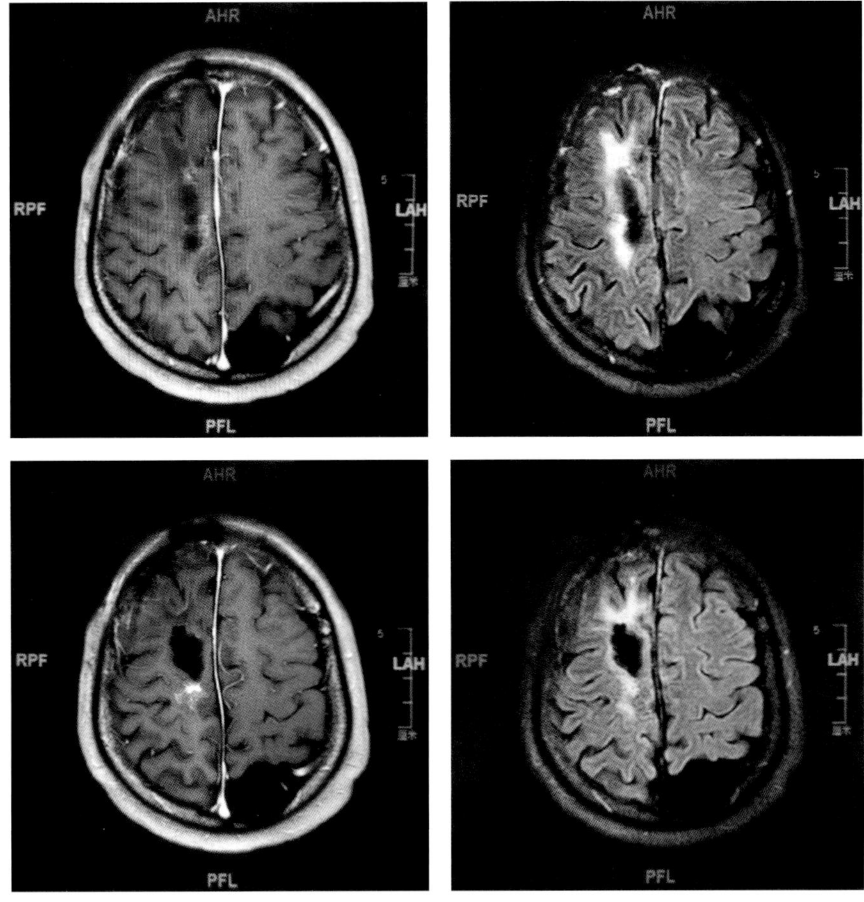


图 3-6　2022 年 2 月 28 日 MRI 检查

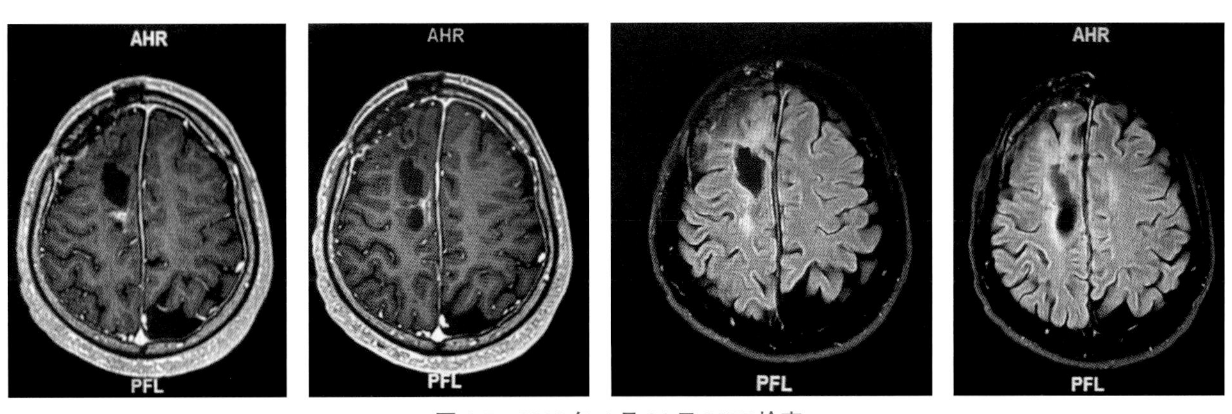


图 3-7　2022 年 6 月 24 日 MRI 检查

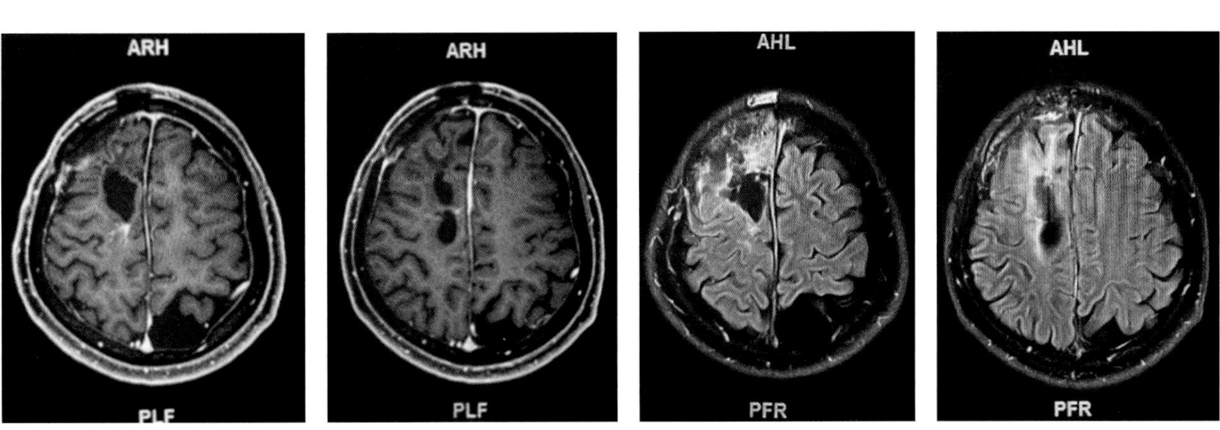


图 3-8　2022 年 9 月 22 日 MRI 检查

2024年3月20日行MRI检查，结果评效为SD（图3-9）。

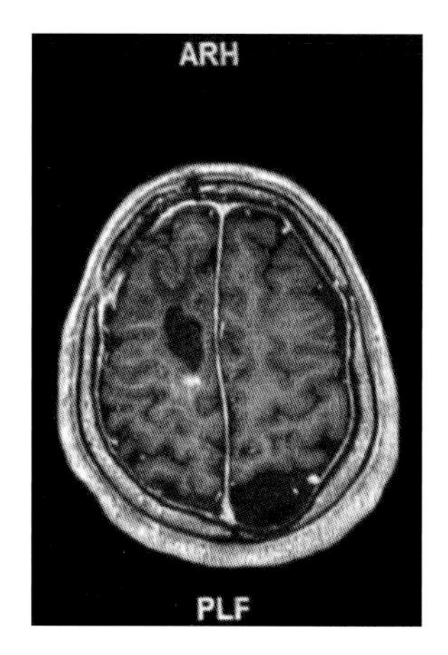

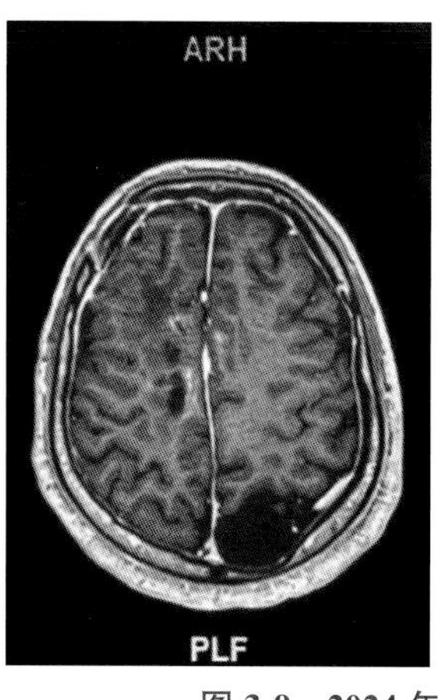

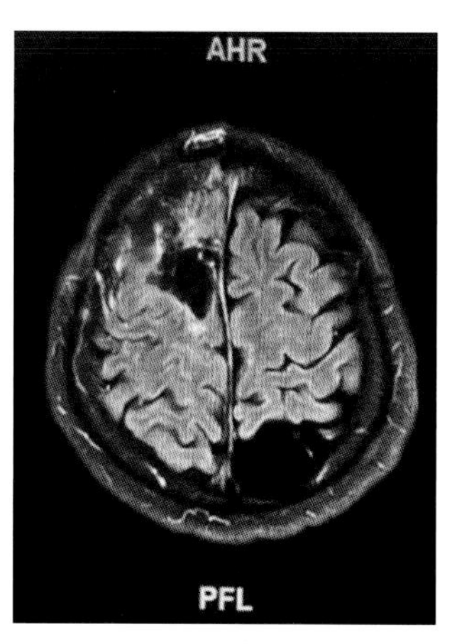

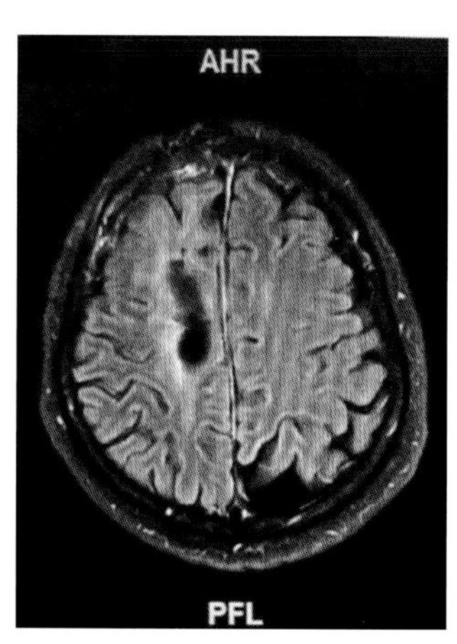


**图3-9 2024年3月20日MRI检查**

## 【病例小结】

此患者为一例伴PTEN突变的高级别胶质瘤患者，2019年11月14日行右侧额叶胶质瘤切除术，后行放化疗，术后8个月复查MRI疑似肿瘤复发，之后经MDT团队讨论后行安罗替尼靶向治疗1周期，后行贝伐珠单抗＋TMZ方案至今，并于2021年1月5日开始进行电场治疗，至今肿瘤电场治疗总时间38个月。至今维持肿瘤电场治疗联合贝伐珠单抗维持治疗，患者情况SD。

## 【专家点评】

山东大学齐鲁医院　李　刚

该病例为男性32岁，首次整合诊断为间变性星形细胞瘤，IDH突变，WHO Ⅲ级，术后同步放化疗后一年半余发生肿瘤进展，经过MDT讨论后接受TMZ＋贝伐珠单抗+TTF治疗，病情保持稳定至今，肿瘤电场已有38个月，疾病稳定，仍维持TTF使用中，头皮状况良好，KPS 90分。

肿瘤电场治疗是一种新型物理治疗方式，根据EF-14研究亚组分析，高依从性患者生存获益显著提高，经MDT讨论后发现该患者MFGMT启动子甲基化，对TMZ敏感，但患者同时伴有PTEN缺失，间变性星形细胞瘤和高龄的GBM患者，有PTEN突变的患者预后较差。在2020年美国神经肿瘤学会（Society for Neuro-Oncology，SNO）有报道PTEN突变的复发患者使用电场治疗有显著生存获益，基于两者患者同意进行TTF治疗，患者依从性较好，使用依从性88%以上，无严重头皮不良反应发生，且生活质量也得到了提高。

# 病例4　抗PD-1联合抗VEGF成功治疗颅内多发播散具有高突变负荷及*POLE*突变的复发性胶质母细胞瘤

中国医学科学院北京协和医院　神经外科　郭晓鹏　王　裕　马文斌

## 【病例介绍】

患者,男性,57岁。2018年9月24日因“头痛伴记忆力减退3个月,加重1天”就诊于急诊外科。

查体:KPS 90分,GCS 15分,神清语利,双瞳孔等大正圆,直径3mm,对光反射灵敏,四肢肌力5级,肌张力正常,双侧病理征未引出。

头颅CT提示右颞枕叶低密度占位,中线稍向左移位。予以甘露醇脱水降颅内压治疗后好转。

## 【术前诊断】

2018年9月30日完成头颅增强MRI评估,提示右侧颞枕叶低T1、高T2混杂信号影,占位增强相表现为明显不均匀强化,考虑高级别胶质瘤可能(图4-1)。

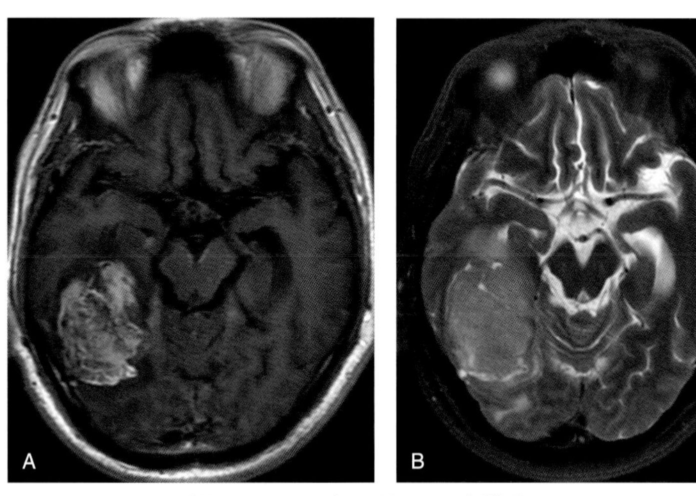


**图4-1　2018年9月30日头增强MRI**

A. T1加权像;B. T2加权像。

## 【临床初步诊断】

右颞枕叶占位性病变性质待查。

## 【手术治疗】

术前予以脱水降颅内压、预防癫痫发作、营养神经等治疗。2018年11月8日在神经导航引导下行开颅右侧颞枕叶占位病变切除术，肿瘤全切。术中肿瘤呈鲜红色，质地较软，血供极其丰富，靠近小脑幕的部分肿瘤质地韧，分块切除送病理，快速冰冻。病理提示：高级别胶质瘤可能。

## 【病理学诊断】

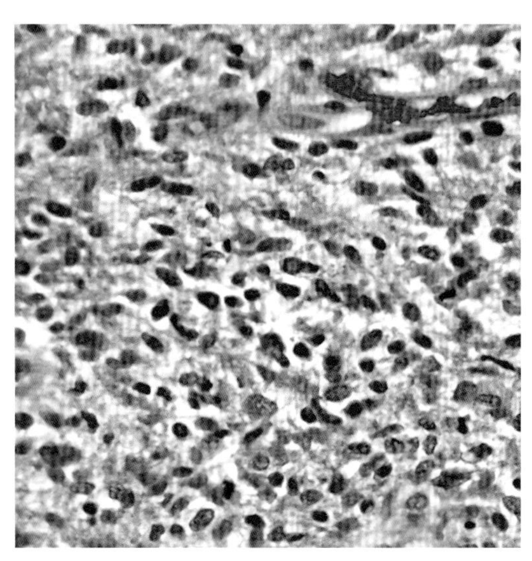

图 4-2 组织病理

石蜡病理报告（图 4-2）：组织学诊断为胶质母细胞瘤，IDH 野生型，WHO Ⅳ级。

免疫组化结果：IDH1（-），ATRX（+），oligo-2（+），EGFR（部分 +），Ki-67（index 60%），CD34（血管 +），NUT（-），GFAP（+），Nestin（+），NeuN（-），P53（+），S-100（+），Syn（+），EMA（-），Vimentin（部分 +）。

当时未进行分子病理检测。

## 【诊治过程】

术后患者完成了 30 程分割放疗（剂量 2Gy/ 次，共 30 次，总剂量 60Gy）及替莫唑胺（TMZ，75mg/m$^2$ 口服）同步化疗，之后辅以 8 程 TMZ 辅助化疗（过渡 150~200mg/m$^2$ 口服，5/28 方案）。

每隔 2~4 个月完成一次增强 MRI 复查及门诊随诊，患者在完成第 8 程 TMZ 辅助化疗后，复查 MRI 发现左侧 Monro 孔附近新发增强灶，考虑为可疑的脑室内播散转移灶。采用卡铂、依托泊苷、甲氨蝶呤（CEM）方案化疗 1 个疗程，但因免疫力下降、严重肺部感染而停止化疗。肺部感染控制后，复查 MRI 显示左侧 Monro 孔附近增强灶范围增大，已累及透明隔、胼胝体、左侧尾状核头。

经多学科专家 MDT 讨论，对该病灶进行了总剂量 30Gy 的再程放疗。但是，即使经过了以上治疗，MRI 显示复发肿瘤仍进行性增大，且原手术残腔边缘新出现了异常增强信号，并可见脑干表面软脑膜多发线性强化，考虑原位复发 + 软脑膜播散转移。对肿瘤进行 520 基因 Panel 二代测序检测发现突变负荷（TMB）超高（515.9/Mb）；POLE 基因 14 号外显子错义突变且为驱动突变［c.1381T>C（p.Ser461Pro）］。再次 MDT 讨论后，进行抗 PD-1 治疗（帕博丽珠，3 周 / 次）联用抗 VEGF 治疗（贝伐珠单抗，2 周 / 次）。经过 1 个疗程治疗后，左侧 Monro 孔处肿瘤体积即缩小了 90%；再程治疗后该肿瘤和软脑膜线性强化均完全消失。截至 2020 年 10 月 30 日，患者共用了 5 个疗程抗 PD-1 治疗和 8 个疗程抗 VEGF 治疗，持续完全缓解（CR）状态，且用药过程中未出现药物相关副作用（图 4-3）。

另一个发现是，应用以上联合方案后，在肿瘤体积缩小同时，患者外周血淋巴细胞、T 细胞和 B 细胞数量均显著升高；其中，T 细胞亚群 CD4$^+$T 细胞和 CD8$^+$T 细胞数量均升高，且以细胞毒性 CD8$^+$T 细胞升高速度更快（图 4-4）。

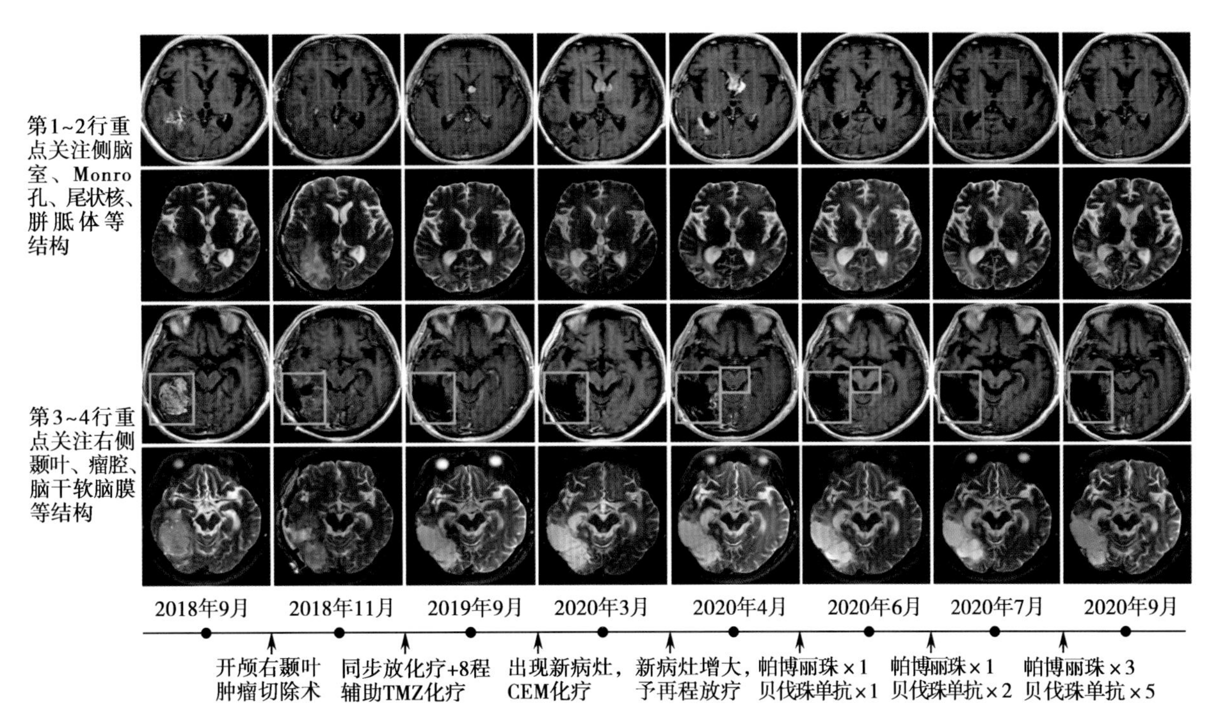


图 4-3　患者在治疗及随访过程中的头 MRI 动态变化

图中显示 T1 加权像和 T2 加权像。

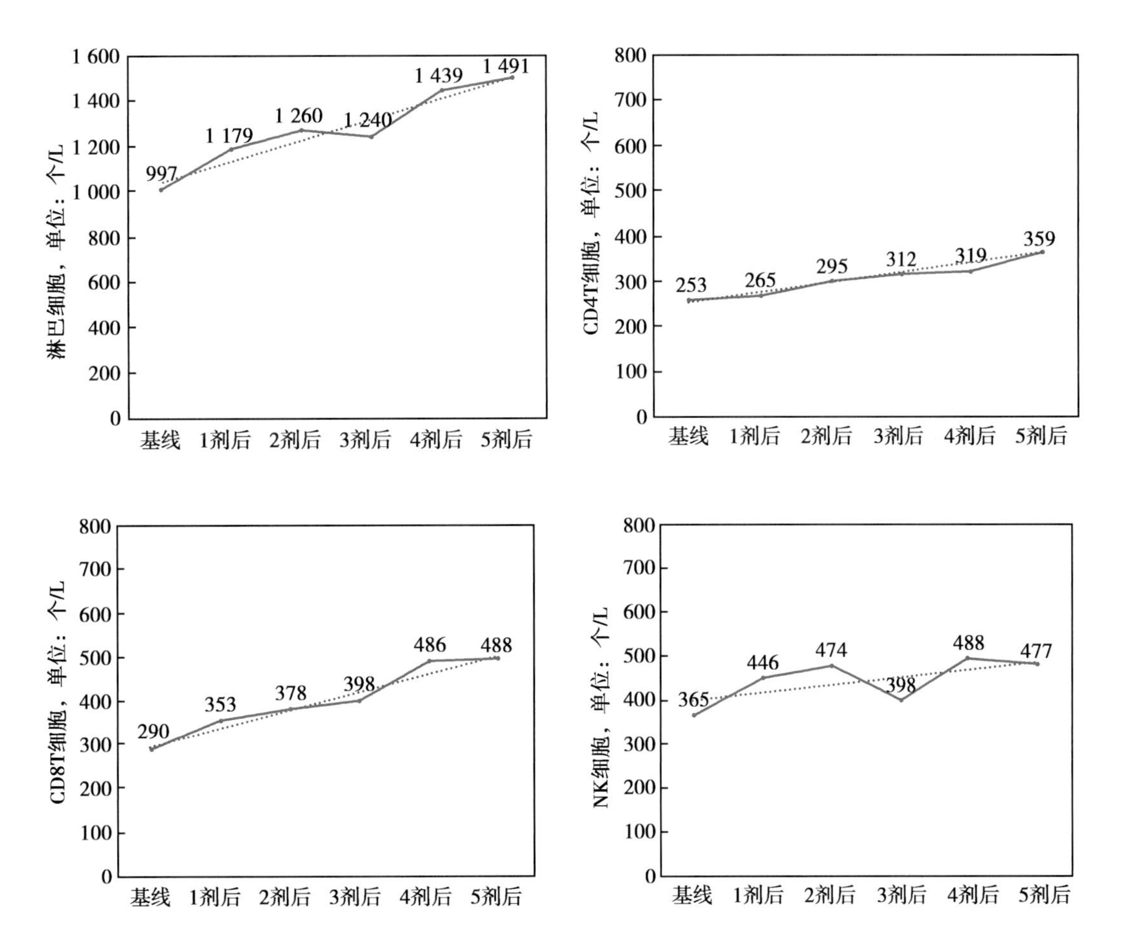


图 4-4　患者外周血免疫细胞的数量绝对值动态变化

## 【病例小结】

胶质母细胞瘤是中枢神经系统原发性肿瘤中最为恶性的一种类型，也是最常见的原发性恶性脑肿瘤。患者中位生存期不到2年。即使经过标准Stupp方案治疗即最大程度安全手术切除、TMZ同步放化疗及TMZ辅助化疗，几乎所有胶质母细胞瘤患者在随访过程中会复发，包括局部复发和少见的沿脑室系统和软脑膜的播散等。

复发胶质母细胞瘤患者目前没有公认有效的标准治疗方案。贝伐珠单抗是一种抗血管内皮生长因子（VEGF）的单克隆抗体，在欧洲其作为复发性胶质母细胞瘤的标准可选方案之一。免疫治疗对一些恶性肿瘤如黑色素瘤和非小细胞肺癌有显著效果。中枢神经系统长期以来被认为是免疫豁免状态，但近期研究发现中枢神经系统也有免疫系统结构及功能，开启了免疫治疗对胶质母细胞瘤治疗的探索时代。目前有多项针对复发胶质母细胞瘤的临床试验正在进行中。但是，最新发表的该领域第一项Ⅲ期临床试验CheckMate 143文章指出，抗PD-1治疗（纳武单抗）相比于抗VEGF治疗（贝伐珠单抗）并未能显著提高复发性胶质母细胞瘤患者的生存期。

单用抗PD-1免疫治疗复发性胶质母细胞瘤的失败经验促使我们开始尝试联合应用抗PD-1和抗VEGF治疗。2020年*Neuro-Oncology*发布Solmaz Sahebjam等完成的Ⅰ期临床试验，结果显示抗PD-1（帕博丽珠）联合抗VEGF抗体（贝伐珠单抗）及大分割再次放疗对于复发性高级别胶质瘤安全性好，生存期可延长。2020年SNO神经肿瘤大会报道，抗PD-1（纳武单抗）联合抗VEGF（贝伐珠单抗）及再次大分割放疗对于MGMT甲基化的复发性胶质母细胞瘤有较好的安全性和疗效。

我们介绍了一例联合应用抗PD-1（帕博丽珠）和抗VEGF（贝伐珠单抗）成功治疗IDH野生型、MGMT启动子非甲基化、高突变负荷、POLE基因突变的颅内多发转移的复发胶质母细胞瘤的案例。患者右颞枕叶胶质母细胞瘤接受肿瘤全切后，接受了标准Stupp方案，术后近1年时发现脑室内新发播散转移灶并逐渐增大。对该转移病灶进行了CEM化疗及30Gy的再次放疗后病灶仍进行性增大，且手术区域周边、脑干软脑膜等处出现了新发强化灶。我们对患者肿瘤标本进行了二代测序发现：肿瘤突变负荷超高且合并有驱动基因POLE突变，与Bouffet等报道的结果一致，预测可能对PD-1治疗反应好。既往研究显示，抗PD-1治疗对高突变负荷肿瘤的效果较好，且有*POLE*突变的高级别胶质瘤预后更佳，因此我们组织MDT讨论后开展了帕博丽珠联合贝伐珠单抗治疗。令人欣喜的是，仅1程联合治疗后，患者左侧室间孔（Monro孔）处肿瘤即缩小90%；第2程联合治疗后肿瘤和颅内其他强化转移灶完全消失。患者在7个月随访中未出现新发病灶且T2/Flare像保持了稳定状态，根据iRANO标准可定义为完全缓解（CR）。随访期间未产生药物副作用。

抗PD-1治疗可以激活中枢神经系统的免疫监视机制并诱导肿瘤免疫细胞浸润。抗VEGF治疗抑制肿瘤新生血管的同时也可以缓解抗PD-1治疗引起的脑水肿。本病例中，虽然难以完全排除再次放疗以及贝伐珠单抗对CR结果的推动作用，但本结果确已证实抗PD-1联用抗VEGF疗法对高突变负荷且POLE突变的复发胶质母细胞瘤的有效性，接下来的临床试验有待进一步开展。

血脑屏障可阻止外周血免疫细胞进入中枢神经系统发挥杀灭肿瘤的效应。抗PD-1治疗可同时提升肿瘤微环境和机体中的抗肿瘤免疫反应。本病例中伴随肿瘤体积减小，包括T细胞和NK细胞在内的多种外周血细胞数量持续上升；另外，外周血细胞毒性$CD8^+$T细胞的数量反超$CD4^+$T细胞，使CD8/CD4比值最高升至1.35。外周血免疫细胞数量增加与抗肿瘤免疫效应增强是否相关需要进一步研究证实。

## 【专家点评】

北京协和医院神经外科　马文斌

对于复发性胶质母细胞瘤患者，目前仍没有较为乐观的标准治疗方案。患者中位总生存期仅有半年余，中位无进展生存期仅 2~3 个月。找到能够提示某种治疗有效的标志（如 POLE 基因突变及高突变负荷）是此类患者的治疗突破点之一。目前，联合大分割再次放疗、抗 PD-1 免疫治疗和抗血管生成靶向治疗对于复发性胶质母细胞瘤可能提示有更好的预后，成为目前临床试验的热点。树突状疫苗 DCvax-L 近期也通过了一项Ⅲ期临床试验，证实可提高复发性胶质母细胞瘤患者的中位总生存期。新型免疫治疗方式或传统免疫检查点抑制剂联合其他治疗模式可能成为复发性胶质母细胞瘤患者的最佳治疗方案。

## 【参考文献】


[1] REARDON DA, BRANDES AA, OMURO A, et al. Effect of nivolumab vs bevacizumab in patients with recurrent glioblastoma: the checkmate 143 phase 3 randomized clinical trial [J]. JAMA Oncol, 2020, 6 (7): 1003-1010.

[2] SAHEBJAM S, FORSYTH PA, TRAN ND, et al. Hypofractionated stereotactic re-irradiation with pembrolizumab and bevacizumab in patients with recurrent high-grade gliomas: results from a phase I study [J]. Neuro Oncol, 2021, 23 (4): 677-686.

[3] BOUFFET E, LAROUCHE V, CAMPBELL BB, et al. Immune checkpoint inhibition for hypermutant glioblastoma multiforme resulting from germline biallelic mismatch repair deficiency [J]. J Clin Oncol, 2016, 34 (19): 2206-2211.

[4] ERSON-OMAY EZ, ÇAĞLAYAN AO, SCHULTZ N, et al. Somatic POLE mutations cause an ultramutated giant cell high-grade glioma subtype with better prognosis [J]. Neuro Oncol, 2015, 17 (10): 1356-1364.

[5] LUKAS RV, RODON J, BECKER K, et al. Clinical activity and safety of atezolizumab in patients with recurrent glioblastoma [J]. J Neurooncol, 2018, 140 (2): 317-328.

[6] JOHANNS TM, MILLER CA, DORWARD IG, et al. Immunogenomics of hypermutated glioblastoma: a patient with germline POLE deficiency treated with checkpoint blockade immunotherapy [J]. Cancer Discov, 2016, 6 (11): 1230-1236.

[7] CLOUGHESY TF, MOCHIZUKI AY, ORPILLA JR, et al. Neoadjuvant anti-PD-1 immunotherapy promotes a survival benefit with intratumoral and systemic immune responses in recurrent glioblastoma[J]. Nat Med, 2019, 25(3): 477-486.

# 病例 5　一例胶质母细胞瘤个体化诊治的临床实践及思考

中山大学肿瘤防治中心　神经外科　何振强　陈银生　牟永告

## 【病例介绍】

初诊时间：2021 年 4 月 9 日。

主诉：反复头痛 3 月余。

现病史：患者于 3 个月前无明显诱因开始出现头痛，主要以额部为主，无伴呕吐、抽搐等不适，夜间加重，白天可以自行缓解。未予以具体治疗。9 天前于当地人民医院行颅脑 CT 见右额叶占位，考虑肿瘤性病变，伴大脑镰下疝，进一步行颅脑磁共振成像（MRI）见右额叶团块异常信号，大小约 50mm×46mm，考虑高级别胶质瘤可能性大。在当地医院予以脱水等治疗后，症状缓解。为求进一步治疗，于今日入住我科。

查体：KPS 评分 90 分。神清语明，查体合作，自主体位，对答切题。记忆力、计算力、理解力、定向力正常。双侧瞳孔等大等圆，直径约 3mm，对光反射灵敏，双眼球活动正常。四肢肌力 5 级、肌张力不高。全身浅感觉无明显障碍。病理征（-）。

既往体健，无高血压病、糖尿病、心脏病等病史；无吸烟史，偶有饮酒。

## 【术前诊断】

2021 年 4 月 14 日首次术前影像评估，右侧额叶见一肿块，边界模糊，大小约 55mm×45mm，内见囊变坏死，T1WI 呈低信号，T2WI、FLAIR 呈高信号，实性成分 DWI 上呈高信号，增强扫描不均匀明显强化；邻近额骨见斑片状稍明显强化影，病灶占位效应明显，周围见片状水肿影，右侧侧脑室受压变窄，中线区稍左移（图 5-1）。磁共振波谱分析（MRS）显示：与对侧额叶正常脑组织比较，病灶内 NAA 峰减低明显，Cho 峰升高，NAA/Cr 减低明显，Cho/Cr、Cho/NAA 升高明显，提示病灶区域胆碱代谢活跃，神经元成分明显破坏。DTI：病灶区域胶质纤维束见中断破坏、被推移。右侧额叶肿块，考虑高级别胶质瘤可能性大。

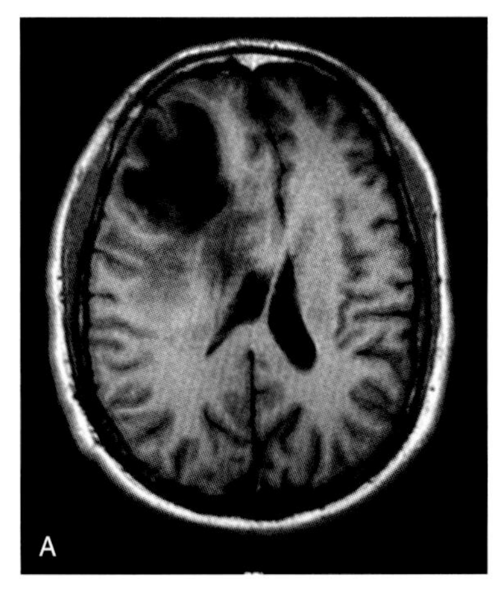


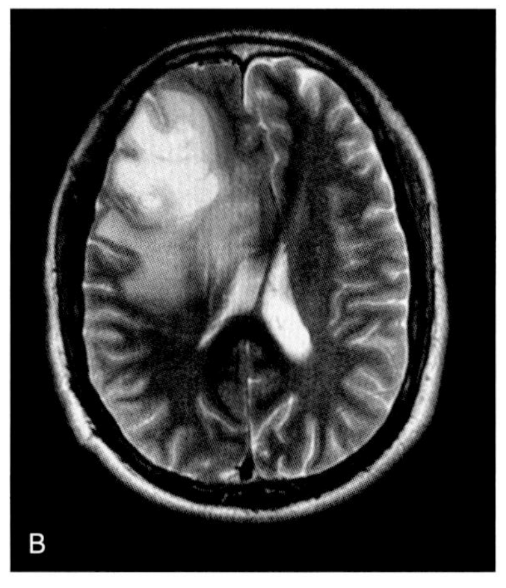


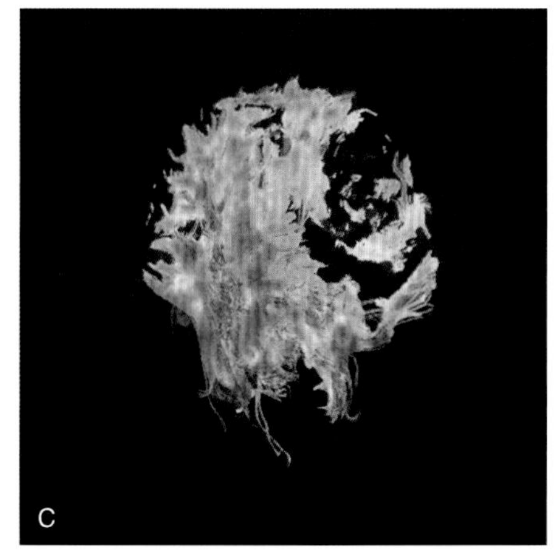

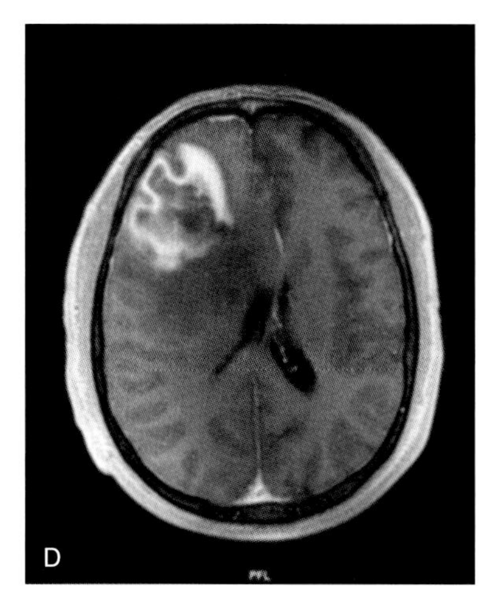


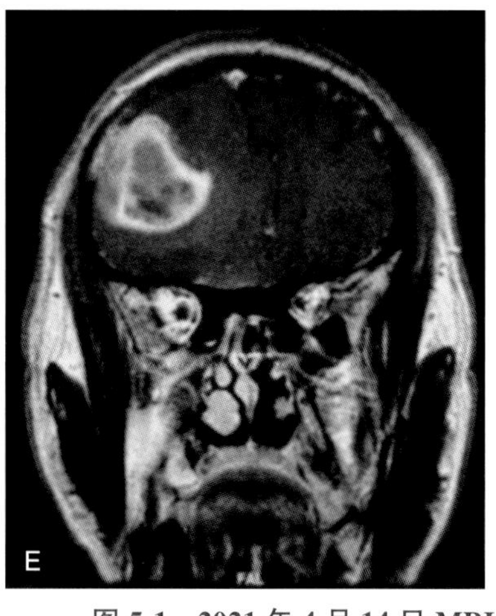


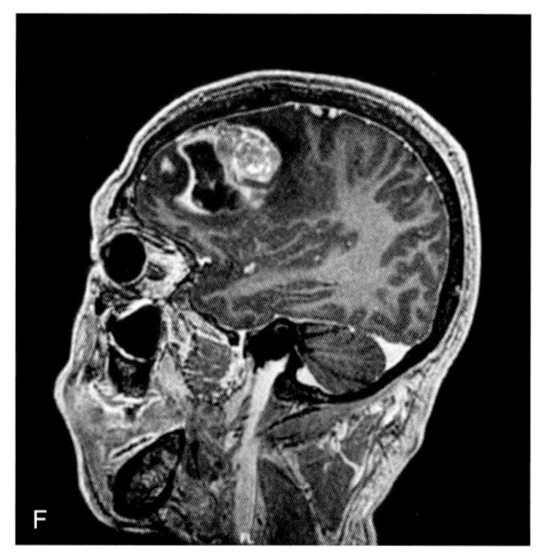


**图 5-1　2021 年 4 月 14 日 MRI**

A. T1 平扫；B. T2 平扫；C. DTI 重建；D. T1 增强 - 轴位；E. T1 增强 - 冠状位；F. T1 增强 - 矢状位。

临床初步判断：该患者右额叶病灶不规则环形强化，可见坏死区域，考虑高级别胶质瘤，胶质母细胞瘤可能。

## 【手术治疗】

2021 年 4 月 15 日全麻行经导航和荧光素钠辅助下右额叶胶质瘤显微切除术，病灶位于右额叶，大小约 60mm × 50mm × 50mm，边界欠清，血供丰富，内有液化灶，黄荧光状态下肿瘤显影明显，显微镜下沿肿瘤周边分离，En bloc 切除。冰冻切片病理检查提示为：考虑为胶质细胞肿瘤，不排除高级别胶质瘤。术中出血约 200ml。

## 【组织 / 分子病理学诊断】

病理组织学诊断：胶质母细胞瘤，IDH 野生型，WHO Ⅳ级。

分子病理结果：

（1）IDH1 基因第 132 位氨基酸为野生型：IDH2 基因为野生型。（2104197930-1）（Sanger 测序法）。

（2）TERT 基因 C228 为野生型，C250 为野生型。（2104197930-2）（Sanger 测序法）。

（3）MGMT 基因启动子甲基化状态：阴性。（2104197930-3）（荧光定量 PCR 法）。

（4）1p 无缺失、19q 无缺失。（2104197930-4）（荧光原位杂交法）。

（5）BRAF 基因 V600E 突变检测：阴性。BRAF 基因 V600K 突变检测：阴性。（2104207994-1）（荧光定量 PCR 法）。

（6）EGFR 基因拷贝数检测：无扩增。（2105108933-1）（荧光原位杂交法）。

（7）PTEN 基因无缺失。（2105108933-2）（荧光原位杂交法）。

## 【诊治过程】

2021 年 4 月 17 日复查颅脑 MRI，肿瘤强化区域完全切除（图 5-2）。

2021 年 5 月 25 日至 2021 年 7 月 5 日行调强放疗（IMRT）（图 5-3，图 5-4）：肿瘤靶区（GTV）60Gy/30F，临床靶区（CTV）50Gy/30F，并同期替莫唑胺（75mg/m$^2$）口服化疗。

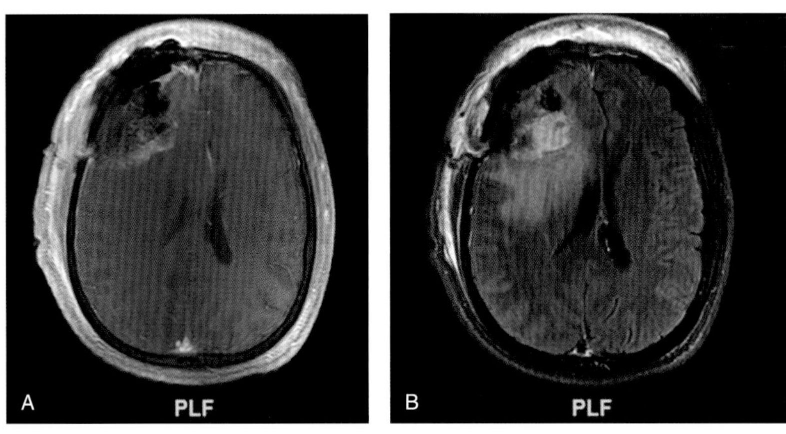


**图 5-2 2021 年 4 月 17 日复查颅脑 MRI**

A. T1 增强 - 轴位; B. T2 Flair。

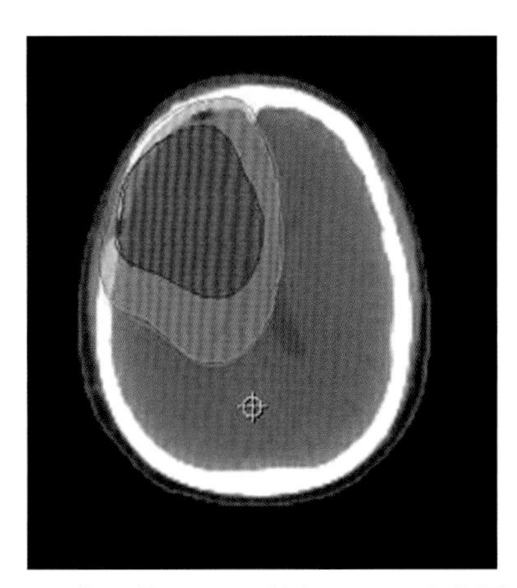

**图 5-3 2021 年 5 月 25 日开始行 Stupp 方案同步放化疗**

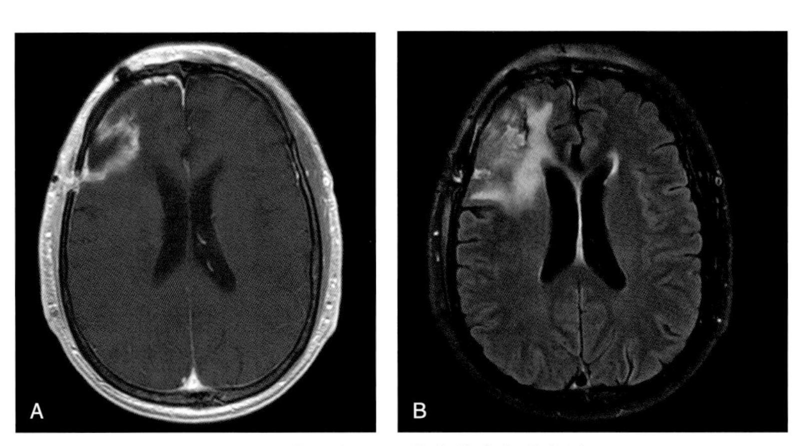


**图 5-4 2021 年 7 月 3 日放疗结束复查颅脑 MRI**

A: T1 增强 - 轴位; B: T2 Flair。

2021 年 7 月 14 日开始接受肿瘤电场治疗(tumor-treating fields,TTF)(图 5-5)。

2021 年 8 月开始替莫唑胺辅助化疗,每 28 天 1 周期,第 1~5 天服药,方案为 200mg/m$^2$,至 2022 年 8 月结束,共 12 个疗程。

2021 年 7 月 14 日开始使用肿瘤电场治疗,过程中无明显不良反应,耐受性好,皮肤反应较轻,无严重不良反应(图 5-6,图 5-7)。肿瘤电场治疗依从性维持在 92% 以上,至今 TTFields 已经使用超过 18 个月(图 5-8)。

2021年9月17日到2021年10月18日，平均日使用率为91%

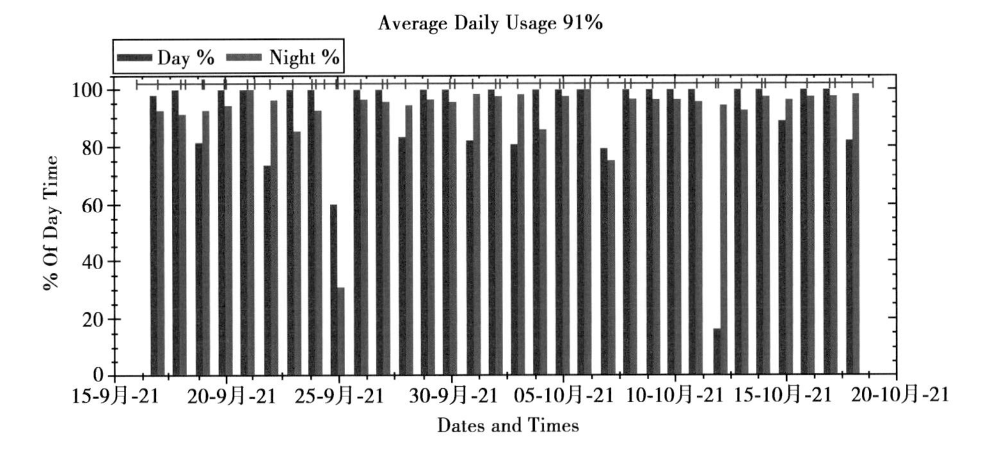


2021年10月19日到2021年12月19日，平均日使用率为96%

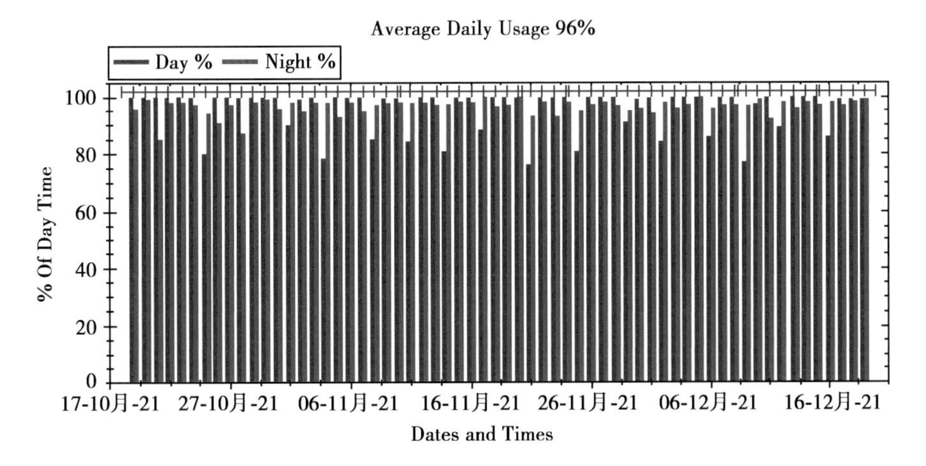


2022年1月25日到2022年3月31日，平均日使用率为93%

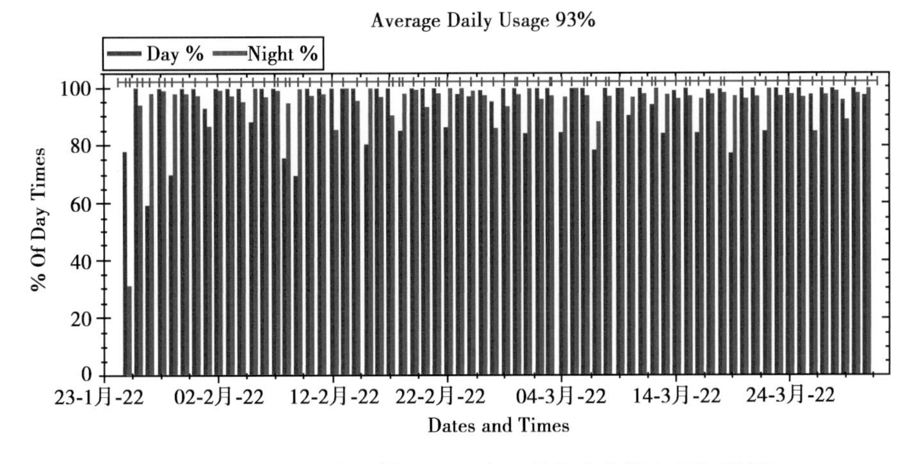


图 5-5　2021 年 9 月至 2022 年 3 月肿瘤电场治疗使用情况

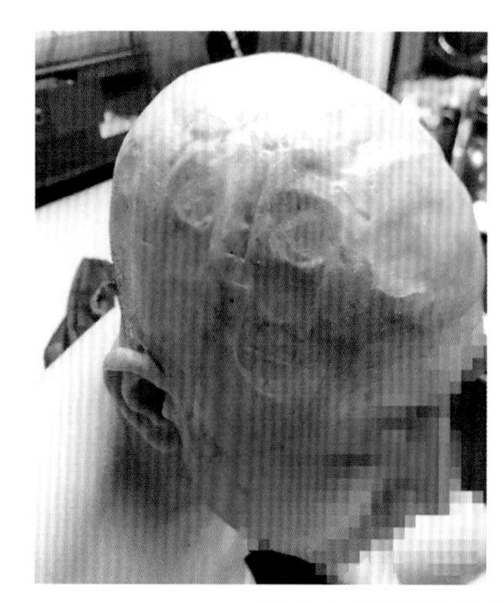
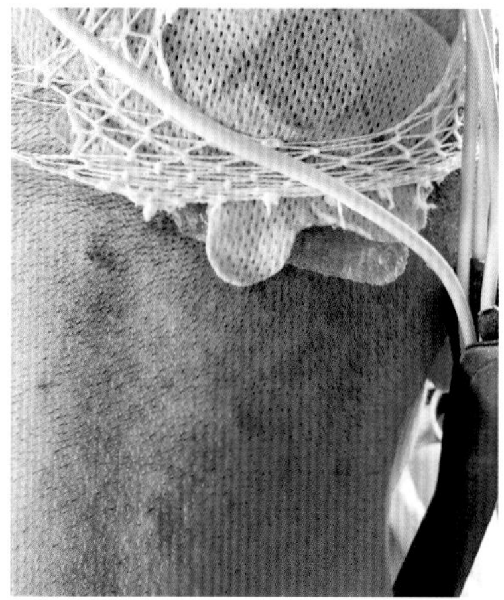

图 5-6 TTF 治疗 1 个月后的头皮情况

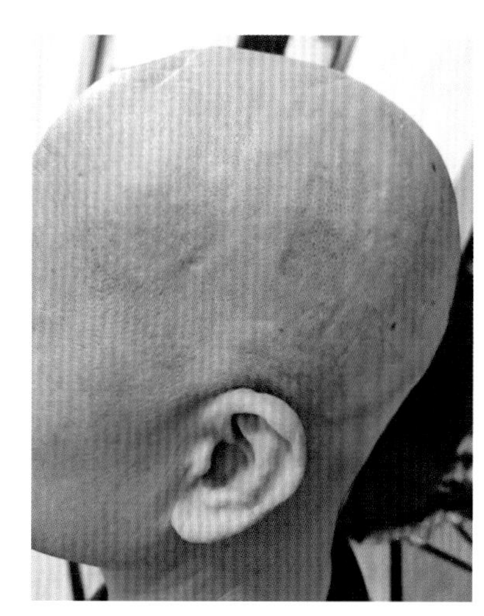
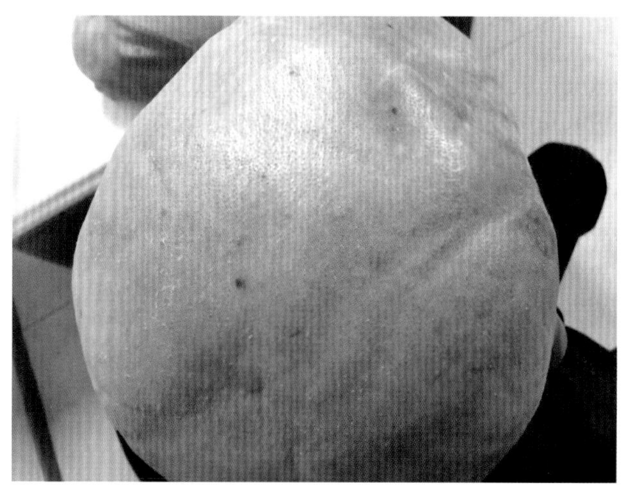

图 5-7 TTF 治疗 8 个月后的头皮情况

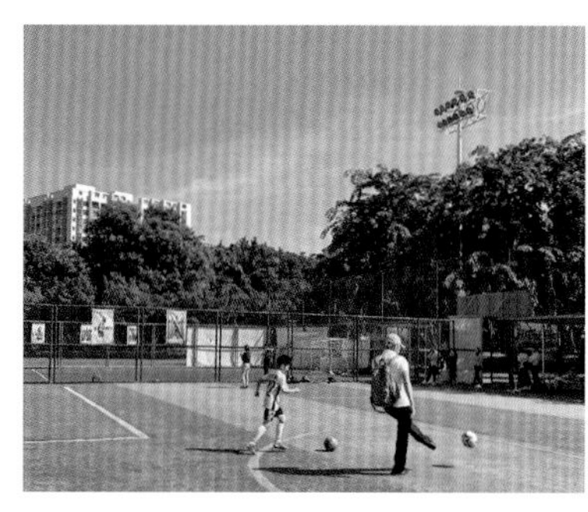
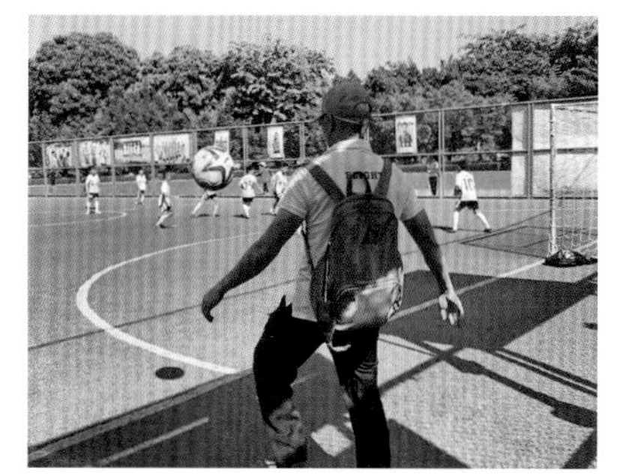
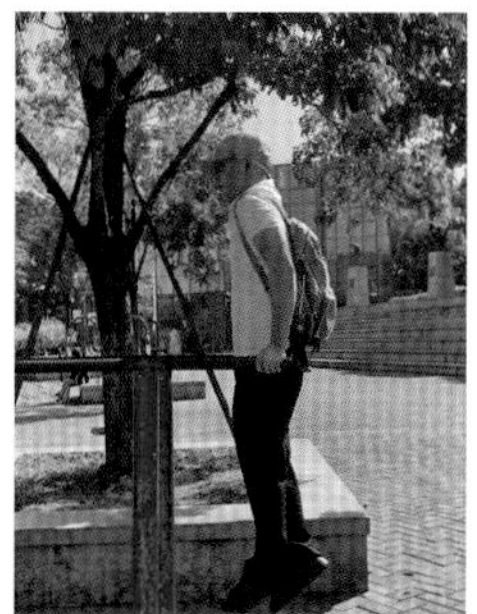

图 5-8 患者接受 TTF 治疗后生活状态

## 【随访情况】

2022 年 6 月 2 日复查颅脑 MRI，术区未见异常强化灶（图 5-9），根据 RANO 标准，疗效评估完全缓解（CR）。

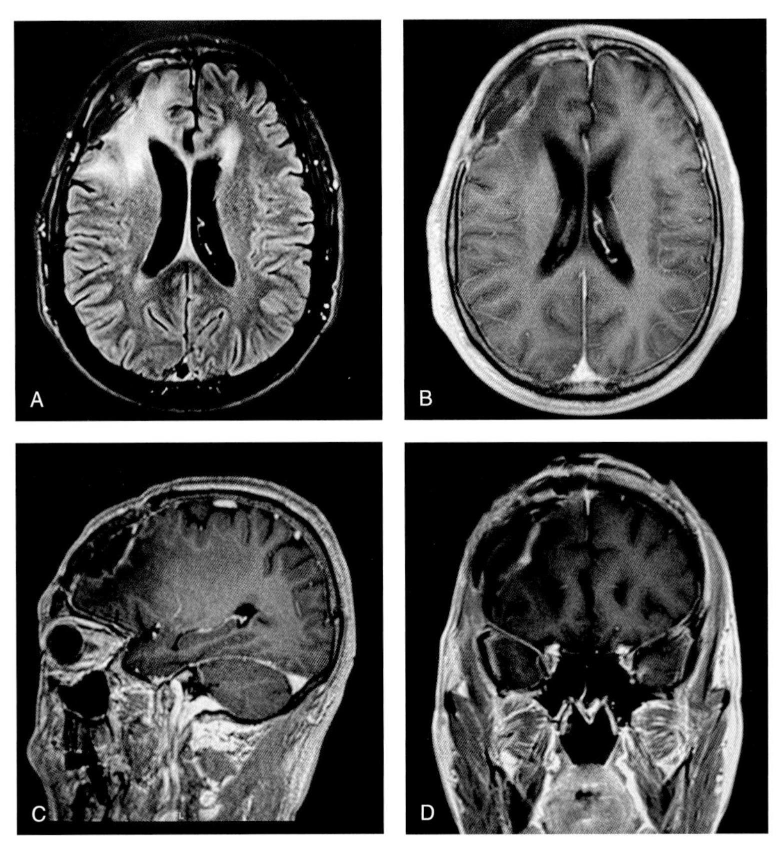


**图 5-9　2022 年 6 月 2 日复查颅脑 MRI**

A. T2 Flair; B. T1 增强 - 轴位; C. T1 增强 - 矢状位; D. T1 增强 - 冠状位。

## 【病例小结】

这是一例新诊断的胶质母细胞瘤患者，病灶位于右额叶，通过荧光素钠辅助手术实现了肿瘤强化灶的全切除，病理提示为胶质母细胞瘤，IDH 野生型，WHO Ⅳ级。首次术后行替莫唑胺同步放化疗，放疗结束后开始电场治疗，患者接受了 12 个疗程替莫唑胺辅助化疗，过程中一直保持电场治疗使用时间 92% 以上，平均每天佩戴时间超过 22 小时，患者依从性良好，定期随访，治疗后 KPS 评分 100 分，生活质量良好，术后 14 个月复查颅脑 MRI，未见明显异常强化灶，疗效评估 CR。

## 【专家点评】

清华大学附属北京清华长庚医院　杨学军

该病例为男性患者 50 岁，2021 年 4 月通过荧光素钠辅助手术实现了肿瘤强化灶的 En bloc 切除，病理提示为胶质母细胞瘤，IDH 野生型，WHO Ⅳ级。在接受标准同步放化疗后，经过多学科诊疗（MDT）讨论一致推荐在辅助化疗阶段联合电场治疗，患者接受了 12 个疗程替莫唑胺辅助化疗，过程中一直保持电场治疗使用时间 92% 以上，平均每天佩戴时间超过 22 小时，患者依从性良好，定期随访，治疗后 KPS 评分 100 分，无严重头皮不良反应发生，生活质量良好，术后 14 个月复查颅脑磁共振，未见明显异常强化灶，疗效评估 CR。肿瘤电场治疗作为全新的疾病治疗方式，它为治疗恶性肿瘤创造了新的可能，也让恶性肿瘤患者看到了更多希望。

# 病例6　切口延期愈合患者的术后辅助治疗决策

首都医科大学附属北京天坛医院　李　博

## 【病例介绍】

患者，女性，52岁。

4年前(2019年2月3日)因"头晕、头痛，伴四肢无力10天"就诊于我院。

查体：KPS评分80分，神清，精神弱，言语尚可，双瞳等大等圆，视野右眼颞侧偏盲、左眼鼻侧偏盲，颈抵抗阳性，颌下约2横指，左侧肌力4级，右侧肌力5级。

术前检查(心电图、胸CT、超声心动图)未见明显手术禁忌。

## 【术前诊断】

术前影像评估，2019年2月3日头颅CT显示右顶叶异常密度影(图6-1)。2019年2月16日头颅MRI显示右侧顶枕叶占位，高级别胶质瘤可能性大(图6-2)。

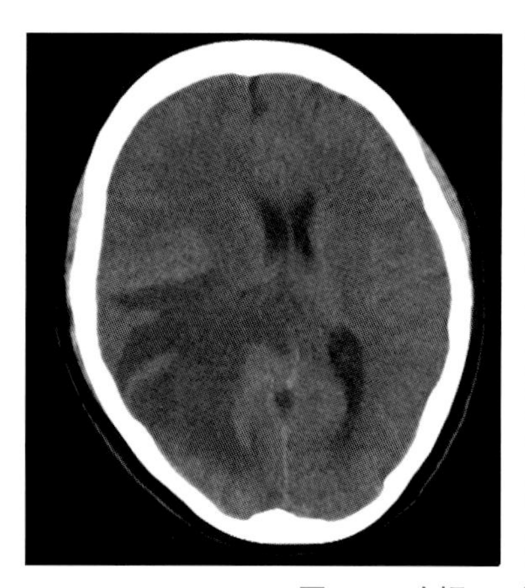
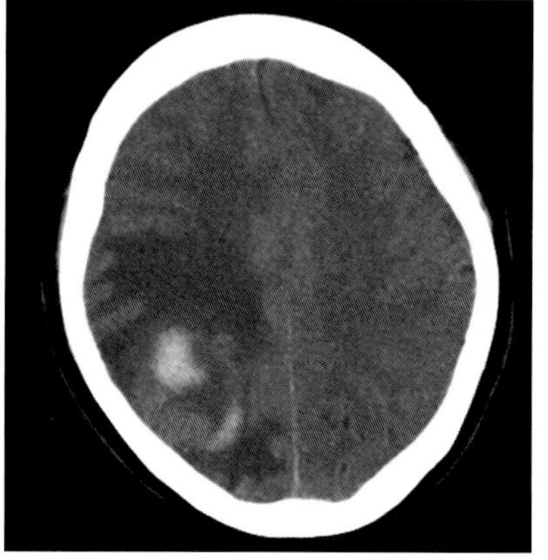

图6-1　头颅CT(2019年2月3日)

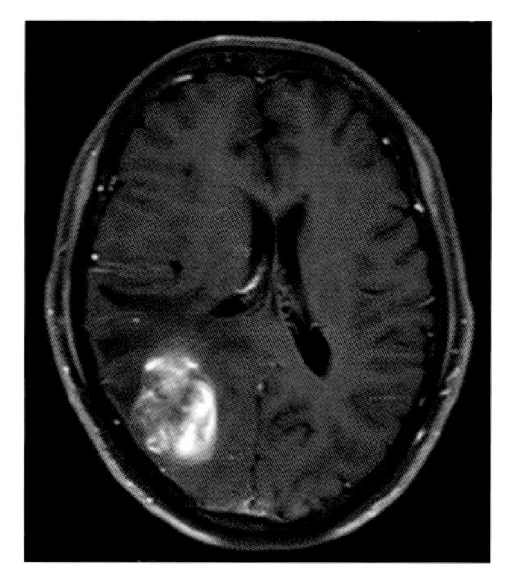
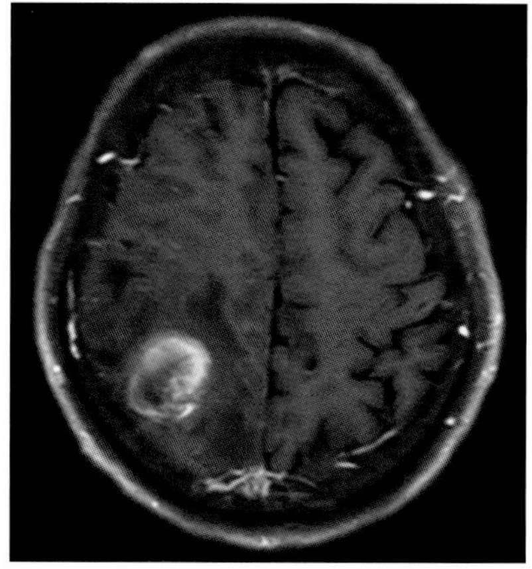
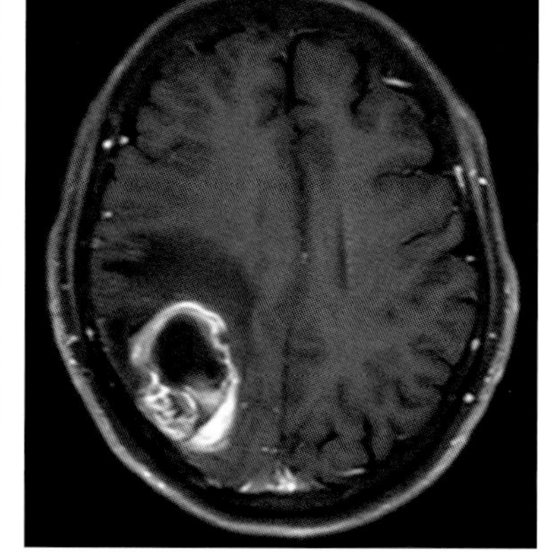

图6-2　头颅MRI(2019年2月16日)

## 【手术治疗】

2019 年 2 月 25 日在全麻下行“右顶枕开颅肿瘤切除术”，全切病变。色灰红，质软，胶冻状，血供极其丰富，与周围组织边界欠清。

## 【组织 / 分子病理学诊断】

组织病理诊断结果：胶质母细胞瘤（WHO Ⅳ级），肿瘤侵及蛛网膜下腔。

免疫组织化学结果：GFAP（+），Ki67（约 30%），ATRX（-），P53（部分 +）。

分子病理结果：IDH1 基因 R132 突变：无突变。IDH2 基因 R172 突变：无突变。TERT 启动子 C228T 突变：突变。TERT 启动子 C250T 突变：无突变。染色体 1p/19q 共缺失：无共缺失。MGMT 启动子甲基化：非甲基化。EGFR 扩增：不扩增。7 号染色体扩增（+7）：不扩增。10 号染色体缺失（-10）：不缺失。CDKN2A 纯合性缺失：缺失。CDKN2B 纯合性缺失：缺失。BRAF 基因 V600E 突变：无突变。H3F3A 基因 H3.3 K27M 突变：不突变。H3F3A 基因 H3.3 G34 突变：不突变。ATRX 基因突变：不突变。TP53 基因突变：不突变。

## 【诊治过程】

2019 年 3 月 4 日术后行头颅 MRI 检查（图 6-3）。术后因手术切口愈合不良，先行 TMZ 化疗 1 个周期，[ 150~200mg/（$m^2$·Qd），5/28 方案 ]，2019 年 4 月 8 日行替莫唑胺（TMZ）同步放化疗及辅助化疗（图 6-4）。辅助化疗：口服 TMZ 化疗 12 个周期，150~200mg/（$m^2$·d），5/28 方案。

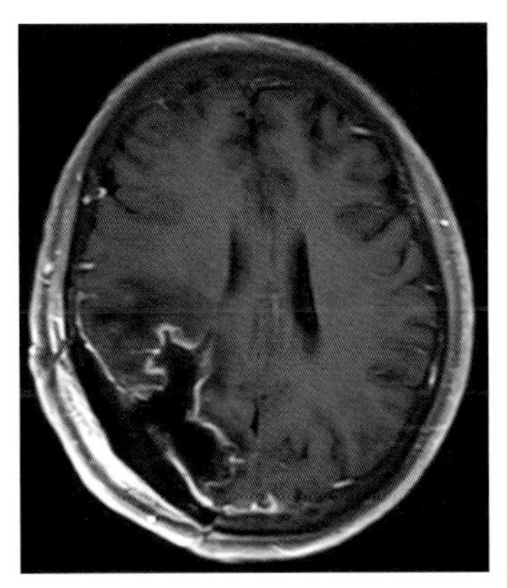 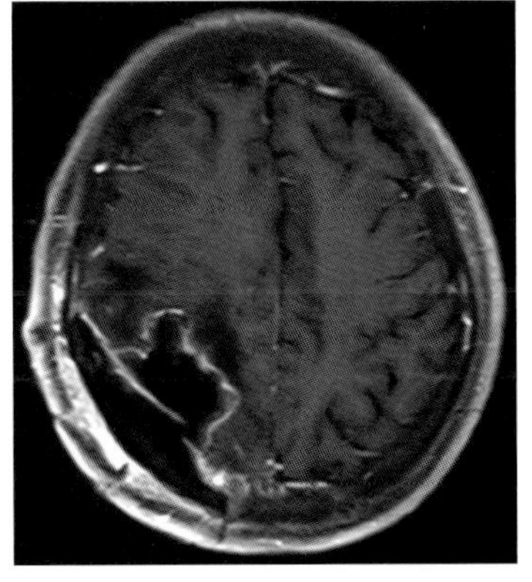 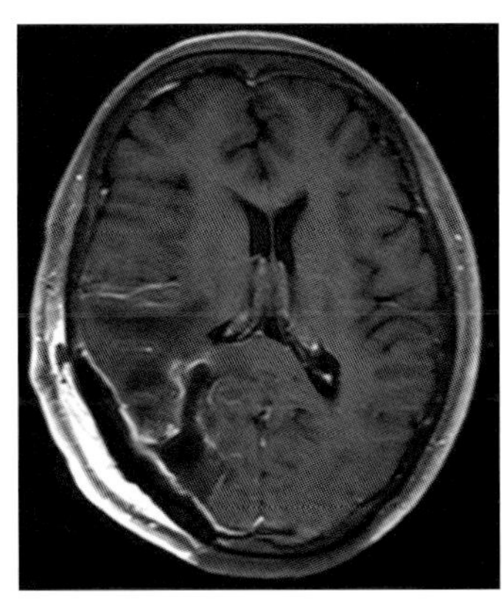

**图 6-3　术后头颅 MRI（2019 年 3 月 4 日）**

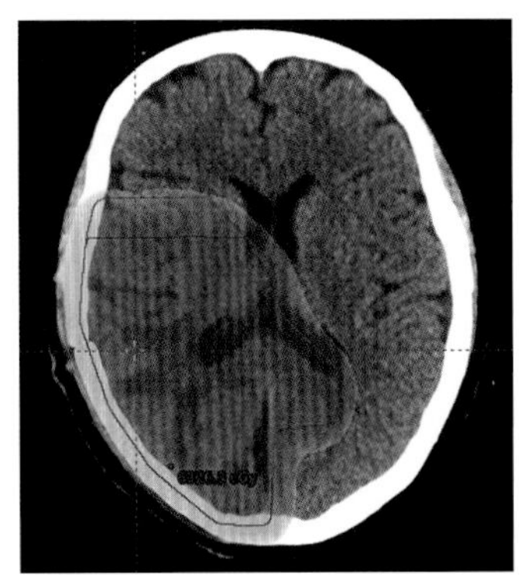 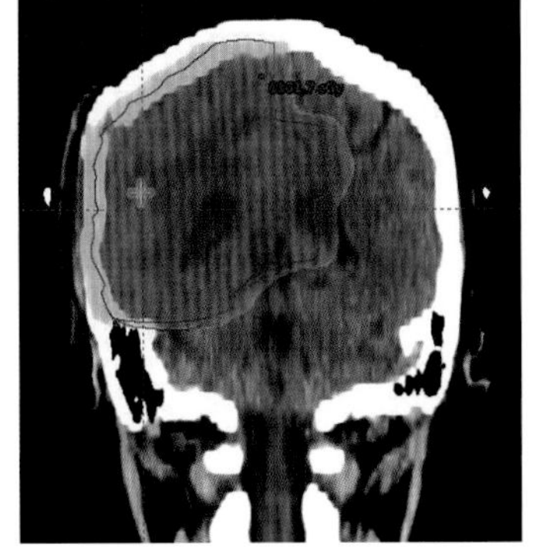 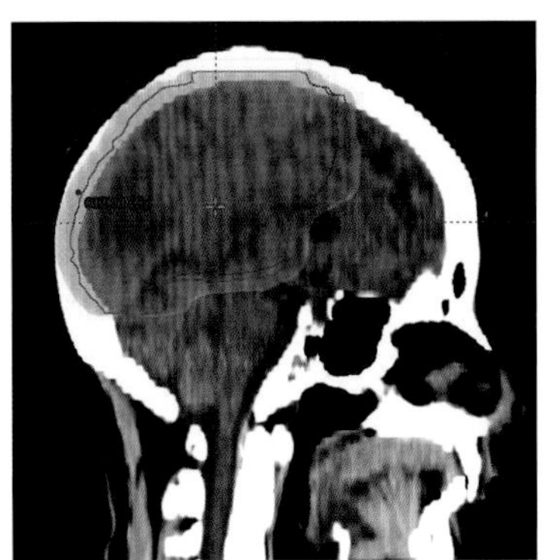

**图 6-4　放疗：60Gy/30f，TMZ 75mg/$m^2$**

## 【随访】

放疗后复查(2019 年 6 月 12 日)显示肿瘤无残留,达到临床 CR,KPS 评分 70 分(图 6-5)。

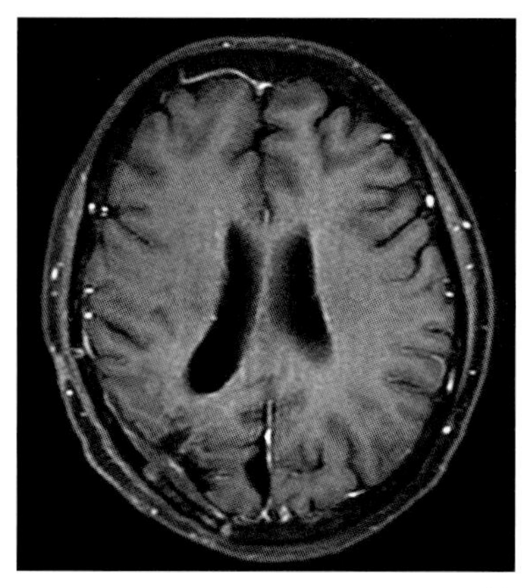 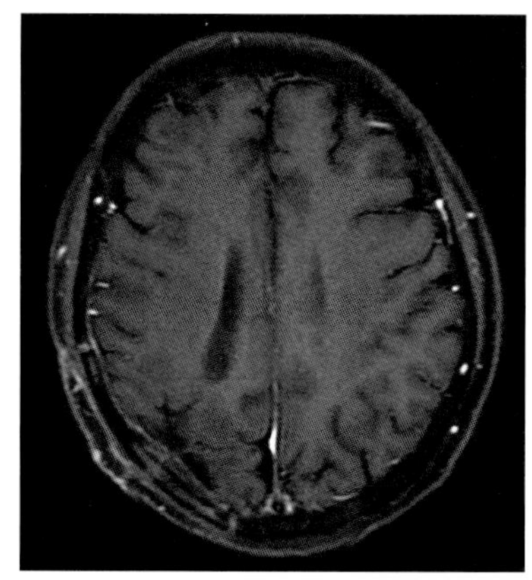 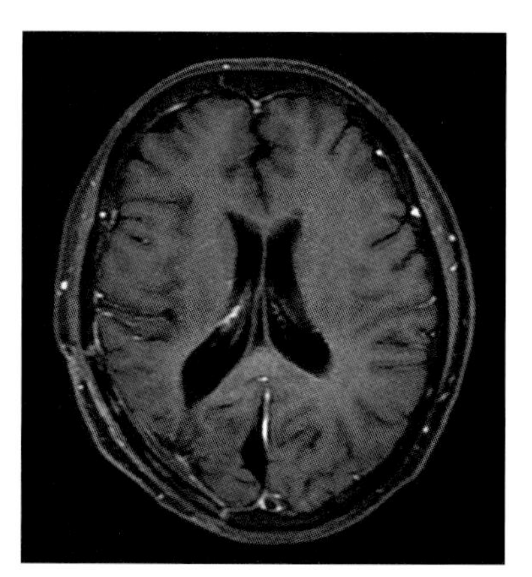

图 6-5 放疗后头颅 MRI(2019 年 6 月 12 日)

放化疗 3 个月后(2019 年 8 月 26 日)复查,肿瘤无进展,KPS 评分 70 分(图 6-6)。

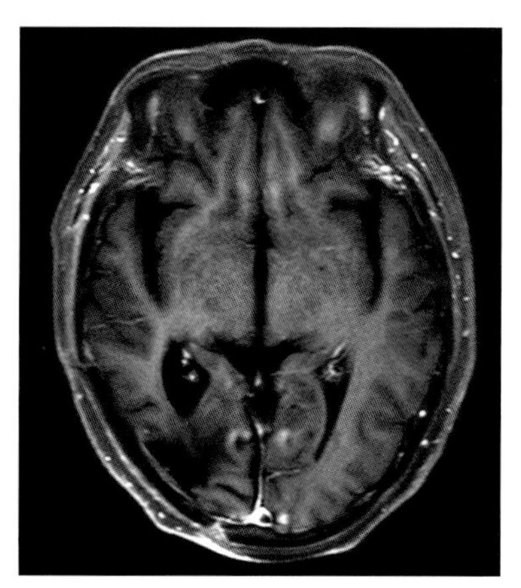 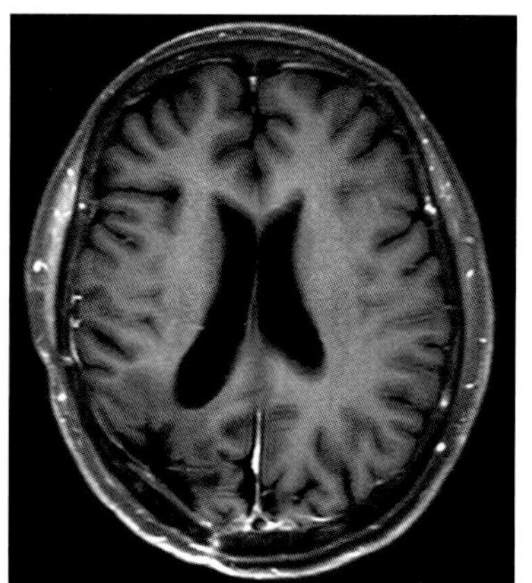 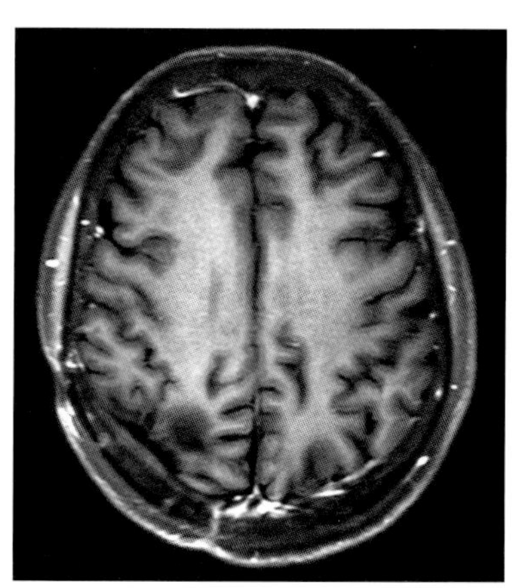

图 6-6 放疗后 3 个月头颅 MRI(2019 年 8 月 26 日)

放化疗 7 个月后(2019 年 12 月 24 日)复查,肿瘤无进展,KPS 评分 80 分(图 6-7)。

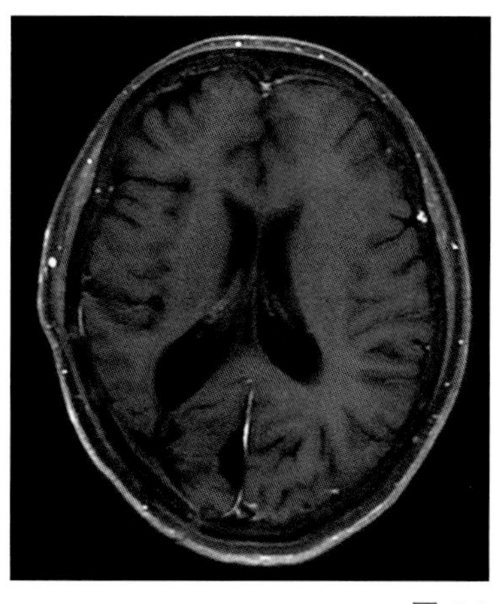 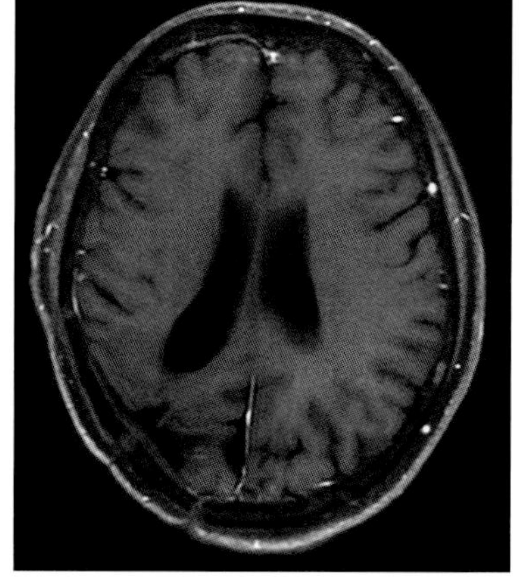 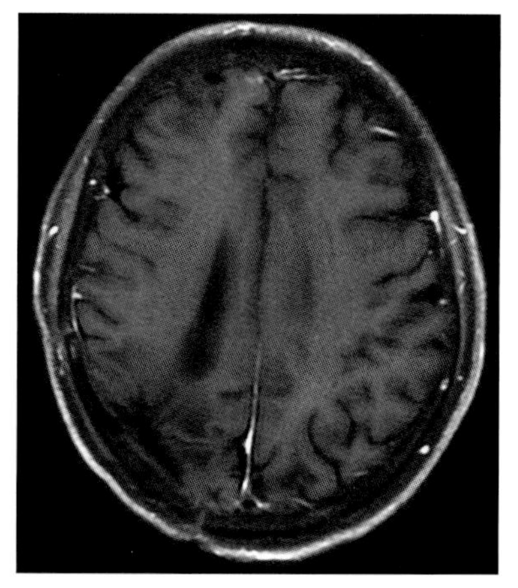

图 6-7 放疗后 7 个月头颅 MRI(2019 年 12 月 24 日)

放化疗 1 年后（2020 年 4 月 13 日）复查，肿瘤无进展，KPS 评分 70 分（图 6-8）。

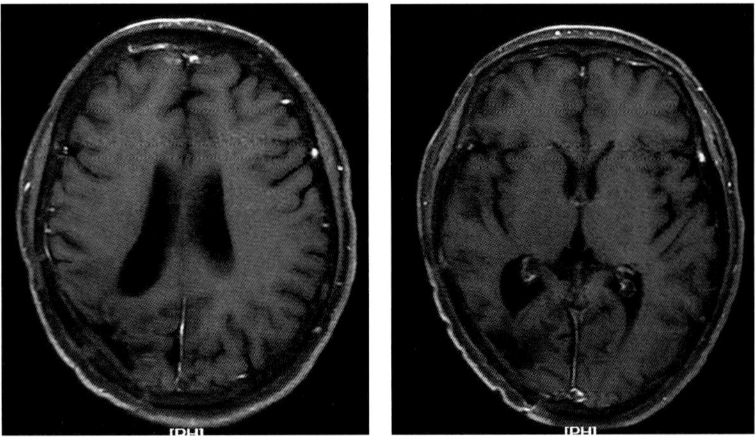

图 6-8　放疗后 1 年头颅 MRI（2020 年 4 月 13 日）

放化疗 1 年半后（2020 年 12 月 31 日）复查，稳定临床 CR，KPS 评分 70 分（图 6-9）。

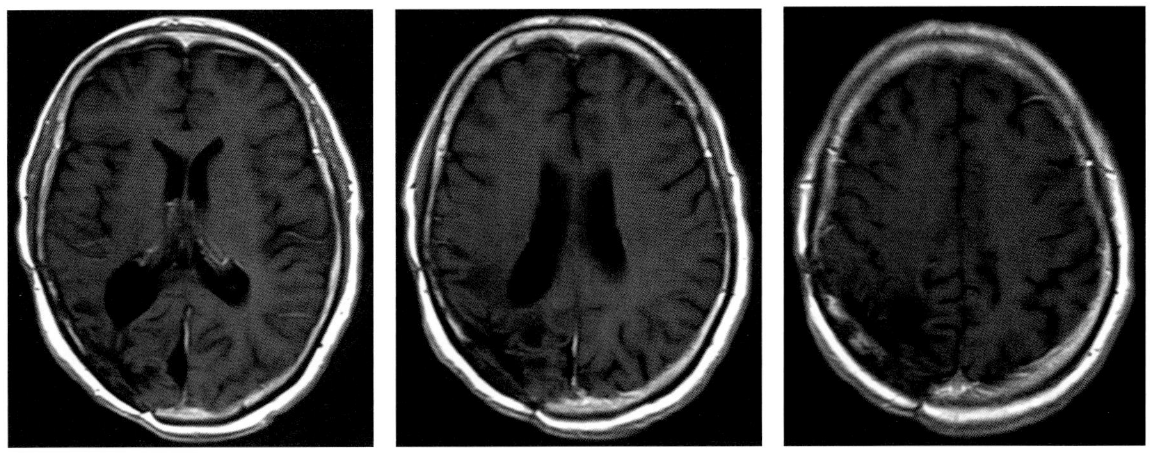

图 6-9　放疗后 1 年 6 个月头颅 MRI（2020 年 12 月 31 日）

放化疗 2 年后（2021 年 7 月 2 日）复查，未见肿瘤进展，KPS 评分 70 分（图 6-10）。

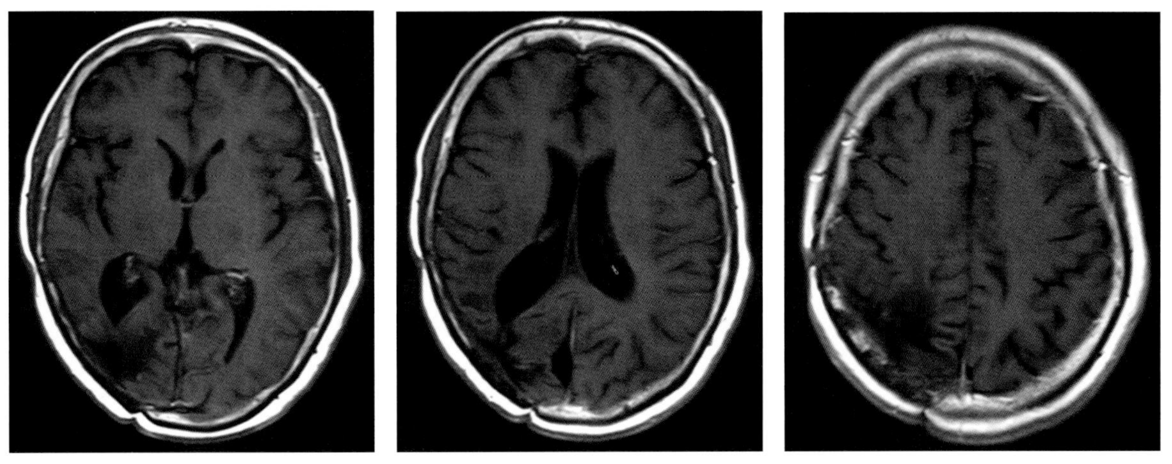

图 6-10　放疗后 2 年头颅 MRI（2021 年 7 月 2 日）

放化疗 3 年 6 个月后（2022 年 11 月 14 日）复查，未见肿瘤复发或进展，KPS 评分 70 分（图 6-11）。

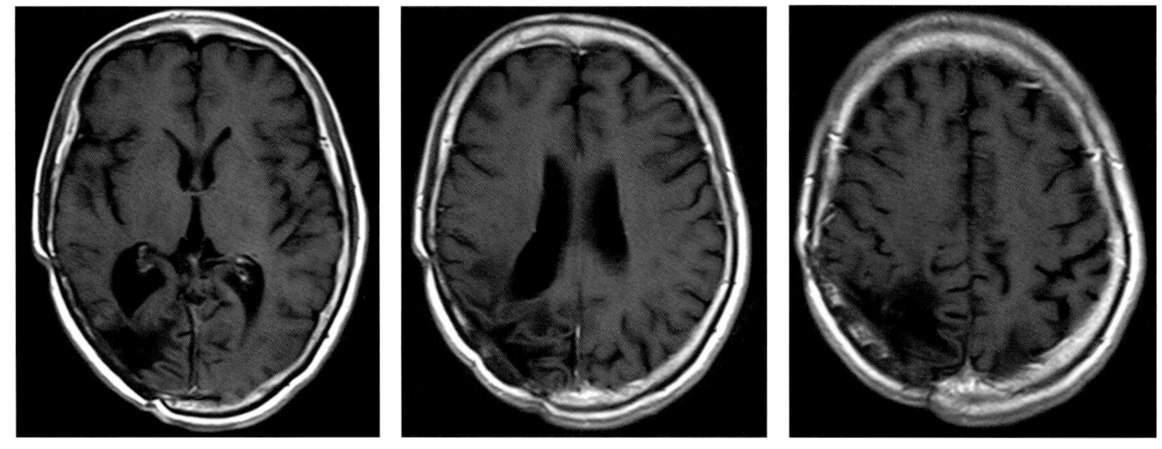

图 6-11 放疗后 3 年 6 个月头颅 MRI（2022 年 11 月 14 日）

放疗后 3 年 9 个月（2023 年 1 月 28 日）患者复查，头颅 MRI 提示右额颞异常高信号，考虑复发可能，KPS 评分 60 分（图 6-12）。

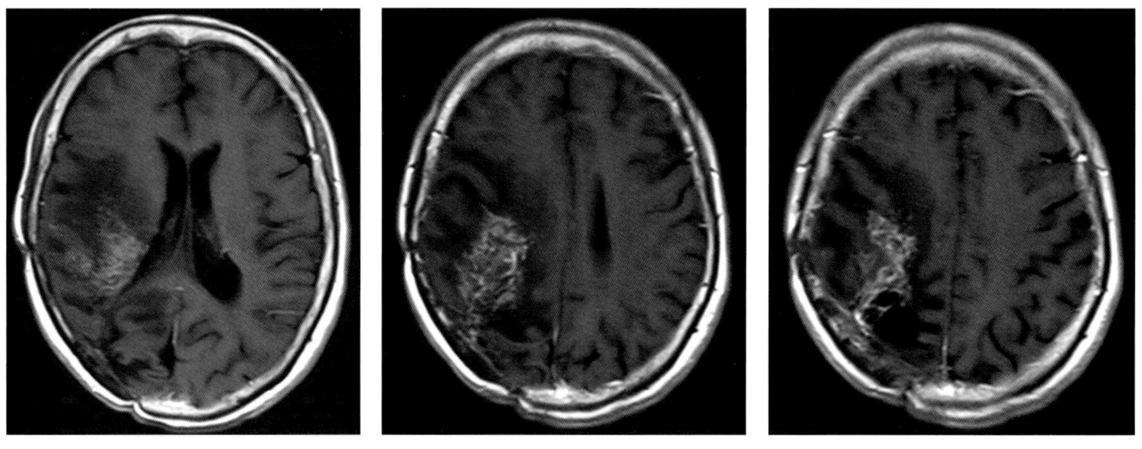

图 6-12 放疗后 3 年 9 个月头颅 MRI（2023 年 1 月 28 日）

## 【病例小结】

这是一例胶质母细胞瘤治疗非常成功的案例，我们在标准治疗方案的基础上加以改进，即行最大范围的安全手术切除，术后行同步放化疗（60Gy/30f，TMZ 75mg/m$^2$），辅以 12 个周期 TMZ 辅助化疗。在患者切口愈合不良，不能立即进行放疗的关键时刻，及时予以替莫唑胺新辅助化疗，整个治疗过程顺利，且患者临床完全缓解（CR）长达 3 年 6 个月，在放疗 3 年 9 个月后复查头颅 MRI 提示复发可能，于 2023 年 3 月 17 日行第二次手术，术中冰冻切片病理检查提示胶质母细胞瘤，待最终病理结果回报后决定后续治疗方案。值得一提的是，第一次术后患者因切口愈合不良而延误放疗时机，因此我们先予以 1 个周期的 TMZ 化疗过渡。从长远结果来看，针对术后切口愈合不佳的高级别胶质瘤患者，这可能是一种有利的临床决策。

## 【专家点评】

四川大学华西医院　毛　庆

国际指南推荐胶质母细胞瘤患者在术后 6 周内尽快采用 Stupp 方案进行后续治疗，由于放疗影响手术切口的愈合，在治疗前对切口的评估就显得极其重要。对于术后切口愈合不佳的患者，无法尽早放疗，采用 TMZ 新辅助化疗是一种有意义的尝试。

# 病例 7　一例多灶性胶质母细胞瘤的个体化综合治疗

陆军军医大学第一附属医院　神经外科　李学刚　兰　川　冯　华　李　飞
陆军军医大学第一附属医院　病理科　时　雨　姚小红
陆军军医大学第一附属医院　肿瘤科　李建军　王　喆
陆军军医大学第一附属医院　影像科　黎海涛　胡晓飞　陈　康
陆军军医大学第一附属医院　神经内科　冉　鸿

## 【病例介绍】

患者男性，53 岁。

主诉：头晕半月余。

现病史：患者于就诊前半个月无明显诱因出现头晕，表现为头重脚轻，头昏沉不适。无明显头痛，无恶心、呕吐，无四肢抽搐，无意识丧失，无肢体无力及感觉障碍等不适。于 2021 年 12 月 21 日行头颅磁共振成像（MRI）提示双侧胼胝体压部、侧脑室后角旁肿瘤性病变，胶质母细胞瘤可能，淋巴瘤待排。

查体：KPS 评分 90 分，反应稍迟钝，余神经系统无明显阳性体征。

入院后行头冠状动脉计算机断层扫描（CTA）、头 MRI 增强、磁共振波谱（MRS）、完善相关术前检查检验。包括：心电图、超声心动图、胸部 CT、血常规、肝肾功、凝血等，结果回报未见手术禁忌。

## 【术前诊断】

1. 临床初步诊断　双侧胼胝体压部及侧脑室后角旁占位病变，考虑胶质瘤。

2. 诊断依据　中年男性患者，病程较短，以“头晕半月余”为主要临床表现，查体：KPS 90 分，反应稍迟钝，余神经系统无明显阳性体征。MRI 检查：双侧胼胝体压部及右侧脑室后角旁占位病变囊实性团块影，T1 呈低信号、T2 加权呈混杂信号、LAIR 呈混杂信号，弥散部分受限，灶周可见片状水肿影；MRS 示 NAA 下降、Cho 峰明显升高、LAC 升高。

3. 鉴别诊断

（1）中枢神经系统淋巴瘤（PCNSL）：一般亚急性或慢性起病，多表现为局灶性神经功能缺失或进展性认知功能障碍，以幕上多见，好发部位依次为大脑半球、胼胝体及基底核、丘脑，其次为小脑和脑干。CT 平扫 90% 病灶为等或高密度，周围中度水肿，少数为低密度；MRI 信号特点为 T1WI 呈等、低信号，T2WI 呈等、稍低信号，DWI 高信号。PCNSL 为乏血供肿瘤，但肿瘤以血管间隙为中心向外浸润生长，侵入邻近脑实质甚至血管壁，破坏血脑屏障，故病灶平扫均不会见到流空血管影，增强呈明显均匀强化。增强后典型者可出现“缺口征”“尖角征”，其也与肿瘤的“嗜血管生长”特性有关，当肿瘤累及胼胝体时，在冠状面可见“蝶翼征”。该患者病灶主体在双侧胼胝体，且呈多灶性，从发病位置上看需考虑淋巴瘤；但该患者肿瘤强化呈不均匀强化，无典型淋巴瘤这种边界较清晰、均匀一致强化表现，因此淋巴瘤可能性较小。

（2）转移瘤：老年患者多见，影像学上多表现为多发病灶，增强可见明显强化，周围水肿重，全身检查往往可见发现原发灶。该患者既往无其他部位肿瘤病史，且无肿瘤恶病质体征，影像学显示肿瘤呈片状，虽多发，但并非单个结节，不符合转移瘤影像学改变。

2021 年 12 月 25 日术前 MRI：双侧胼胝体压部及右侧脑室后角旁占位病变囊实性团块影，T1 呈低信号、T2 加权呈混杂信号、LAIR 呈混杂信号，弥散部分受限，增强可见不均匀强化，病灶周可见片状水肿影。MRS 示 N- 乙酰天冬氨酸（NAA）下降、Cho 峰明显升高、乳酸（LAC）升高（图 7-1）。

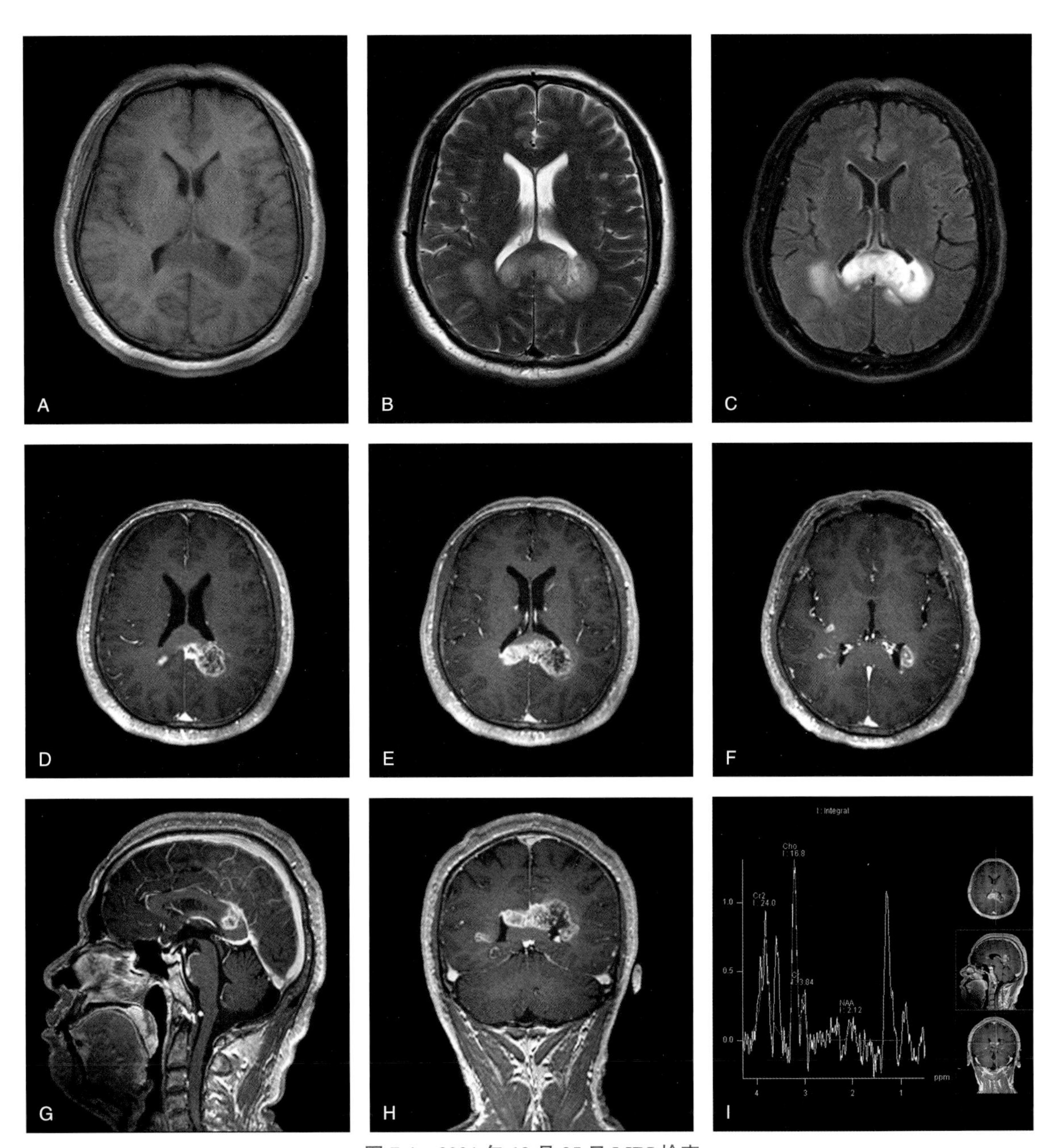


图 7-1　2021 年 12 月 25 日 MRI 检查

A：T1；B：T2；C：T2 Flair；D~H：MRI 增强；I：MRS。

## 【诊疗计划】

1. 手术目的　胶质瘤是最常见的原发性中枢神经系统恶性肿瘤，目前各权威指南推荐，对于临床诊断考虑胶质瘤患者，建议行最大范围安全切除，手术目的包括：缓解由高颅压和压迫引起的症状；降低类固醇药物使用，维持较好的生存状态；降低肿瘤细胞负荷，为辅助放 / 化疗创造条件；延长生存期；获得精确病理诊断。与单纯活检相比，尽可能切除肿瘤是影响高级别脑胶质瘤患者预后的重要因素，但由于高级别脑胶质瘤的浸润特性，实现病理上完全切除肿瘤常较困难。新型手术辅助技术的运用有助于高级别脑胶质瘤的最大范围安全切除。肿瘤切除程度是高级别脑胶质瘤的独立预后因素之一，肿瘤全切可延长术后肿瘤复发时间和患者生存期。

2. 手术方式　虽然肿瘤呈多灶性，弥漫性生长，位置深，周围结构复杂，手术切除风险大，并发症多，且难以全切,但在术中导航、超声、神经电生理监测、显微手术等辅助手段下,实现大部分安全切除是可以实现的。虽然立体定向活检风险相对较小,但由于取材有限,可能难以满足各种病理检测要求,甚至可能拿不到阳性结果,并且结合术前考虑高级别胶质瘤,穿刺出血风险会明显增加,因此不考虑穿刺活检手术。手术入路选择:患者肿瘤累及双侧大脑半球,主要在胼胝体、脑室旁,通过一侧开颅将肿瘤切除难以实现,但双侧开颅创伤太大,从术前 MRI 看,左侧肿瘤体积更大,累及整个侧脑室三角区,右侧脑室旁肿瘤呈小结节状,更靠近颞侧,且靠近丘脑,切除范围有限,因此拟通过左侧脑室三角区入路切除肿瘤。术中注意事项:分离肿瘤时尽量先沿肿瘤周围胶质带分离,尽量整体暴露肿瘤主体边界,减少分离过程中出血及"迷路";切除过程中找到几个结构标志:①左侧脑室枕角,前界为脑室基底核面,内侧到大脑镰;②切开大脑镰可显露对侧肿瘤,下矢状窦若不发达可闭掉断开,有利于充分暴露对侧;③深部胼胝体内下方注意保护大脑内、大脑大静脉;④脑室内操作,注意止血彻底,同时注意脑室封堵,避免脑室内积血及肿瘤播散。

第一次脑肿瘤多学科(MDT)讨论意见:最大范围安全切除是我们手术的目标,通过手术,将左侧脑室旁三角区、双侧胼胝体、右侧脑室枕角区肿瘤切除,残留右侧脑室靠颞侧丘脑处少许肿瘤;术后根据组织病理及分子病理结果,进一步行放化疗,若为高级别胶质瘤,同时建议行电场治疗。

## 【手术治疗】

2021 年 12 月 30 日全麻手术行神经导航下经左侧入路双侧胼胝体压部及脑室旁肿瘤显微切除术,肿瘤大部分切除。

术中情况:肿瘤呈灰褐色,质地稍韧,边界不清,血供丰富,与周围脑组织边界不清,周围为胶质水肿带。术中冰冻病理检查示:胶质细胞增生伴血管内皮增生,倾向低级别胶质瘤;备注:待常规石蜡及免疫组化及分子检测明确。术后复查影像如图(图 7-2)。

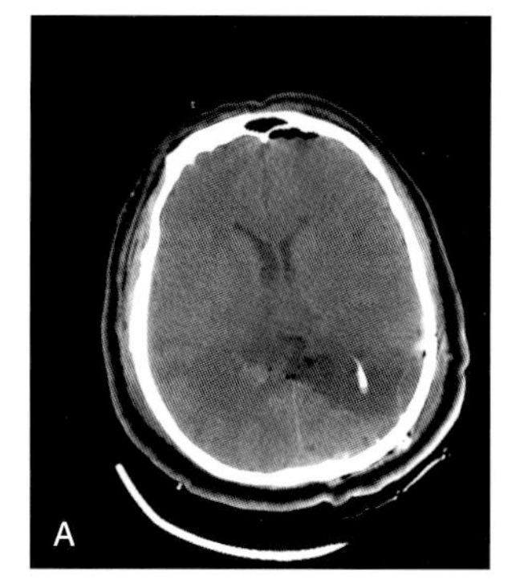

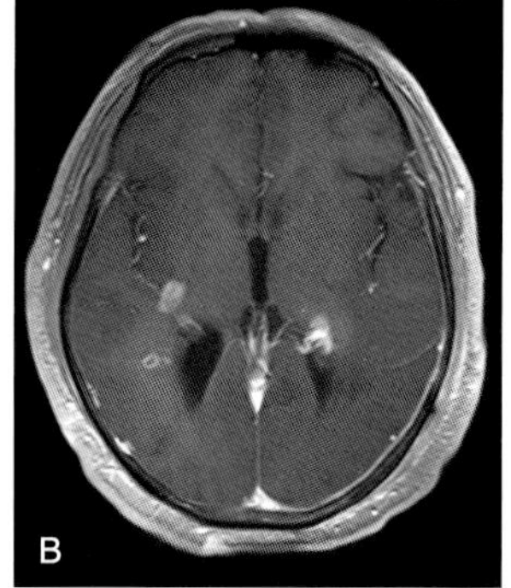

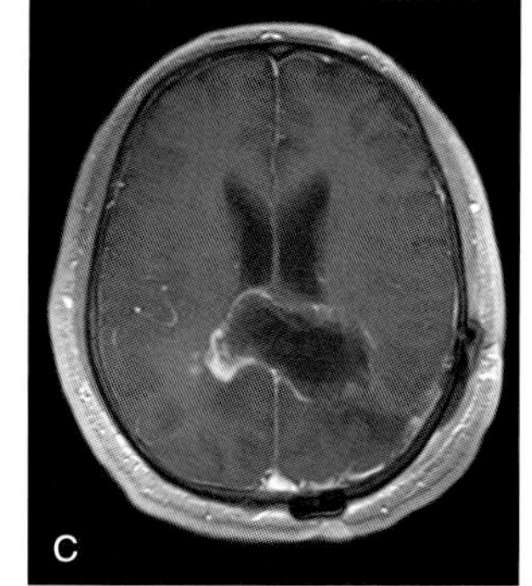

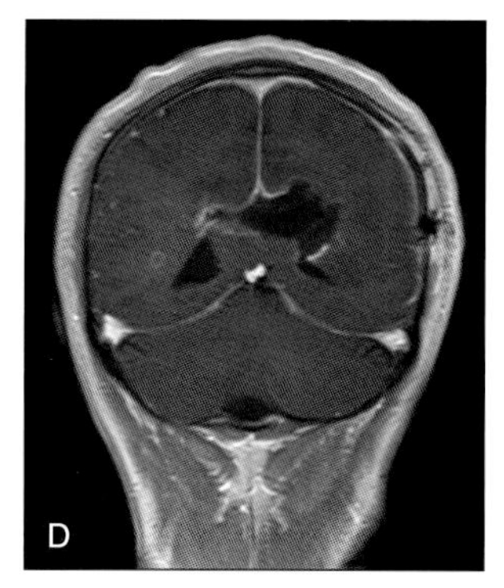


图 7-2 A:术后第一天头颅 CT;B~D:术后复查 MRI 增强示右侧脑室旁部分残留

## 【组织 / 分子病理学诊断】

镜下所见:细胞异型性明显,可见假栅栏状坏死和血管内皮细胞增生(图 7-3)。

组织学类型:胶质母细胞瘤。

全自动快速免疫组化结果:GFAP(+),Olig-2(+),Ki-67(20%+),ATRX(+,提示未突变),Vim(+),P53(强弱不等),IDH-1(-),CD34(血管+)。

分子检测:染色体 1p/19q(FISH):未检出;IDH1/IDH2(PCR):未突变; MGMT(PCR):检出;TERT(PCR):突变。

根据 2021 版世界卫生组织(WHO)中枢神经系统肿瘤分类标准,整合诊断:(双侧胼胝体压部及侧脑室后角旁)胶质母细胞瘤 IDH 野生型中枢神经系统(CNS),WHO 分级 4 级。

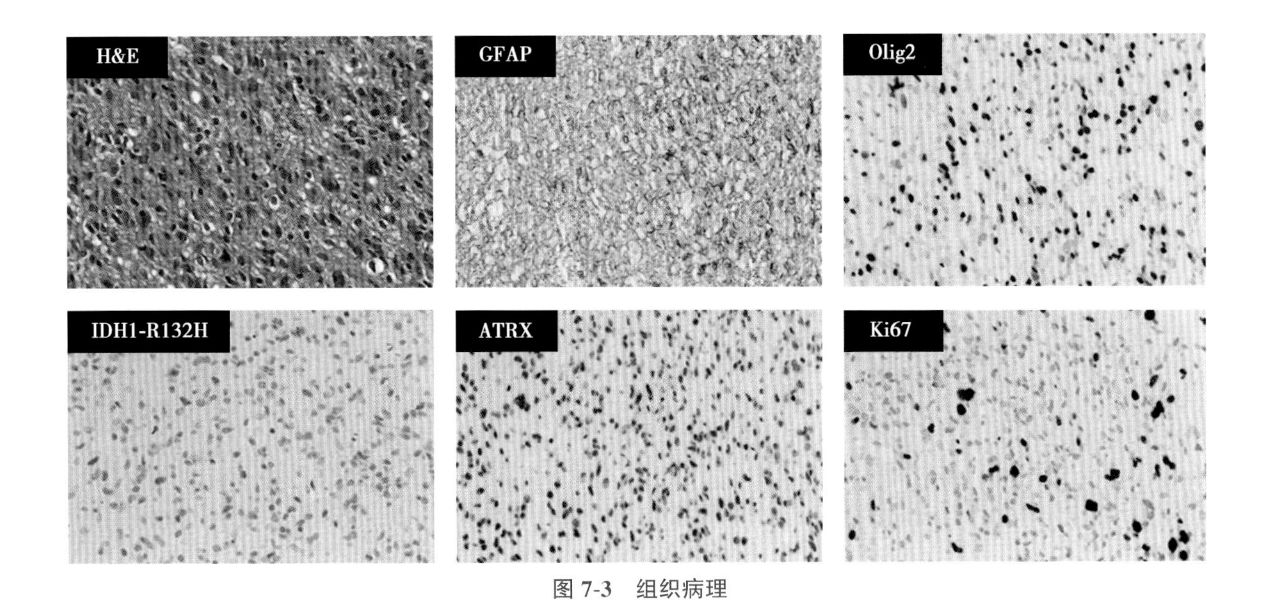


图 7-3　组织病理

## 【后续诊治】

第二次脑肿瘤 MDT 讨论意见：患者双侧胼胝体压部及侧脑室后角旁胶质瘤诊断明确，手术顺利，肿瘤大部分切除，术后恢复情况可，病理结果为胶质母细胞瘤；根据 2022 脑胶质瘤诊疗指南，建议行同步放化疗；同时肿瘤 Ki-67（20%+），增殖快，适合电场治疗，可以尝试在行同步放化疗过程中，同步电场治疗。

1. 同步放化疗

（1）治疗时间：2022 年 2 月 7 日 ~2022 年 3 月 22 日。

（2）放疗部位：颅脑病灶区域。

（3）放疗方案：PCTV 60Gy（图 7-4），共 30 次 /6 周，分两阶段进行，同步化疗替莫唑胺（TMZ）75mg/$m^2$，电场治疗（图 7-5）。

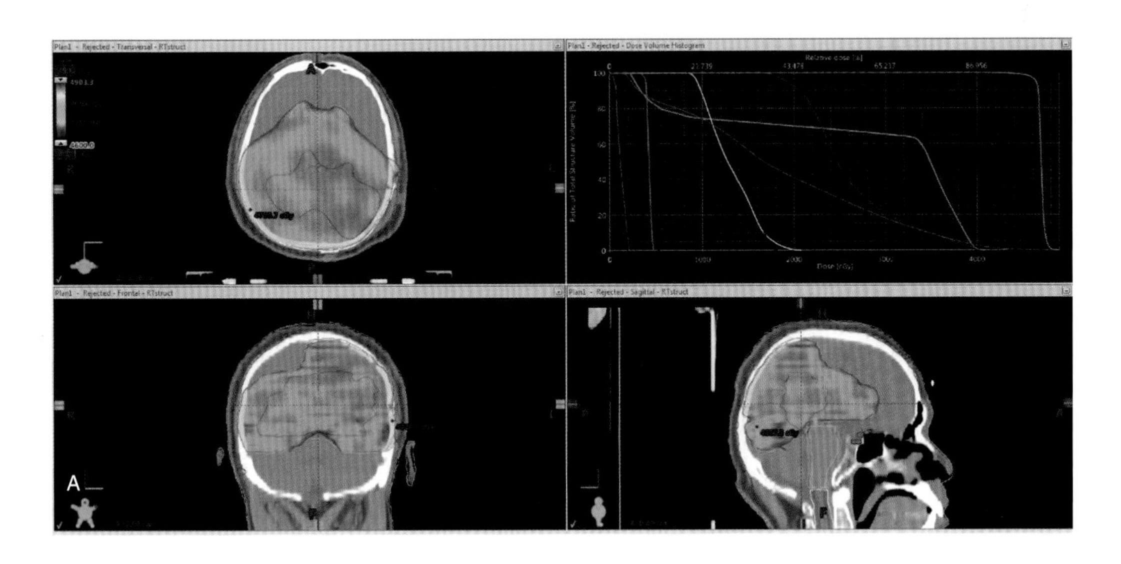

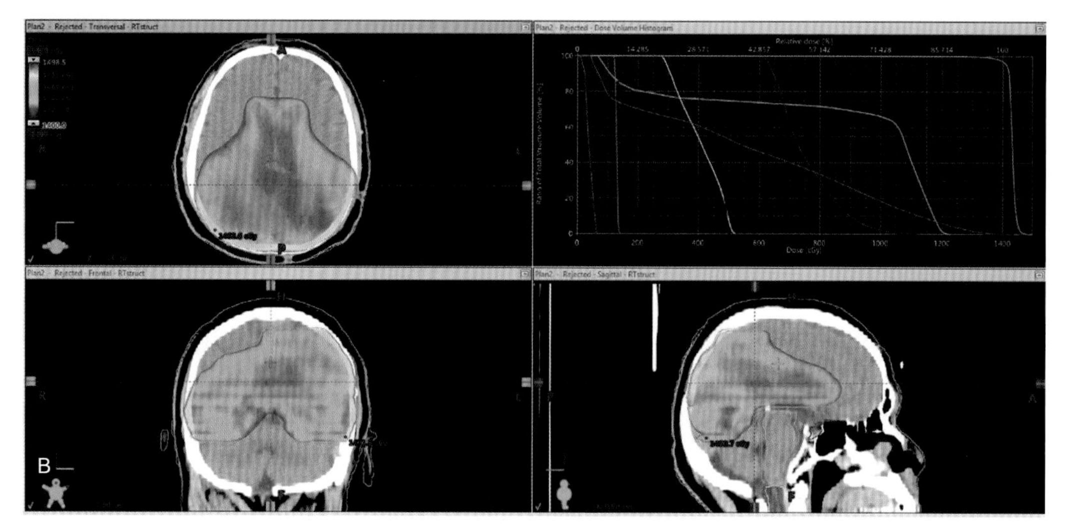


图 7-4 A：放疗第一程方案 46Gy；B：第二程方案 14Gy

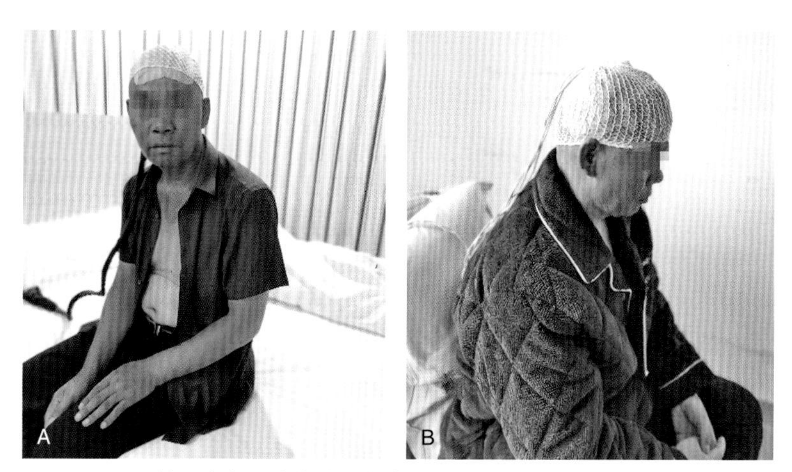


图 7-5 A：第一次电场贴片时患者情况；B：使用电场 7 个月时患者情况

2. 电场治疗 见图 7-6。

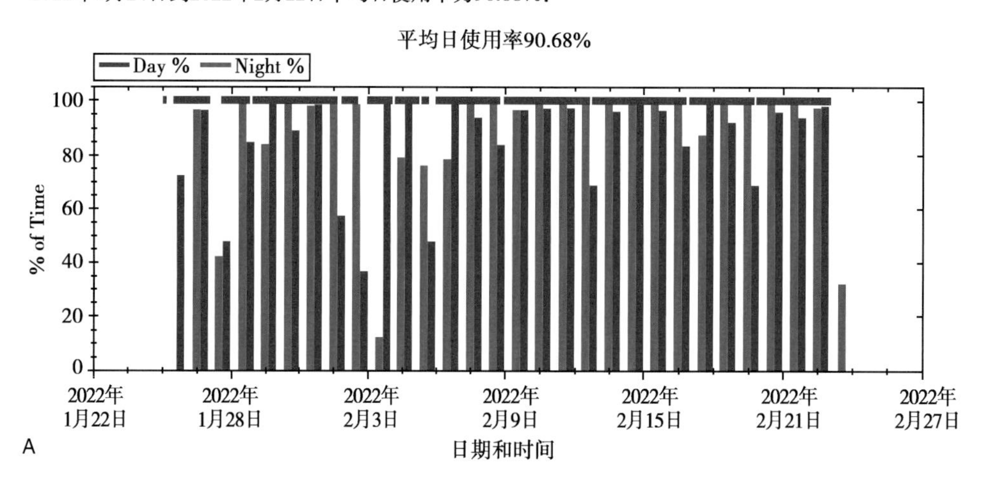

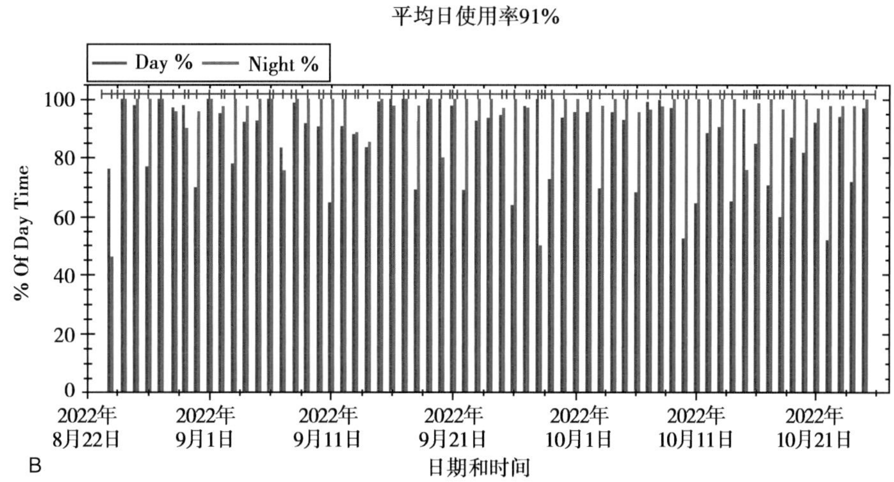

平均日使用率91%

Day %　Night %

% Of Day Time

2022年 8月22日　2022年 9月1日　2022年 9月11日　2022年 9月21日　2022年 10月1日　2022年 10月11日　2022年 10月21日

B　日期和时间

图 7-6　**A、B**：电场使用率情况，目前连续使用电场治疗 **9** 个月，患者依从性较好，平均日使用率超过 **90%**

3. 2022 年 4 月 5 日复查 MRI 提示原手术区域情况良好，未见病灶复发；但残留右侧脑室旁病灶较前明显增大，斑片状强化，周围水肿明显，考虑肿瘤进展；进一步行 PET-CT 检查，提示右侧脑室后角、三角部及颞角明显扩张，周边见大片状水肿带，脑组织内见 FGD-PET 放射性不均匀摄取增高，延迟显像较明显，最大 SUV 值为 7.3，中线结构局部左偏（图 7-7、图 7-8）。

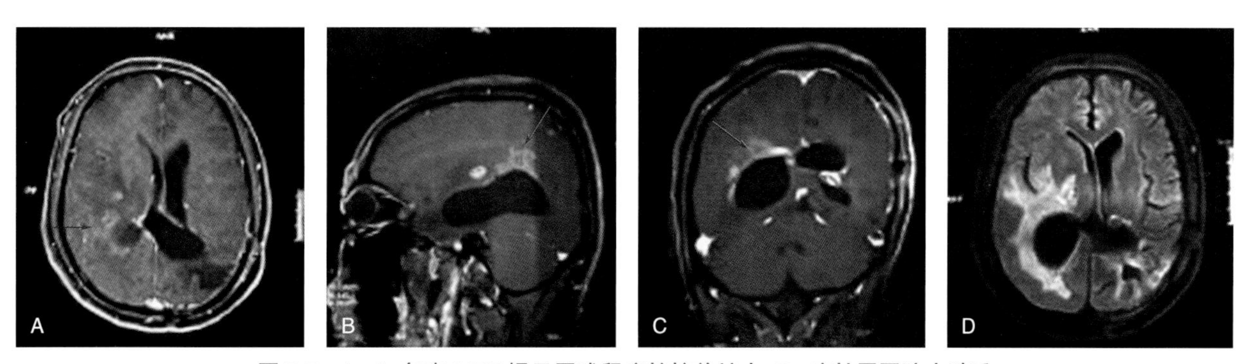

图 7-7　**A~C**：复查 **MRI** 提示原残留病灶较前扩大；**D**：病灶周围脑水肿重

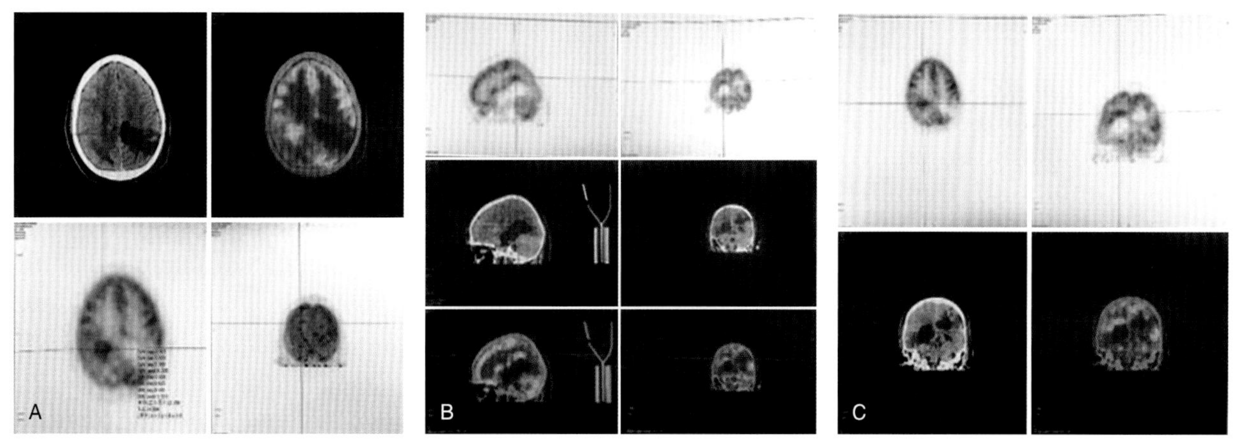

图 7-8　**A~C**：**PET** 提示病灶 **FGD-PET** 放射性摄取增高，最大 **SUV** 值为 **7.3**

第三次脑肿瘤 MDT 讨论意见：患者胶质母细胞瘤诊断明确，肿瘤大部分切除，术后已行同步放化疗，同时给予电场治疗，前期严格按照胶质瘤标准治疗方案进行，但随诊复查提示肿瘤进展，因此建议继续 Stupp 方案化疗、继续电场治疗，同时联合贝伐珠单抗 + 伊利替康联合化疗。

## 【随访情况】

1. 治疗措施的时间线 见图 7-9。

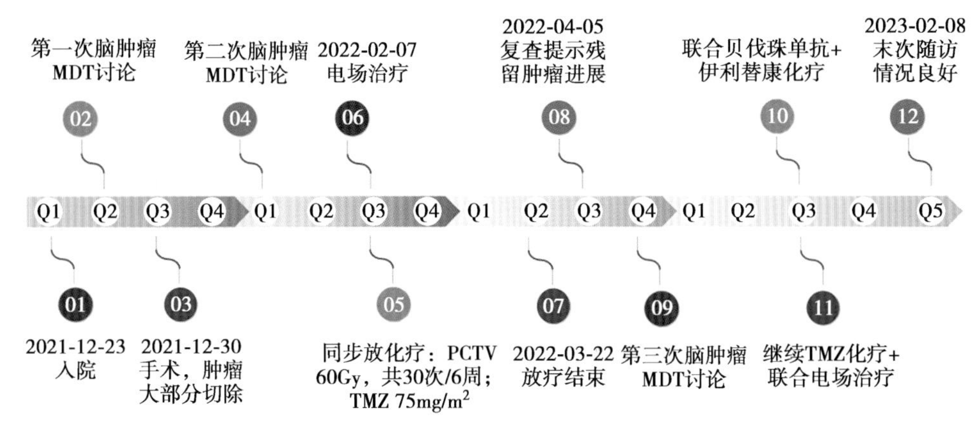


图 7-9 治疗措施时间线

2. 影像随访的时间线 患者随访影像学图像(图 7-10、图 7-11、图 7-12、图 7-13、图 7-14)。

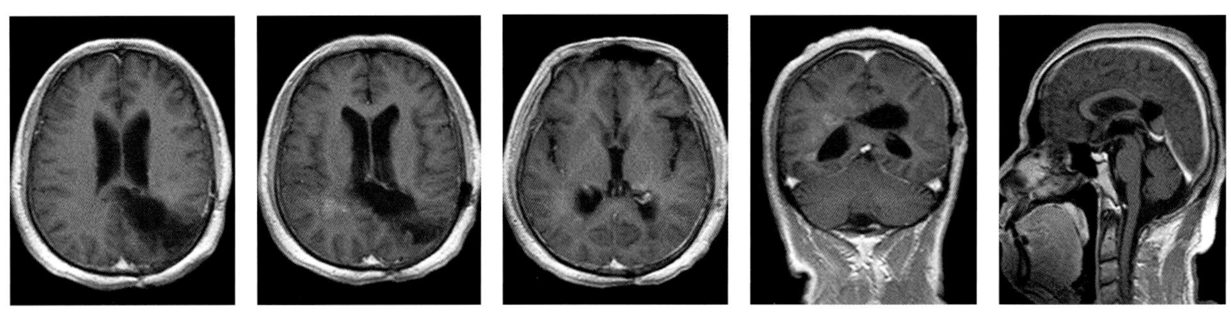

图 7-10 2022 年 5 月 10 日复查 MRI 增强

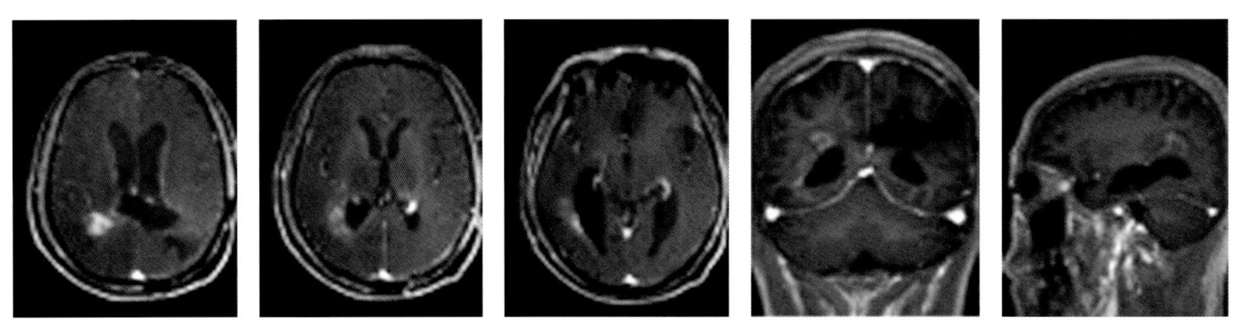

图 7-11 2022 年 7 月 28 日复查 MRI 增强

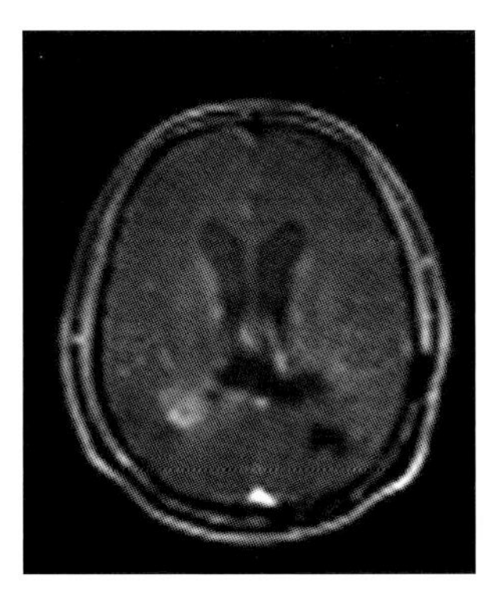
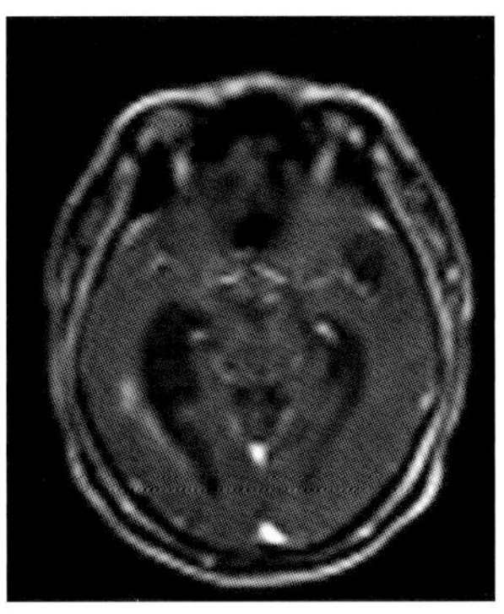
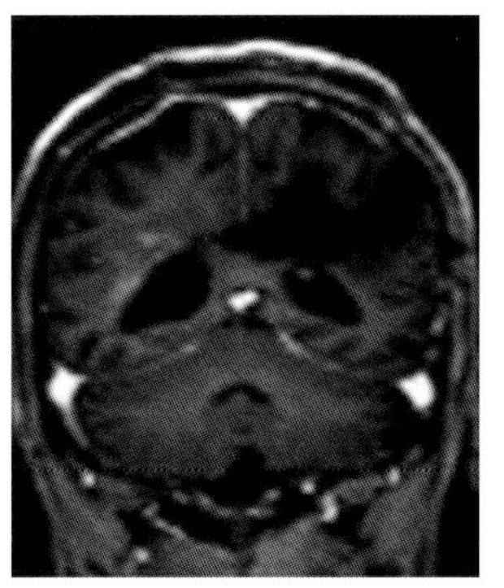
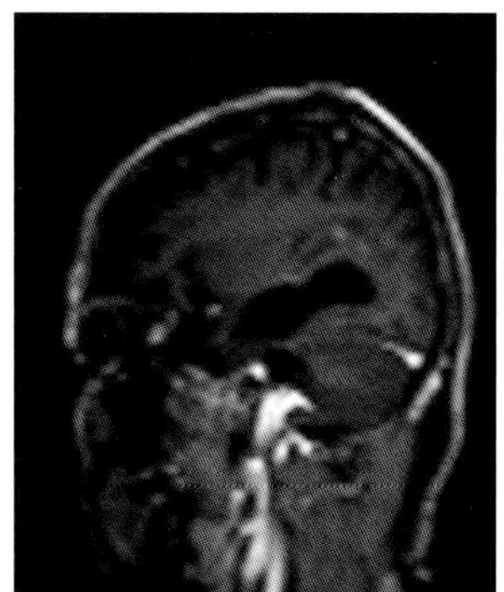

图 7-12　2022 年 9 月 13 日复查 MRI 增强

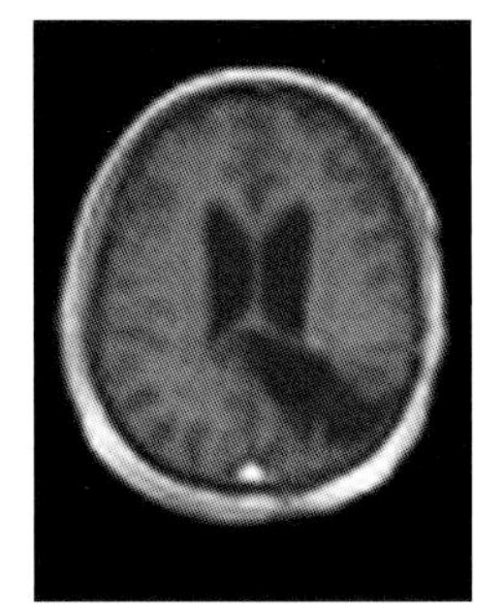
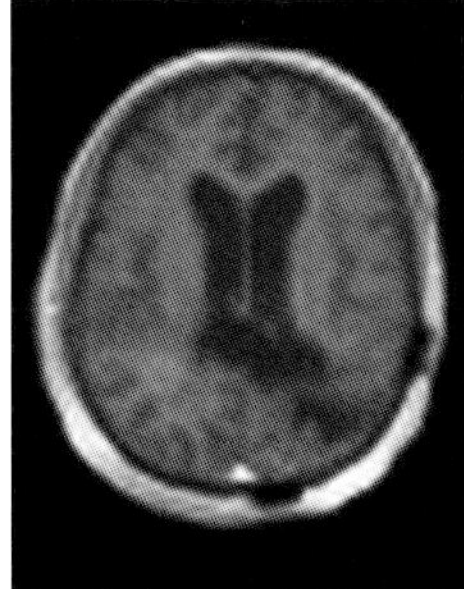
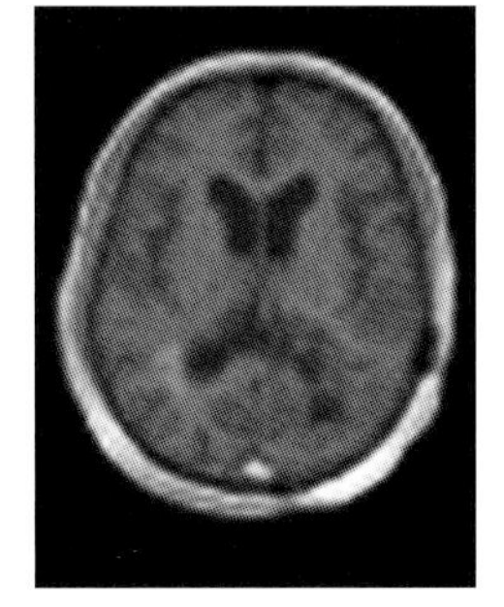
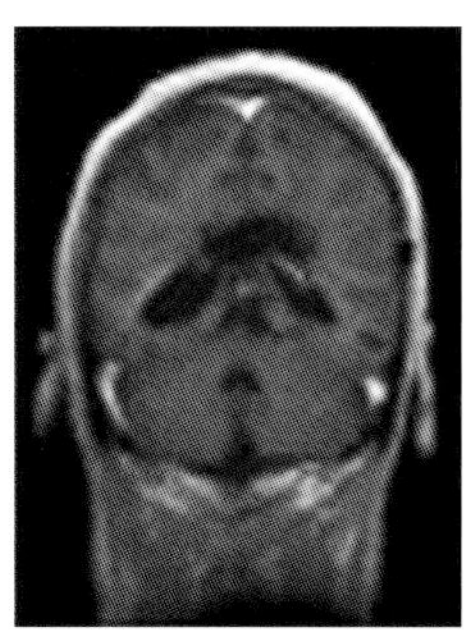
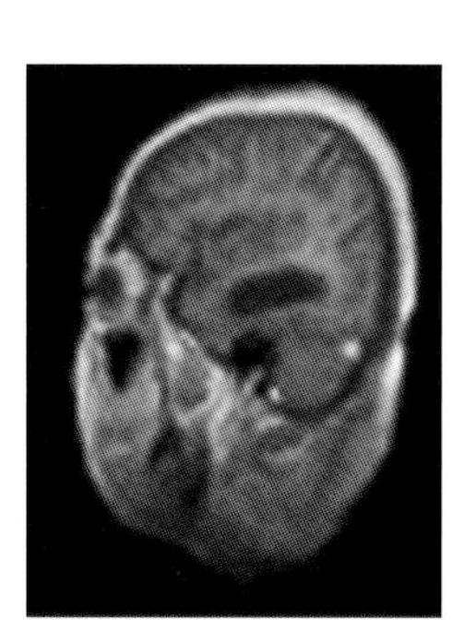

图 7-13　2022 年 10 月 27 日复查 MRI 增强

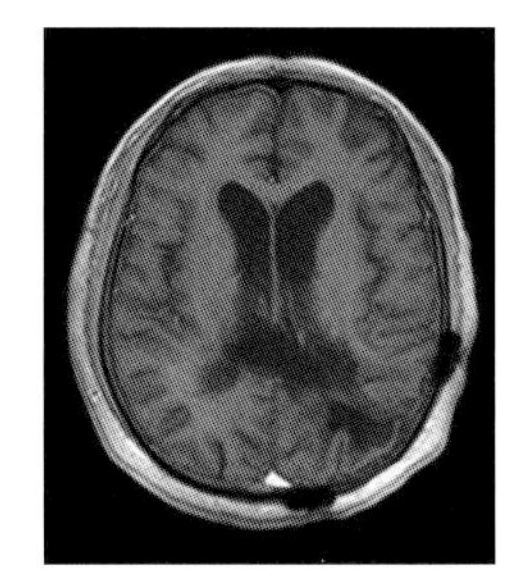
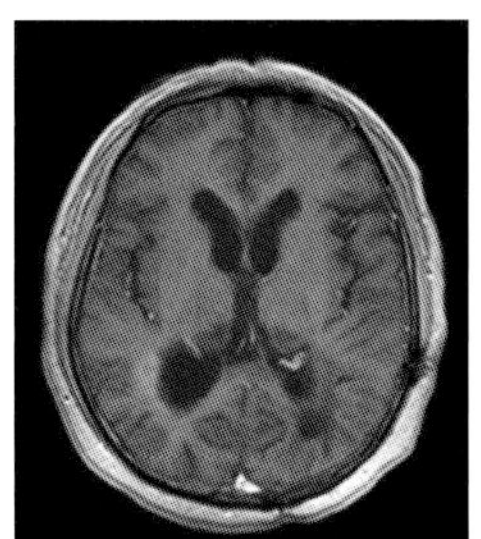
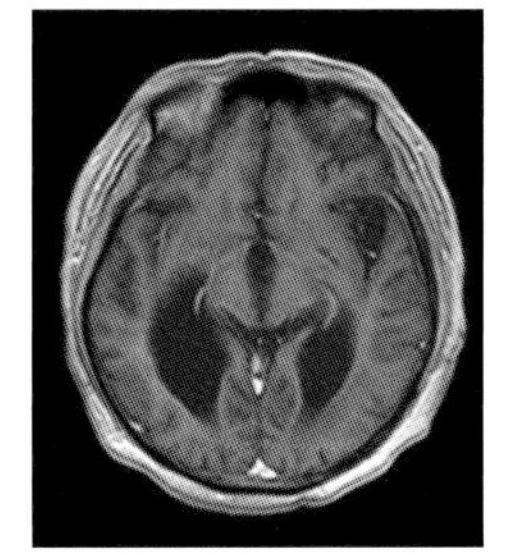
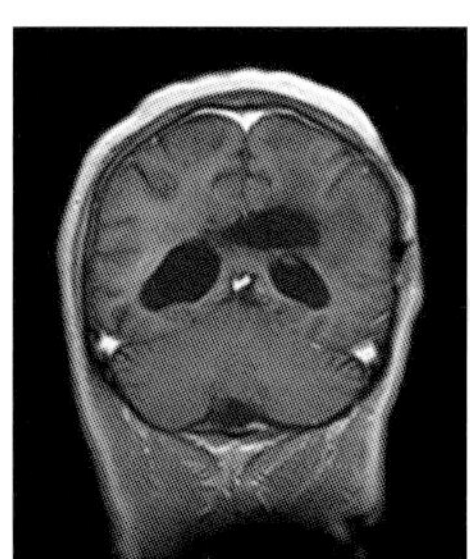
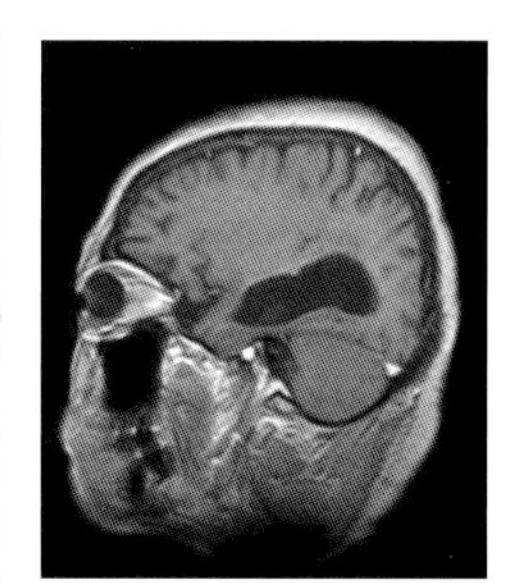

图 7-14　2023 年 2 月 8 日复查 MRI 增强

## 【病例小结】

这是一例弥漫性多灶性胶质母细胞瘤 IDH 野生型（WHO 分级，4 级），肿瘤累及双侧半球，主要累及胼胝体及脑室旁，诊治较为复杂。术前、术后经 3 次 MDT 讨论，指导规范诊疗。首先是最大范围安全切除肿瘤，术后常规行同步放化疗，同时联合电场治疗。复查发现肿瘤进展后，加用贝伐珠单抗 + 伊利替康联合替莫唑胺化疗，继续电场治疗。患者依从性良好，连续影像复查提示肿瘤进展控制，但间断有反复，近期肿瘤明显消退；继续按照联合治疗方案继续治疗，定期复查。

## 【专家点评】

陆军军医大学第一附属医院　李　飞

“勿因多灶而弃之。”看到颅内多发病灶，当诊断考虑为“多灶”或“多中心”性胶质母细胞瘤时，往往因其手术无法达到最大范围的切除，而仅行活检明确病理诊断似乎也不能给患者带来明确的获益。临床中与患者或家属沟通后其对治疗的态度大多比较消极，甚至放弃。实际上，在文献总结［Curr Oncol.2022，29(5): 3472-3488］中可以看出，对于新诊断的多灶性胶质母细胞瘤，如果不治疗，其中位生存期仅仅 3.6 个月，在明确诊断后进行系统的放、化疗，可使中位生存期延长至 13.8 个月。所以，即使是诊断考虑多灶性胶质母细胞瘤，积极治疗依然可以延长生存期。本例患者，在术前的评估中基本明确诊断为胶质瘤，除了累及双侧胼胝体，还累及到了侧脑室旁，侧脑室旁的病灶可能是从胼胝体迁移并发展起来的。手术不可能将 MRI 上的增强病灶全部切除，因此尽可能切除以减轻肿瘤负荷。术后病理为 IDH 野生型(WHO 分级，4 级)，属于预后较差的类型。为了控制肿瘤的进展，在手术后进行了超早期的化疗，并且同步行放疗、化疗和电场治疗。在随访中发现肿瘤仍有进展，开始加用抗血管生成治疗和细胞毒性治疗，获得了良好的生存质量和生存时间。从病例来看，术后的综合治疗(放疗、化疗、电场治疗、抗血管生存治疗)等联合应用在延长多灶性胶质瘤生存期方面确实起到了积极作用。对于应用抗血管生成治疗后，如何应用多模态影像开展肿瘤生长与进展的评估，值得进一步研究。

# 病例 8　复发胶质瘤个体化诊治的临床实践及思考

哈尔滨医科大学附属第二医院　神经外科　明键光　李　洋　蔡金全　孟祥祺

## 【病例介绍】

患者，女性，45 岁。

2012 年 2 月 21 日因“间断性左手麻木伴头痛 3 年，加重半个月”就诊于我院。

查体：左手力弱，肌力 5 级，浅感觉障碍，余无神经系统阳性体征。KPS 评分 90 分。

患者病史长，近期不适症状加重，MRI 检查提示颅内占位性病变，考虑为低级别胶质瘤可能性大。完善术前检查，无手术禁忌。

## 【术前诊断】

2012 年 2 月 20 日术前 MRI：右侧颞顶部占位性病变，T2WI 呈高信号，增强后病变无明显强化（图 8-1）。

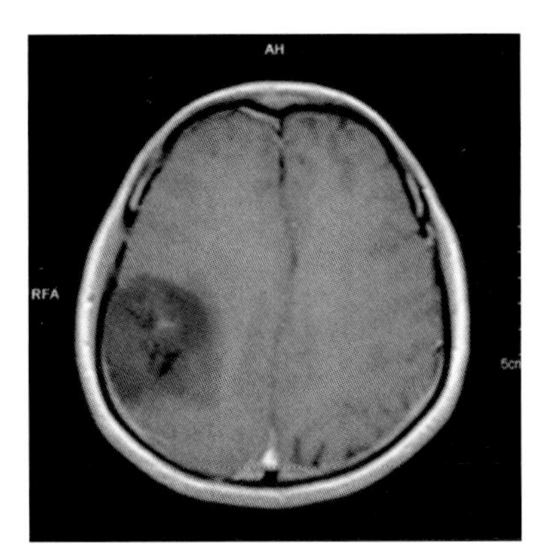

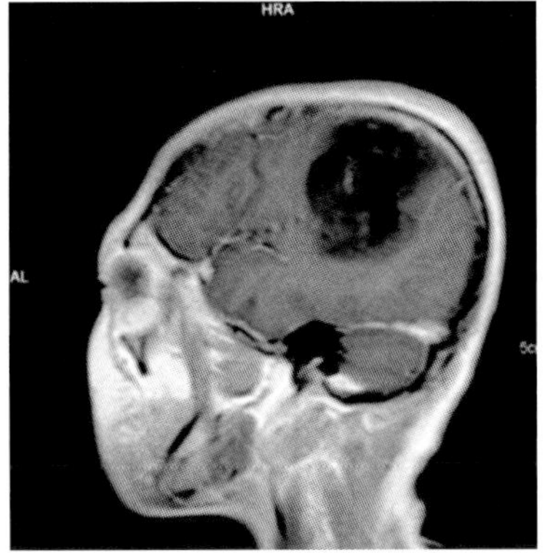

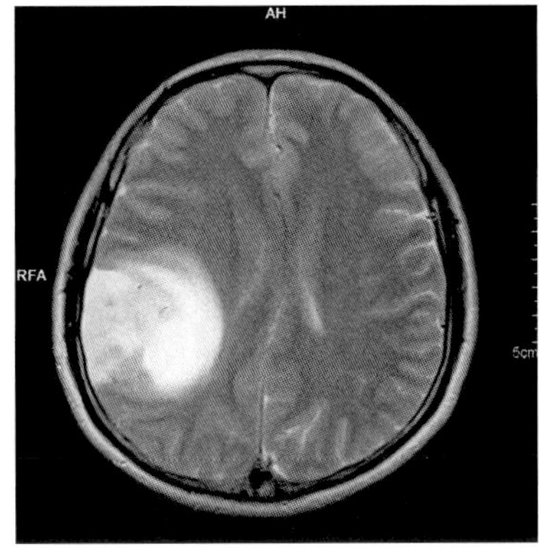


图 8-1　2012 年 2 月 20 日术前 MRI

临床初步诊断为星形细胞瘤可能性大。

## 【手术治疗】

2012 年 2 月 23 日全麻手术行病灶切除。术中见病灶色灰白，质地较韧，血供中等，边界尚清。分块切除送病理。术后复查 MRI（图 8-2）。

## 【组织 / 分子病理学诊断】

病理组织学诊断为星形细胞瘤，WHO Ⅱ级。

病理报告：弥漫性星形细胞瘤，WHO Ⅱ级。S-100（+），GFAP（+），P53 少量细胞（+），Neu-N（-），Syn（-），Ki-67<3%。

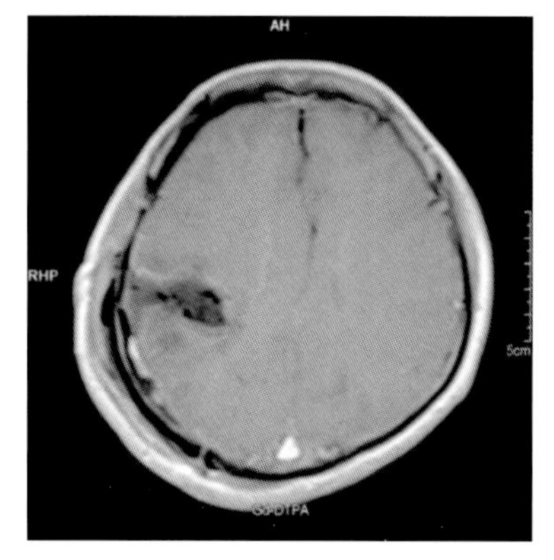

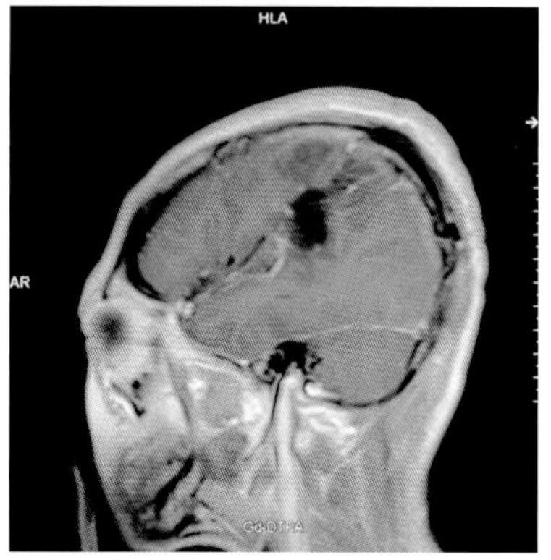

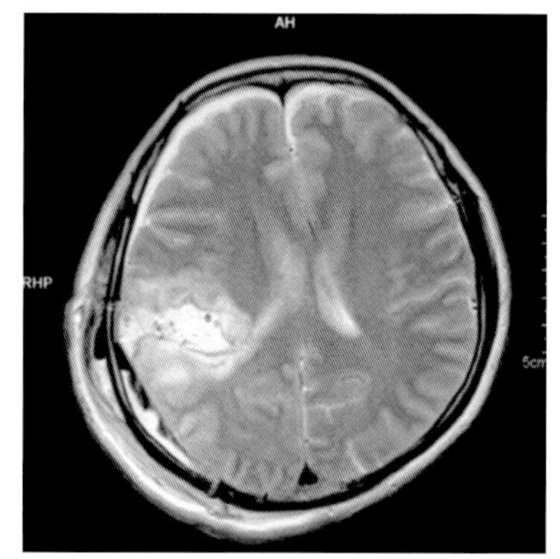


图 8-2 2012 年 2 月 27 日术后 MRI

## 【诊治过程】

结合术中所见及术后影像学,考虑肿瘤全切,无高危因素,未给予放疗及化疗。

2014 年 3 月 31 日,术后 1 年随访。无肿瘤复发,无新增功能障碍(图 8-3)。

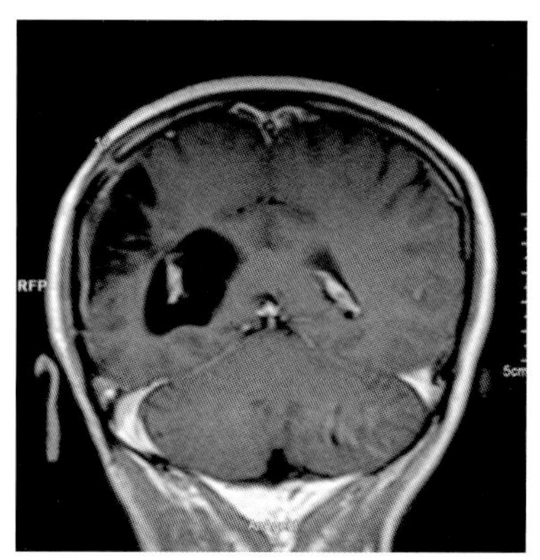

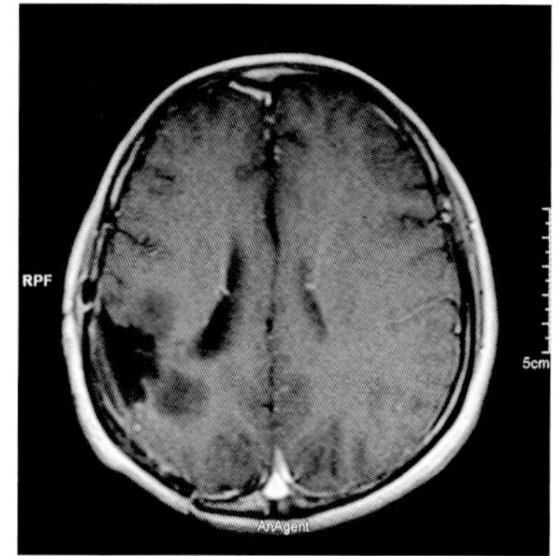

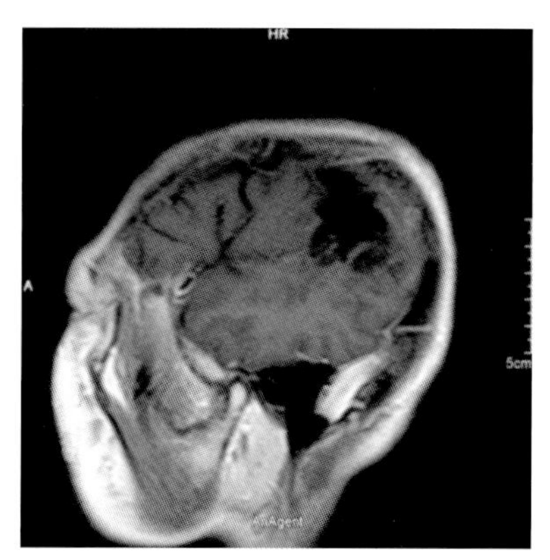


图 8-3 2014 年 3 月 31 日复查术后 1 年 MRI

术后 6 年患者渐进性左侧上肢活动不灵 4 个月,于 2018 年 4 月 3 日复查头颅 MRI 增强,提示肿瘤复发,严重占位效应(图 8-4),建议手术治疗。患者无严重肢体功能障碍,本人拒绝手术。

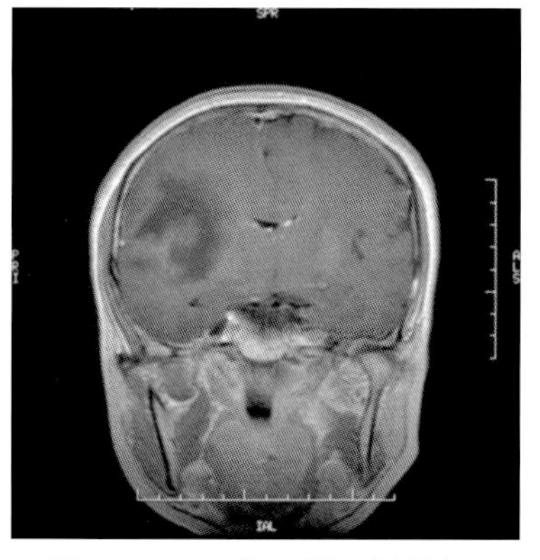
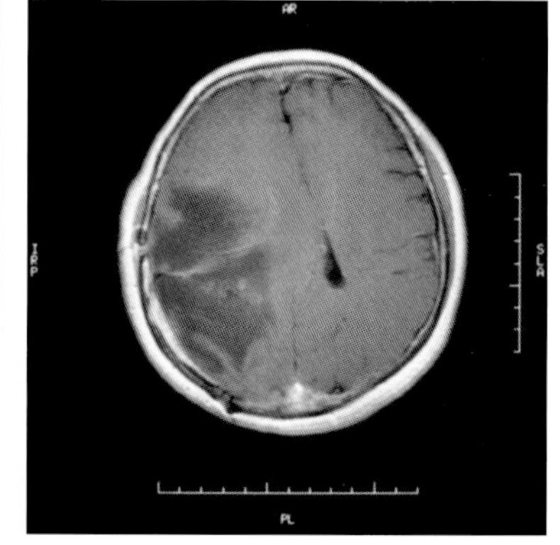

图 8-4 2018 年 4 月 3 日复查 MRI,提示肿瘤复发,增强可见术区强化

## 【二次手术治疗】

患者于术后 7 年，左侧上肢偏瘫，2019 年 3 月 30 日复查 MRI（图 8-5）。

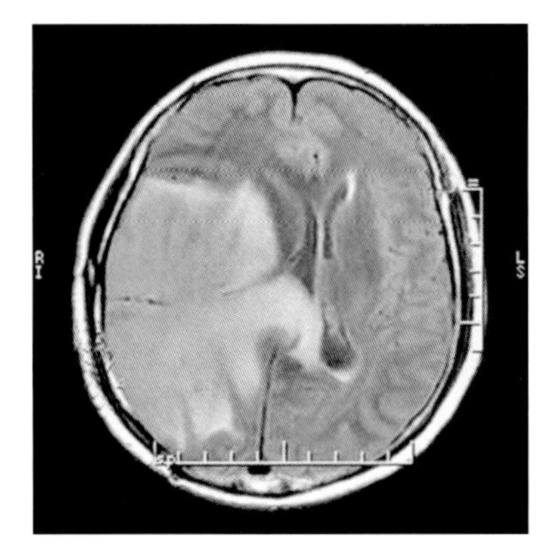
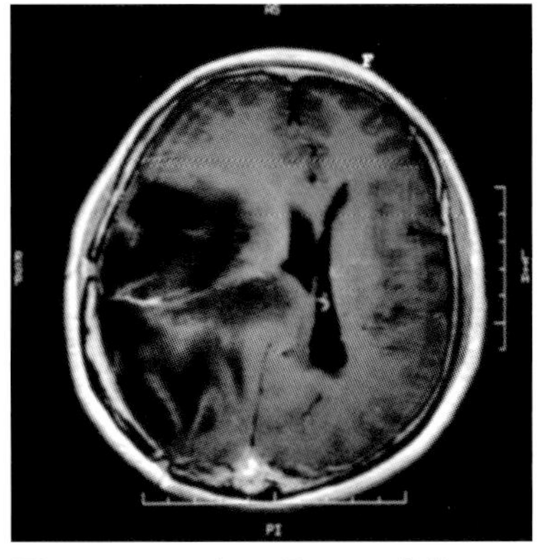
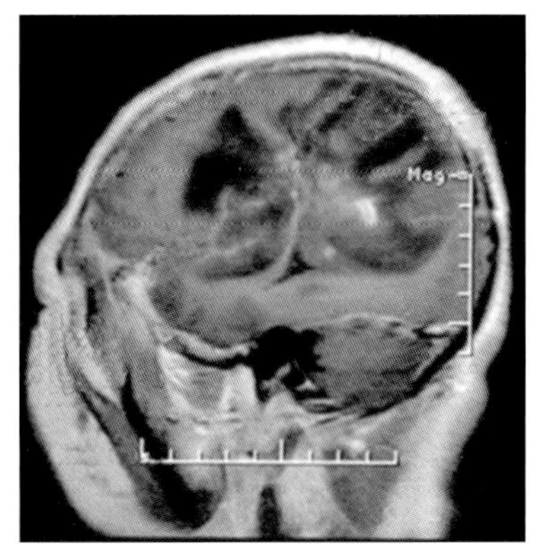

**图 8-5　2019 年 3 月 30 日术前 MRI**

2019 年 4 月 24 日二次手术后组织 / 分子病理结果：间变性星形细胞瘤，IDH 突变型，WHO Ⅲ级。

分子病理报告：MGMT 启动子甲基化，1p19q 染色体完整，IDH1 基因 R132 突变，IDH2 基因 R172 无突变，TERT 基因 C228T 无突变，TERT 基因 C250T 无突变，BRAF 基因 V600E 无突变。

二次术后 CT（图 8-6）、MRI（图 8-7）如下图。

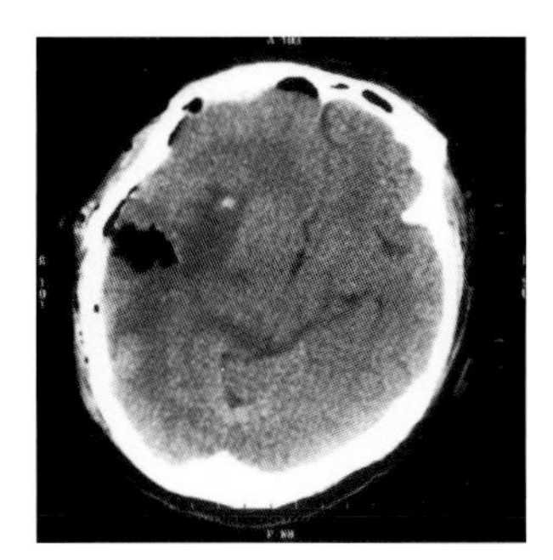
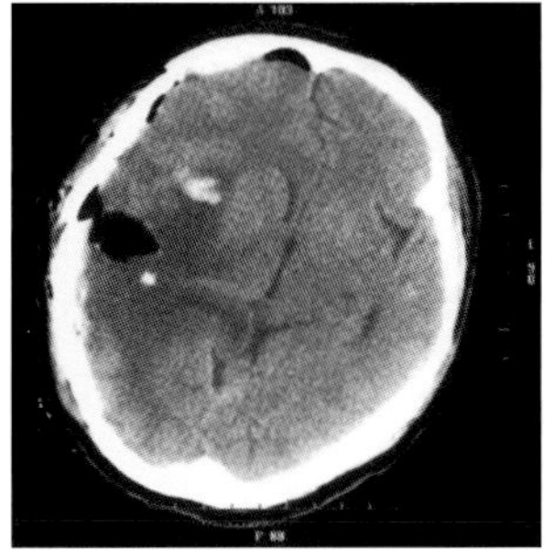
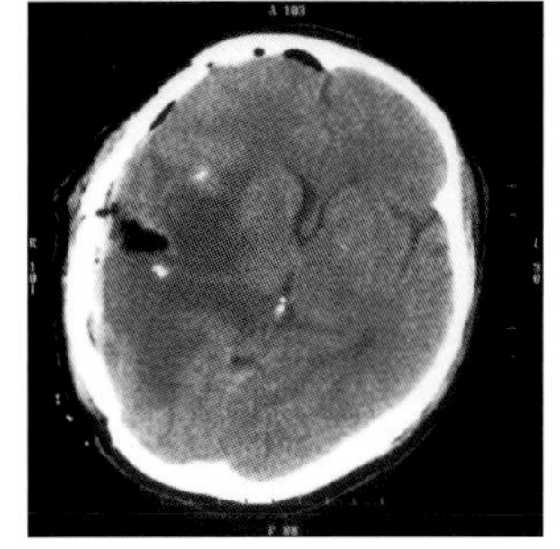
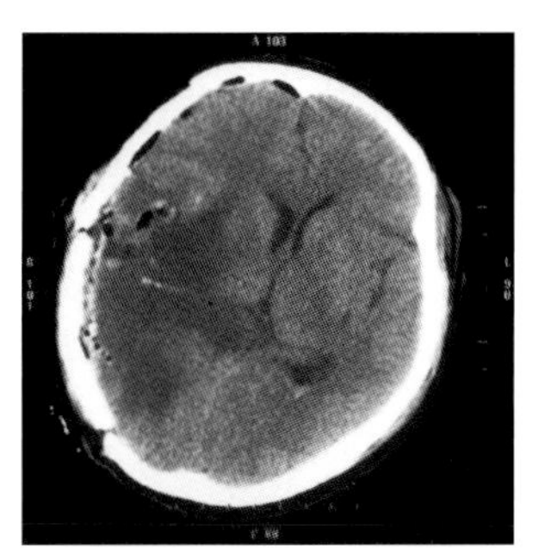

**图 8-6　2019 年 4 月 24 日术后 CT**

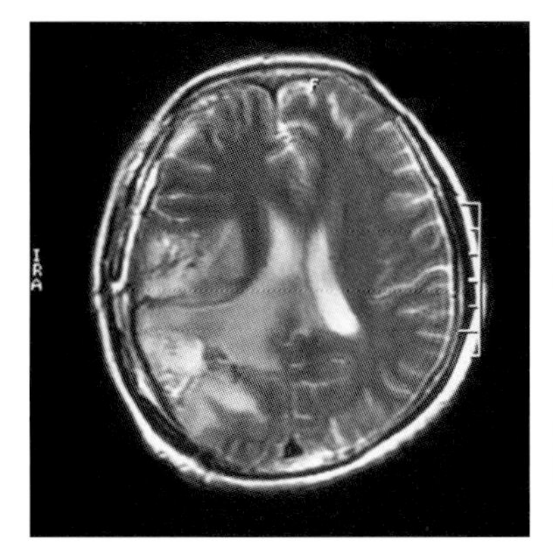
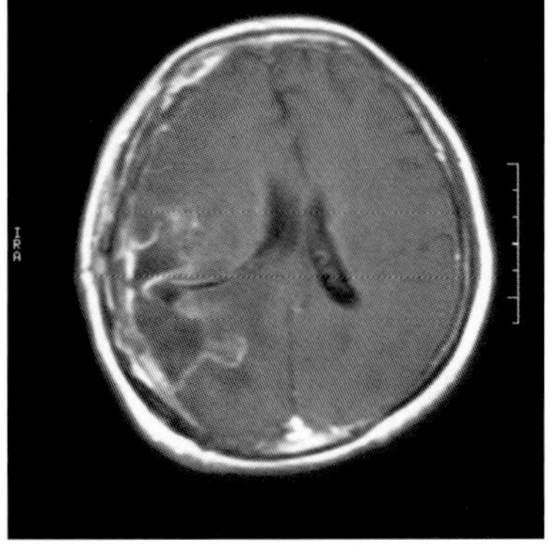
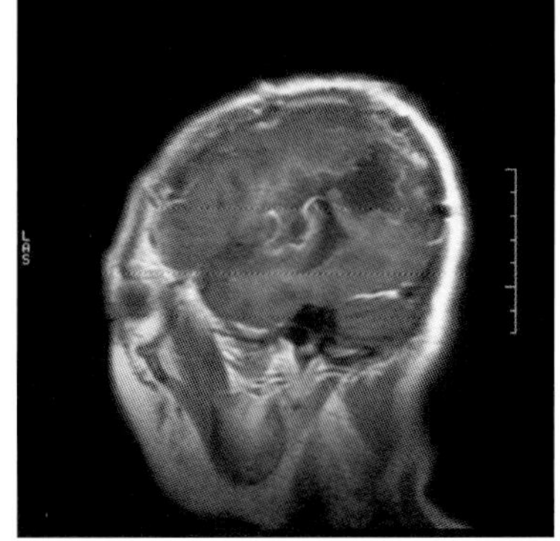

**图 8-7　2019 年 5 月 9 日术后 MRI**

## 【二次手术后治疗方案】

2019 年 5 月 20 日术后行 Stupp 方案，同步放化疗。

2019 年 7 月至 2020 年 1 月行替莫唑胺（TMZ）辅助化疗（528 方案）。

2020 年 12 月 17 日（二次术后 20 个月），复查 MRI 提示肿瘤无复发（图 8-8），左侧上肢偏瘫二次术后无恢复。无新增症状。KPS 评分 80 分。

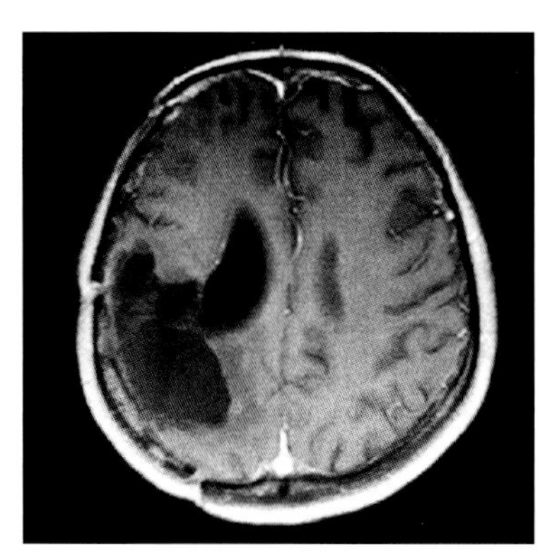
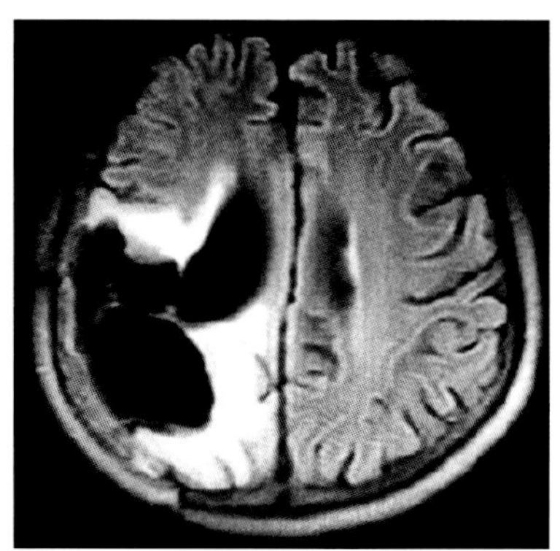

图 8-8 2020 年 12 月 17 日 MRI

## 【病例小结】

这是一例初治为星形细胞瘤（WHO Ⅱ级），术后复发为间变性星形细胞瘤（IDH 突变型，WHO Ⅲ级）的患者。首次术后考虑全切，无高危因素，未给予放、化疗，定期随访，术后 6 年出现肿瘤复发，出现左侧上肢渐进性活动不灵，患者拒绝手术。继续观察，发现复发后 1 年出现左侧上肢偏瘫，患者同意手术，行二次手术，二次术后行同步放化疗（Stupp 方案）联合 TMZ 辅助化疗（528 方案），二次手术前出现左侧上肢偏瘫，术后未恢复，术后及随访期间无新增功能障碍，生活自理。KPS 评分 80 分。二次术后 20 个月复查影像学无进展。

## 【专家点评】

哈尔滨医科大学附属第二医院　蒋传路

脑胶质瘤是最常见的颅内原发性恶性肿瘤。脑胶质瘤发病机制尚不明了，目前确定的两个危险因素是：暴露于高剂量电离辐射和与罕见综合征相关的高外显率基因遗传突变。脑胶质瘤临床表现主要包括颅内压增高、癫痫发作、神经及认知功能障碍等症状。该患者初次就诊时已出现“头痛”和“左手麻木、力弱”等典型的颅内压增高和神经功能异常的症状及体征。目前，临床主要依靠颅脑 CT、MRI 及磁共振波谱（magnetic resonance spectroscopy，MRS）等影像学技术对脑胶质瘤进行初步诊断。而脑胶质瘤的确定诊断需要通过手术获取活检标本，进行组织病理和分子病理整合诊断，确定病理分级和分子亚型。分子标志物对脑胶质瘤的个体化治疗及临床预后判断具有重要意义。

脑胶质瘤目前的治疗方案以手术切除为主，结合放疗、化疗等综合治疗方案为辅。手术治疗的原则是最大范围地安全切除肿瘤，但是预防新的永久性神经功能缺损的出现比切除程度更重要，这些并发症可能反过来延迟或阻止进一步治疗，而常规神经导航、功能神经导航、术中神经电生理监测和术中 MRI 实时影像等新技术有助于实现最大范围安全切除肿瘤，延长患者生存期。切除范围应在手术 24~48 小时内通过 MRI 评估，不论有无对比。常规分割外照射是脑胶质瘤放疗的标准治疗，术后放疗可抑制或杀灭肿瘤细胞，延长患者生存期。术后放疗联合替莫唑胺同步化疗，已成为成人新诊断胶质母细胞瘤（GBM）的标准治疗方案（Stupp 方案）。脑胶质瘤治疗需要神经外科、神经内科、神经影像科、放射治疗科、神经肿瘤科、病理科和神经康复科等多学科合作，即多学科诊疗模式（multi-disciplinary treatment, MDT），遵循循证医学原则，采取个体化综合治疗，优化和规范治疗方案，以期达到最大治疗收益，尽可能延长患者的无进展生存时间和总生存时间，提高生存质量。

该患者首次术前影像提示右侧颞顶部占位性病变，T2WI 呈高信号，增强后病变无明显强化，符合星形细胞瘤的影像学表现。术后病理组织学诊断为弥漫性星形细胞瘤，WHO Ⅱ级，S-100（+），GFAP（+），P53 少量细胞（+），Neu-N（-），Syn（-），Ki-67<3%。大多数 WHO Ⅱ级星形细胞瘤含有 IDH 突变，最大手术切除是最佳的初始治疗方法。年龄在 45 岁以下的年轻患者，除癫痫发作可控外无其他明显症状，可在完全手术切除后随访，45 岁以上或切除不全的患者应在术后接受放化疗；经组织病理学诊断和最终最大限度安全切除后，预后因素良好的患者术后可仅进行磁共振成像随访。该患者初次手术后结合术中所见及术后影像学，考虑肿瘤全切，无高危因素，病理提示 WHO Ⅱ级，遂未给予放化疗，术后 1 年随访，无肿瘤复发，无新增功能障碍。

对于 WHO Ⅲ级的中枢神经系统星形细胞瘤患者，最大限度安全切除后放、化疗被认为是标准治疗流程。CATNON（EORTC26，053）试验的中期结果显示，放疗后至多 12 个周期的替莫唑胺可延长 IDH 突变间变型胶质瘤的总生存期，术后放疗同时使用替莫唑胺和辅助使用替莫唑胺的患者中位总生存期为 40 个月。该患者二次手术术前影像提示肿瘤复发，可见明显的肿瘤增强影。二次手术后组织 / 分子病理提示：间变性星形细胞瘤，IDH 突变型，WHO Ⅲ级，MGMT 启动子甲基化，1p19q 染色体完整，IDH1 基因 R132 突变，IDH2 基因 R172 无突变，TERT 基因 C228T 无突变，TERT 基因 C250T 无突变，BRAF 基因 V600E 无突变。MGMT 是一种 DNA 修复酶，对替莫唑胺损伤的 DNA 起修复的作用，甲基化会导致 MGMT 启动子基因沉默，从而失去了对 DNA 的修复功能，有利于替莫唑胺方案的治疗效果。有文献指出新诊断的高级别胶质瘤患者接受 Stupp 方案，其 MGMT 甲基化状态已被证明与复发的时间高度相关，与 $MGMT^{met-}$ 患者相比，$MGMT^{met+}$ 患者的中位生存期更长，分别为 14 个月和 11 个月。第二次手术术后鉴于患者肿瘤复发且分子病理提示 MGMT 启动子甲基化，遂给予术后放疗同时使用替莫唑胺（Stupp 方案）和放疗结束后辅助使用替莫唑胺化疗（528 方案）。二次术后 20 个月复查影像学无进展。

肿瘤电场治疗的原理是通过中频低场强的交变电场持续影响肿瘤细胞内极性分子的排列，从而干扰肿瘤细胞有丝分裂，发挥抗肿瘤作用。用于脑胶质瘤治疗的电场治疗系统是一种无创便携式设备，通过贴敷于头皮的电场贴片发挥作用。目前研究显示电场治疗安全且有效，同步放化疗结束后，在维持替莫唑胺化疗中加入电场治疗（TTF）显著增加了 4.9 个月的中位总生存期，推荐用于新诊断 GBM 和复发高级别脑胶质瘤的治疗。

# 病例 9　肿瘤电场治疗应用胶质母细胞瘤一例

辽宁省肿瘤医院　神经外科　张　烨

## 【病例介绍】

患者,男性,56 岁。

患者于 2019 年 11 月起出现右侧肢体无力,伴有记忆力减退,偶觉头痛,未伴恶心、呕吐症状,未进行系统诊疗。2020 年 4 月就诊于当地医院,行颅脑磁共振,提示颅内占位。

既往史、过敏史及肿瘤家族史无。

查体:记忆力下降,右侧肢体活动欠灵活,肌力 4 级,右侧视野同向性偏盲。

## 【术前诊断】

2020 年 4 月 26 日术前磁共振成像(MRI)检查,提示左侧颞叶海马区及岛叶见大小约 4.1cm × 4.0cm × 4.3cm,长 T1、长 T2 异常信号,增强见花环形强化(图 9-1)。

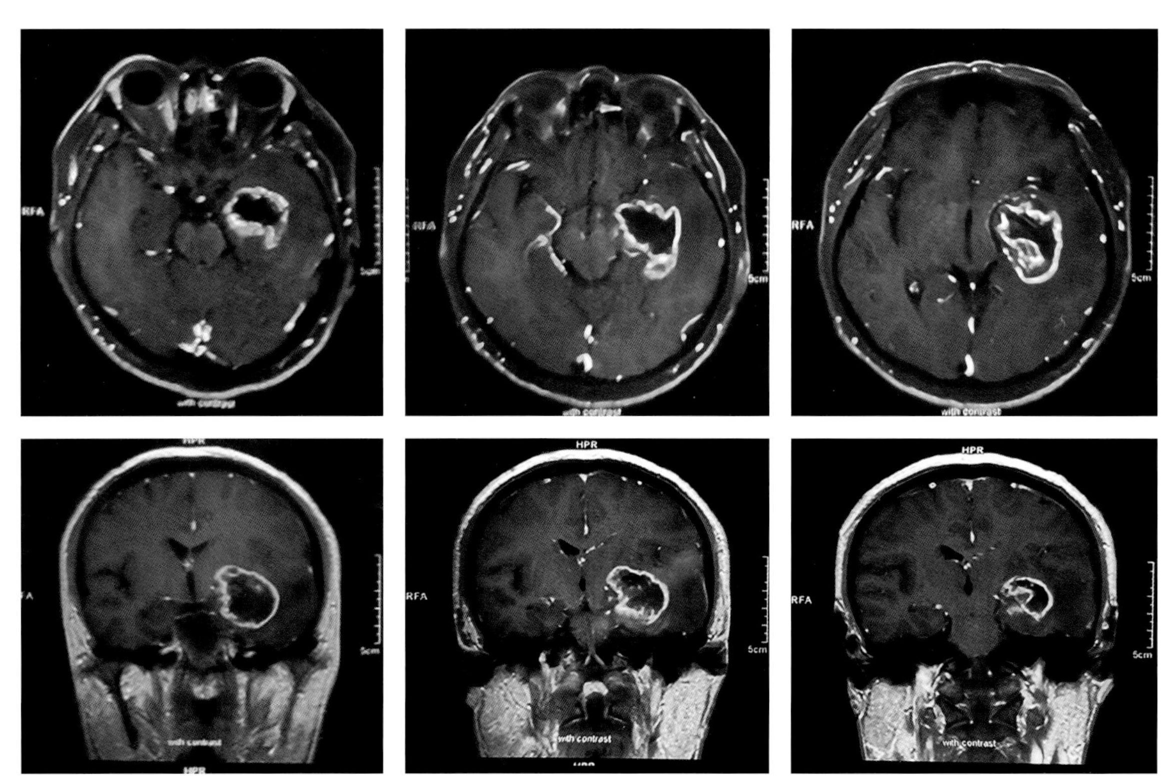

图 9-1　2020 年 4 月 26 日术前 MRI

临床初步诊断为高级别胶质瘤。

## 【手术治疗】

2020 年 5 月 8 日手术，术中见肿瘤呈囊实性，质地 Ⅰ~Ⅱ度硬，色灰白呈鱼肉状，与周围正常脑组织无明确界限，显微镜下仔细分离后，分块切除肉眼所见肿瘤送病理。

## 【组织 / 分子病理检测及分子基因检测】

原始术后病理结果：弥漫性胶质瘤，至少 WHO Ⅲ级（图 9-2）。

免疫组化（IHC）结果：CD34（血管 +），CD45（LCA）（–），CD68（–），Ki-67（50+），P53（+），ATRX（+），H3K27M（–），CK（PAN）（–），GFAP（+），S-100（+），Vimentin（+）IDH1（–），NeuN（–），Olig-2（+），Desmin（–），Myogenin（–），MyoD1（–），Actin（SM）（–）。

病理会诊结果：间变性星形细胞瘤，局部胶质母细胞瘤改变。

分子基因检测结果：MGMT 启动子甲基化阳性；IDH1/2 野生型；染色体 1P/19q 未见联合缺失；CDKN2A、CDKN2B 缺失。

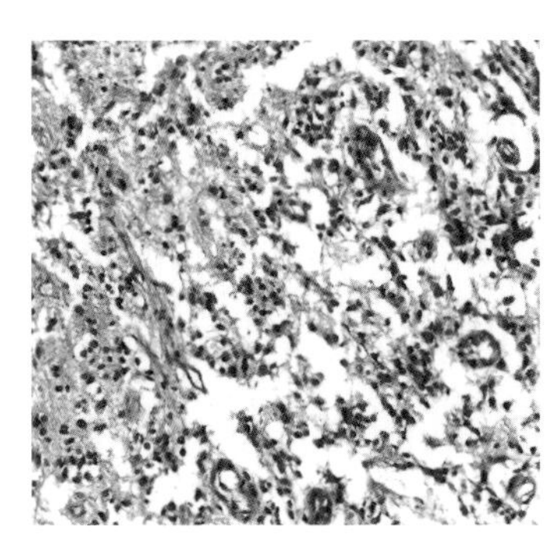
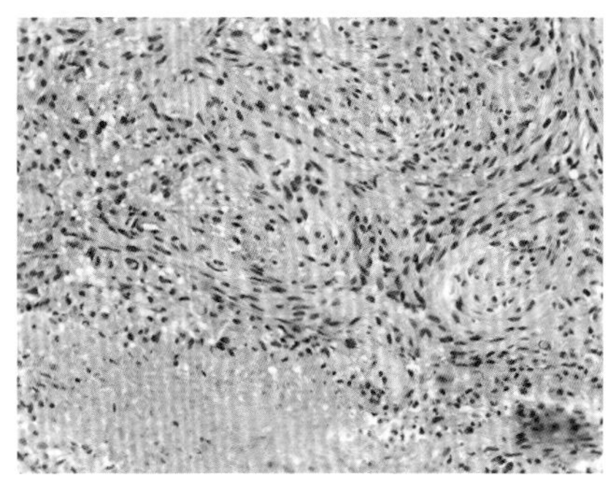

图 9-2　病理图片

## 【诊治过程】

分别于术后 1 天和 3 天进行 CT 复查，结果见左侧颞叶前方术后改变，后方颞叶广泛低密度区，未见确切肿瘤残余（图 9-3，图 9-4）。

于术后 23 天复查 MRI，见左侧颞叶不规则混杂信号，T1 低信号为主，T2 高信号，增强后见边缘迂曲血管样强化，约 12cm × 6.6cm × 3.8cm（图 9-5）。

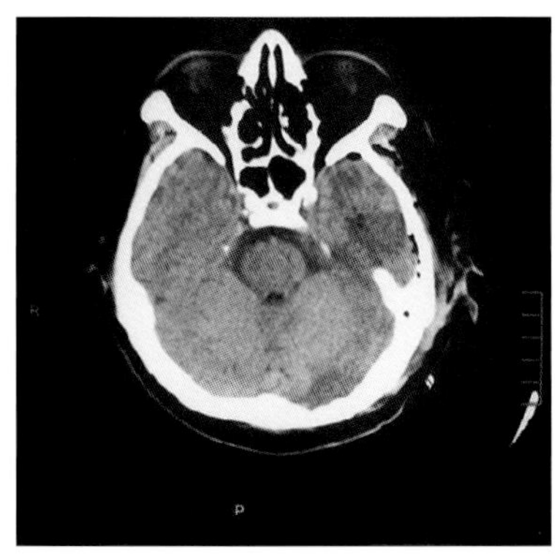
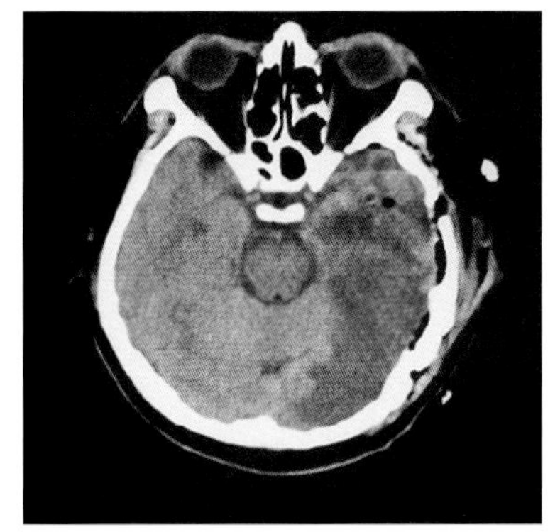
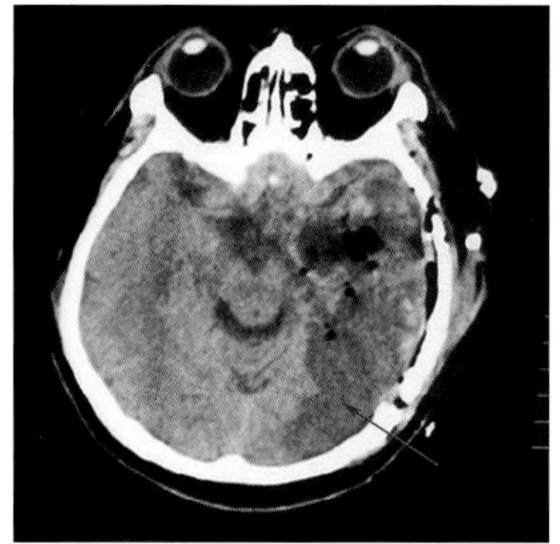

图 9-3　2020 年 5 月 9 日术后 1 天 CT 影像

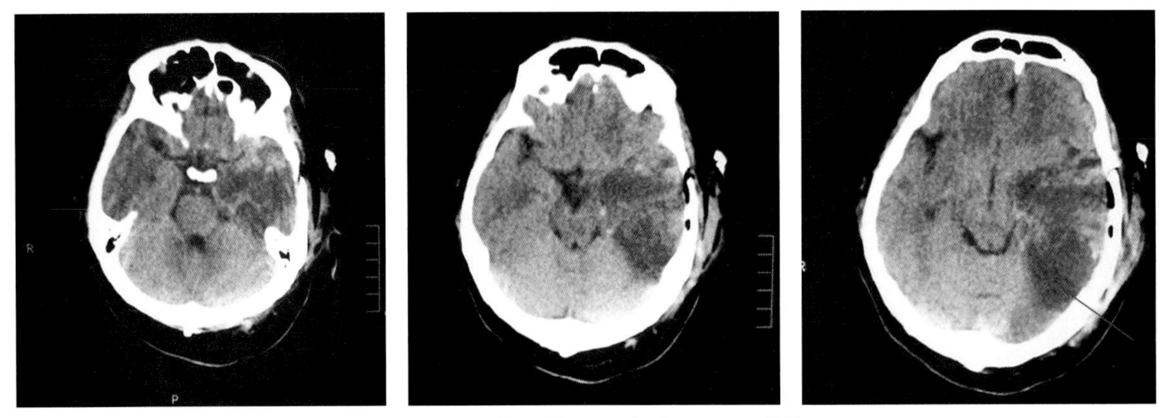

图 9-4 2020 年 5 月 11 日术后 3 天 CT 影像

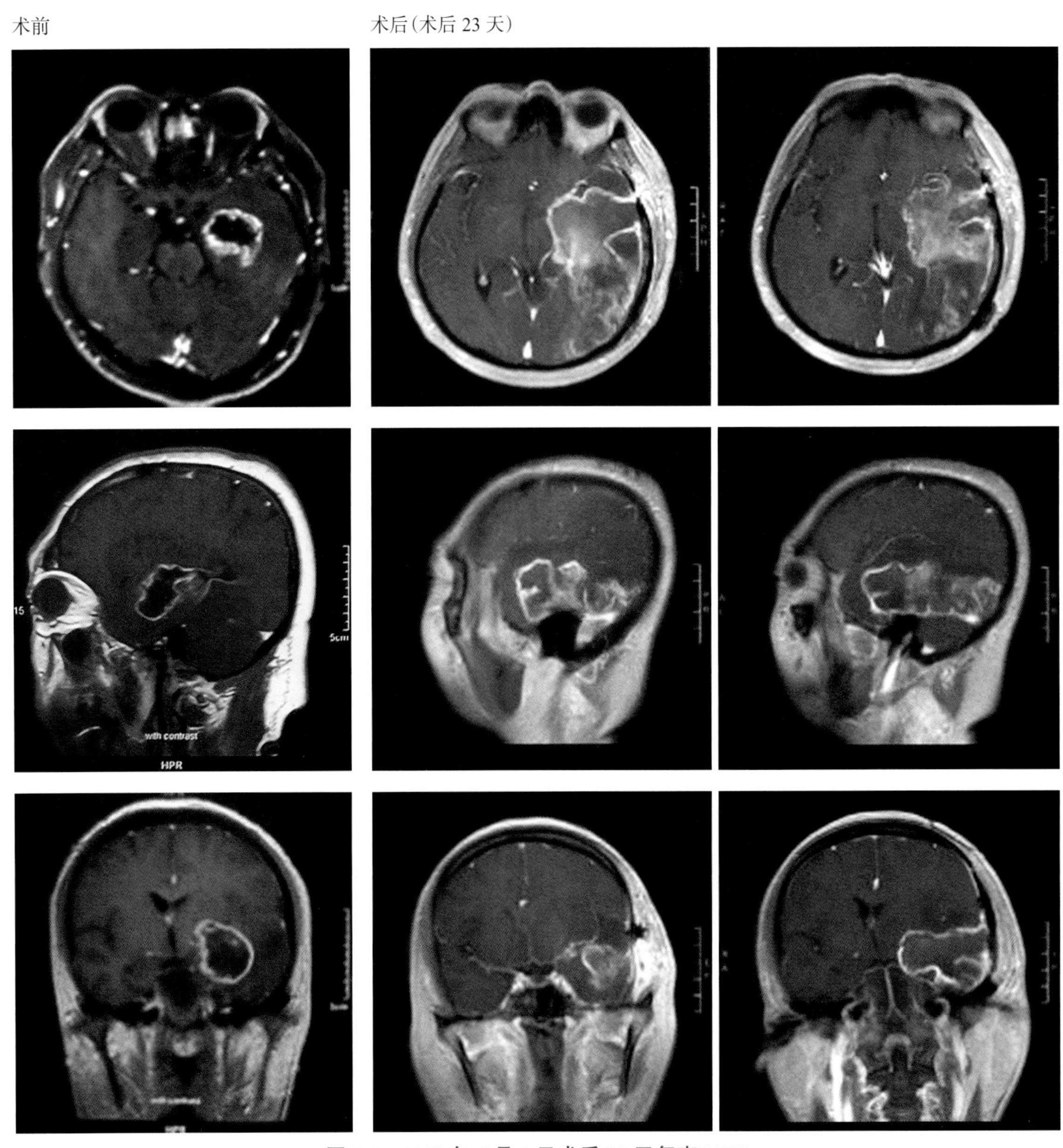


图 9-5 2020 年 6 月 1 日术后 23 天复查 MRI

2020 年 6 月 3 日(术后 26 天),召开多学科诊疗(MDT)讨论,术后行 Stupp 方案,同步放化疗,调强放疗(IMRT),PTV:60Gy/30f(图 9-6);替莫唑胺 75mg/($m^2$·d)×42 天。

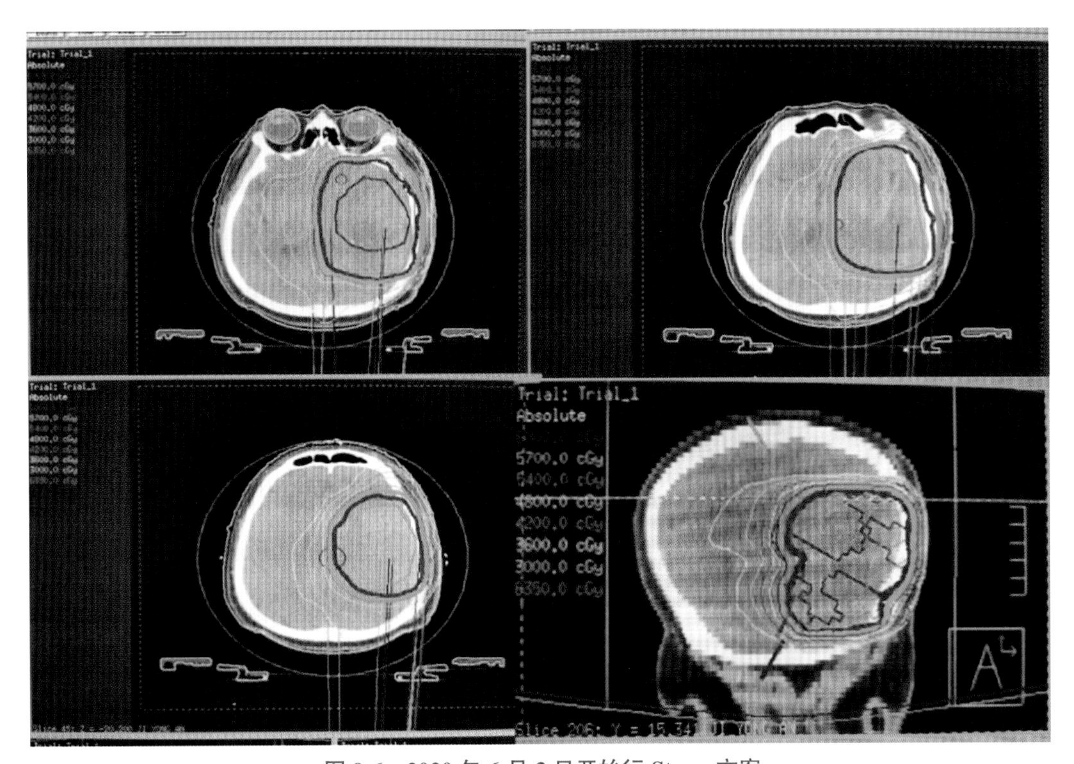


**图 9-6　2020 年 6 月 3 日开始行 Stupp 方案**

PTV:60Gy/30f;替莫唑胺 75mg/($m^2$·d)×42 天(红线区域:GTV、蓝线区域:CTV、绿色区域:PTV)。

2020 年 7 月 20 日(术后 2.5 个月,放疗后),复查 MRI,见左侧颞叶不规则混合信号,周围见水肿带,增强扫描病灶强化不明显,边缘见少许迂曲血管样强化(图 9-7)。

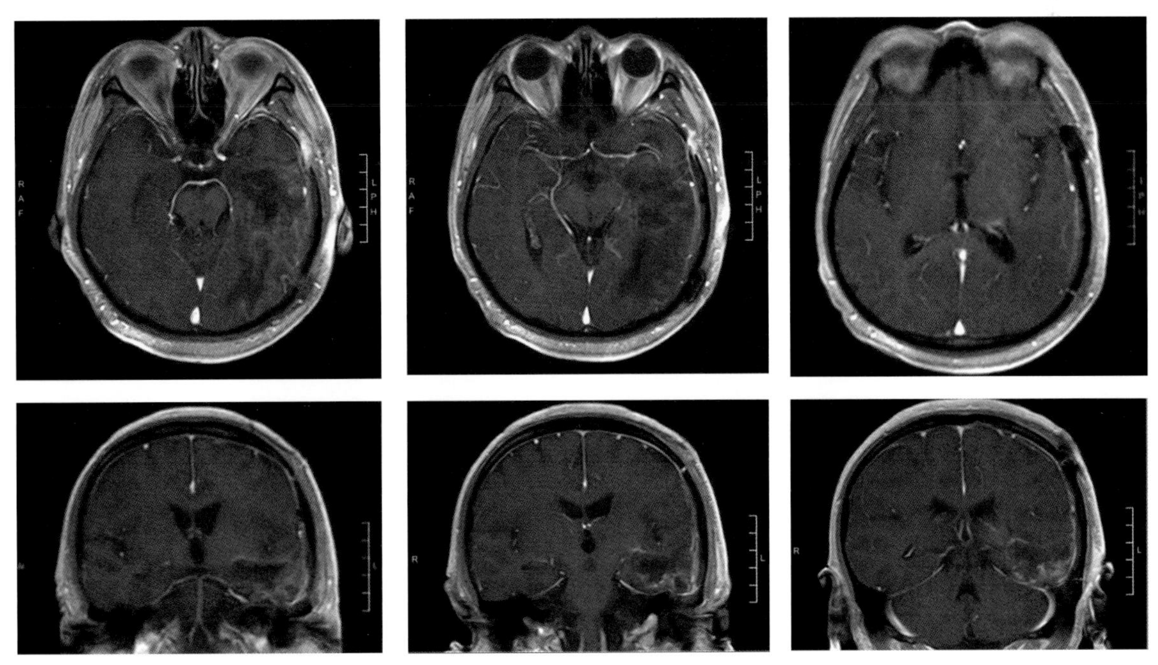

**图 9-7　2020 年 7 月 20 日术后 2.5 个月复查 MRI**

2020 年 8 月 13 日(术后 3 个月),开始电场(TTF)治疗,患者首次佩戴 TTF 设备(图 9-8)。

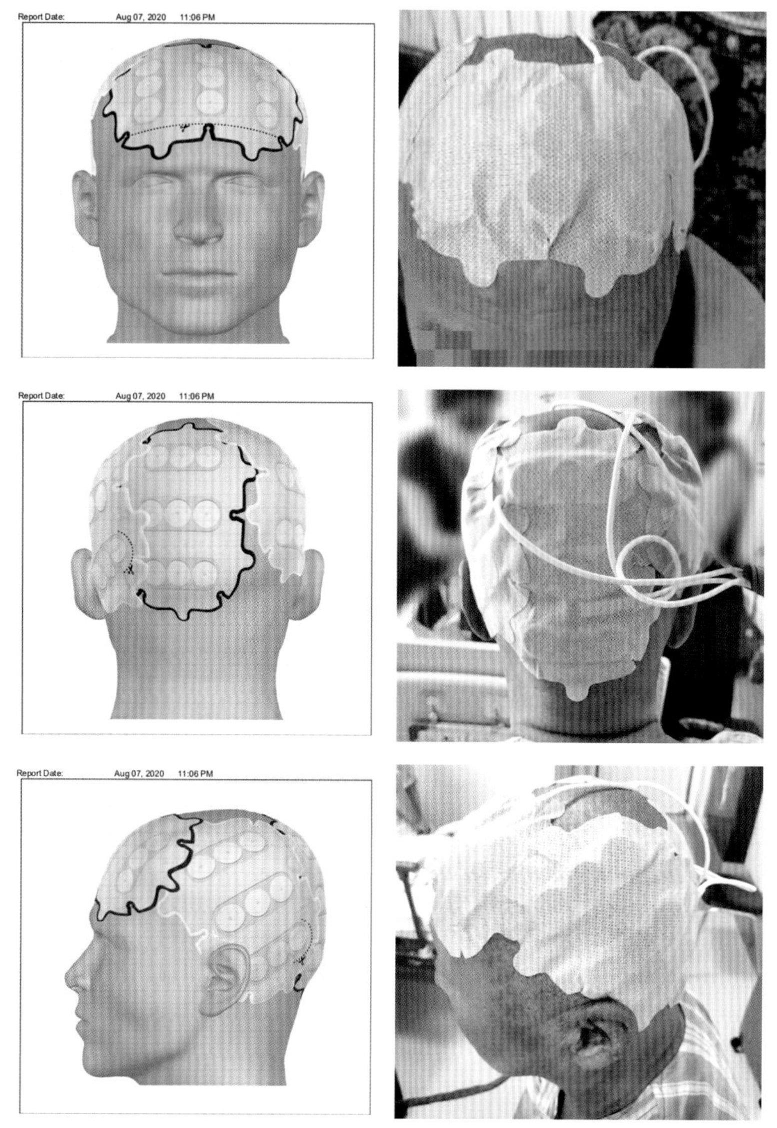


图 9-8 2020 年 8 月 13 日患者电场治疗首次贴片当日

2020 年 8 月 19 日，开始替莫唑胺 150~200mg/(m$^2$·d)，d1~d5。

2020 年 9 月 17 日(首次佩戴后 1 月余)，患者出现头部红疹、水疱的头皮反应(图 9-9)，指导患者在更换贴片前充分洗净头皮，达到清洁的目的；用碘伏消毒头皮表面，防止感染；使用抗炎及消肿的药膏均匀涂抹头皮表面，患者使用百多邦(莫罗匹星)和丁酸氢化可的松药膏；患者对症治疗后症状缓解，继续使用电场治疗。

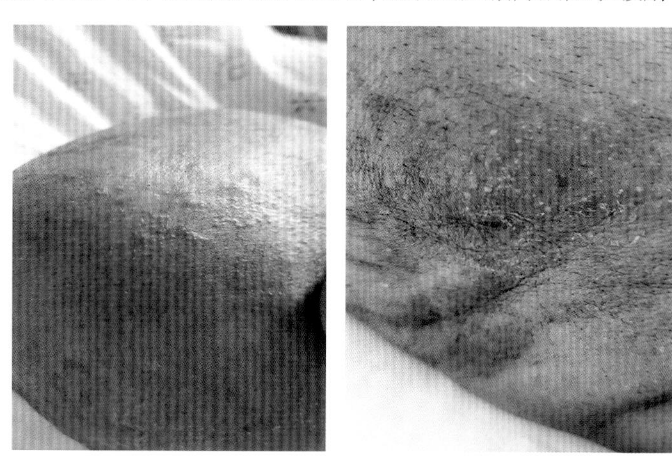

图 9-9 2020 年 9 月 17 日头部红疹和水疱反应

2020 年 10 月 15 日（术后 5 月余，TTF 治疗后 2 个月）、2021 年 1 月 26 日（TTF 治疗后 5.5 个月）、2021 年 4 月 22 日（TTF 治疗后 8 个月）分别复查术后 MRI（图 9-10），提示肿瘤无复发。

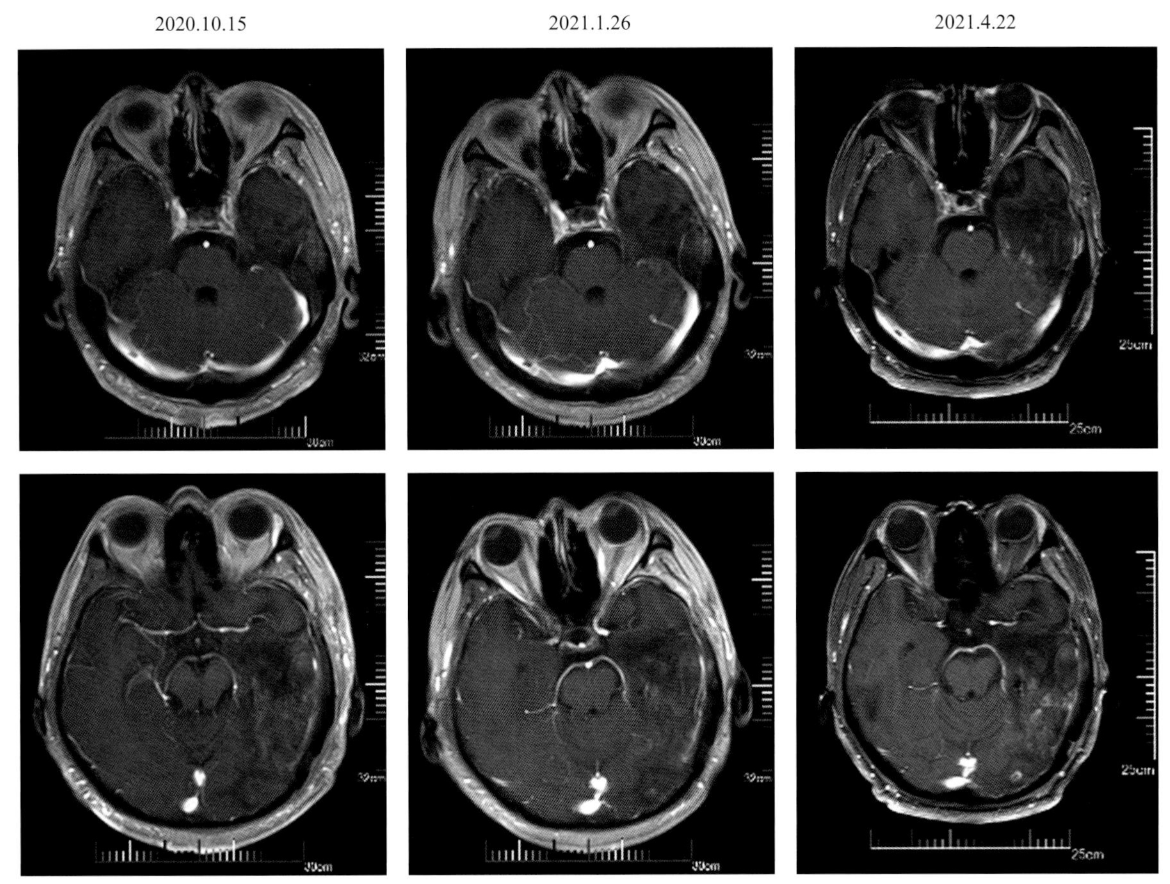


图 9-10　2020 年 10 月 15 日、2021 年 1 月 26 日，2021 年 4 月 22 日复查 MRI 对比图

患者电场治疗依从性良好（表 9-1，图 9-11），达 91% 以上。

表 9-1　患者电场治疗依从性记录表

| 日期 | 术后时长 | 电场治疗时长 | 电场治疗依从性 |
|---|---|---|---|
| 2020 年 9 月 21 日 | 4.5 个月 | 1 个月 7 天 | 91% |
| 2020 年 11 月 11 日 | 6 个月 | 3 个月 | 94% |
| 2021 年 1 月 25 日 | 8.5 个月 | 5.5 个月 | 93% |
| 2021 年 4 月 21 日 | 11 个月 | 8 个月 | 93% |
| 2021 年 6 月 30 日 | 13 个月 | 10 个月 | 92% |
| 2021 年 9 月 2 日 | 16 个月 | 13 个月 | 91% |
| 2021 年 12 月 2 日 | 19 个月 | 16 个月 | 92.74% |
| 2022 年 2 月 17 日 | 21 个月 | 18 个月 | 91% |

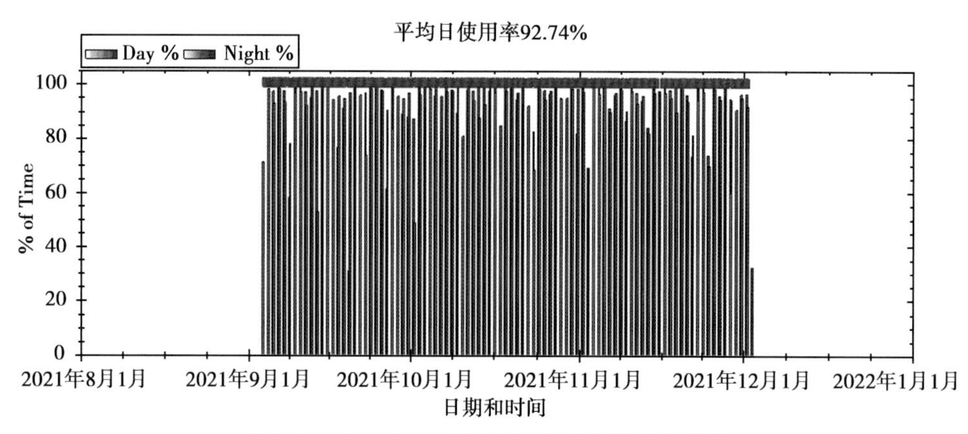


图 9-11 2021 年 12 月 2 日患者电场治疗依从性

此次电场治疗使用期间的主要问题是温度过高(报警 354 次)。主要原因有 3 个方面:①出汗较多,患者自理能力好,喜欢运动、晒太阳,头皮温度控制不佳;②头发生长过快,导致贴片与皮肤接触不好;③头皮痒,爱抓挠,导致贴片与皮肤接触不好。进行相应改进措施:①调整室内温度,避免过热,外出时避免太阳直射,穿戴透气假发、帽子等,使用棉质帽子或枕巾,减少头皮出汗,及时检查贴片是否松动,必要时及时更换贴片。②头发生长较快,注意每次将头皮的毛发清理干净。更换贴片时观察有无水凝胶融化现象,若出现头发生长过快或者水胶体融化现象,应及时更换贴片。③更换贴片前使用抗过敏软膏外涂,减少过敏导致的发痒。④夜间睡觉,必要时可用胶布及头套加以固定。⑤避免贴片磁盘直接接触瘢痕。⑥未使用的贴片放置在阴凉干燥的地方保存。⑦叮嘱患者活动适当,减少出汗。

经对症处理后患者继续佩戴,目前依从性较高,生活状态良好,无复发。

## 【病例小结】

患者是一位 56 岁男性,病理检测及分子基因检测结果显示为间变性星形细胞瘤,局部胶质母细胞瘤改变(IDH 野生型,MGMT 启动子甲基化阳性)。经过 MDT 团队进行诊疗方案的制定,患者术后采用“Stupp+ 肿瘤电场治疗同步替莫唑胺辅助化疗”治疗方案。术后 3 个月开始佩戴 TTF 治疗设备,其间出现短暂性红肿、水疱等头皮反应,经清洁、碘伏消毒、使用抗炎消肿药膏等对症治疗后症状缓解,继续使用 TTF 治疗;TTF 治疗总体依从性良好,达 91% 以上,患者目前生活状态良好,无复发。

## 【专家点评】

辽宁省肿瘤医院 神经外科 朴浩哲

该病例具有典型的高级别胶质瘤的影像学特征以及组织病理特征,并且后续的基因检测结果显示 IDH1 野生型,CDKN2A、CDKN2B 联合缺失,进一步支持患者胶质母细胞瘤,IDH 野生型,WHO Ⅳ级的整合诊断。患者接受了标准手术切除治疗,切除效果比较满意,并且在术后治疗团队迅速组织 MDT 讨论,制定了进一步的“Stupp+ 肿瘤电场治疗同步替莫唑胺辅助化疗”的治疗方案,符合最新的 NCCN 指南中关于高级别胶质瘤的治疗标准,患者虽然在接受电场治疗的过程中出现了红肿、水疱等头皮的不良反应,但是在妥善处理后都得到了明显的缓解,更重要的是,患者在接受电场治疗后,截至最后一次复查时间,其生存期已达 21 个月,明显优于单纯采用手术联合放化疗这一治疗方案的患者的中位生存时间(14.7 个月)。这也预示高级别的胶质瘤患者可以从电场治疗这一新兴治疗方式中获益的巨大潜力。

# 病例 10　新发胶质母细胞瘤个体化诊治的临床实践及思考

复旦大学附属华山医院　神经外科　秦智勇

## 【病例介绍】

患者,男性,51 岁。

入院时间:2019 年 8 月 28 日。

主诉:间断性头痛 2 月余,发现右侧顶叶肿瘤 1 周。

查体:病理征(-),GCS:15 分,KPS 评分 90 分。

MS:神经系统毒性 5 级。

## 【术前诊断】

患者 2019 年 8 月 30 日首次术前磁共振成像(MRI)评估提示右顶叶占位(图 10-1A~C),MRI 增强扫描 T1 右顶叶高信号,T2flair 提示大面积水肿灶(图 10-1D),疑似高级别胶质瘤可能。2019 年 8 月 29 日 MRS Cho/NAA:2.62,初步判断高级别胶质瘤可能。

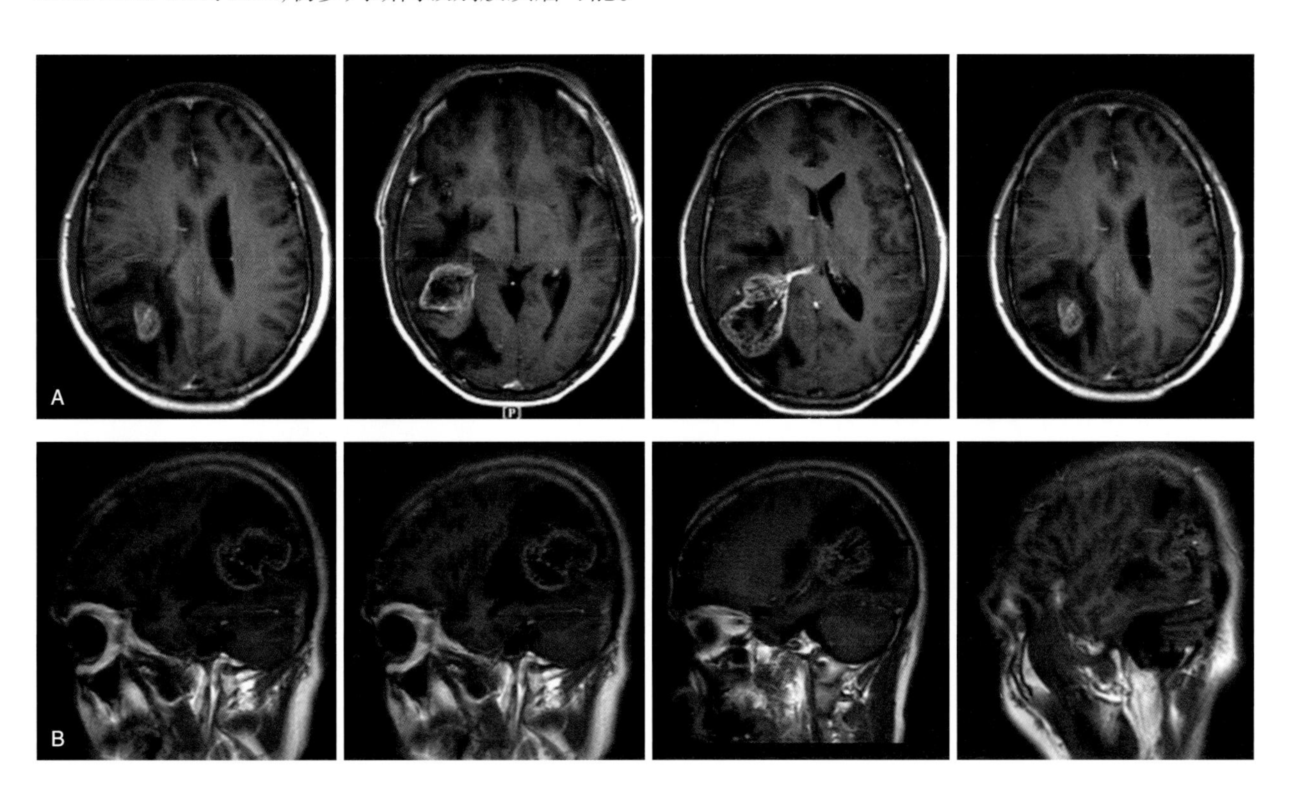

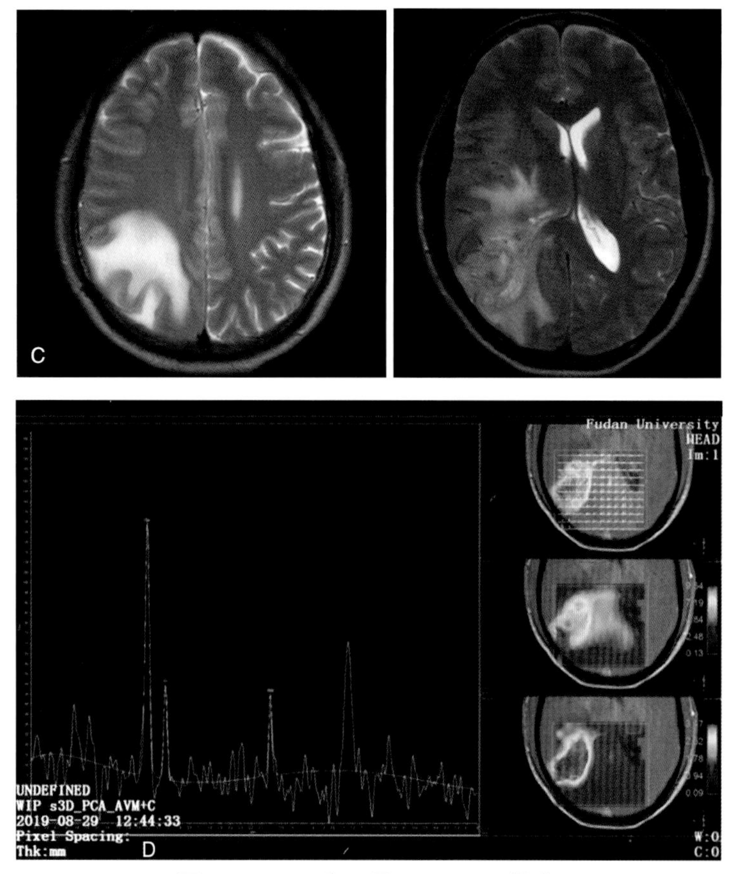


图 10-1 2019 年 8 月 30 日 MRI 检查

## 【手术治疗】

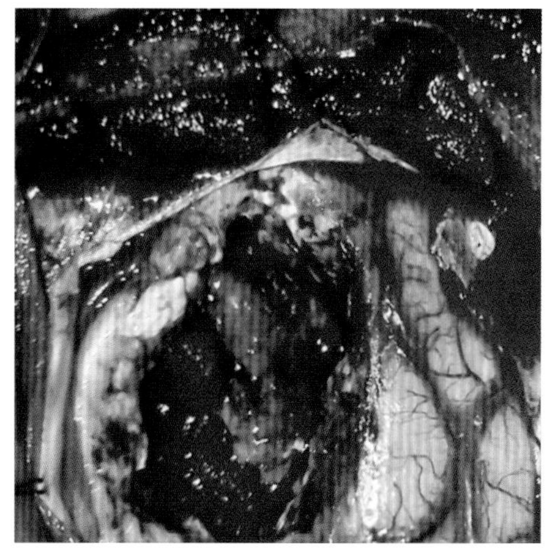

图 10-2 术中组织

2019 年 9 月 2 日全麻手术导航下行病灶大部切除，术中见病变组织呈色灰红鱼肉样，质地较软，血供丰富，可见大量管径较粗薄壁病理血管成簇分布（图 10-2）。分块切除送病理，外周为韧色灰白瘤体，部分瘤组织与脑组织边界不清。术中冰冻病理提示高级别胶质瘤。

## 【组织 / 分子病理学诊断】

病理诊断结果：胶质母细胞瘤（右顶叶），WHO Ⅳ级，IDH-1 阴性（图 10-3）。

免疫组化结果：GFAP（+），Olig-2（+），P53（+/-），Nestin（+），ATRX（+），IDH1（-），Ki-67（15%），H3K27Me3（+），H3K27M（-），CIC（+），FUBP1（+），BRAFV600E（-）。

分子病理结果：（分型不仅限于）MGMT 甲基化、IDH1/IDH2 野生型、1P/19Q 未联合缺失、TERT 突变、PTEN 突变、GFR1-TACC1。

## 【诊治过程】

放疗：2019 年 10 月 14 日至 2019 年 11 月 26 日：60Gy/30Fx 联合每日口服替莫唑胺（TMZ）$75mg/m^2$。

化疗：2019 年 12 月至 2021 年 1 月：TMZ $150mg/m^2$；2021 年 1 月至 2021 年 7 月：TMZ $200mg/m^2$。

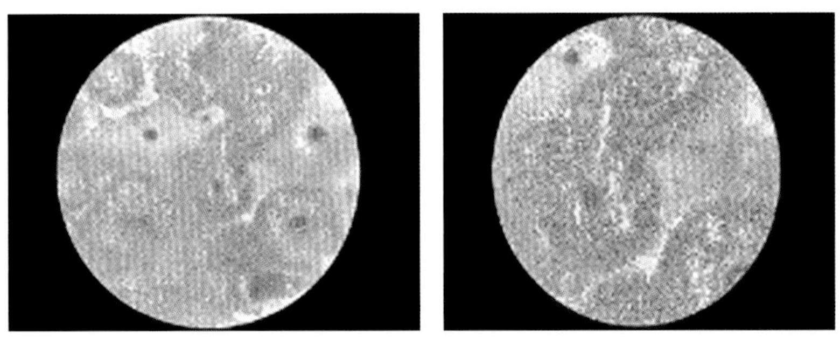

图 10-3　病理图

电场治疗（TTF）：2019 年 12 月 17 日至今。

治疗中的随访 MRI 结果见图 10-4。患者使用 TTF 中出现轻微头皮不良反应（图 10-5），患者日均使用率为 85%（图 10-6）。截至 2023 年 3 月，患者仍然处于完全缓解阶段，KPS 评分 80 分。

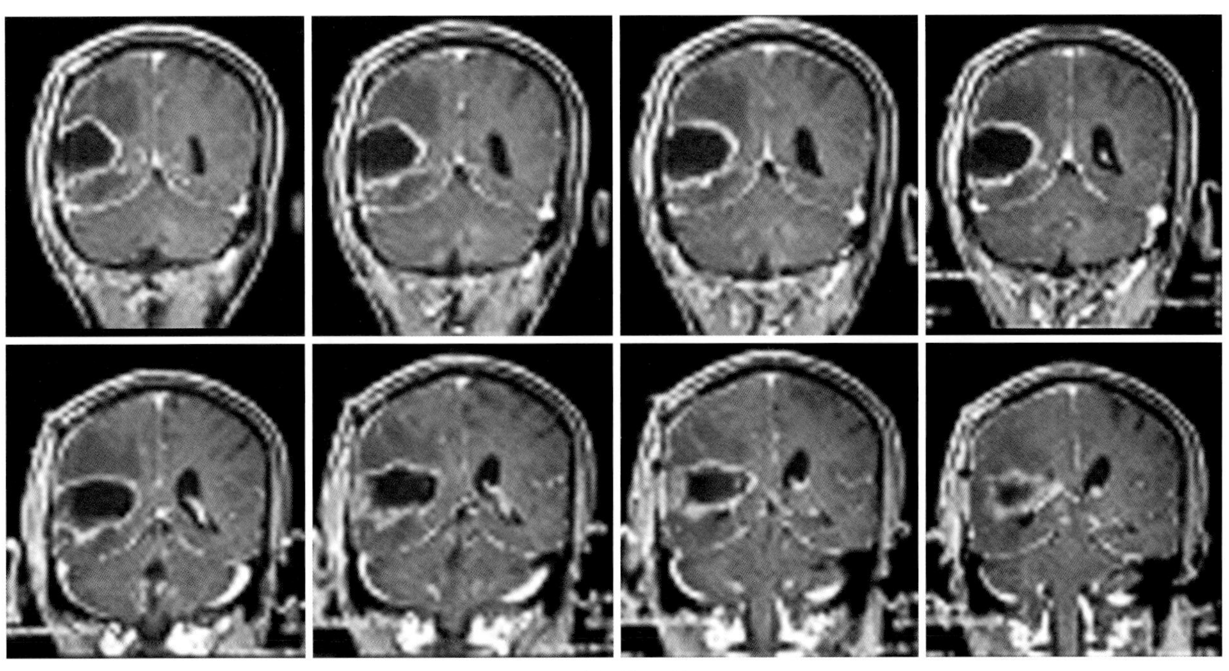

A　2019 年 9 月 17 日 MRI

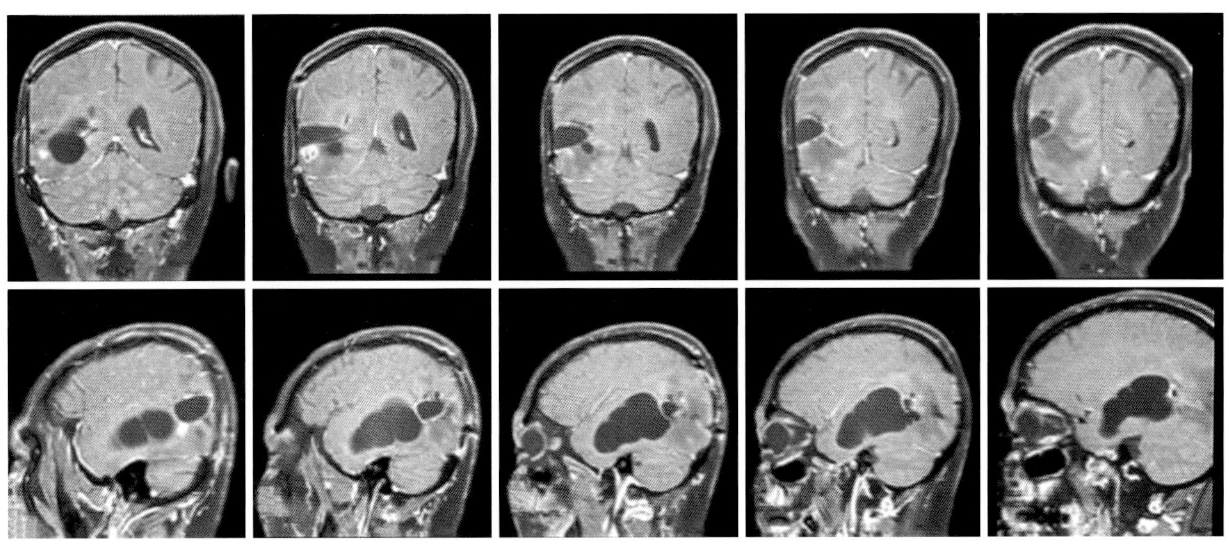

B　2019 年 12 月 26 日 MRI

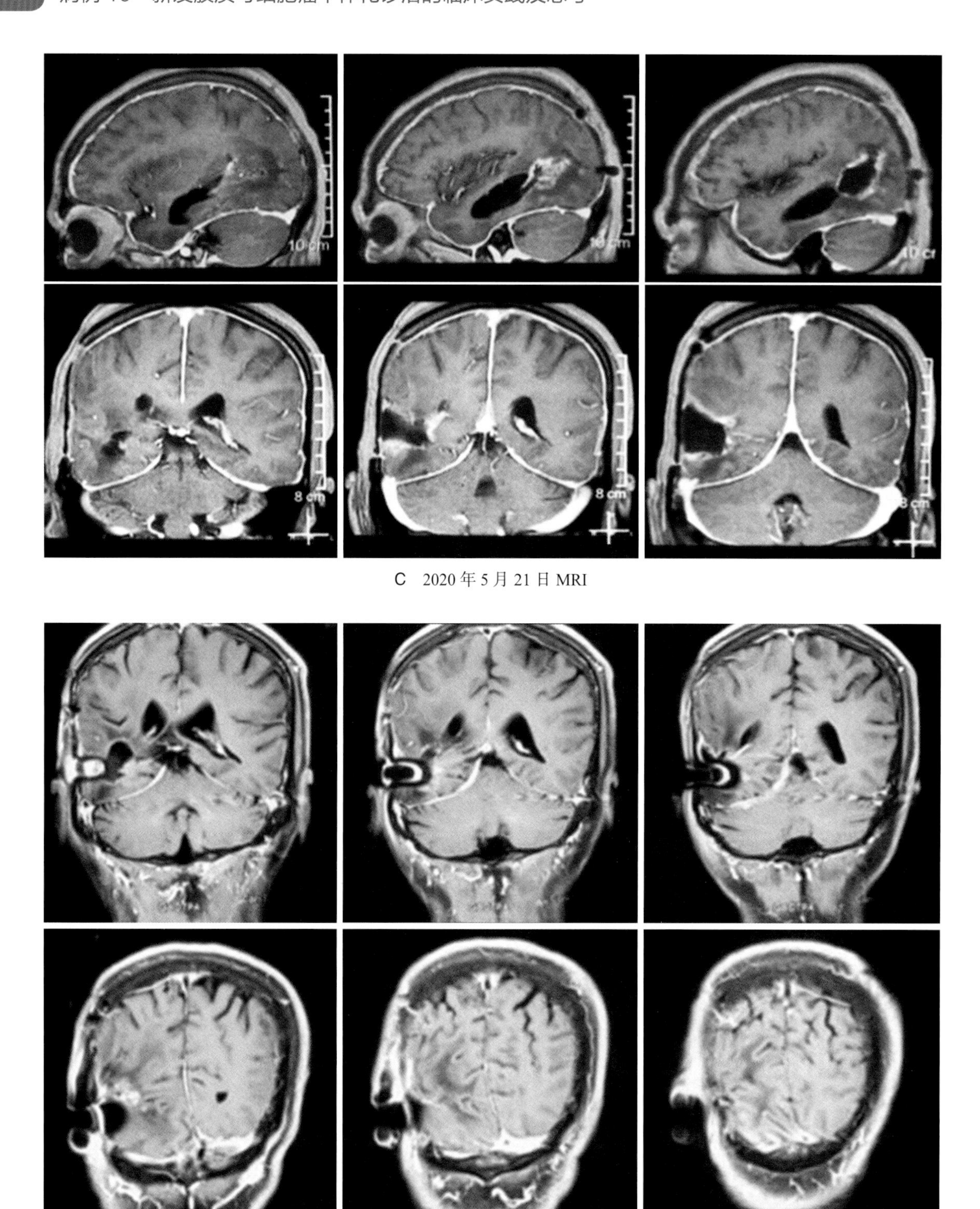


C　2020 年 5 月 21 日 MRI

D　2020 年 10 月 20 日 MRI

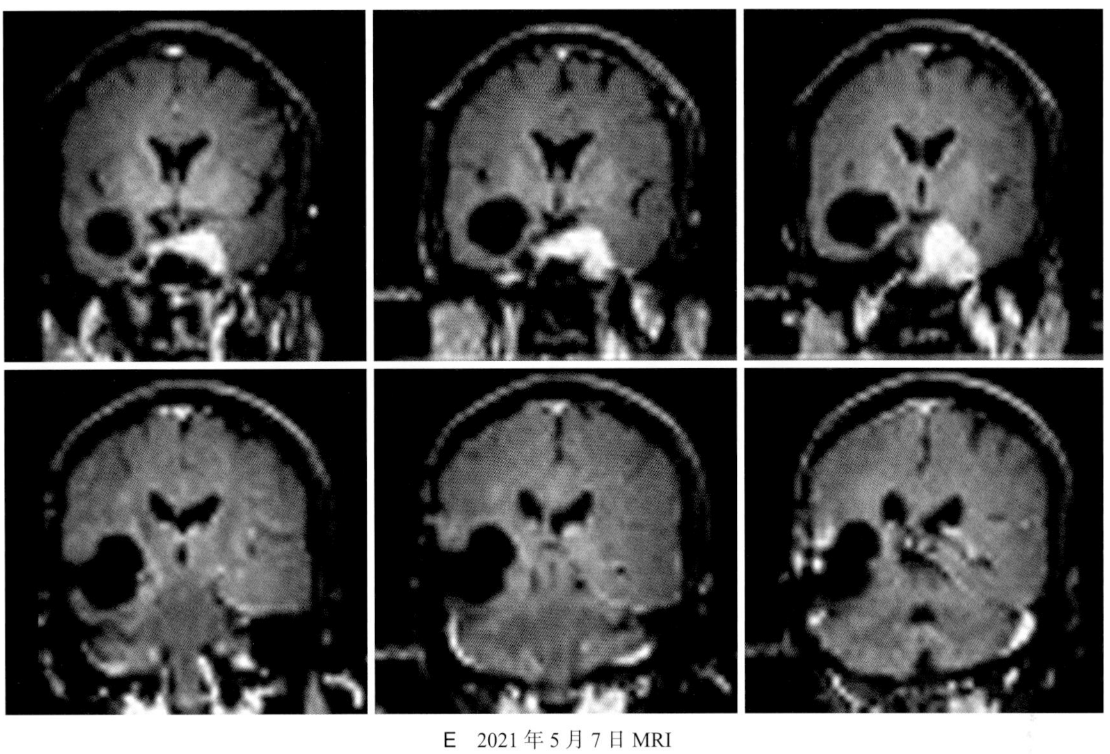

E　2021 年 5 月 7 日 MRI

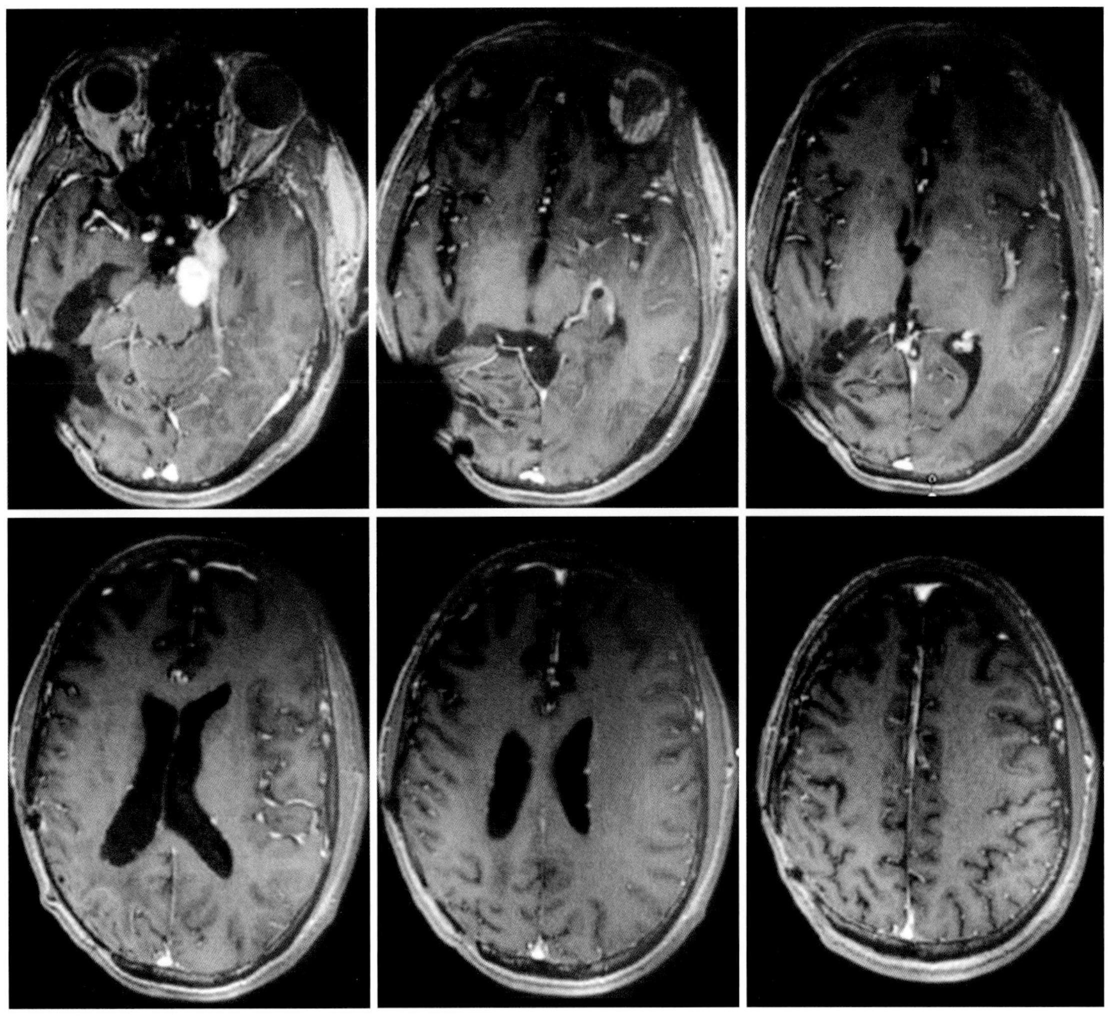

F　2022 年 5 月 20 日 MRI

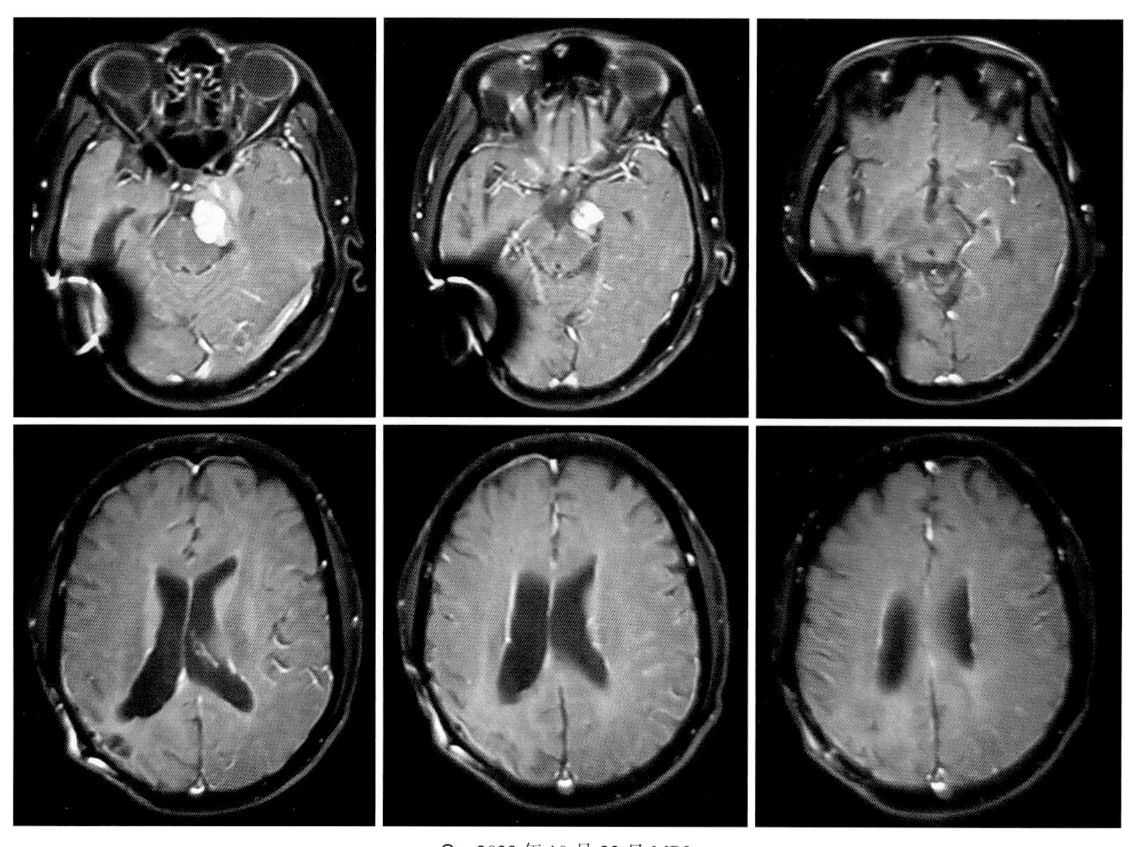

G 2022 年 10 月 22 日 MRI

图 10-4 治疗中的随访 MRI 结果

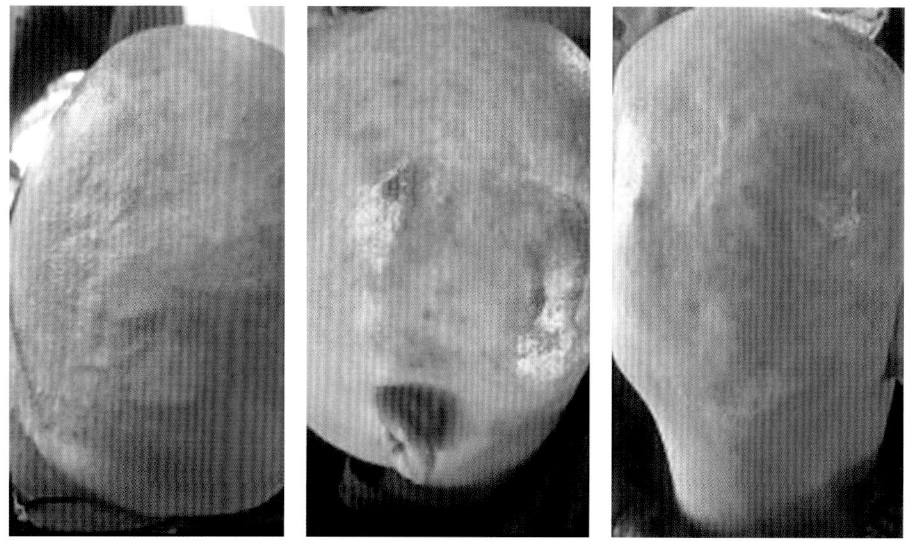

图 10-5 使用电场治疗期间患者头皮情况

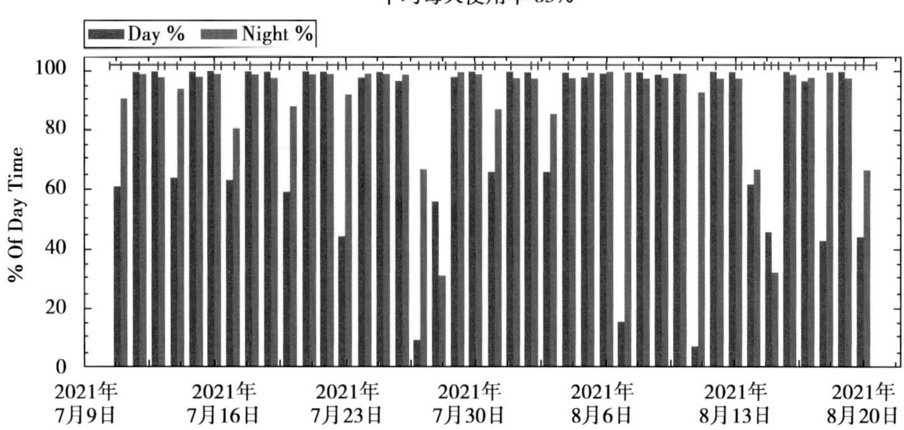


图 10-6　肿瘤电场治疗使用率

## 【病例小结】

患者为 51 岁男性患者，发现右侧顶叶肿瘤 1 周时入院，诊断为右侧顶叶肿瘤。行右侧枕顶叶开颅术，术后病理检测：右侧枕顶叶胶质母细胞瘤，IDH 阴性（WHO Ⅳ级）。采用早期同步放化疗联合 TTF 治疗，序贯 TMZ+TTF 治疗，患者病情稳定，无复发。

当前患者的 OS 和 PFS 达 40 个月以上，KPS 得分 80 分。患者使用电场治疗期间头皮不良反应是可接受的（停用 TTF 1 周即可痊愈）。

## 【专家点评】

中国医科大学附属盛京医院　吴安华

该患者为幕上新发胶质母细胞瘤，手术最大范围切除，术后病理诊断为胶质母细胞瘤（WHO Ⅳ级），MGMT 启动子甲基化，IDH 野生型。术后 1 个月行质子放疗同步 TMZ 化疗，之后行 TMZ 辅助化疗同步肿瘤电场治疗（TTF）。TMZ 辅助化疗 12 个疗程，TTF 治疗至今（2019 年 9 月至今），已使用 TTF 治疗 45 个月，仍在继续使用。2023 年 3 月复查磁共振增强扫描未见复发，到目前为止 PFS 达 40 个月以上，完全恢复正常工作生活。

该患者按国内外指南推荐，完成规范化手术、放化疗及 TTF 治疗，预后良好。该例患者预后好，与以下几个因素有关：①手术全切除病灶，分子病理示 MGMT 甲基化；②质子放疗同步 TMZ 治疗，据报道质子放疗结合 TMZ 化疗，延长中位生存期；③完成 TMZ 疗程；④坚持使用 TTF，至今已使用 45 个月。患者使用 TTF 12 个月后，曾经因为局部皮肤反应准备停用 TTF，在主管医师和家属鼓励下坚持使用至今，最新的磁共振增强扫描提示未见复发，更增加了患者继续使用 TTF 的信心。

# 病例 11　一例多灶性胶质母细胞瘤的综合治疗

江苏省人民医院　神经外科　陶　超　王彬彬　程　刚
江苏省肿瘤医院　放疗科　朱焕锋　郭文杰

## 【病例介绍】

患者，男性，58 岁。
因“头痛反复发作 2 月余”，于 2022 年 4 月 27 日至江苏省人民医院就诊。
查体：神志清楚，言语正常。双侧瞳孔等大等圆，光反射正常。四肢肌力正常。

## 【术前诊断】

2022 年 4 月 28 日头颅 MRI 示：右侧额叶、胼胝体膝部、扣带回病变压迫胼胝体体部，周围水肿明显，考虑多中心胶质母细胞瘤（图 11-1、图 11-2）。临床初步诊断:（右侧额叶、胼胝体膝部、扣带回）多灶性胶质母细胞瘤。

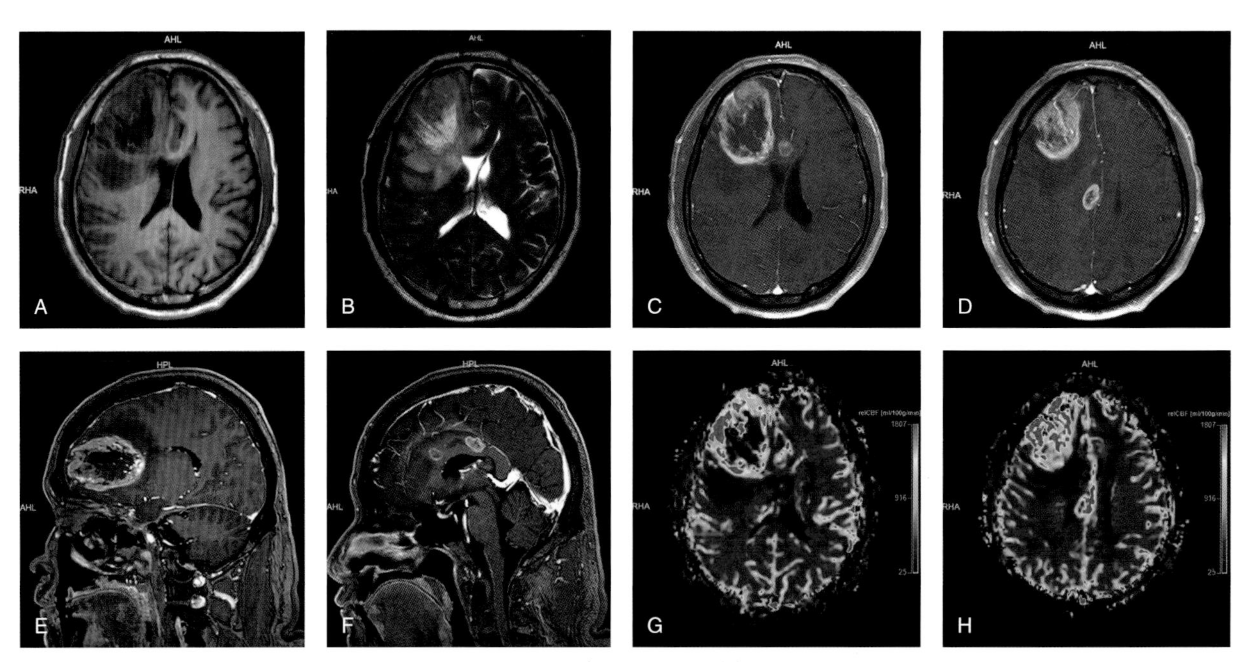


**图 11-1　2022 年 4 月 28 日头颅 MRI**
A. T1 加权像平扫；B. T2 加权像；C~F. T1 加权像增强；G~H. 灌注成像。

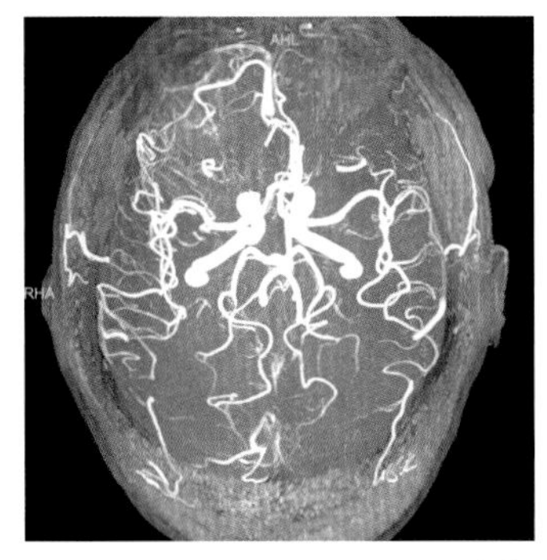
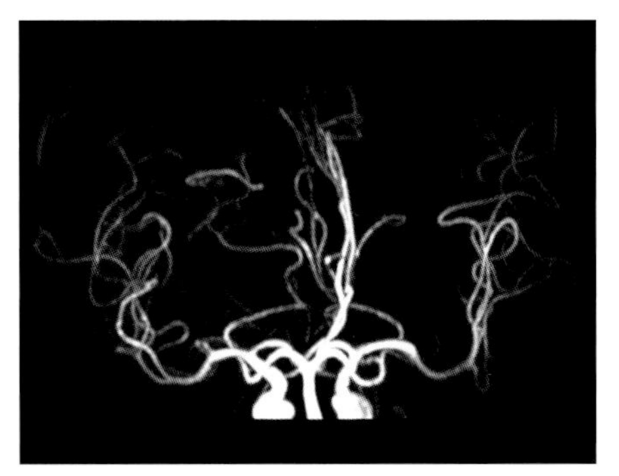

**图 11-2　头颅 MRA**

图中提示右侧大脑前动脉、大脑中动脉分支较对侧明显增多，
部分分支血管于右侧额叶占位内穿行。

## 【手术治疗】

2022 年 4 月 29 日，全麻下行脑胶质瘤切除术，术中全切右额叶、胼胝体膝部病灶。考虑手术风险和创伤，根据患者术前意愿，扣带回压迫胼胝体体部病灶未切除，留待后续治疗。

术中超声引导，确定肿瘤位置和边界。

## 【组织 / 分子病理学诊断】

免疫组化结果：ATRX（+），GFAP（+），Olig-2（+），NeuN（-），P53（+），IDH1（-），H3K27M（-），H3K27me3（+），Ki67（40%+），Vimentin（+），EMA（+）。

分子病理结果：MGMT 启动子非甲基化、IDH1/IDH2 野生型、TERT C228T、EGFR 检出扩增、TP53 未检出突变、1p19q 染色体未检出缺失、CDKN2A/CDKN2B 检出缺失。

组织病理结果：结合免疫组化，（右额叶及胼胝体膝部病变）胶质母细胞瘤（WHO Ⅳ级）（图 11-3）。

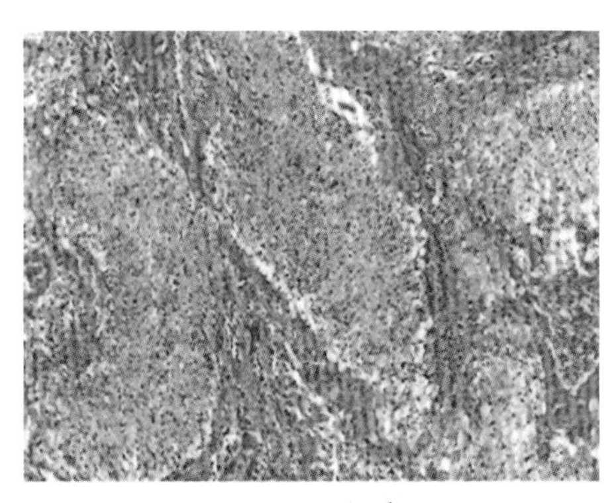

**图 11-3　组织病理**

## 【诊治过程】

术后 Stupp 方案同步放、化疗 + 同步电场治疗。

2022 年 5 月 19 日首次行肿瘤电场治疗（图 11-4）。

患者在电场治疗过程中，早期曾出现头皮皮肤不良反应，伤口一处破溃。处理方法：①清洁头皮，涂碘伏消毒；②使用防辐射喷剂，待干燥后涂夫西地酸；③避免抓挠头皮，睡觉注意翻身。患者最终头皮不良反应消失。

患者接受电场治疗的总体依从性始终在 90% 以上。

术后 24 天开始，2022 年 5 月 23 日至 2022 年 7 月 5 日行放疗（图 11-5），方案为 PGTV 64Gy/32f，CTV 50.4Gy/28f。同步 Stupp 方案化疗。

整个诊疗过程中，患者按时随访 MRI 检测病情变化（图 11-6）。

患者目前一般情况良好，食欲一般，言语正常，肢体活动正常，KPS 评分 90 分。电场治疗正常佩戴中，依从性较高。

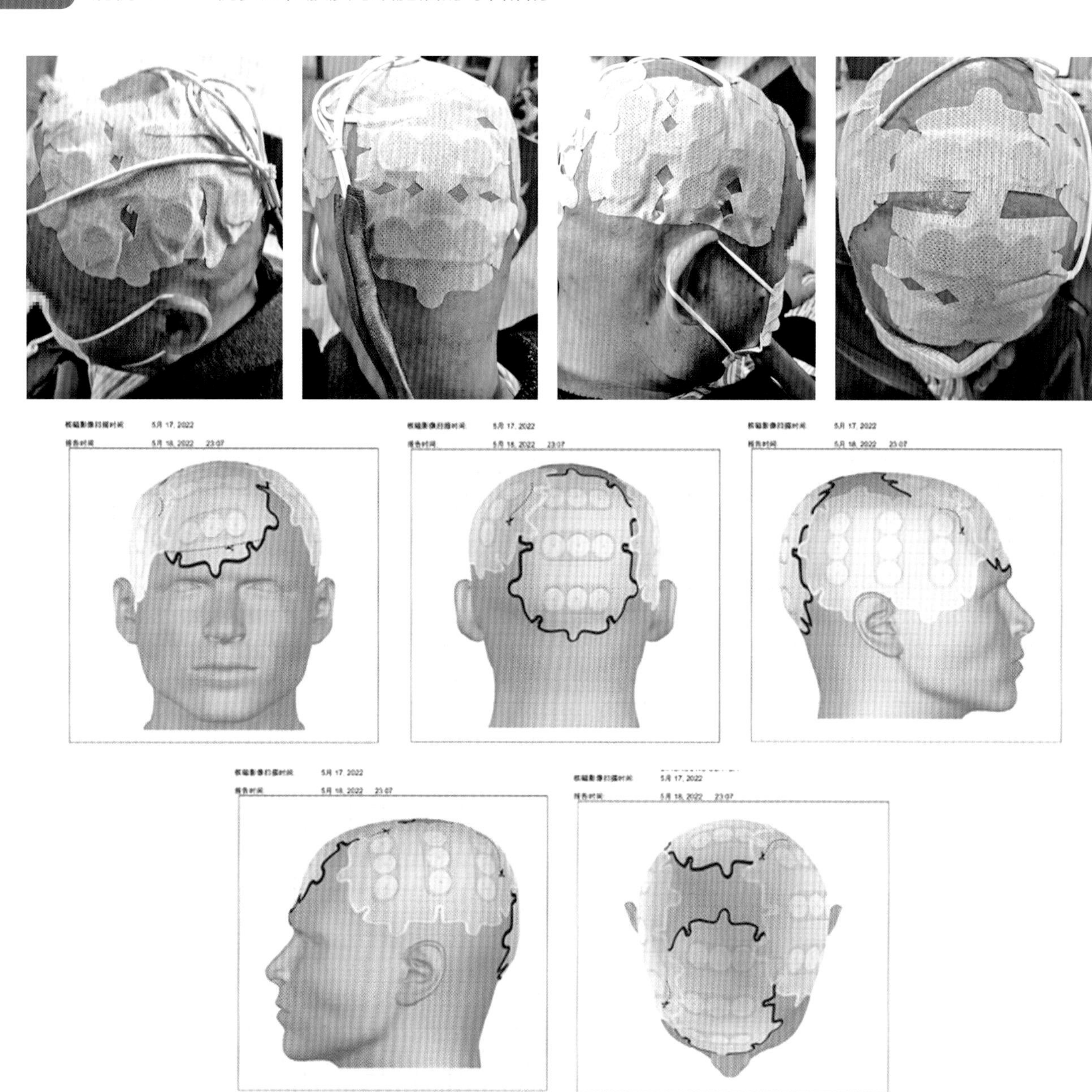

图 11-4 使用肿瘤电场治疗 NovoTAL“计划系统”生成电极片分布图

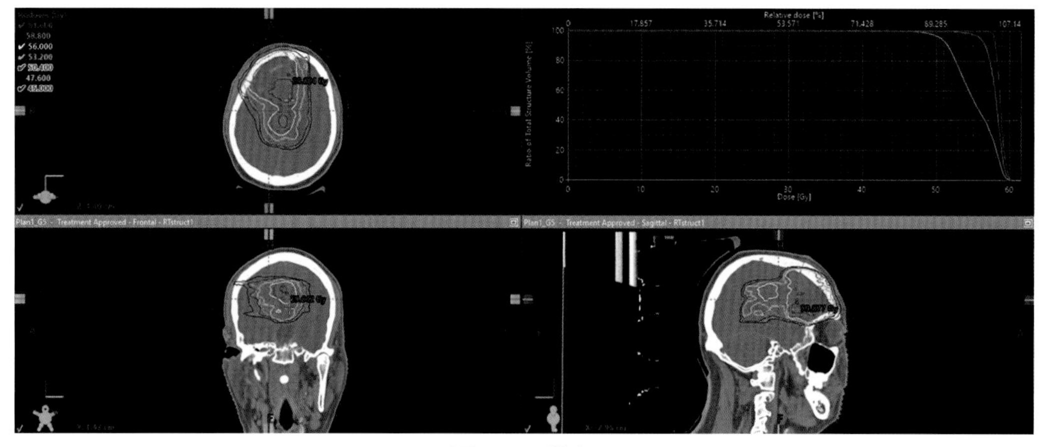

图 11-5 放疗

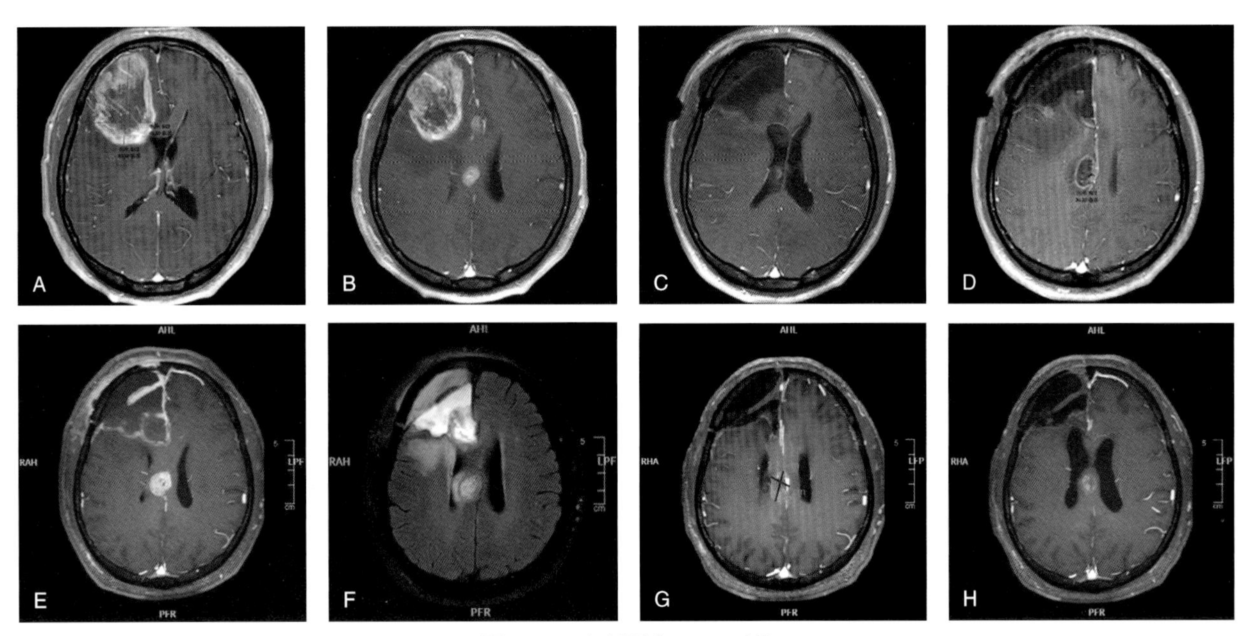


**图 11-6　患者历次 MRI 对比**

A、B. 2022 年 4 月 28 日术前；C、D. 2022 年 5 月 2 日术后；E、F. 2022 年 5 月 17 日放疗前，G、H. 2022 年 9 月 28 日术后。

## 【病例小结】

胶质母细胞瘤预后仍然很差，需要综合治疗。

目前国内外指南推荐，初发的胶质母细胞瘤，考虑手术＋放疗＋化疗＋电场治疗：①手术争取全切，可以考虑安全前提下的扩大切除；②术后放疗尽早开始，Stupp 方案同步放、化疗仍为经典方案；③有条件患者，可接受电场治疗，且应尽早开始。为了尽量发挥电场治疗疗效，需要努力提高患者的依从性。

## 【专家点评】

江苏省人民医院　程刚

胶质母细胞瘤是高度恶性的颅内原发肿瘤，目前总体预后仍然非常差。手术仍是胶质母细胞瘤治疗的基石，安全范围内最大范围切除，是获得更长生存期的前提。但由于胶质母细胞瘤自身的生物学行为特性，无法通过手术彻底治愈，术后必须进一步辅助治疗。术后放疗、化疗、电场治疗等疗法的综合应用，是现阶段胶质母细胞瘤的标准治疗方法。

此例患者是多灶性胶质母细胞瘤，考虑手术风险和创伤，根据患者术前意愿，术中全切右额叶、胼胝体膝部病灶，而位于扣带回、压迫胼胝体体部病灶未切除。胶质母细胞瘤中多灶性的并不少见，在全部胶质母细胞瘤中，可占近 20%。以往的临床数据表明，与单病灶胶质母细胞瘤相比，多病灶的胶质母细胞瘤全切除率低，中位生存期更短。在胶质母细胞瘤中，多灶性本身就是一个独立的不良预后因素。

近年来电场治疗治疗被引入国内，是近年来胶质母细胞瘤治疗上的重大进展，在延长胶质母细胞瘤患者的生存期方面发挥了重要作用。此例患者为多灶性，仍有一小病灶未切除，选择了放、化疗同步电场治疗，以期获得更好的疗效。

近年来随着胶质母细胞瘤分子水平上的研究不断深入,免疫治疗和靶向治疗在胶质母细胞瘤治疗方面也获得了积极进展,但目前的研究结果来看,单纯的免疫治疗和靶向治疗作用仍然有限。免疫治疗和靶向治疗能否通过协同作用,来增强电场治疗的疗效,也有可能成为下一阶段研究的热点。

# 病例 12　经幕下小脑上入路内镜手术切除丘脑胶质瘤

中国医学科学院肿瘤医院　神经外科　万经海　蔡洪庆

## 【病例介绍】

患者，女性，10 岁。

因“头痛、恶心伴左侧肢体无力 1 个月，脑室腹腔分流术及立体定向穿刺活检术后 3 周”于 2022 年 7 月 4 日入院。外院立体定向活检术后病理报告提示为（脑干占位）低级别胶质瘤：节细胞胶质瘤，CNS WHO Ⅰ级。

入院体检：神清，跛行，左上肢肌力 3 级，左下肢肌力 4 级，左上肢痛觉过敏。

## 【术前诊断】

2022 年 7 月 6 日头颅 CT 示右侧丘脑中脑占位伴钙化，边界不清（图 12-1A）；MRI 示右侧丘脑肿瘤，最大径 4.3cm × 3.4cm，呈长 T1、长 T2 信号，边界尚清楚，轻度不规则强化（图 12-1 B~F）。临床初步诊断为右侧丘脑中脑低级别胶质瘤，脑室腹腔分流术后。

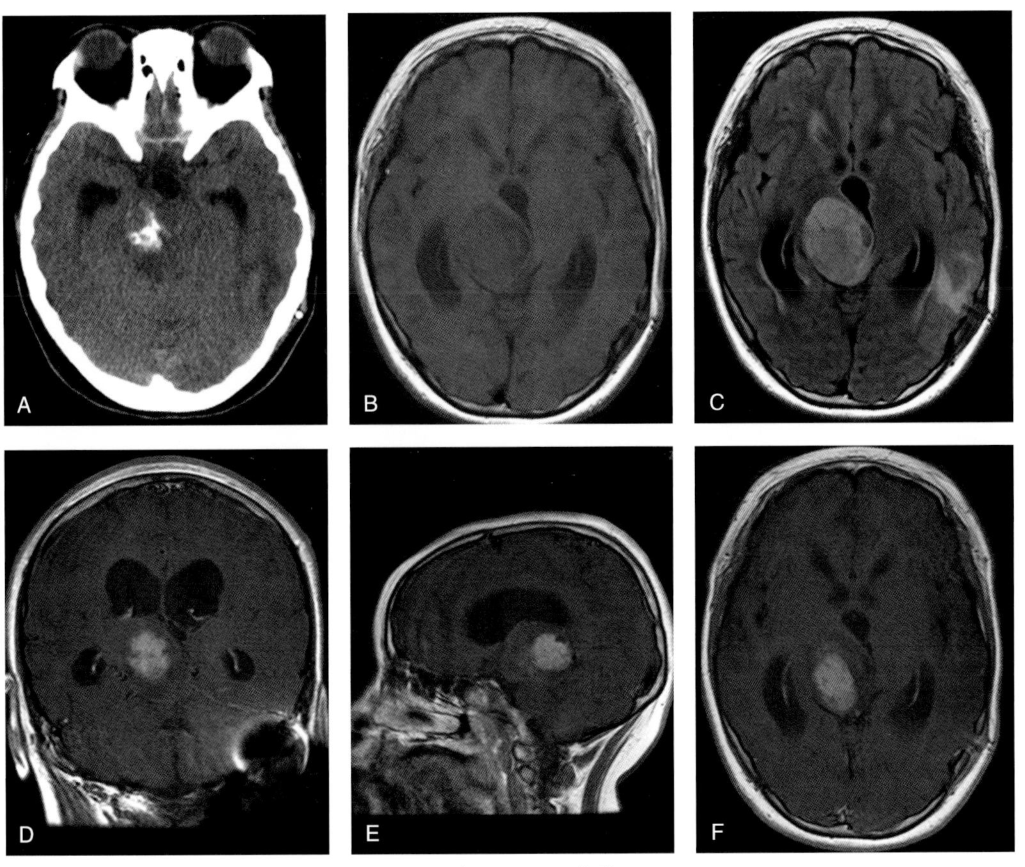


**图 12-1　2022 年 7 月 6 日术前 CT、MRI**

A. 平扫 CT 显示肿瘤位于右侧丘脑，伴有钙化，边界不清楚；B、C. MRI T1 轴位、T2 Flair 轴位成像，肿瘤位于右侧丘脑，累及右侧中脑，越过中线，呈类圆形，不均匀高信号，侧脑室、第三脑室扩大；D~F. MRI T1 增强冠、矢、轴位成像，显示肿瘤不均匀轻度强化。

## 【手术治疗】

2022 年 7 月 8 日行经幕下小脑上入路全内镜下右侧丘脑中脑干肿瘤切除 + 骨瓣复位固定术。手术过程：插管全麻，侧俯卧位，上身抬高 20°，头架固定头部。取后正中直切口，常规枕下开颅，V 字形剪开、悬吊硬膜，释放枕大池脑脊液；经幕下小脑上置入神经内镜，充分显露松果体区；探查灰红色质地韧肿瘤位于右侧丘脑 - 脑干脑组织内，游离肿瘤与周边脑组织边界，边采用超吸刀瘤内减压、边分离切除肿瘤。肿瘤上极界尚清，下极位于中脑组织内，边界不清，肉眼下全切除肿瘤。出院前左侧肢体肌力较术前好转，复查 CT 和 MRI 示肿瘤切除满意（图 12-2）。

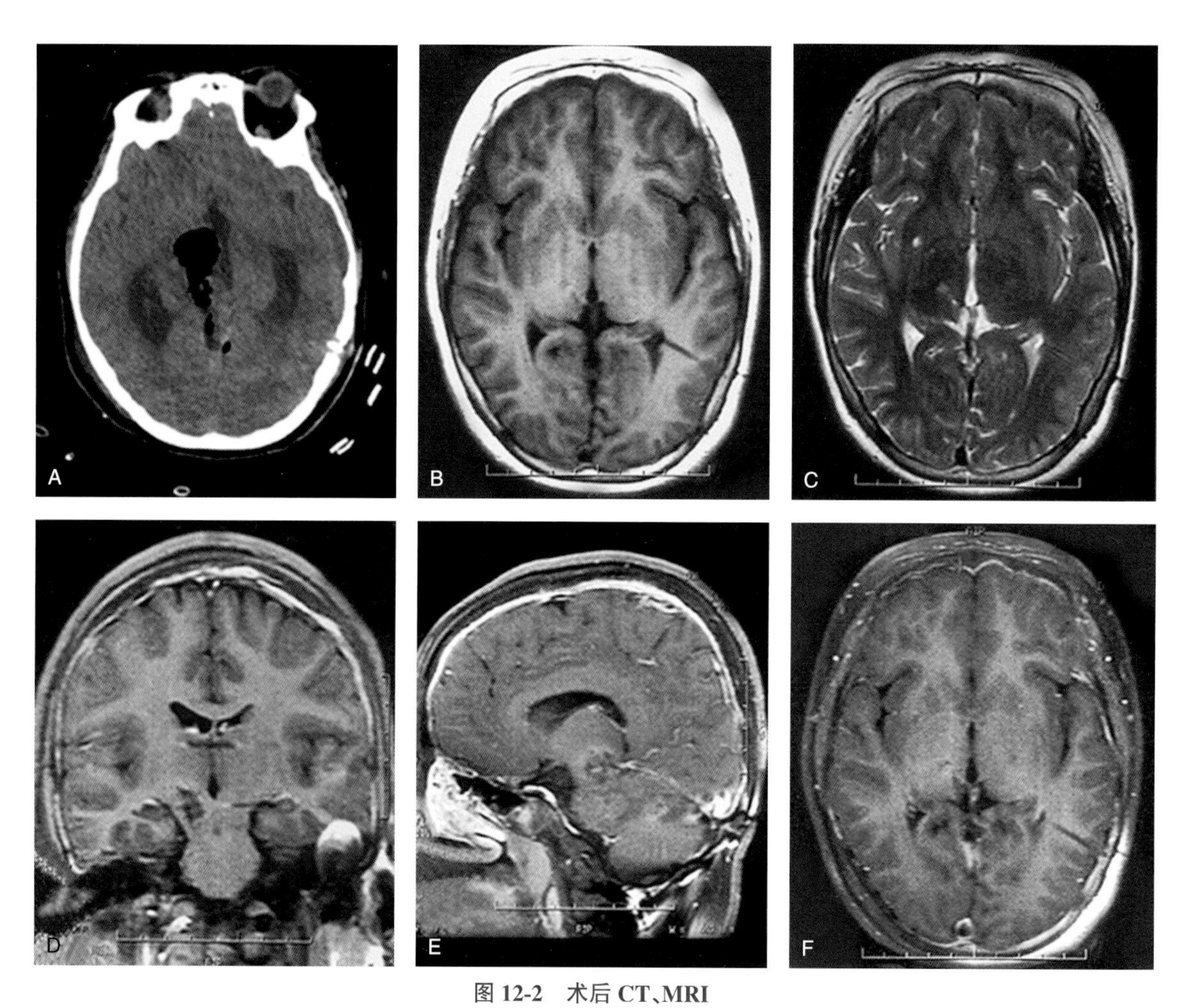

**图 12-2 术后 CT、MRI**

A. 术后当日平扫 CT 显示肿瘤包括钙化斑已经切除，未见出血；B、C. 分别为术后 1 年复查的 MRI T1 轴位、T2 轴位成像。D~F. MRI T1 增强冠、矢、轴位成像，显示肿瘤切除后改变。

## 【组织 / 分子病理学诊断】

组织学诊断为低级别胶质瘤 1~2 级（图 12-3）。

病理诊断结果：镜下见胶质细胞肿瘤，细胞稀疏，核分裂象罕见，可见微血管增生，未见明确坏死，形态符合低级别胶质瘤（WHO 1~2 级）。

免疫组化结果：Vimentin（3+），GFAP（3+），Olig2（3+），S-100（3+），Syno（3+），ChrA（–），IDH1（–），NeuN（–），NF（显示神经纤维），NSE（–），P53（30%+），H3K27Me3（2+），BRAF-V600E（–），EGFR（1+），EMA（–），LCA（–），

MGMT（部分 2+），Ki-67（3%+）。

分子病理结果：IDH1 基因 R132、IDH2 基因 R172、TERT 基因 C228T 和 C250T、H3F3A 基因 G35、H3F3A 基因 K28M、HIST1H3B 基因 K28M、HIST1H3C 基因 K28M 以及 BRAF 基因 V600E 均无突变，MGMT 基因启动子无甲基化（4.14%），1p19q 染色体非联合缺失（Chr1p 完整，Chr19q 完整），7 号染色体扩增 /10 号染色体缺失为阴性（Chr7 无扩增，Chr10 无缺失），KIAA1549-BRAF 无融合。

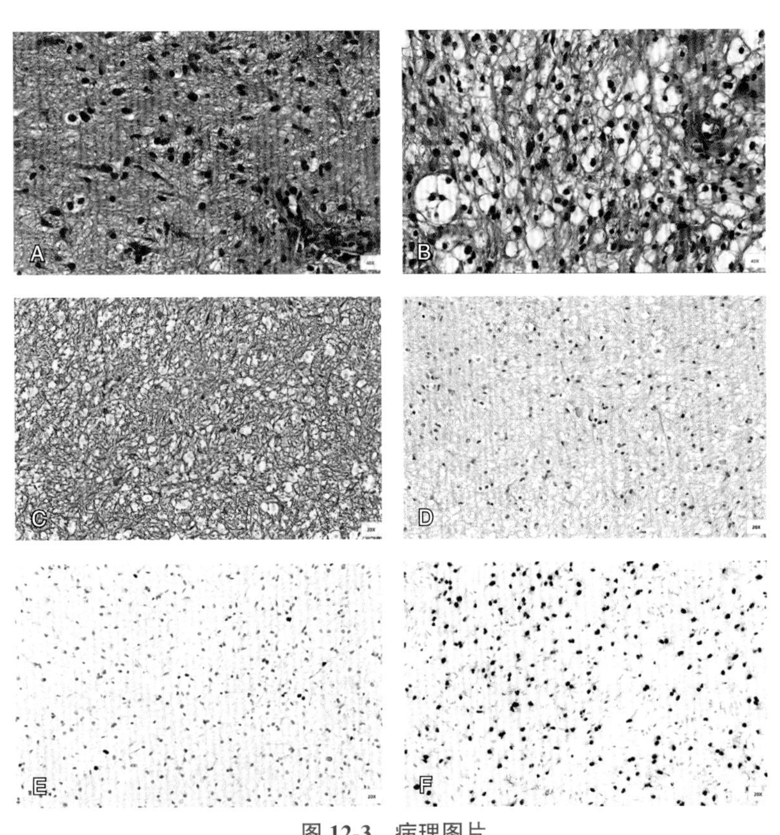


**图 12-3　病理图片**

A、B. 不同部位 HE 染色（40×）；C. GFAP（20×）；D. IDH1 R132H（20×）；
E、F. 分别为 Ki67 和 Olig2（20×）。

综合诊断：儿童低级别胶质瘤，NEC。

## 【诊治过程】

术后行神经功能康复治疗，未推荐放化疗，基于两点考虑，一是低级别、全切除的儿童胶质瘤可以观察随访；二是放疗对儿童认知、智力有不良影响，而且 MGMT 没有甲基化，替莫唑胺化疗疗效不确定。

## 【病例小结】

本文介绍了一种切除通常被认为难以切除的丘脑脑干胶质瘤的微创手术方法。

患儿，女性，10 岁，右侧丘脑低级别胶质瘤、梗阻性脑积水。外院行脑室腹腔分流及肿瘤立体定向活检术，术前病理考虑为节细胞胶质瘤，WHO Ⅰ级。经幕下小脑上入路内镜下切除肿瘤，手术效果良好，有如下几点体会：

（1）手术指征：肿瘤有钙化，外院活检结果为良性胶质瘤，有手术切除意义；磁 MRI T2 显示肿瘤边界尚清楚，类似脊髓髓内室管膜瘤，有手术切除可能，故选择再次手术切除肿瘤。

（2）入路优势：肿瘤位置深在，皮质脊髓束位于前外侧，只有经幕下小脑上入路从肿瘤后内侧切除肿瘤，脑损伤最轻微。

(3) 内镜优势：越过四叠体池，从小脑上方、深静脉下方显露和切除肿瘤的空间很小，路径深远，只有内镜抵近观察方能清楚地显露瘤脑界面，直视下分离、切除肿瘤和止血。

(4) 手术意义：儿童低级别或良性胶质瘤全切除有治愈希望。患儿术后 1 周出院，神经功能较术前好转，复查 CT、MRI 显示肿瘤切除满意。术后病理为低级别星形细胞瘤，预后较好，观察随访。

## 【专家点评】

浙江大学医学院附属第二医院　张建民

本例的诊治经验对胶质瘤的临床诊治工作有两点参考意义。一是为丘脑后部、中脑上部的胶质瘤提供了一个几乎不用切开脑组织的微创手术方法。幕下小脑上入路相对简单、快捷，手术创伤小，适用于丘脑后部、中脑上部的边界相对清楚的胶质瘤、脑转移瘤和海绵状血管瘤的手术切除；二是正确认识和规范化治疗儿童低级别胶质瘤。对于有望手术治愈的良性和低级别胶质瘤尽量全切除肿瘤，使患者生存获益最大化；和成年人脑胶质瘤一样，分子病理诊断对儿童脑胶质瘤的治疗方案选择和预后判断有着极其重要的意义。

# 病例 13　经电场治疗的胼胝体胶质母细胞瘤

复旦大学附属华山医院　神经外科　吴劲松

## 【病例介绍】

患者，男性，35 岁。

3 年前(2020 年 6 月)因“头痛、恶心伴偶有呕吐 1 月余”就诊于外院。

患者头痛起病，伴恶心和呕吐，休息后头痛症状无法缓解，症状反复发作 1 月余。遂至就近医院行头颅 CT 平扫后发现右侧额叶、胼胝体异常密度影。入院后行头颅 MRI 增强扫描，头颅磁共振波谱等检查，完善相关术前检查，心电图、胸片等，结果回报未见手术禁忌。

查体：KPS 评分 90 分，神志清楚，脑神经查体阴性，双侧肢体肌力 5 级，左侧指鼻试验阳性。双侧巴宾斯基征阴性，龙贝格征(闭目难立征)阴性。无感觉障碍。

## 【术前诊断】

2020 年 7 月 9 日术前 MRI 显示：右侧额叶，胼胝体可见不规则状明显强化，脑室被推移至对侧，中线偏移，占位效应明显，影像初步诊断高级别胶质瘤可能性大(图 13-1)。

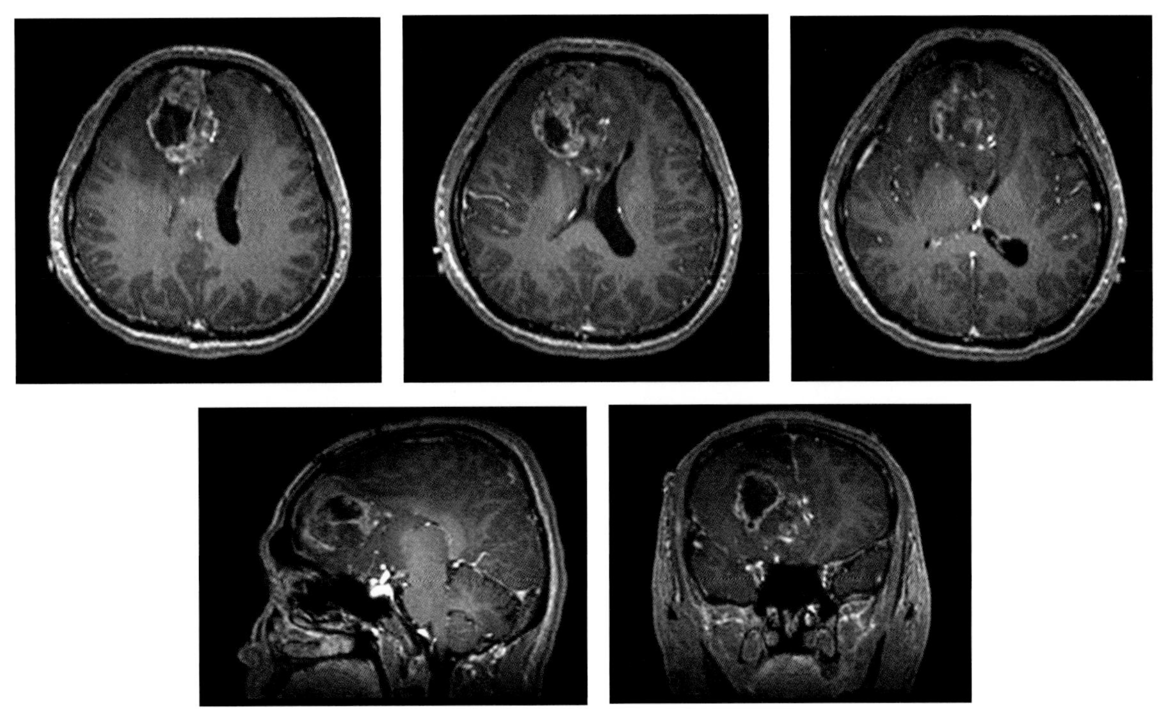

**图 13-1　2020 年 7 月 9 日 MRI T1 加权增强扫描(横轴位、矢状位、冠状位)**

## 【手术治疗】

2020 年 7 月 10 日全麻下行右额胼胝体肿瘤切除术。术中见肿瘤色灰红，质地中等，血供丰富，边界尚清，周边有明显坏死瘢痕组织，沿肿瘤及坏死组织周边的水肿带分离后分块切除，冰冻病理提示高级别胶质瘤。术中 MRI 提示病灶全切除（图 13-2）。

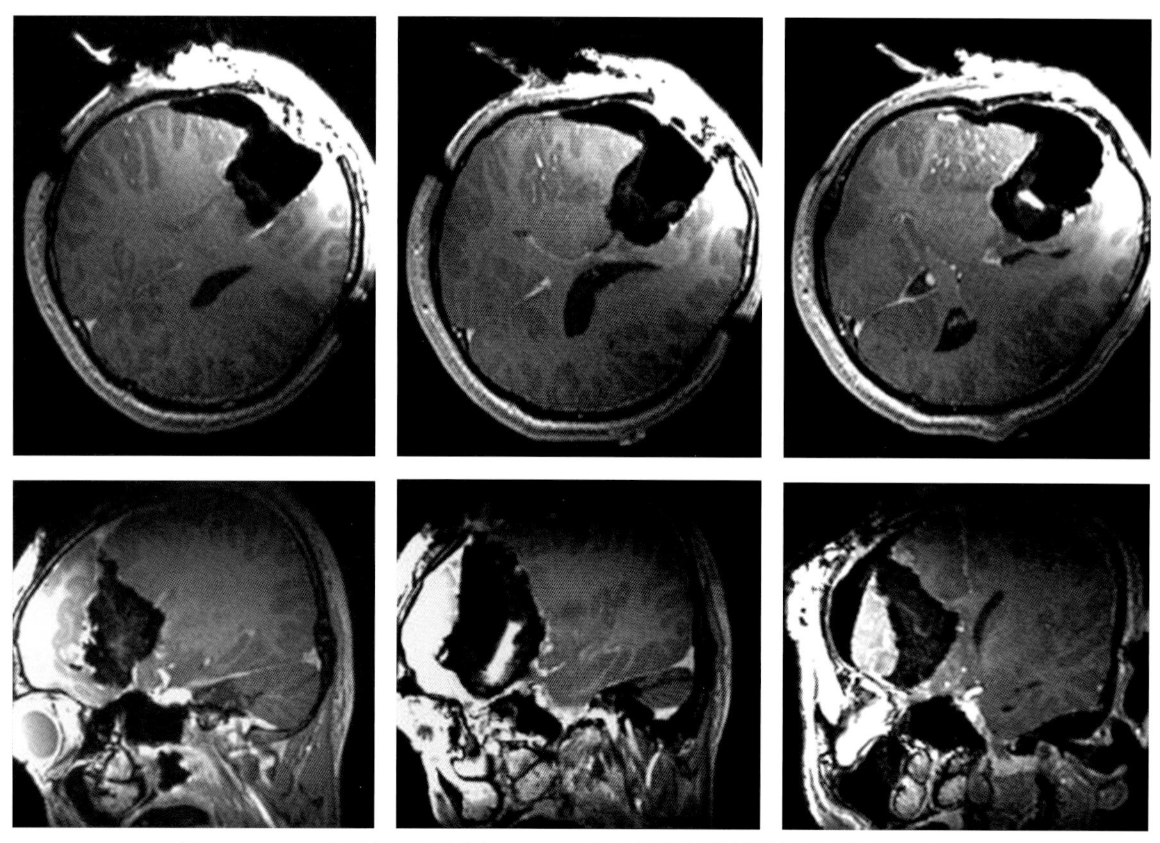

图 13-2 2020 年 7 月 10 日术中 MRI T1 加权增强扫描（横轴位、矢状位、冠状位）

## 【组织 / 分子病理学诊断】

病理诊断结果：弥漫性高级别胶质瘤，胶质母细胞瘤表型，IDH 突变型；WHO 组织学分级：Ⅳ级（图 13-3）。

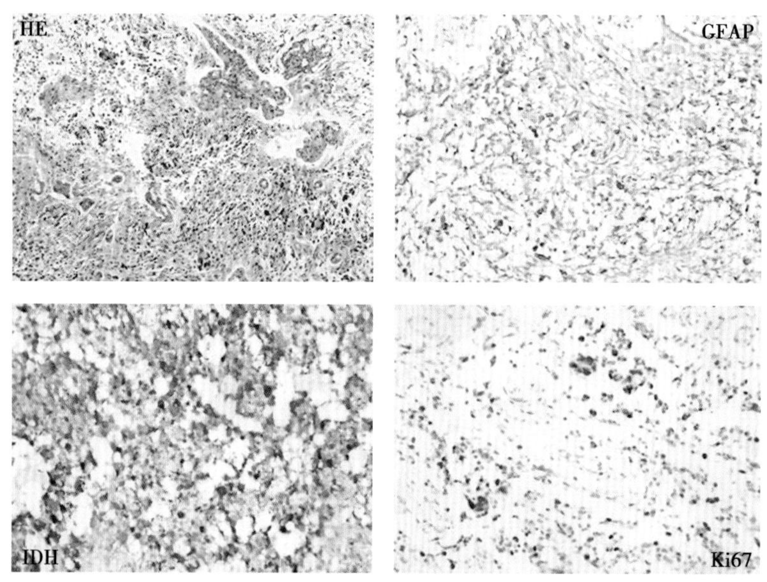


图 13-3 石蜡染色切片及免疫组化结果示意图（HE，GFAP，IDH，Ki67）

免疫组化结果：GFAP（+），Olig2（+），IDH1（+），ATRX（−），P53（+），Neun（−），EMA（−），H3K27M（−），CD34（−），Ki67（20%）。

分子病理结果：IDH1 突变型（R132H 突变），1p/19q 染色体无共缺失，TERT 未突变，MGMT 启动子甲基化，BRAFV600E 未突变。

组织病理学诊断为胶质母细胞瘤，IDH 突变型，WHO Ⅳ级。

## 【诊治过程】

2020 年 8 月术后 1 个月复查 MRI 证实肿瘤全切除（图 13-4）。遂建议行同步放化疗。放疗首程：45Gy/25fx，缩野加量：14.4Gy/8fx，共计 59.4Gy/33fx。放疗靶区确认覆盖肿瘤瘤腔及腔缘（图 13-5）。同步化疗剂量：替莫唑胺 140mg/d。

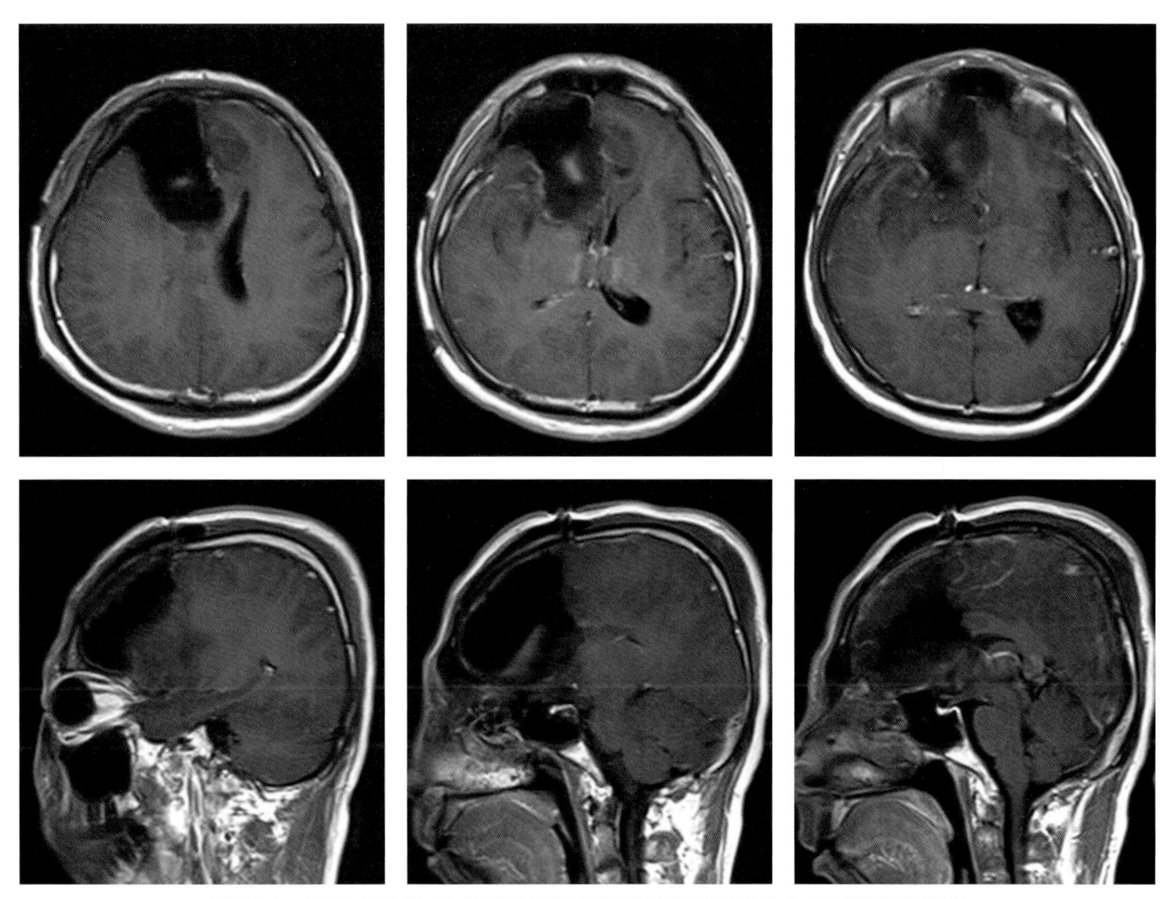

**图 13-4 2020 年 8 月 13 日开始行同步放化疗前 MRI T1 加权增强扫描影像**

2020 年 10 月同步放化疗结束 1 个月后，建议继续替莫唑胺辅助化疗（Stupp 方案）。

2020 年 12 月，辅助化疗进行 2 个周期后，MRI 随访发现瘤腔后缘见 T1 增强扫描可疑强化（图 13-6A、B）。患者无不适症状，神经查体未见异常阳性体征。肿瘤复发的证据不足，建议患者继续按医嘱化疗，必要时可采取电场治疗措施。

2021 年 2 月 5 日开始肿瘤电场治疗（辅助化疗第 3 个周期后）。电场治疗定位时间：2021 年 2 月 4 日，电场治疗首次佩戴时间：2021 年 2 月 5 日。

2021 年 3 月 24 日，术后第 8 个月，电场治疗使用第 1 个月，MRI 随访仍可见瘤腔后缘可疑强化（图 13-6C、D），大小较前相仿，患者无不适症状，神经查体未见异常阳性体征。肿瘤进展诊断依据不足，建议患者继续辅助化疗和电场治疗。

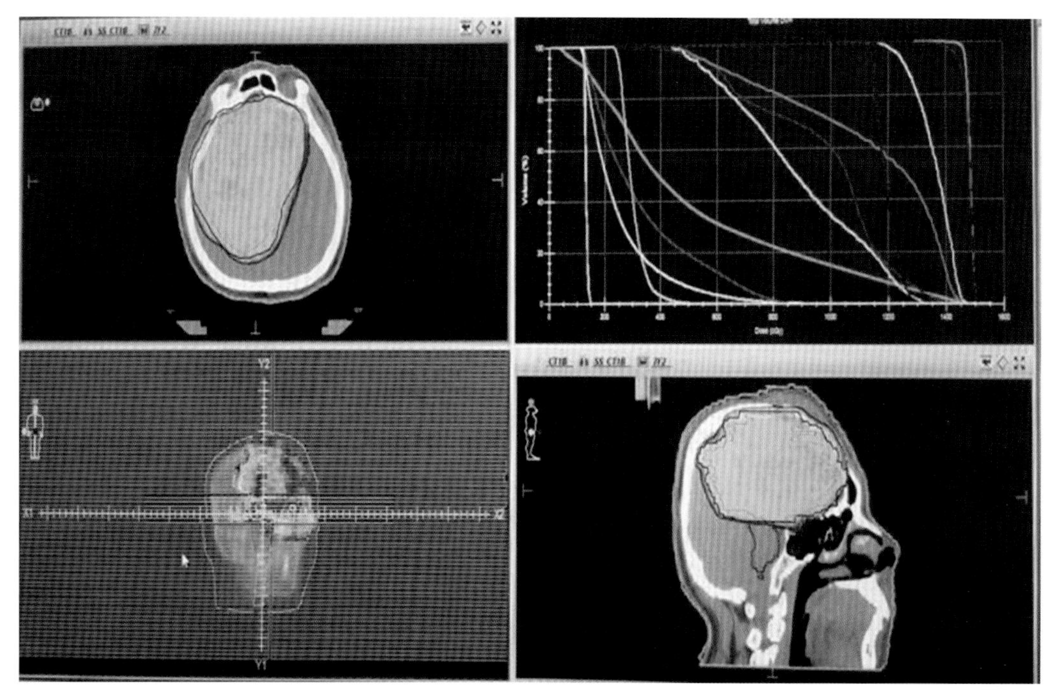

**图 13-5 2020 年 8 月 25 日开始行同步放化疗方案，放疗靶区示意图**

2021 年 6 月 1 日，术后第 11 个月，电场治疗使用第 4 个月，MRI 随访仍可见瘤腔后缘可疑强化，大小较前对比略缩小（图 13-6E、F），患者无不适症状，神经查体未见异常阳性体征。肿瘤进展的诊断依据依旧不足，考虑建议患者继续辅助化疗和电场治疗。患者此时返回正常工作，工作表现自诉无明显改变。

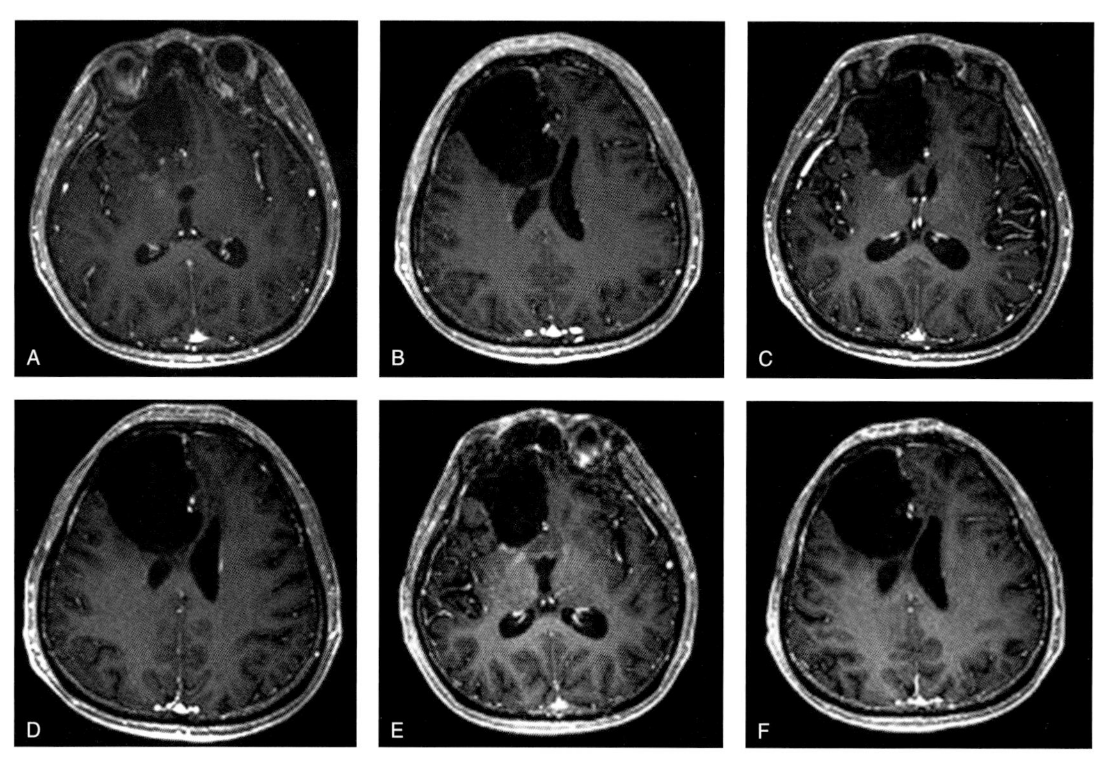


**图 13-6 患者术后第 5~11 个月 MRI 随访 T1 加权增强扫描影像**

A、B. 术后第 5 个月；C、D. 术后第 8 个月；E、F. 术后第 11 个月。

该患者电场治疗过程中依从性好，头皮反应轻，治疗时长充分。贴片与患者的头皮接触良好，并且贴片可保持日常清洁（图 13-7）。根据电场治疗的随访统计，患者平均每日使用率均大于 90%，医嘱依从性较好（图 13-8）。

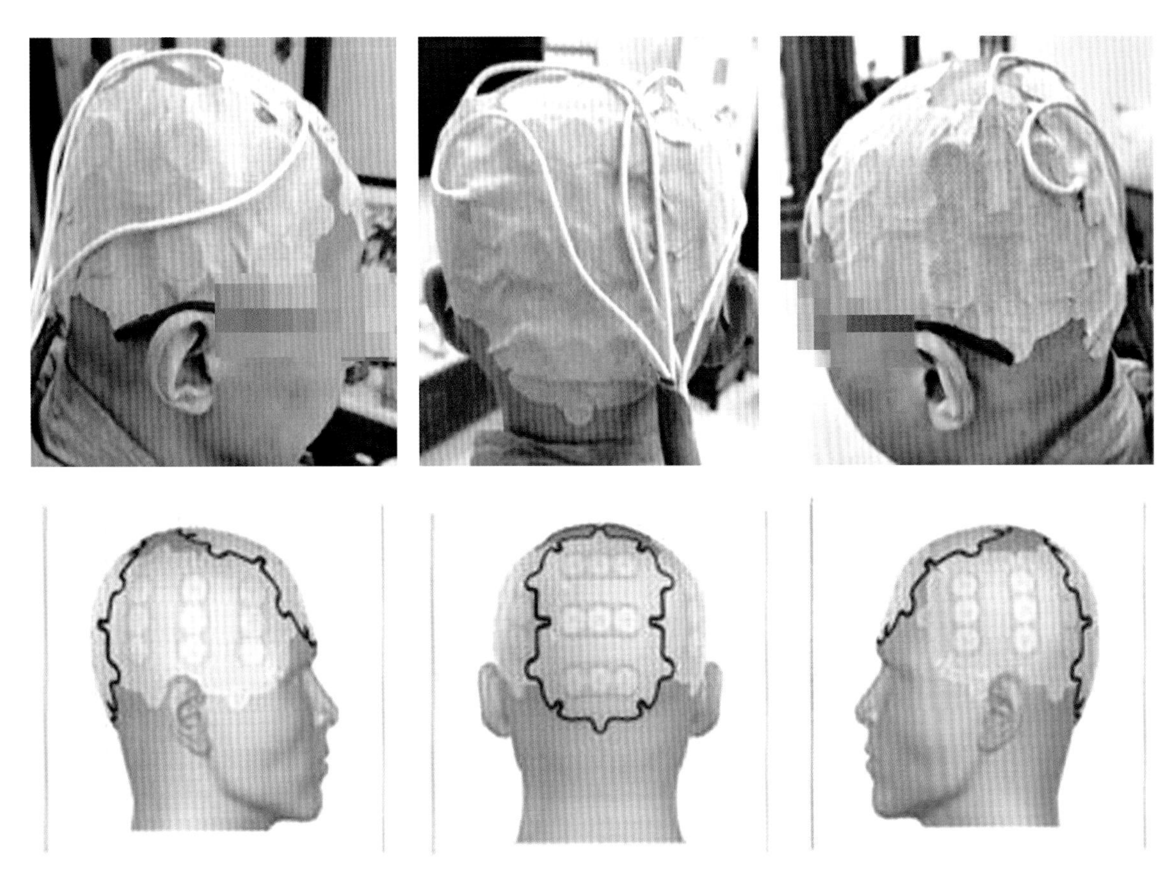

图 13-7　肿瘤电场贴片部位示意图

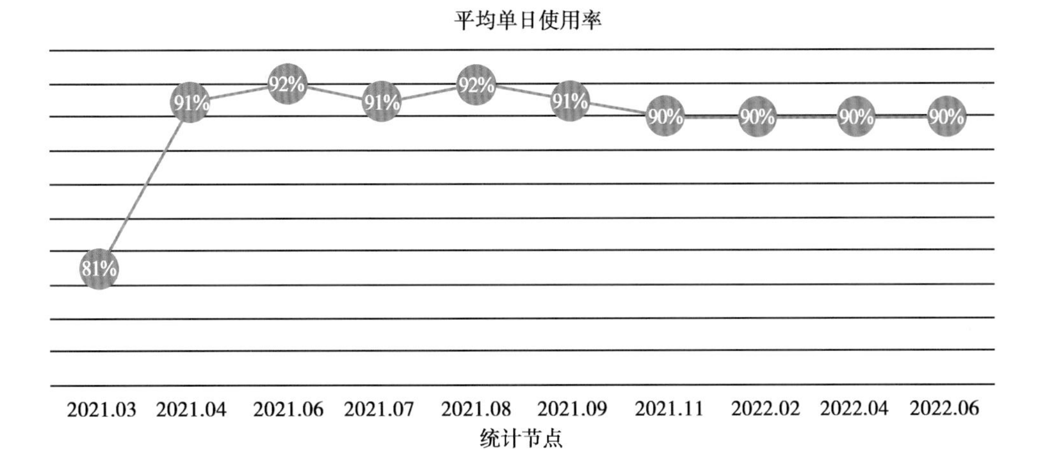


图 13-8　肿瘤电场治疗使用率示意图

2021 年 8 月 19 日，术后第 13 个月，电场治疗使用后第 6 个月，MRI 随访侧脑室旁瘤腔后缘轻度强化未有进展，大小较前相仿(图 13-9A、B)。患者自诉无不适症状，神经查体未见异常。诊疗后判定肿瘤无进展，建议患者继续长周期辅助化疗和电场治疗。

2021 年 12 月 11 日，术后第 17 个月，电场治疗使用后第 10 个月，MRI 随访未见异常改变(图 13-9C、D)，患者无不适症状，神经查体未见异常。主诊医师诊疗后判定肿瘤无进展。患者此时已完成辅助化疗，建议患者继续电场治疗。

2022 年 2 月 7 日，术后第 19 个月，电场治疗使用后第 12 个月，磁共振随访影像较前对比未见新发异常改变(图 13-9E、F)，患者无不适症状，神经查体未见异常体征，判定肿瘤无进展，患者继续电场治疗。

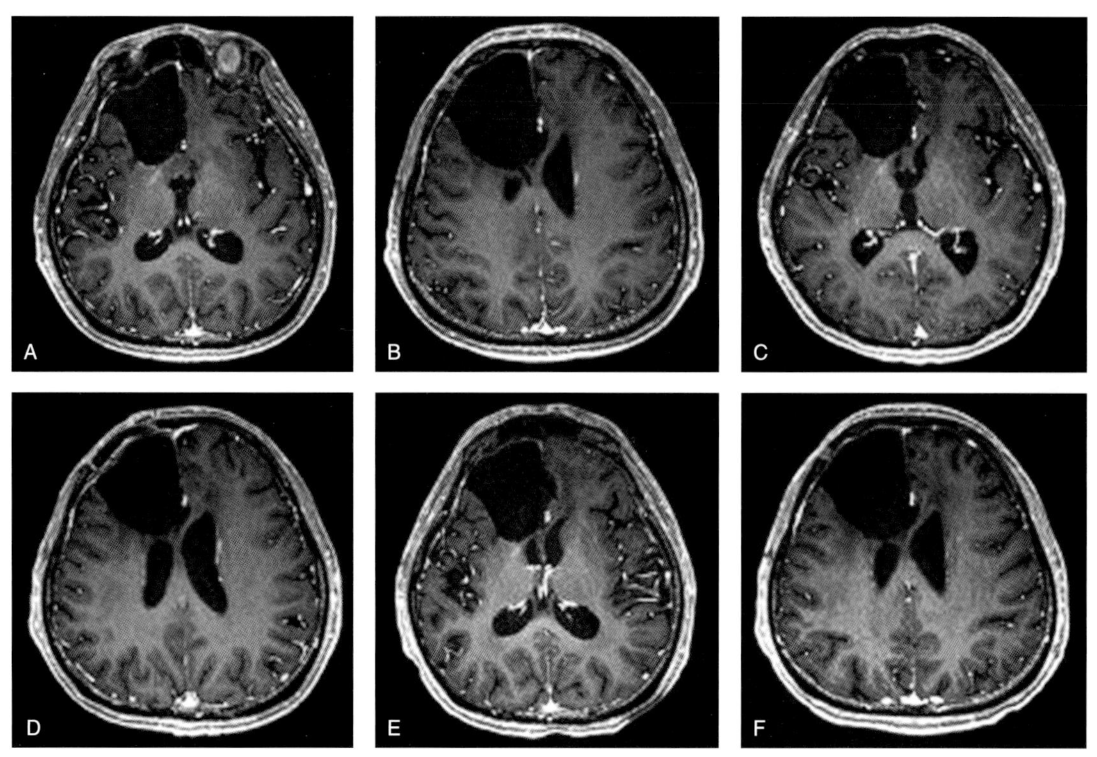


**图 13-9** 患者术后第 13~19 个月磁共振随访 T1 加权增强扫描影像
A、B. 术后第 13 个月；C、D. 术后第 17 个月；E、F. 术后第 19 个月。

2022 年 7 月 9 日，术后第 24 个月，电场治疗使用第 17 个月，患者影像和临床表现均提示肿瘤无进展。患者已恢复工作，精神好，日常生活工作可携电场治疗进行，贴片无头皮不良反应（图 13-10A、B）。2022 年 10 月 6 日，术后第 27 个月，电场治疗使用第 20 个月，患者影像和临床表现均提示肿瘤无进展（图 13-10C、D）。

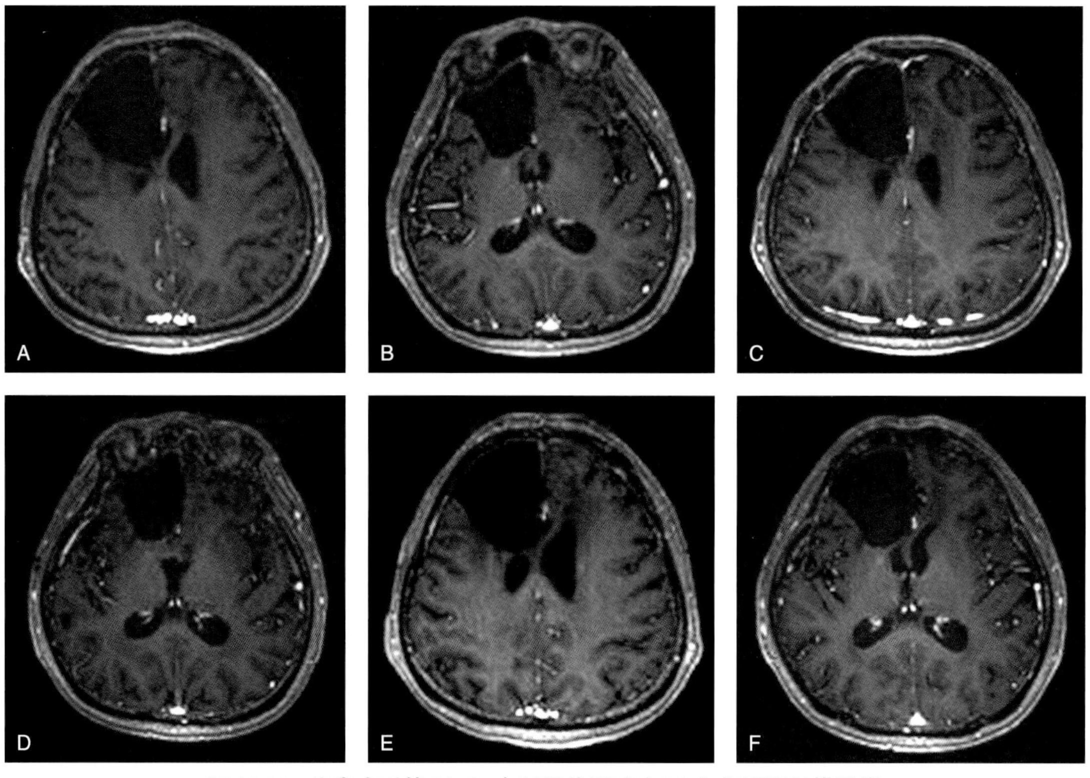


**图 13-10** 患者术后第 24~30 个月磁共振随访 T1 加权增强扫描影像
A、B. 术后第 24 个月；C、D. 术后第 27 个月；E、F. 术后第 30 个月。

患者 2023 年 1 月 2 日，术后第 30 个月，电场治疗使用第 23 个月，患者影像提示肿瘤无进展（图 13-10 E、F）。患者肿瘤无进展生存达到 2.5 年，电场治疗时长达到 2 年。患者生活可完全自理，工作生活与正常人无区别。

## 【病例小结】

该病例以头痛起病，首诊影像诊断和临床诊断提示高级别胶质瘤，最终病理整合诊断为弥漫性高级别胶质瘤，胶质母细胞瘤表型，IDH 突变型，WHO Ⅳ级。通常而言，胶质母细胞瘤的预后较差，无进展生存期短，肿瘤复发可能性大，然而该患者在术后第 30 个月随访后，影像未见复发表现，身体无不适症状。回顾诊疗史，患者首诊发现额叶胼胝体弥漫性肿瘤后限期外科手术达到全切，术后根据指南推荐采取同步放化疗联合辅助化疗的措施，辅助化疗的剂量方案是 Stupp 方案并长周期维持。由于辅助化疗完成 2 个周期后，随访 MRI 出现可疑强化，患者即采取电场治疗措施。辅助化疗和电场治疗的联合作用下，患者影像学无新发异常改变，无临床不适症状，可判定肿瘤无进展。该患者诊疗态度积极，诊疗措施适时且适宜，电场治疗过程中依从性良好，使得电场治疗总疗程达到 24 个月。在抗肿瘤治疗过程中，患者生活可完全自理，生活质量亦有保证。

## 【专家点评】

空军军医大学唐都医院　屈　延

该病例虽然病理诊断是弥漫性胶质母细胞瘤，但通过积极连续的手术治疗，同步放疗，辅助化疗和电场治疗得到了较好的无进展生存预后。从分子诊断 IDH 突变型的结果分析，根据 WHO 中枢神经肿瘤分类 2021 版，该病例的病理诊断可重新分类至成人型弥漫性胶质瘤，星形细胞瘤，IDH 突变型，WHO 4 级。由此可见分子指标 IDH 检测在 2021 版新分类中具有实际价值和指导意义。该患者分子诊断 MGMT 结果提示启动子甲基化，在患者使用替莫唑胺无明显不良反应后，主诊医师建议患者抗肿瘤治疗采取同步化疗和长周期化疗的策略，患者完成辅助化疗后未见肿瘤进展。IDH 和 MGMT 的两项结果体现了分子检测在脑胶质瘤诊断和治疗中具有不可忽视的临床价值。组织学的形态分析和免疫组织化学虽然在脑胶质瘤的诊断中具有不可撼动的地位，但是分子诊断使得诊断更精确，治疗更精准。

胼胝体胶质瘤在大脑胶质瘤中虽不少见，但其弥漫性生长表现或累及重要功能区，对外科医师是一项挑战。即使外科治疗达到全切，为保证正常脑组织免受损伤，胼胝体瘤周放射对肿瘤放疗医师来说亦是挑战。电场治疗的出现使得患者在外科治疗和放化疗以外拥有更多选择，为拟定治疗计划提供更多策略。该病例在手术治疗和同步放疗后接受了电场治疗并维持使用 24 个月，直至电场治疗 24 个月治疗结束，肿瘤依旧无进展。体现了电场治疗不仅对高级别胶质瘤而且对大脑深部胶质瘤具有适用性和推荐性。电场治疗的“早期、足量”原则在该病例中得以展现。通过更多的经电场治疗病例的报道，相信电场治疗个体敏感性和额外临床价值可进一步被发现。

# 病例 14　H3G34 突变型弥漫半球胶质瘤一例

中山大学肿瘤防治中心　神经外科　杨群英　胡婉明　牟永告

## 【病例介绍】

患者，女性，30 岁。

初诊时间：2019 年 12 月 16 日。

主诉：反复头痛 10 余天。

现病史：患者 10 余天前无明显诱因出现头部疼痛，反复发作，开始时持续时间较短 2~3 分钟，自行缓解，伴有恶心呕吐，无肢体抽搐，无大小便失禁，故到当地医院检查，行头颅 MRI 示颅内多发占位，并行腰椎穿刺术脑脊液检查，之后至另一医院就诊，给予脱水剂、激素治疗，患者头痛症状明显缓解，行头颅 MRI 平扫和增强扫描提示颅内多发占位，首先考虑弥漫性胶质瘤可能。现为求进一步治疗来我院门诊就诊，门诊拟“颅内多发占位”收入我科。

## 【术前检查】

2019 年 12 月 18 日 MRI 示右侧额叶见不规则团块状异常信号灶，范围约 30mm × 28mm × 28mm，边界欠清，边缘见分叶，T1WI 呈低信号，内见不规则更低信号影，T2WI 见稍高、高混杂信号，DW1 呈高信号，增强扫描见不均匀明显强化，侵犯邻近脑膜；病灶周围、右侧枕叶见小斑片状、结节状强化灶相似。

右侧额枕叶多发病灶，考虑高级别胶质瘤与淋巴瘤鉴别，MRA 未见明确异常。左侧额叶白质内结节灶，考虑良性，缺血灶，建议随诊（图 14-1）。

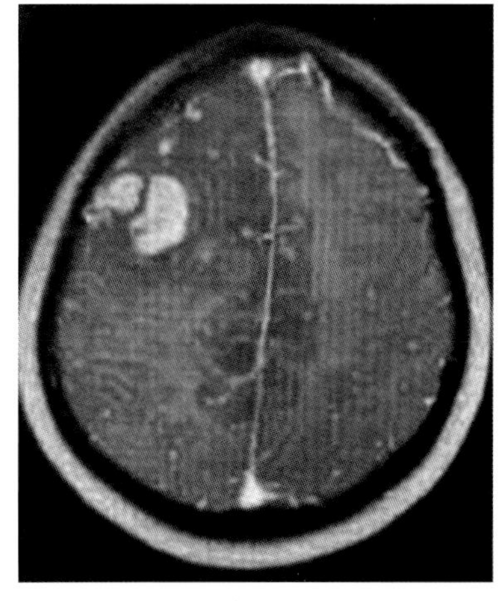

**图 14-1　2019 年 12 月 18 日 MRI**

## 【手术治疗】

2019 年 12 月 25 日全麻下导航 + 黄荧光 + 电生理辅助下右额叶胶质瘤显微切除术。

## 【组织 / 分子病理学诊断】

术后病理学结果：高级别胶质瘤，部分为胶质母细胞瘤（WHO Ⅳ级）、部分为间变星型细胞瘤（WHO Ⅲ级）。

分子学检测结果：IDH 野生型、H3F3A 基因为 G34W 突变型。IDH1 基因为第 132 位氨基酸为野生型，IDH2 基因为野生型；H3F3A 基因为 G34W 突变型，H1ST1H3B 基因为野生型；TERT 基因为 C228 基因为野生型，C250 为野生型；EGFR 基因拷贝数无扩增。

免疫组化结果：ATRX（+），IDH1（+/–），GFAP（+），Olig-2（+），p53（约 90%+），MGMT（+），Ki-67（约 20%+）。

诊断：儿童型弥漫性高级别胶质瘤 - 弥漫性半球胶质瘤，H3 G34 突变型。

## 【诊治过程】

2019 年 12 月 25 日行 MRI 检查(图 14-2)。

2020 年 2 月 1 日至 2020 年 3 月 13 日行同步放化疗,肿瘤靶区(GTV)60Gy/30 次。

2020 年 3 月 13 日放疗结束复查 MRI,结果评效为疾病进展(progressive disease,PD)。

2020 年 3 月 17 日开始服用安罗替尼。

2020 年 4 月复查 MRI 提示病灶较前缩小,达到部分缓解(partial response,PR),继续安罗替尼 + 替莫唑胺(TMZ)治疗,7d/7d,200mg/d1~7,15~21。

2020 年 5 月 30 日,复查 MRI,结果评效为 PR(图 14-3)。

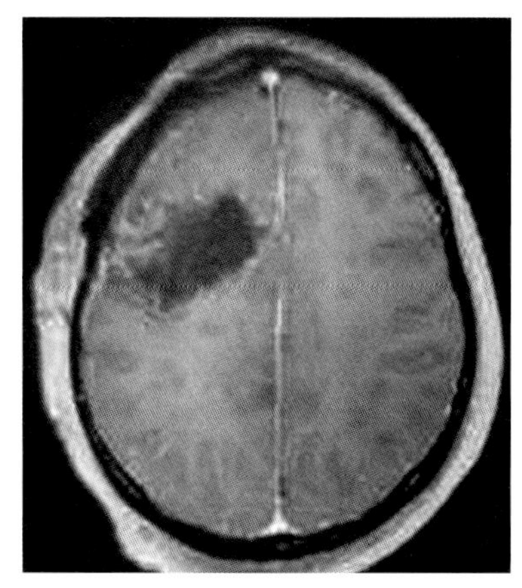

图 14-2　2019 年 12 月 25 日 MRI

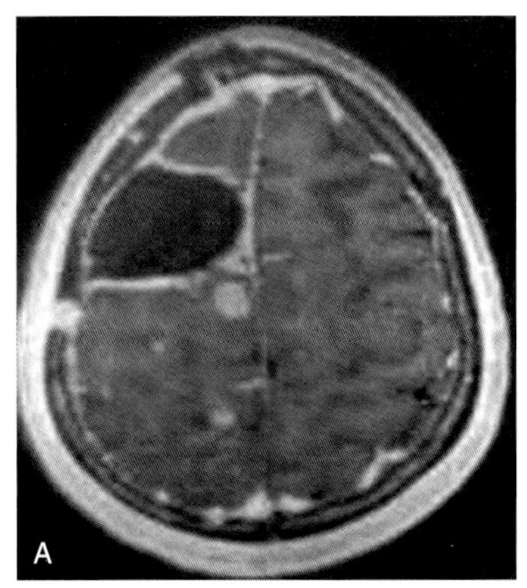

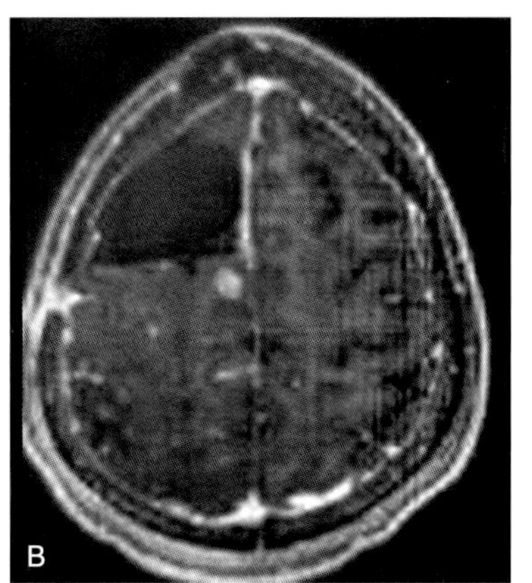

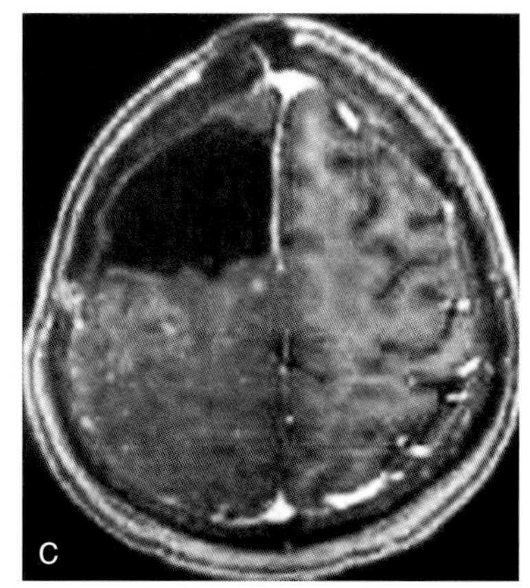

图 14-3　治疗过程中 MRI

A. 2020 年 3 月 23 日 MRI; B. 2020 年 4 月 8 日 MRI; C. 2020 年 5 月 30 日 MRI。

2020 年 7 月 6 日开始使用肿瘤电场治疗,过程中无明显不良反应,耐受性良好(图 14-4、图 14-5)。

2020 年 7 月 7 日至 2020 年 8 月 1 日,患者的平均日使用率为 94%。

2020 年 10 月 21 日至 2020 年 12 月 20 日,平均日使用率为 96%。

2021 年 1 月至 2021 年 4 月,平均日使用率为 93%。

2021 年 5 月至今,平均使用率为 94%。

电场治疗总时间 25 个月。

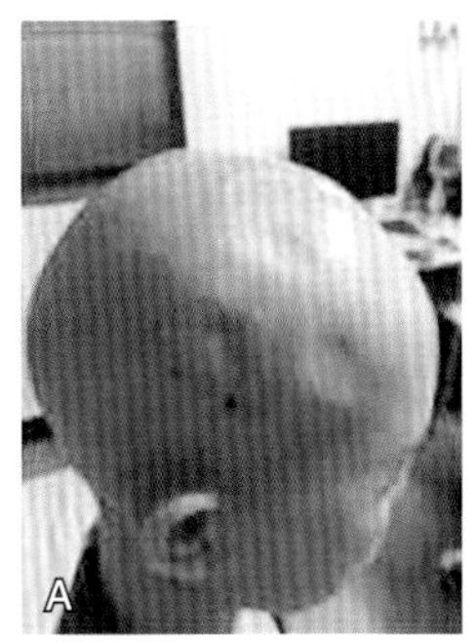

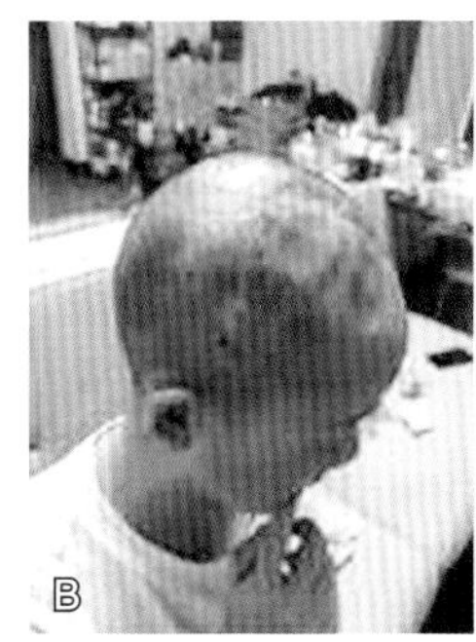

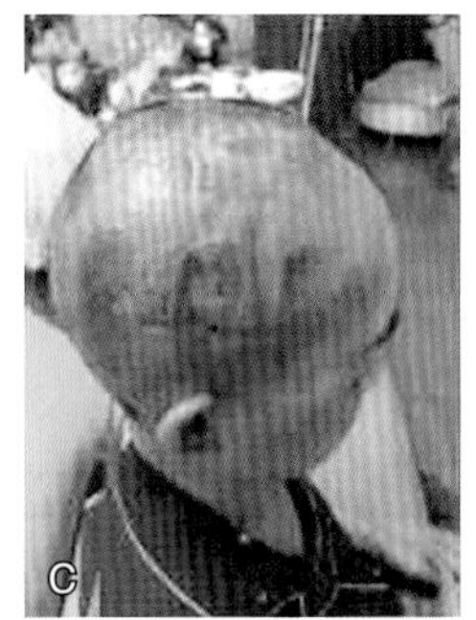

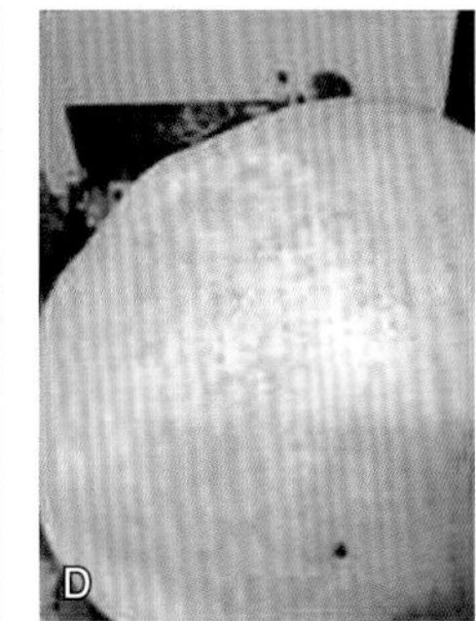

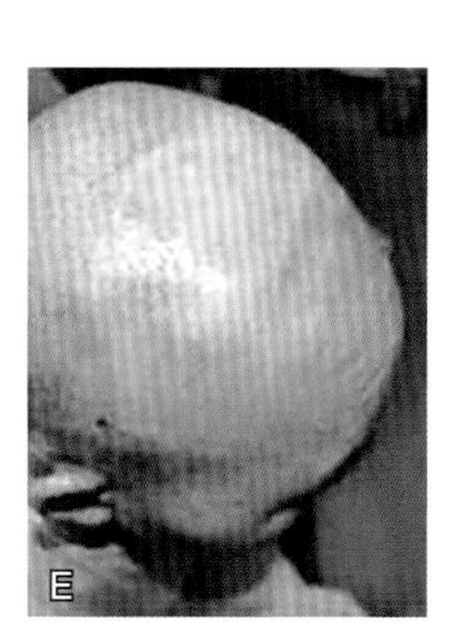

图 14-4　患者头皮情况

A. 开始使用时; B. 使用 1 个月时; C. 使用 3 个月时; D、E. 使用 5 个月时。

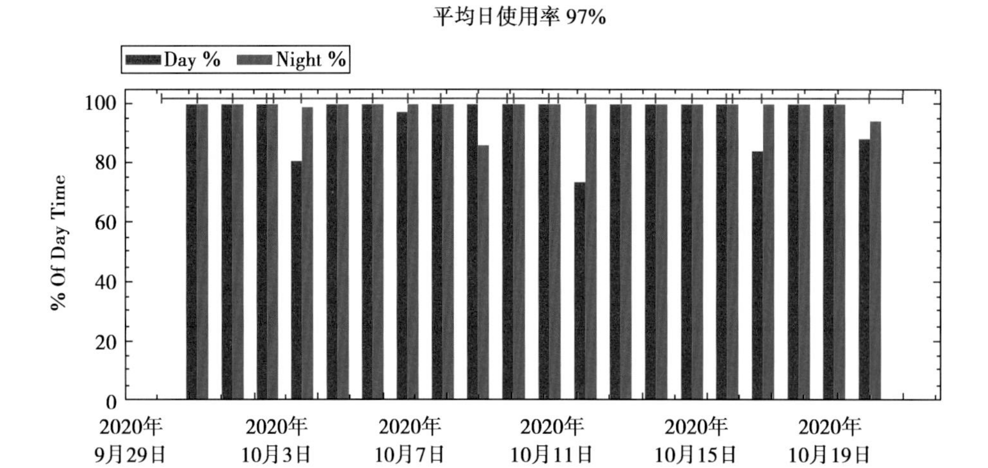


图 14-5　电场治疗使用期间的治疗依从性

2020 年 7 月 23 日复查 MRI 提示术区后缘强化灶，较前增大，肿瘤复发。2020 年 8 月 3 日至 2020 年 10 月 13 日行贝伐珠单抗 + 伊立替康治疗 4 个疗程。2020 年 11 月 16 日至 2022 年 2 月 19 日行贝伐珠单抗化疗（至今）（图 14-6）。

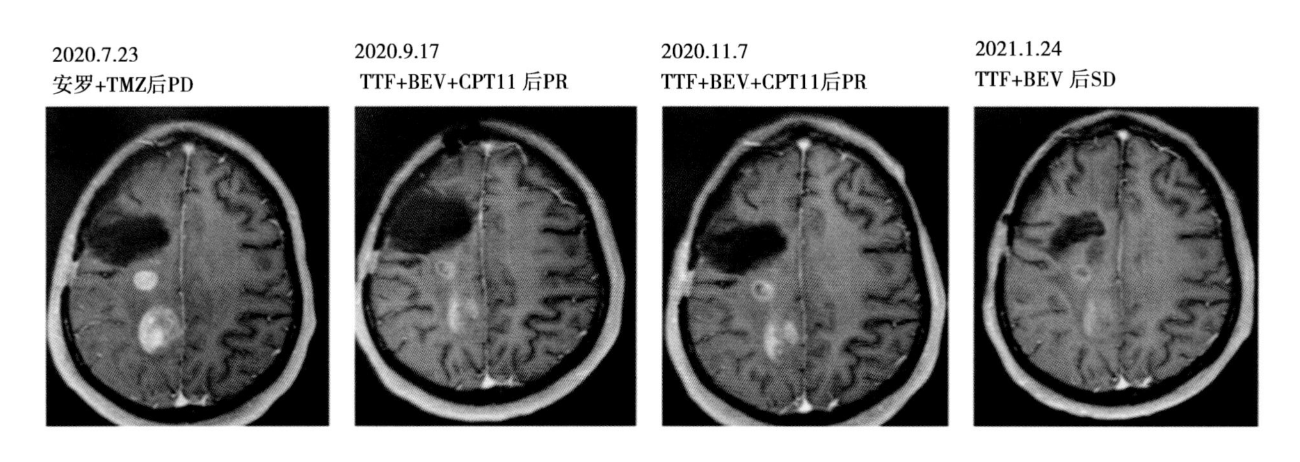

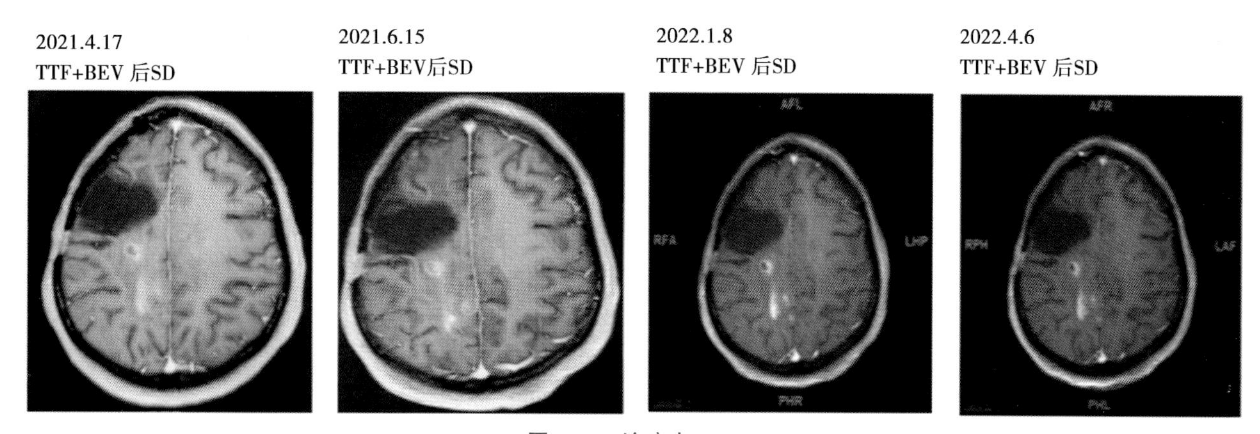


图 14-6　治疗中 MRI

安罗：安罗替尼；TMZ：替莫唑胺；PD：疾病进展；TTF：电场治疗；BEV：贝伐珠单抗；CPT11：伊立替康；SD：疾病稳定。

## 【病例小结】

此患者为一例 MGMT 非甲基化胶质母细胞瘤患者，2019 年 12 月 25 日行右侧额叶胶质瘤切除术，后行放化疗，术后 7 个月余复查 MRI 提示肿瘤复发，之后行贝伐珠单抗 + 伊立替康治疗。开始化疗近 4 个月（术后近 7 个月）时开始进行电场治疗，治疗总时间 25 个月。至今维持肿瘤电场治疗联合贝伐珠单抗维持治疗，患者情况 SD。

## 【专家点评】

首都医科大学附属北京天坛医院　张　伟

该病例为 30 岁女性，整合诊断为儿童型弥漫性高级别胶质瘤 - 弥漫性半球胶质瘤 H3 G34 突变型，术后同步放化疗后短期发生肿瘤进展，经多学科诊疗（MDT）讨论后接受 TTF 治疗，病情保持稳定至今，肿瘤电场治疗时间已有 25 个月，病情稳定，仍维持 TTF 使用中，头皮状况良好，KPS 90 分。

肿瘤电场治疗是一种新型物理治疗方式，根据 EF-14 研究亚组结果分析，电场治疗高依从性患者，生存获益显著提高。本例患者复发后，经 MDT 建议入“肿瘤电场治疗联合化疗治疗复发性胶质母细胞瘤前瞻性临床研究”，病人签署知情同意书后，进行 TTF 治疗，患者依从性较好，使用依从性达到 94% 以上，现能够平均佩戴 22.5h/d，无严重头皮不良反应发生。胶质母细胞瘤需要综合治疗，手术切除 + 同步放化疗 + 肿瘤电场治疗是推荐的治疗方案，TTF 是一种居家治疗方式，提高了患者生活质量，值得进一步临床研究和应用。

# 病例 15　一例中线、深部复发胶质瘤的挽救治疗

南方医科大学南方医院　神经外科　易国仲　李志勇　黄广龙　漆松涛

## 【病例介绍】

患者，女性，46 岁，2019 年 11 月 23 日轮椅入院。

主诉：脑胶质瘤术后 4 月余，头痛伴呕吐 3 周。

简要病史：2019 年 3 月因右眼“飞蚊症”于外院检查提示颅内占位病变，予以保守治疗效果不佳；2019 年 6 月至外院行开颅活检，术后病理提示胶质增生，部分核异形，Ki67 表达略高，低级别胶质瘤待排。2019 年 8 月回当地医院行替莫唑胺（TMZ）同步放化疗（60Gy/2Gy/30f）。2019 年 11 月 2 日患者出现头痛伴呕吐，当地医院复查 MRI 提示肿瘤进展，为进一步手术来我院。

既往史：患者诉 10 余年前发现“子宫内膜增厚”，外院治疗，具体不详。

家族史：父亲因“食管癌”去世。否认家族性遗传病史。

体格检查：KPS 70 分，神志淡漠，无言语，双侧瞳孔 3mm，反应（+），四肢肌力 3+ 级，病理征（–）。

## 【术前检查】

2019 年 3 月 22 日当地医院 MRI 示颞顶枕叶、胼胝体压部（轻度强化）异常信号，怀疑炎症或肿瘤（图 15-1）。

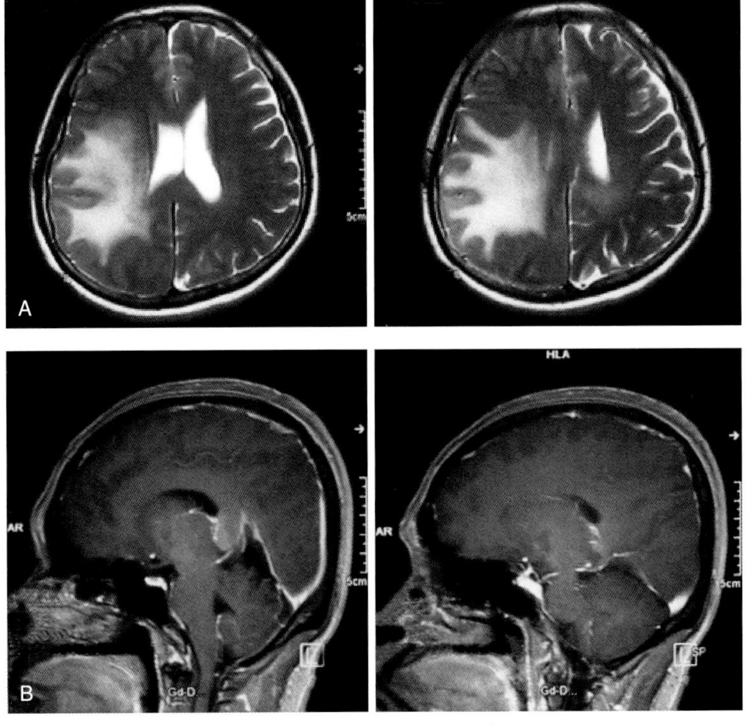


**图 15-1　2019 年 3 月 22 日头部 MRI**

A. 患者头颅 MRI 轴状位，提示右侧颞顶枕叶大片弥漫异常信号；

B. 患者头颅 MRI 矢状位，提示胼胝体压部异常强化信号。

2019 年 5 月 16 日外院 MRI 示胼胝体压部病灶较前增大、强化显著(图 15-2)。

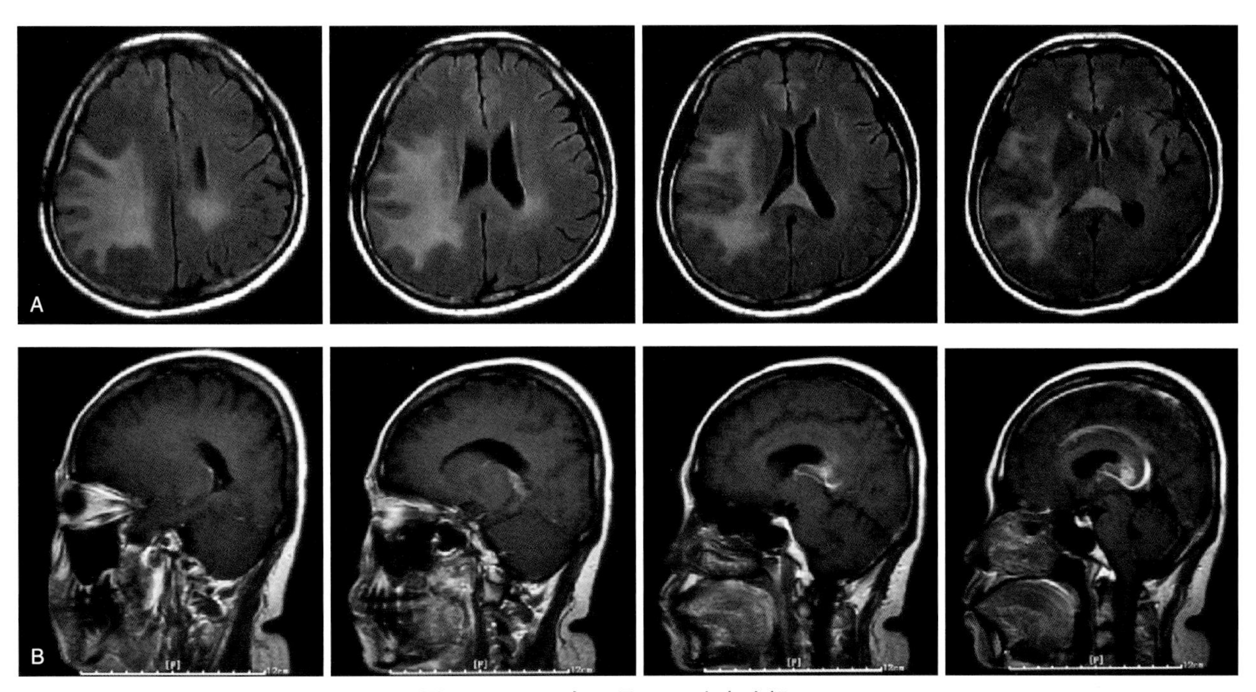

**图 15-2　2019 年 5 月 16 日患者头部 MRI**

A. 患者头部 MRI 轴状位，提示右侧颞顶枕叶大片弥漫异常信号，范围大致同前；

B. 患者头部 MRI 矢状位，提示胼胝体压部异常强化信号，范围较前增大。

2019 年 5 月 31 日外院 PET-CT 示胼胝体压部病灶呈高代谢表现，提示恶性肿瘤可能性，结合病史，考虑为肿瘤复发(图 15-3)。

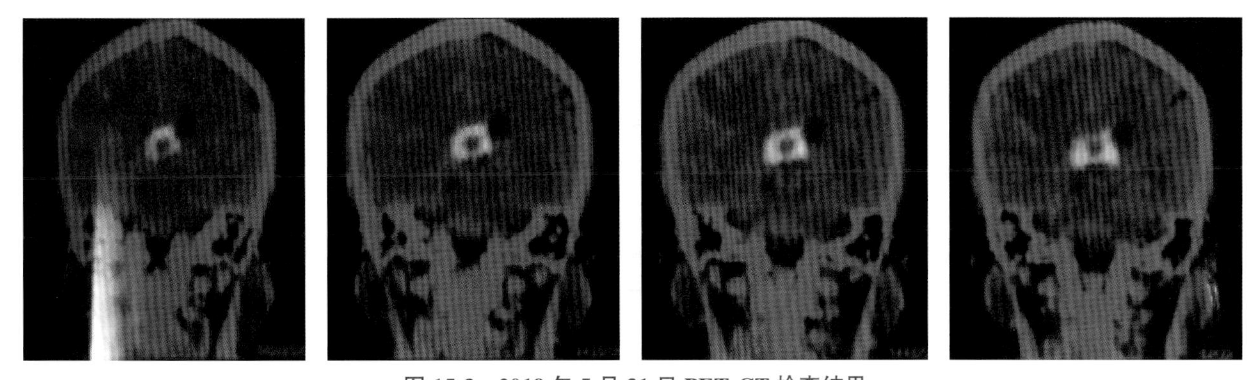

**图 15-3　2019 年 5 月 31 日 PET-CT 检查结果**

## 【诊断】

胼胝体压部、右侧颞叶皮质下等区域病灶 FET 代谢异常增高，结合病史，首先考虑肿瘤性病变。

## 【手术治疗】

2019 年 6 月 10 日外院行开颅活检手术(图 15-4)。

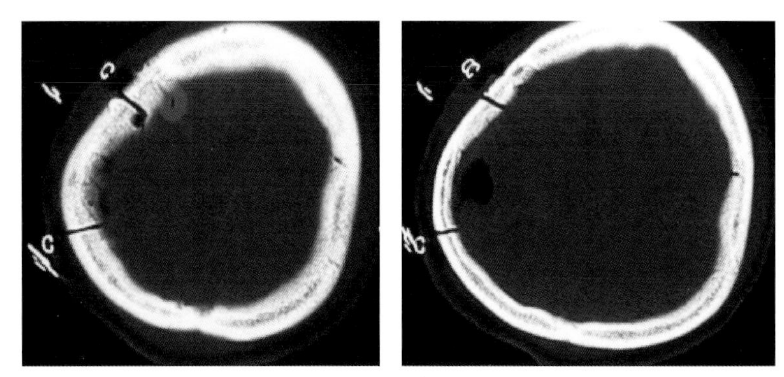

图 15-4 2019 年 6 月 10 日患者颅内活检术后 CT（骨窗）

## 【病理诊断】

（右顶叶）胶质增生，部分核异形，Ki67 表达略高，低级别胶质瘤待排。

## 【诊治过程】

患者于 2019 年 8 月就诊外院，排除放化疗禁忌证，于 2019 年 8 月 19 日至 2019 年 9 月 29 日予以放疗，6MV-X 线容积调强放射治疗（volumetric modulated arc therapy，VMAT），95% PTV1 60Gy/2Gy/30f，95%PTV2 51Gy/1.7Gy/30f，同时予以每日 TMZ 化疗，放疗结束后，院外继续遵嘱 TMZ 行辅助化疗、抗癫痫等治疗，其间伴近期记忆力下降、情绪低落，精神差，言语少，活动少。

1. 二次术前检查 2019 年 11 月 23 日二次术前行 MRI 检查，示胼胝体压部、右侧侧脑室三角部多发占位；右侧颞枕叶弥漫异常信号；小脑、脑干软脑膜弥漫强化（图 15-5）。

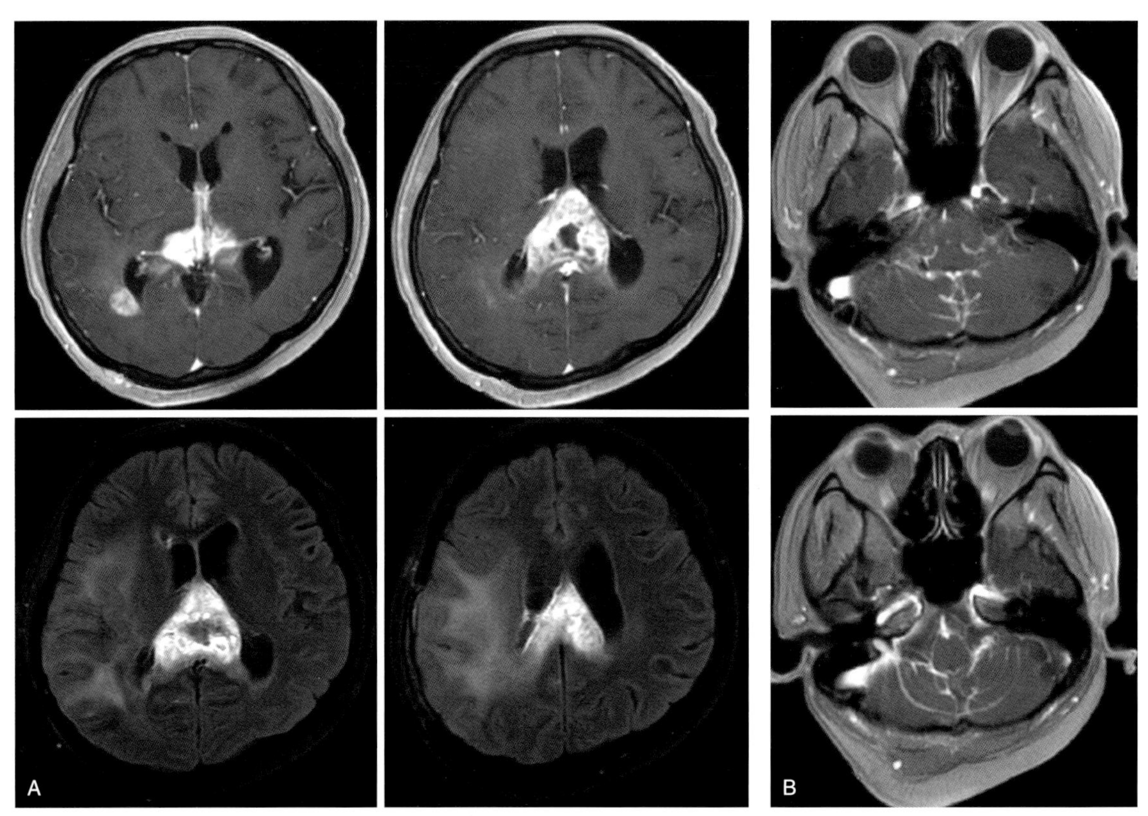


图 15-5 2019 年 11 月 23 日术前 MRI

A. 示胼胝体压部、右侧侧脑室三角部多发占位；右侧颞枕叶弥漫异常信号；B. 小脑、脑干软脑膜弥漫强化。

2. 二次手术　2019 年 11 月 29 日于我院再次手术。术中冰冻病理诊断为“脑肿瘤”，倾向于高级别恶性肿瘤。手术目标为切除胼胝体压部 - 脑室内 - 右侧侧脑室壁强化结节；减轻肿瘤负荷。

## 【组织 / 分子病理学诊断】

术中病理结果：送检“脑肿瘤”组织内见瘤细胞呈弥漫性分布，细胞排列较紧密，呈多角形、圆形或三角形，核浓染，细胞异型明显，瘤巨细胞多见，瘤组织内血管数目增多，血管内皮增生，组织中可见大片栅栏状坏死。

免疫组化（4 号切片）结果：GFAP（+）、Oligo-2（+）、Neu-N（神经元 +）、EMA（-）、MGMT（+），P53（-，无义突变）、VEGF（++）、EGFR（++）JDH-1（-）、ATRX（+）、Ki-67（+，2%）；（1 号切片）：CK（-）、GFAP（+）。

FISH 示本例标本染色体 1p 及 19q 均不存在杂合性缺失。

病理诊断及建议：“胼胝体肿瘤”高级别胶质瘤伴大片坏死，符合胶质母细胞瘤，WHO Ⅳ级。

术后病理结果：细胞异型明显，瘤巨细胞多见，瘤组织内血管数目增多，血管内皮增生，组织中可见大片栅栏状坏死。符合胶质母细胞瘤，WHO Ⅳ级（图 15-6）。

分子病理检查结果：IDH1/2 野生型、ATRX 野生型、TP53 野生型、TERT 突变、MGMT 启动子甲基化阴性（1.01%）。与靶向治疗药物相关的提示有：NF1 突变、NTRK1 扩增、PTEN 缺失、肿瘤突变负荷高。

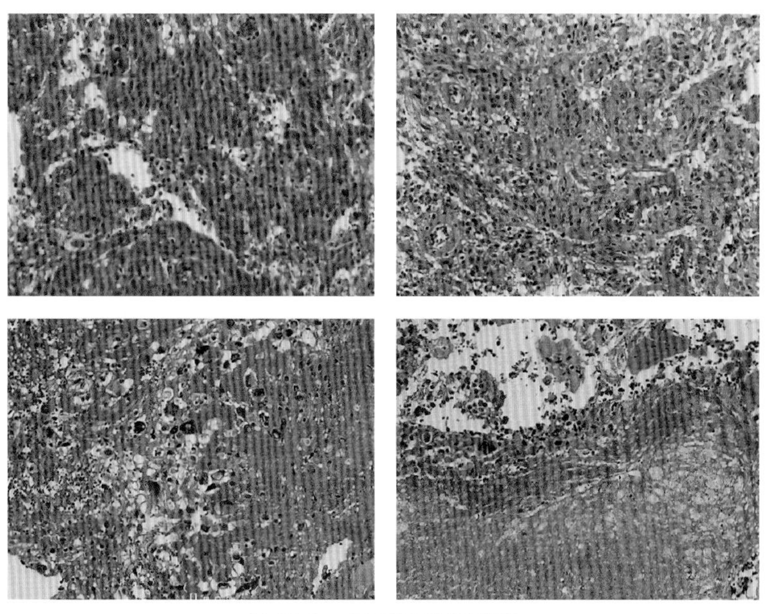

**图 15-6　术后肿瘤 HE 切片**

在我院二次手术术后第 1 天复查头部 CT 结果提示：术区术后改变，无出血、积血等改变；术后第 3 天复查头部增强 MRI，结果提示：颅内异常强化病灶完全切除，达到完全缓解（complete remission，CR）（图 15-7）。

3. 术后综合治疗方案　结合患者既往治疗史、我院再次手术的术后病理以及分子病理结果，经南方脑胶质瘤中心 MDT 团队讨论后，制定患者术后综合治疗方案：TMZ 密集方案辅助化疗（7 天方案，150mg/m$^2$）+ 肿瘤电场治疗 + 帕博利珠单抗 200mg，q3w+ 贝伐珠单抗 10mg/kg，VD，q2w。

2020 年 1 月患者 MRI 示瘤腔周围新发强化灶，脑膜强化较前减退多考虑假性进展；不排除肿瘤复发；密切随访。2020 年 2 月 MRI 示脑膜强化影淡化，达到疾病稳定（stable disease，SD）。2020 年 3 月 MRI 检查结果维持 SD（图 15-8）。

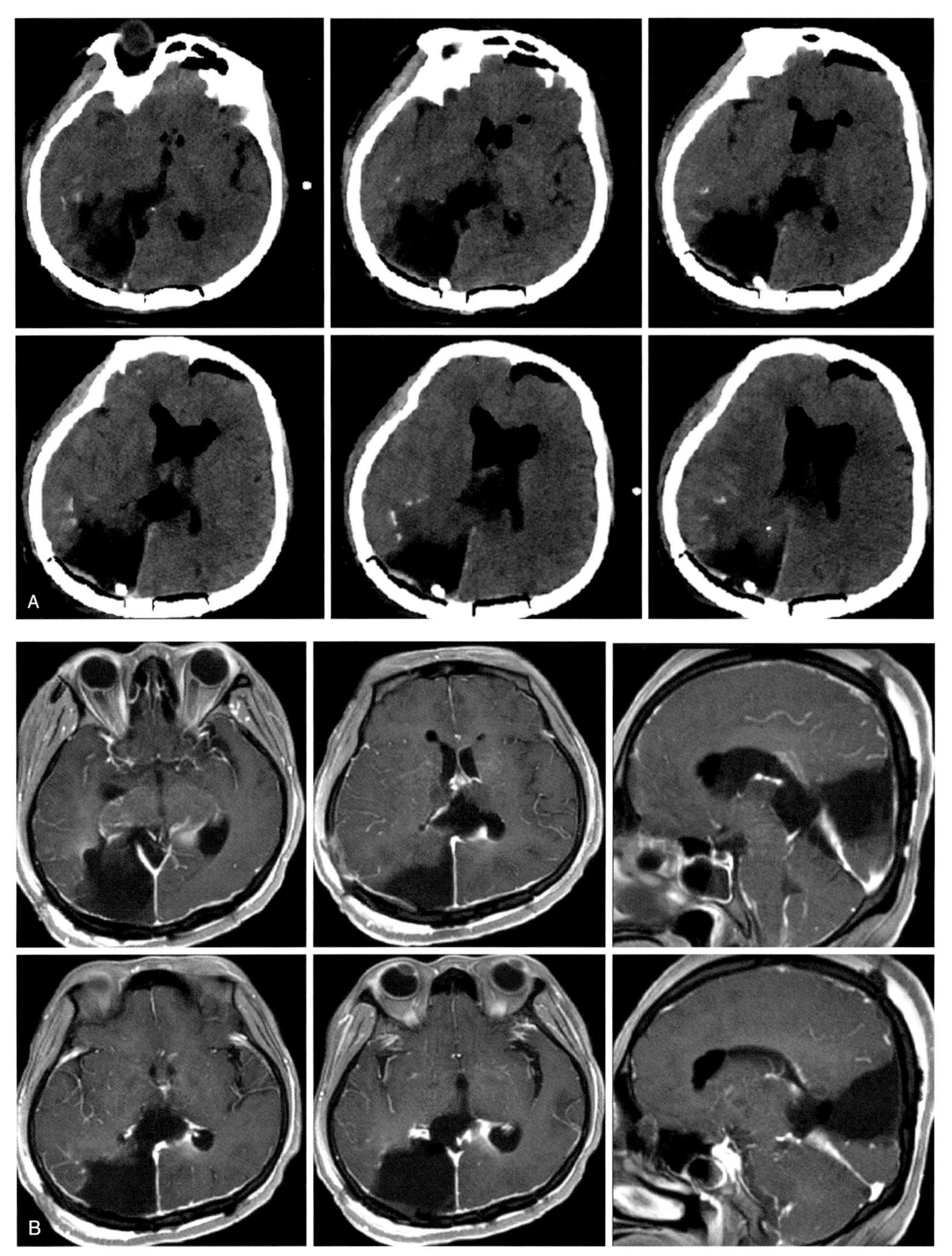


**图 15-7 患者术后复查影像学资料**

A. 术后第 1 天 CT；B. 术后 MRI（2019 年 12 月 1 日）。

2020 年 3 月 27 日患者行左股骨干增强 MRI 示侧髋关节前方巨大占位；并肌腱膜腔播散（图 15-9），考虑并发其他部位肿瘤或胶质瘤颅外转移。

4. 局部穿刺手术活检　2020 年 4 月 19 日患者行超声引导下穿刺活检。

穿刺病理结果：送检组织可见瘤细胞散在分布，有细胞形态不规则，核大、深染，可见核分裂象，细胞异型明显。部分瘤细胞周围见骨样基质，呈肿瘤成骨改变，部分见软骨基质。部分瘤细胞呈梭形。

免疫组化结果：GFAP（–）、S-100（部分 +）、MDM2（部分 +）、SATB-2（+）、P53（+，50%）、Vim（+）、CK（–）、Ki-67（+，50%）。

2020 年 4 月 24 日病理诊断：（左侧腹股沟包块活检）符合普通型骨肉瘤（图 15-10）。

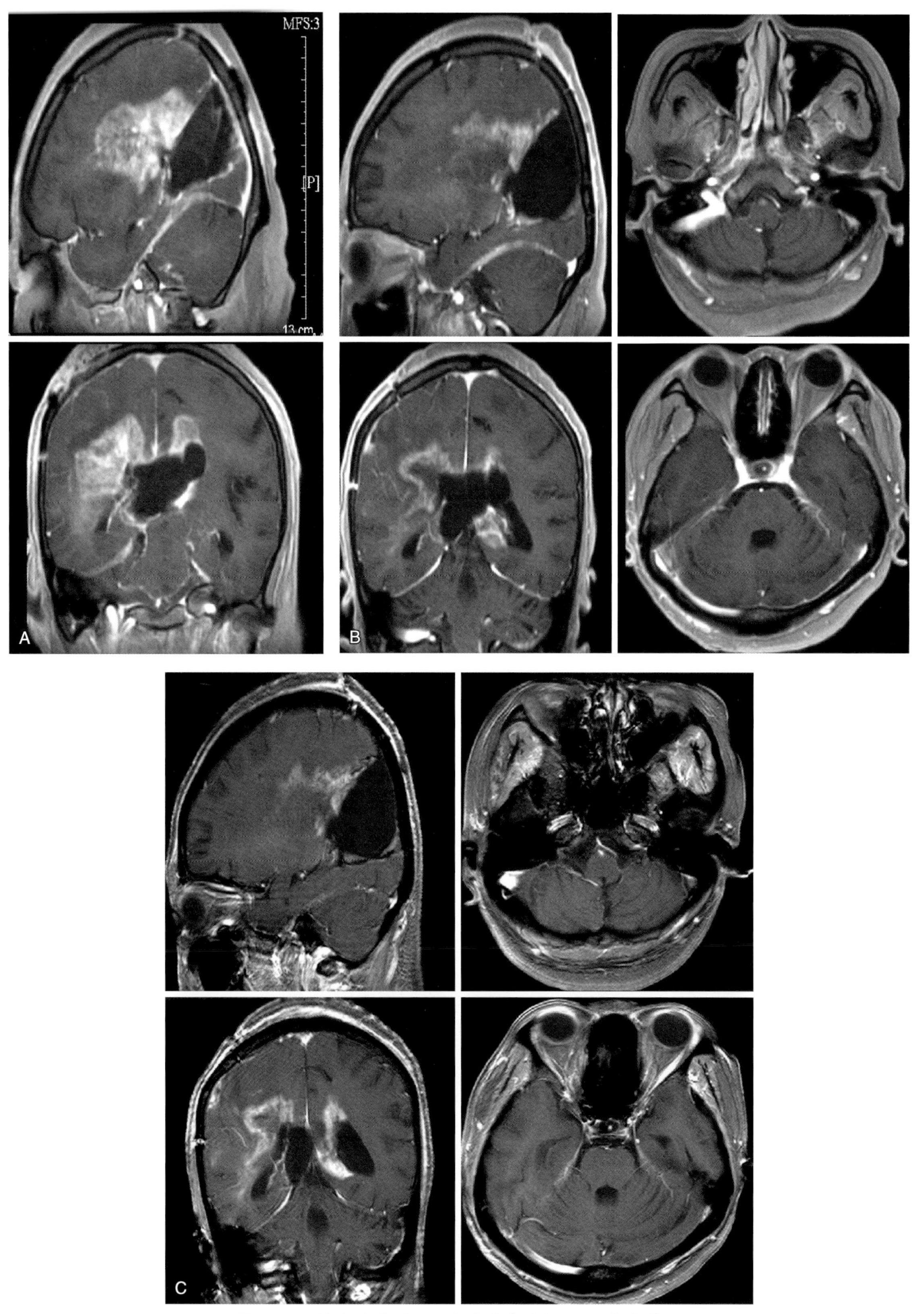


**图 15-8　综合治疗后 1~3 个月患者头部 MRI 复查情况**

A. 2020 年 1 月行 MRI 检查；B. 2020 年 2 月 MRI 检查；C. 2020 年 3 月 MRI 检查。

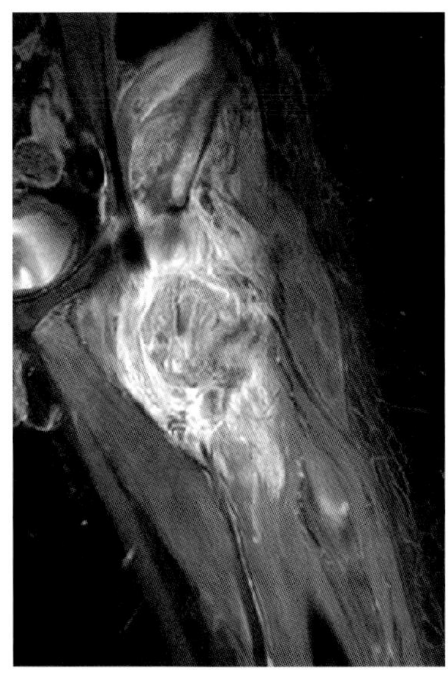

图 15-9　2020 年 3 月 27 日行左股骨干增强 MRI 示侧髋关节前方巨大占位

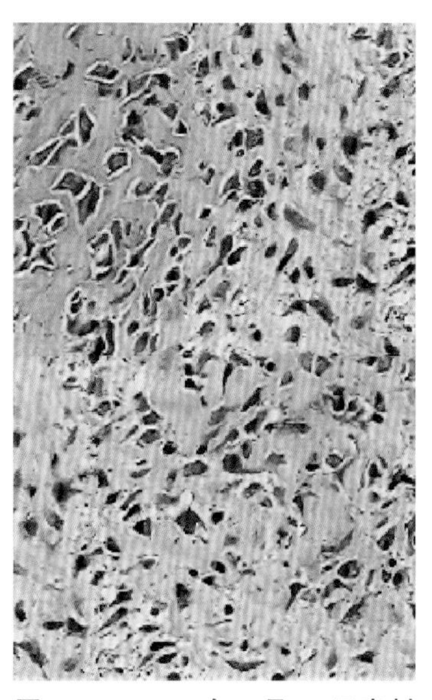

图 15-10　2020 年 4 月 24 日穿刺活检组织 HE 染色

肿瘤科会诊意见：建议患者能够耐受情况下，加用 AP 方案化疗（多柔比星 + 顺铂）。我科讨论后继续维持当前治疗，定期复查（图 15-11）。

2020 年 6 月 MRI 示脑干强化病灶，提示疾病进展（PD）（图 15-12）。

结合患者分子病理结果，患者存在 NF1 及 PTEN 突变，提示可能对依维莫司治疗敏感，经南方脑胶质瘤中心 MDT 讨论后，并详细向患者及家属交代治疗获益及风险后，家属表示理解，于 2020 年 6 月 15 日加用依维莫司（10mg，每日 1 次，口服）。

2020 年 7 月行 MRI 强化扫描，示结节淡化，达到 SD（图 15-13）。

2020 年 7 月，患者出现Ⅲ级骨髓抑制，予以重组人血小板生成素、输注血小板等，改善不佳（图 15-14）；停用当前治疗方案；症状持续加重，呼吸、心率慢，痰液无法自行排出；留置经鼻气管插管；转至当地医院维持治疗。

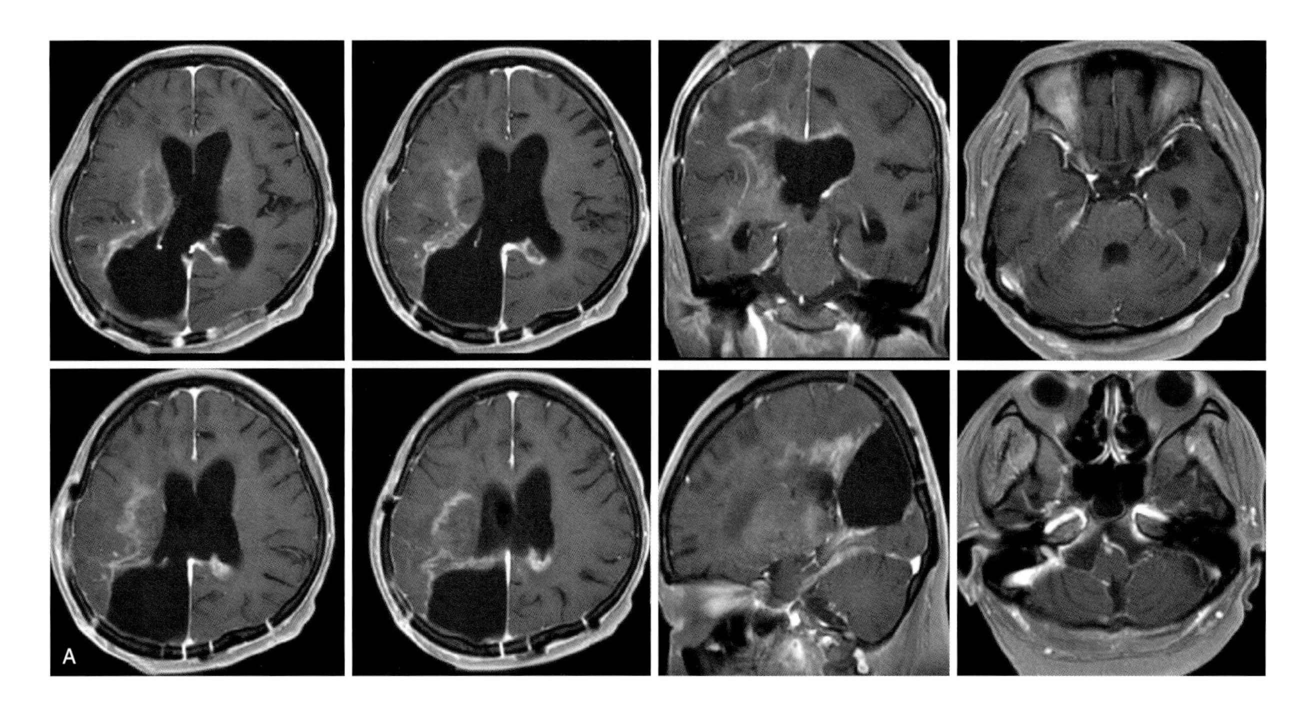

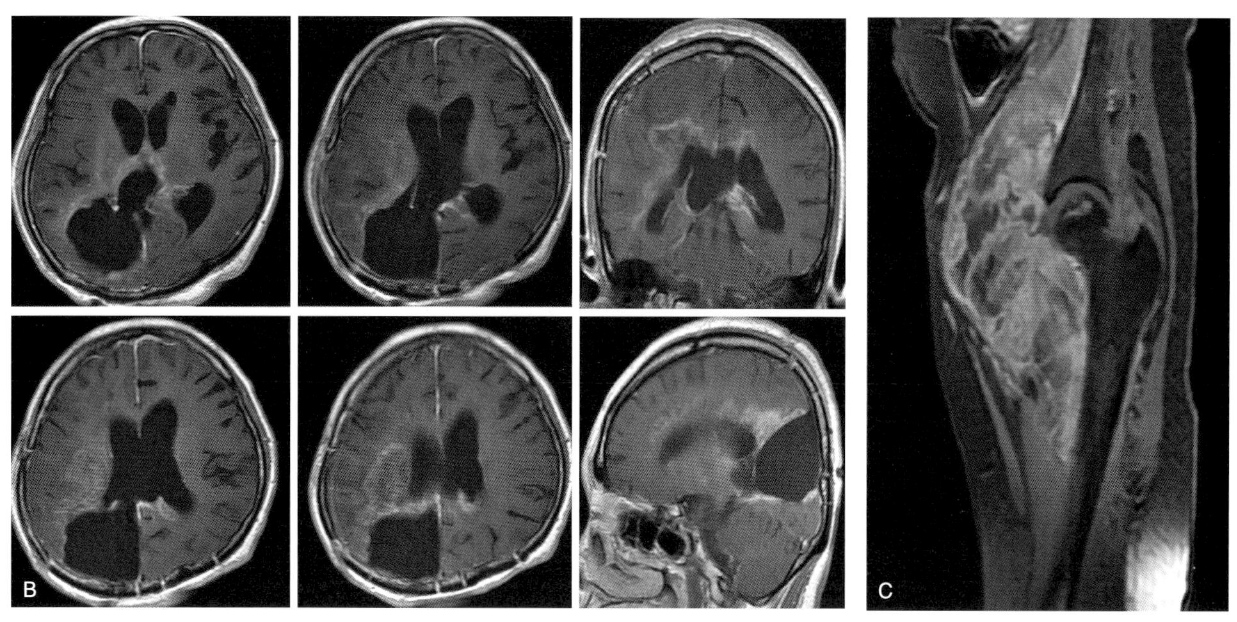


**图 15-11　综合治疗后 4~5 个月患者头部增强 MRI 复查情况**

A. 2020 年 4 月行 MRI 示瘤腔及幕下情况稳定，颅内情况维持 SD；B. 2020 年 5 月 MRI 示颅内情况稳定，达到疾病稳定 SD；C. 2020 年 5 月股骨干增强 MRI 检查结果提示，左侧髋关节前方巨大占位性病变，考虑骨肉瘤，大致同前。

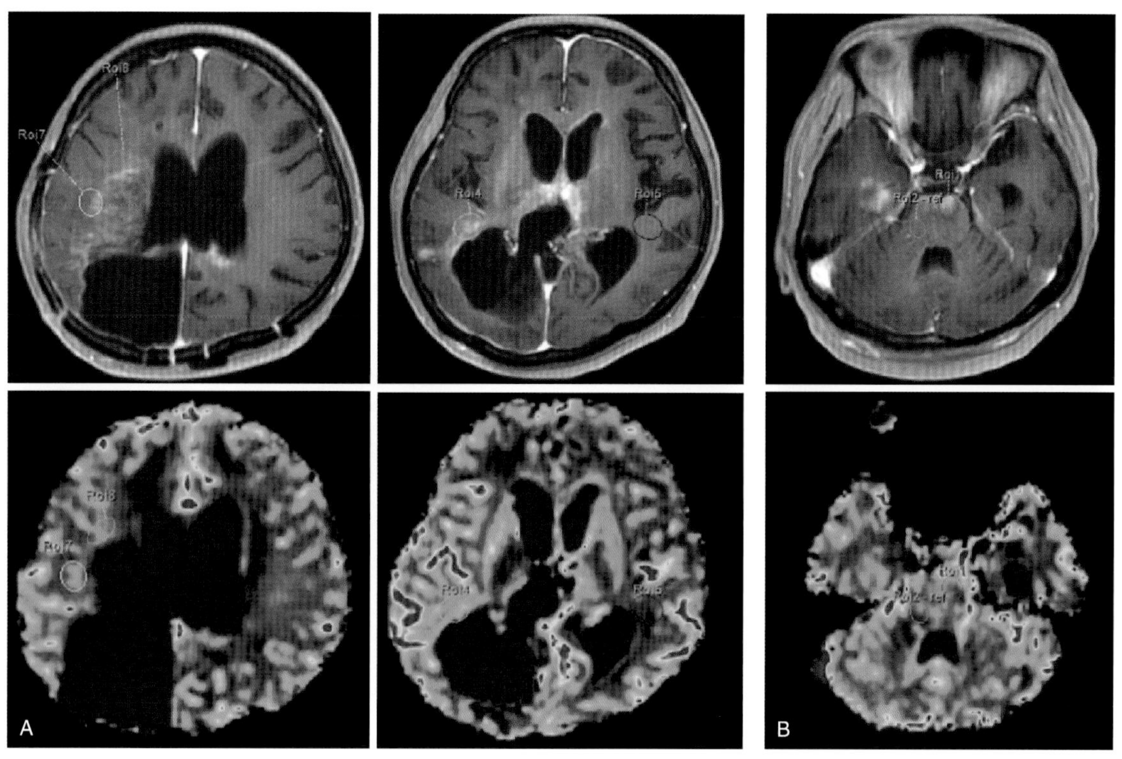


**图 15-12　患者综合治疗后 6 个月出现脑干强化病灶**

A. 增强以及灌注成像结果提示：幕上病灶持续稳定，无进展；B. 增强以及灌注成像结果提示：脑干出现强化病灶，灌注成像提示高灌注，考虑肿瘤远处转移。

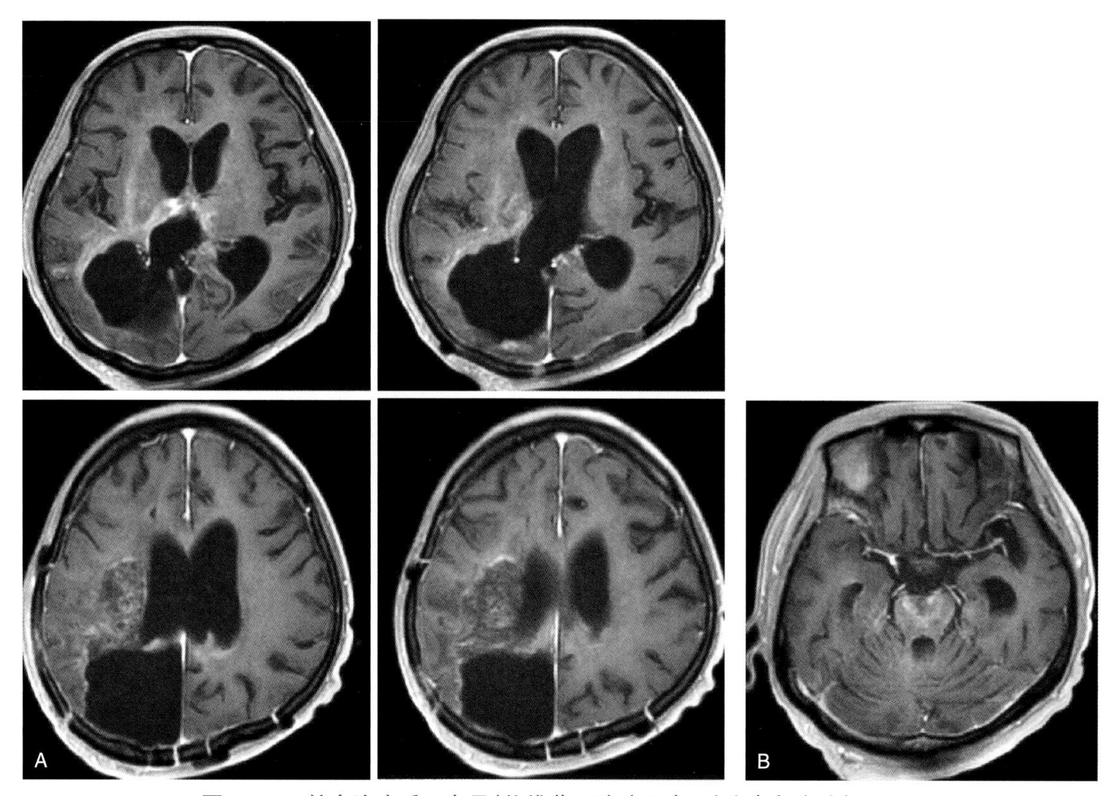


**图 15-13 综合治疗后 7 个月(依维莫司治疗 1 个月)患者复查头颅 MRI**
A. 增强成像结果提示：幕上病灶持续稳定，无进展；B. 增强成像结果提示：脑干强化病灶较前淡化，提示治疗有效，达到疾病稳定。

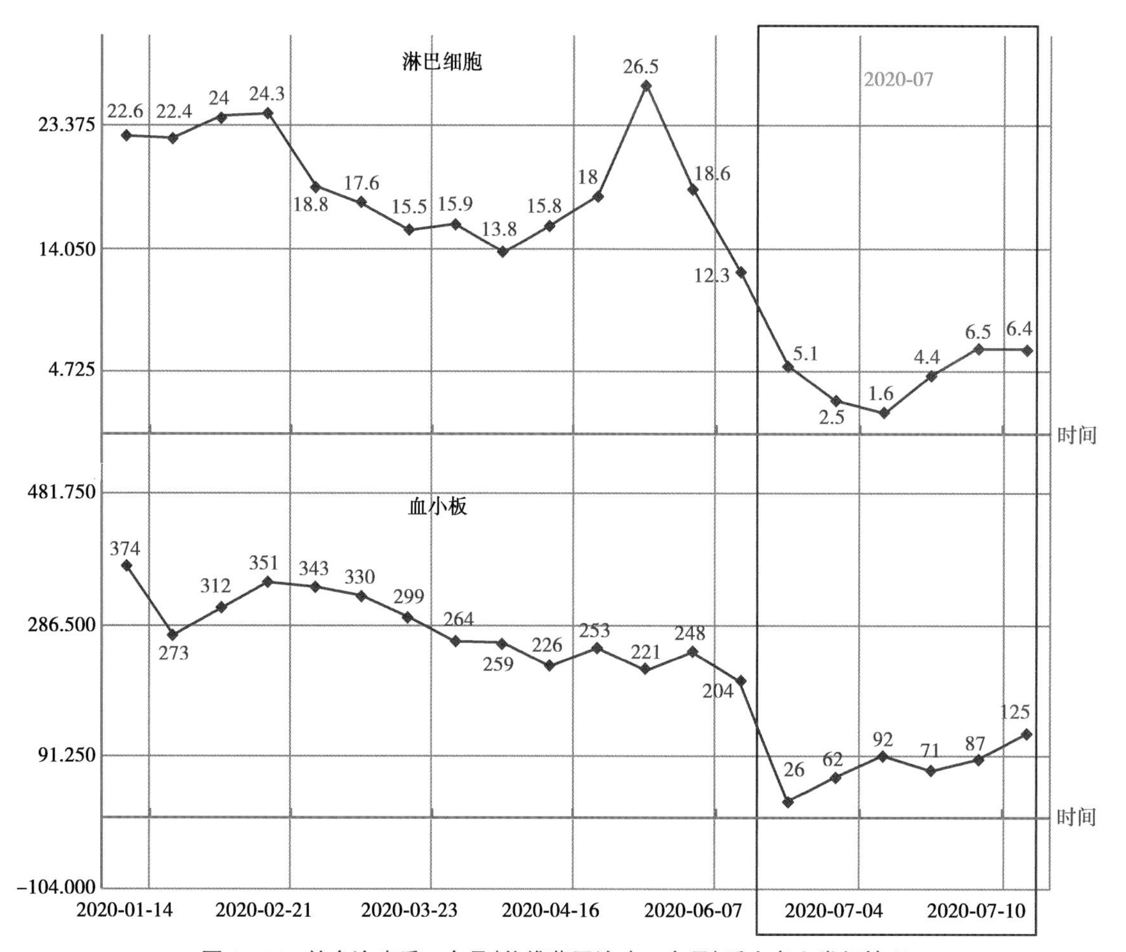


**图 15-14 综合治疗后 7 个月(依维莫司治疗 1 个月)后患者血常规情况**

## 【病例小结】

这是一例胶质母细胞瘤颅内多发病灶的病例，初诊后保守治疗效果不佳，外院行开颅活检，但受肿瘤异质性影响未能明确病理诊断，当地肿瘤医院从重处理，按胶质母细胞瘤采用 Stupp 方案治疗，即 TMZ 同步放化疗加辅助治疗，但肿瘤仍继续进展，病情恶化。我院行二次手术完整切除全部肿瘤，二次术后行 TMZ 密集方案化疗联合肿瘤电场治疗，因肿瘤电场治疗的基础研究显示有调节免疫作用，并且我院有前期经验，另 1 例基因分析显示多个预后不良因素的胶质母细胞瘤患者在 Stupp 方案基础上加用肿瘤电场治疗联合免疫治疗可长期无进展生存。本患者同时加用了帕博利珠单抗行免疫治疗，于我院二次手术后 5 个月内颅内病灶持续稳定，患者生活质量较高，在手术后 6 个月余复查时发现有脑干转移，加用依维莫司靶向治疗，用药 1 个月后复查脑干肿瘤结节变小，最终因药物副作用而停用该药物，经维持治疗至 2020 年 8 月底死亡，总生存期（overall survival，OS）为 18 个月。

此病例提示了全切除手术对胶质母细胞瘤的治疗至关重要，不仅能明确诊断，并且能最大程度地降低肿瘤负荷，为后续的综合治疗创造基础。

## 【专家点评】

南方医科大学附属南方医院　漆松涛

本病例是一位中年女性患者，外院诊断为胼胝体压部、顶叶皮质多发占位；影像上考虑恶性肿瘤，位置深在而困难，外院只做了开颅活检术，标本不充分，未得到最终病理确诊，治疗未获益。20 多年来南方医院始终坚持尽量扩大安全切除胶质瘤的治疗策略，并遵循膜性结构的理念、尽量完整整块切除肿瘤。本例患者就是一例典型病例，术中沿着脑沟回蛛网膜、室管膜边界，完整切除顶叶 - 胼胝体压部病灶，最大程度减轻患者肿瘤负荷；术后依据病理及分子病理结果，在南方脑胶质瘤中心 MDT 团队全程择优精细化管理下，最终有效延长了患者生存期。这一例患者的治疗反映了南方脑胶质瘤中心积极的外科手术策略与具体做法，并再次证实最大治疗获益的胶质瘤病例一定是以满意的肿瘤全切除为前提。

本例患者在膜性神经外科手术理念指导下，做到了最大范围安全切除。术后依据分子病理结果，制定能够使患者最大化受益的治疗方案，也是秉承了南方医院一贯的“胶质瘤全程精细化管理”的理念。对于分子病理结果不好的胶质瘤患者，综合治疗是出路。依据患者的分子病理结果，术后该患者接受替莫唑胺密集方案 + 电场治疗 + 帕博丽珠单抗治疗，同时每月均复查头部灌注增强 MRI，密切监测患者治疗成效以及肿瘤进展情况。本例病例提示电场治疗在控制幕上肿瘤灶方面还是颇有成效的，也希望未来电场治疗能进入医保目录，让更多高级别胶质瘤患者获益。

本例患者术后的综合治疗过程，是我们中心倡导的以积极全切除为基础的胶质瘤全程精细化管理的体现。本例患者的胼胝体肿瘤呈现典型的蝴蝶征，属于胶质瘤高难度手术之一，经最大范围切除肿瘤后，患者的一般状态良好，能平稳进入到后续的综合治疗。电场治疗将胶质母细胞瘤的 5 年生存率由 5% 提高到 13%，并且对于日均使用时间超过 22 小时的患者，5 年生存率可以提高到近 30%。自 2020 年引进到中国大陆，已经有杭州等多个城市的惠民保险逐渐将其纳入报销范围，相信未来会有更多的胶质母细胞瘤患者享受到这一福音。电场治疗的一个优势就是与其他治疗不冲突，所以本例患者在电场治疗的基础上加用了替莫唑胺化疗、靶向治疗和免疫治疗，耐受性良好，并且电场治疗与靶向和免疫治疗有潜在的协同作用，所以可见幕上手术区域控制良好，未见肿瘤复发，后期出现幕下脑干转移病灶，考虑除胶质母细胞瘤本病以外，因为患者当时无法加用针对骨肉瘤的化疗方案，所以不能除外骨肉瘤颅内转移，最终导致病情持续加重而死亡。胶质瘤的治疗其实既要遵循指南，也要挑战指南，既要规范化，也要个体化。本例患者的积极全切除手术和术后个体化综合治疗方案给患者带来了最大程度的生存收益。

# 病例 16　星形细胞瘤在分子病理指导下的治疗决策

首都医科大学附属北京天坛医院　刘　帅

## 【病例介绍】

患者，男性，48 岁。

3 年前(2020 年 8 月 26 日)因“突发性癫痫发作 3 月余”就诊于我院。

查体：KPS 评分 90 分，神清、语利，双瞳等大等圆，四肢肌力 5 级。

术前检查(心电图、胸 CT、超声心动图)未见明显手术禁忌。

## 【术前诊断】

术前影像评估，右侧颞顶皮质异常信号 2.0cm × 3.0cm × 2.8cm(图 16-1)，初步诊断：低级别胶质瘤。

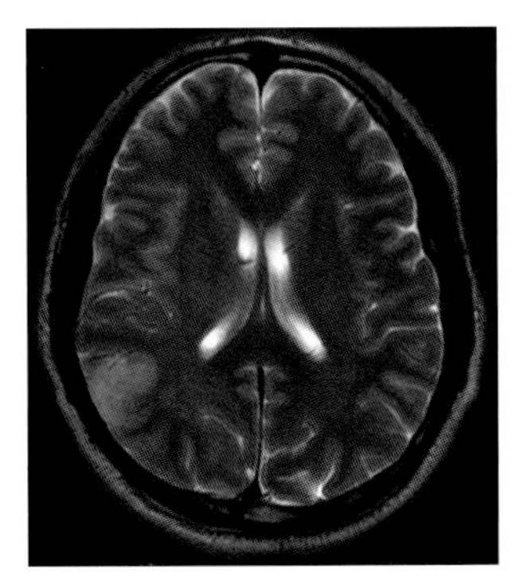
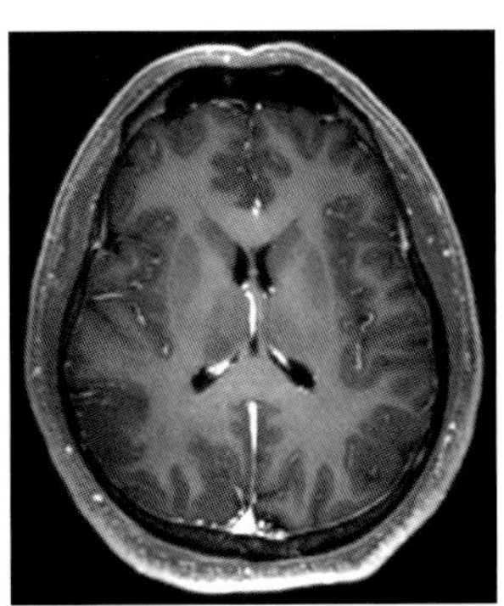
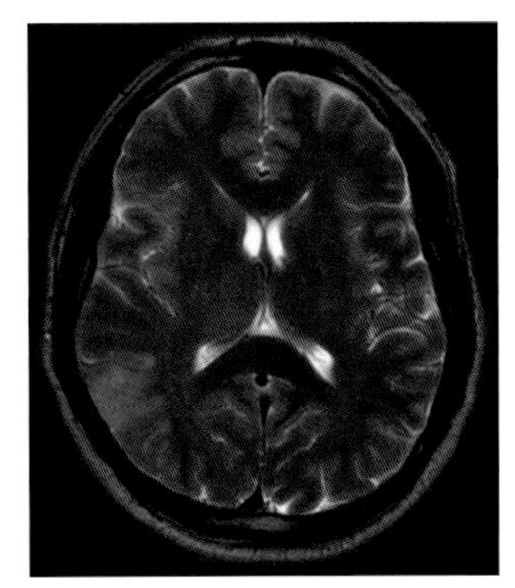
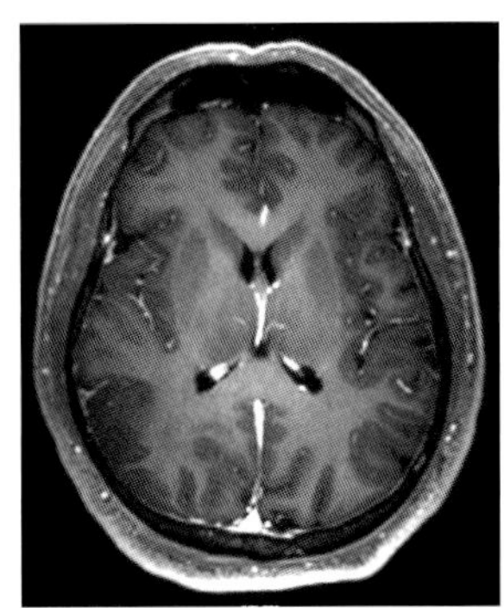

**图 16-1　术前头部 MRI(2020 年 7 月 27 日)**

## 【手术治疗】

2020 年 9 月 1 日在全麻下行右侧颞顶开颅肿瘤切除术 + 人工硬脑膜修补术，全切病变，色灰白灰红，血供一般，与周围组织边界可，术中冰冻病理示星形细胞瘤。

## 【组织 / 分子病理学诊断】

组织病理结果：间变性星形细胞瘤(WHO Ⅲ级)。

免疫组化结果：GFAP(+)，Ki67(局灶 10%~20%)，IDH(-)，P53(+)，ATRX(+)。

分子病理结果：IDH1 基因 R132 突变：无突变。IDH2 基因 R172 突变：无突变。TERT 启动子 C228T 突变：突变。TERT 启动子 C250T 突变：无突变。染色体 1p/19q 共缺失：无共缺失。MGMT 启动子甲基化：无甲基化。

## 【诊治过程】

2020 年 9 月 24 日行替莫唑胺(TMZ)同步放化疗及辅助化疗(图 16-2)。

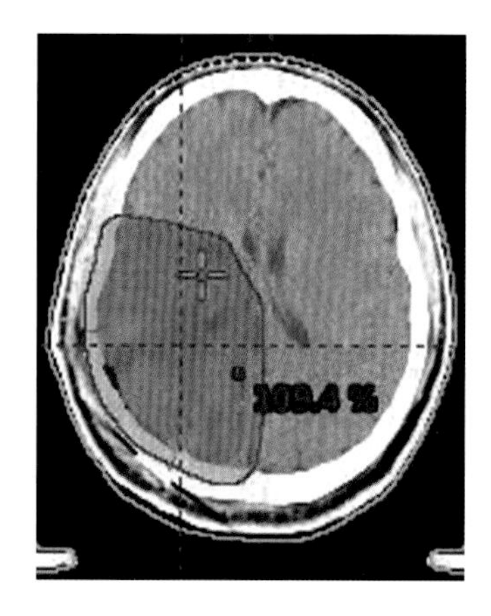
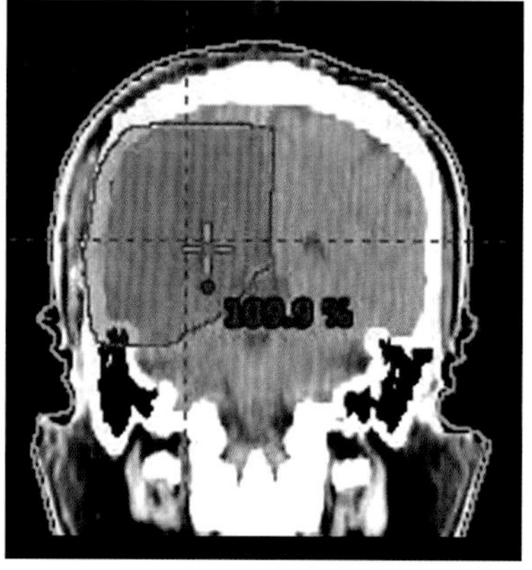
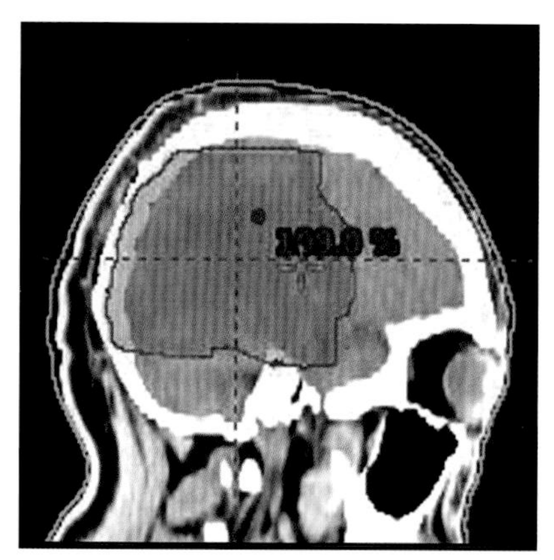

图 16-2 放疗（60Gy/30f，TMZ 75mg/m²）

辅助化疗：口服 TMZ 化疗 7 周期，150~200mg/（m²·d），5/28 方案。

放疗 1 个月后患者常规复查，头部 MRI 示右侧颞顶强化灶（图 16-3），遵嘱继续替莫唑胺辅助化疗。

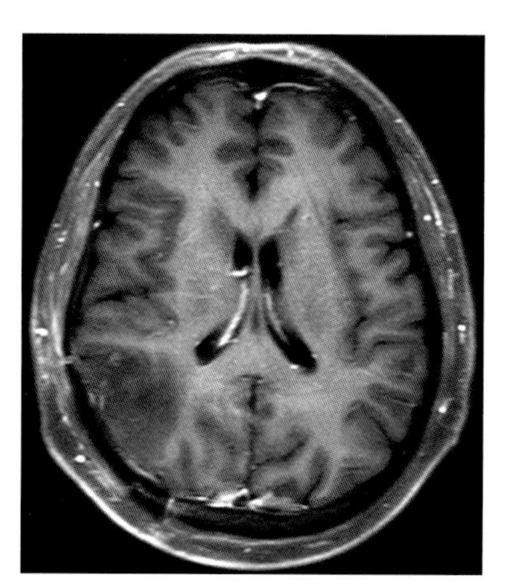
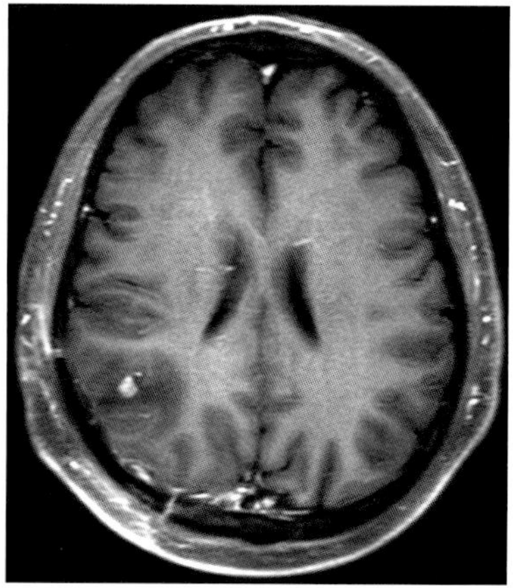

图 16-3 放疗后 1 个月头部 MRI（2020 年 12 月 10 日）

2021 年 2 月 5 日（图 16-4）及 2021 年 5 月 17 日（图 16-5）再次复查头部 MRI 示右侧颞顶强化灶增大，PET/MR 示代谢增高，考虑复发。

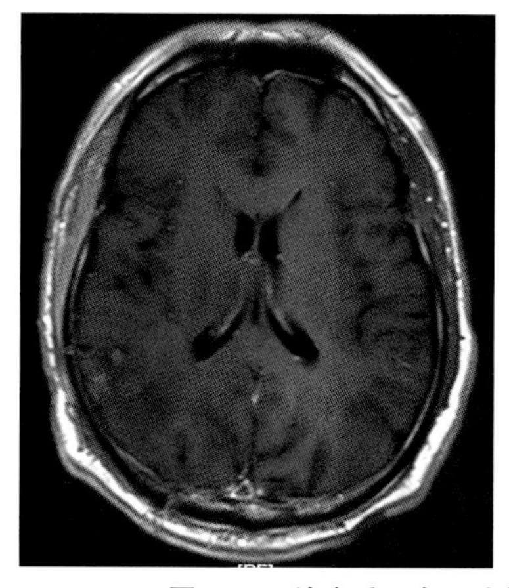
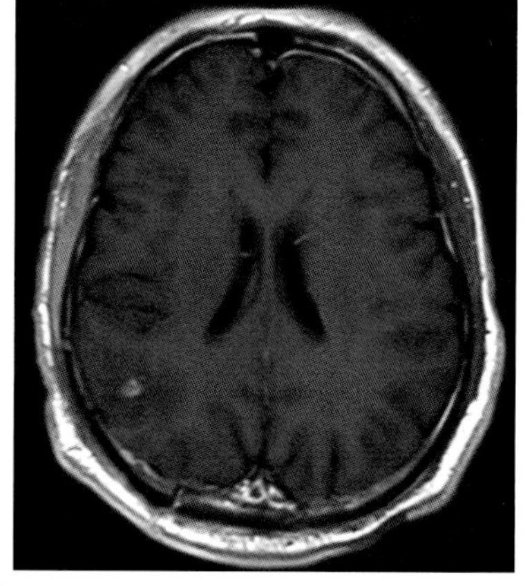

图 16-4 放疗后 4 个月头部 MRI（2021 年 2 月 5 日）

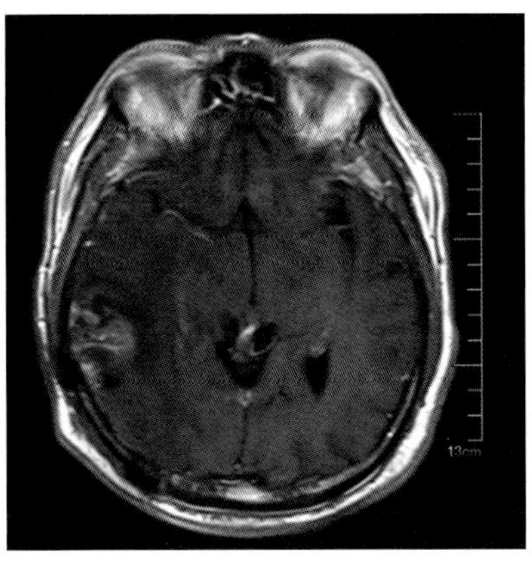
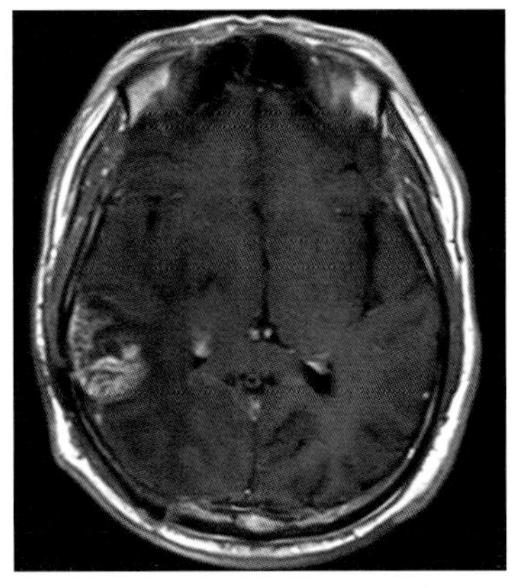
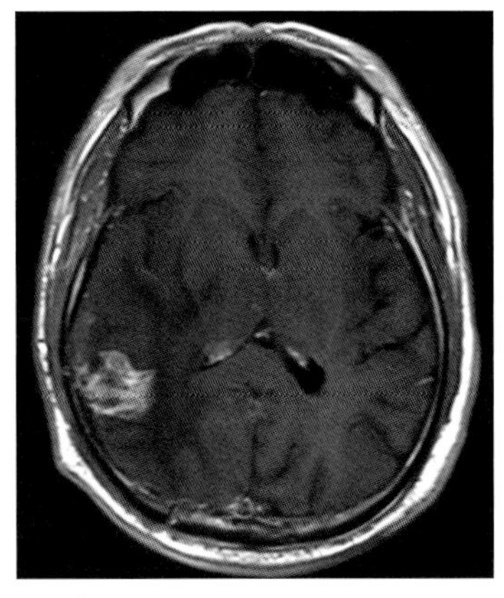

图 16-5　放疗后 6 个月头部 MRI（2021 年 5 月 17 日）

2021 年 6 月 8 日于我院行“右侧颞顶原切口扩大开颅显微镜下幕上深部肿物切除术”，手术全切病变。

第二次术后病理诊断：胶质母细胞瘤（WHO Ⅳ级），浸润软膜及蛛网膜下腔，Ki-67 20%~40%。

第二次术后 1 月余（2021 年 7 月 20 日）复查头部 MRI 示胼胝体体部、左侧丘脑、中脑、左侧颞岛异常强化灶（图 16-6），考虑为肿瘤播散。后对症支持治疗后患者去世。

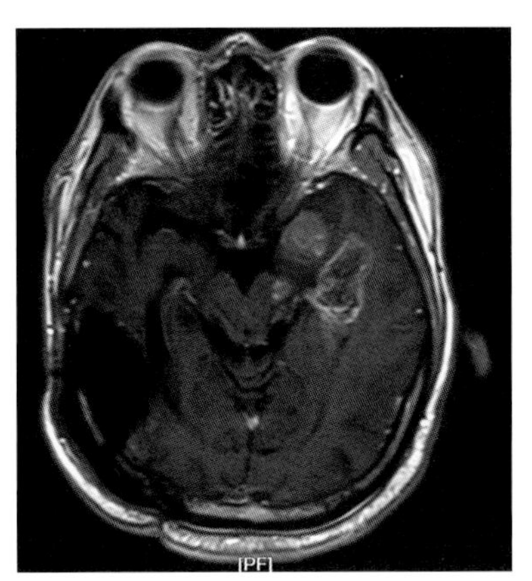
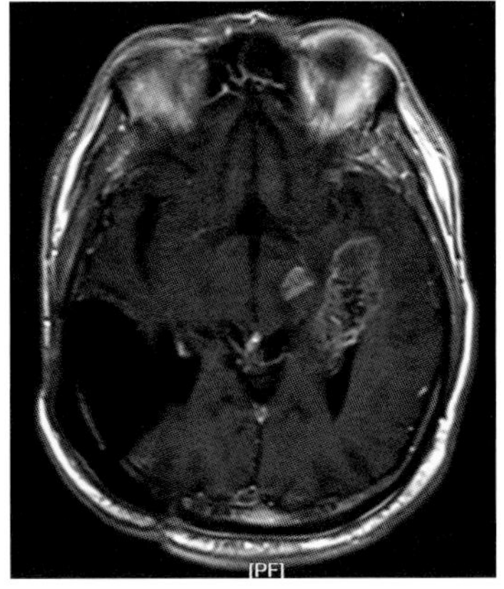
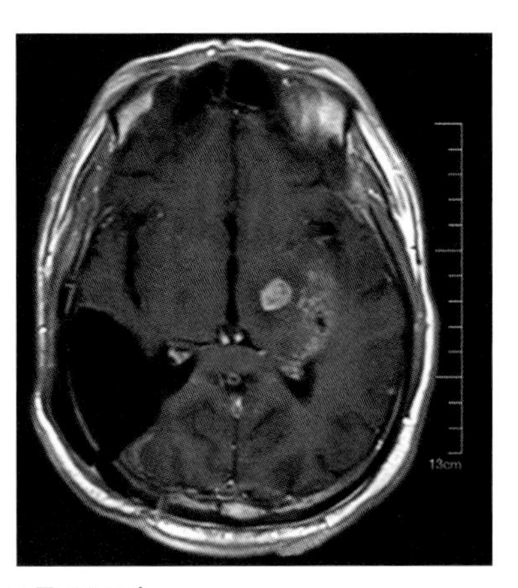

图 16-6　第二次术后 1 月余头部 MRI（2021 年 7 月 20 日）

## 【病例小结】

IDH 野生型星形细胞瘤预后明显差于 IDH 突变型。本例患者分子病理显示 IDH 野生型合并 TERT 启动子突变，组织学 WHO Ⅲ级，但根据最新的世界卫生组织中枢神经系统肿瘤分类，此类分子特征的胶质瘤定为 WHO Ⅳ级。虽然经过标准的手术和术后治疗，患者仍早期复发，且总生存期不足 1 年，预后极差，此类胶质瘤需要探索新的治疗方式。

## 【专家点评】

首都医科大学附属北京天坛医院　王　磊

2021 年世界卫生组织发布的第五版中枢神经系统肿瘤分类标准中，加入了分子病理特征作为分类的重要依据，原有的一部分组织学为 WHO Ⅲ级的间变性胶质瘤因此被定为 WHO Ⅳ级，这一点在 IDH 野生型的星形细胞瘤中体现得尤为明显。合并有 EGFR 扩增、

7 号染色体扩增/10 号染色体缺失、TERT 启动子突变三者至少之一的 IDH 野生型星形细胞瘤，无论组织学表现如何，其病理均为 WHO Ⅳ级，且病变的恶性程度和生物学行为与胶质母细胞瘤相近，预后较差。尽管本例采用了标准的治疗方案，肿瘤依旧在较短的时间内复发、死亡。目前 Stupp 方案同期放化疗联合电场治疗正在临床试验中，有望在一定程度上提高患者的远期生存质量。

# 病例17　GBM综合治疗循证医学的临床实践及思考

江苏省人民医院　神经外科　张军霞　曹远东　潘敏鸿　鲁珊珊

## 【病例介绍】

患者，女性，42岁，3年前(2020年2月24日)因“头痛头晕伴右侧肢体肌力下降1周余”入住我院。
查体：入院时神志淡漠，精神萎靡，全身乏力，右侧肢体肌力4级，KPS评分90分。
既往有“乙肝小三阳”，个人史及家族史无特殊。入院前后完善相关检查检验，无手术禁忌。

## 【术前诊断】

2020年3月3日行头颅MRI平扫和增强扫描，两侧大脑半球对称，左侧颞叶类圆形异常信号影，大小约5.2cm×5.1cm×5.3cm(前后径 × 左右径 × 上下径)，增强像实质成分强化明显，中央见片状不强化区，DWI示实质成分弥散受限，ADC值减低，周围见大片水肿，侧脑室受压，左侧为著，中线结构右移(图17-1)。

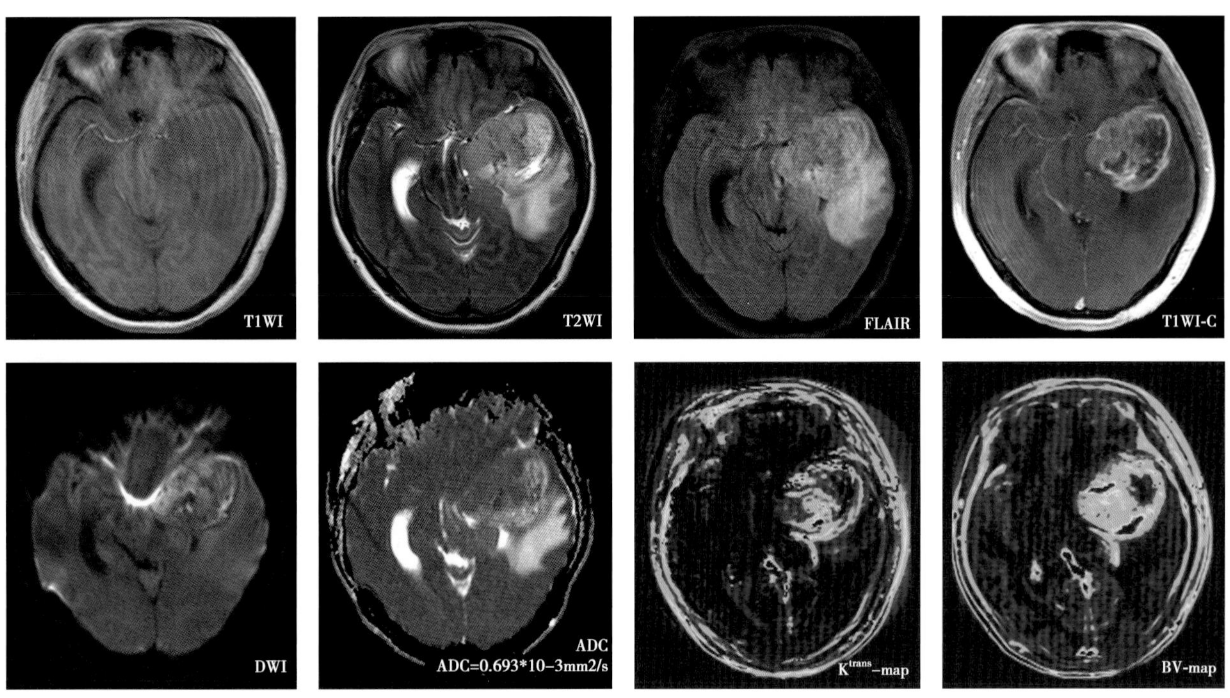


**图17-1　2020年3月3日首次MRI**

影像学显示左侧颞叶占位，占位效应明显，中线结构右移。结合病史，考虑胶质母细胞瘤。

## 【手术治疗】

2020年3月5日在全麻下行幕上深部病变切除术(图17-2)。

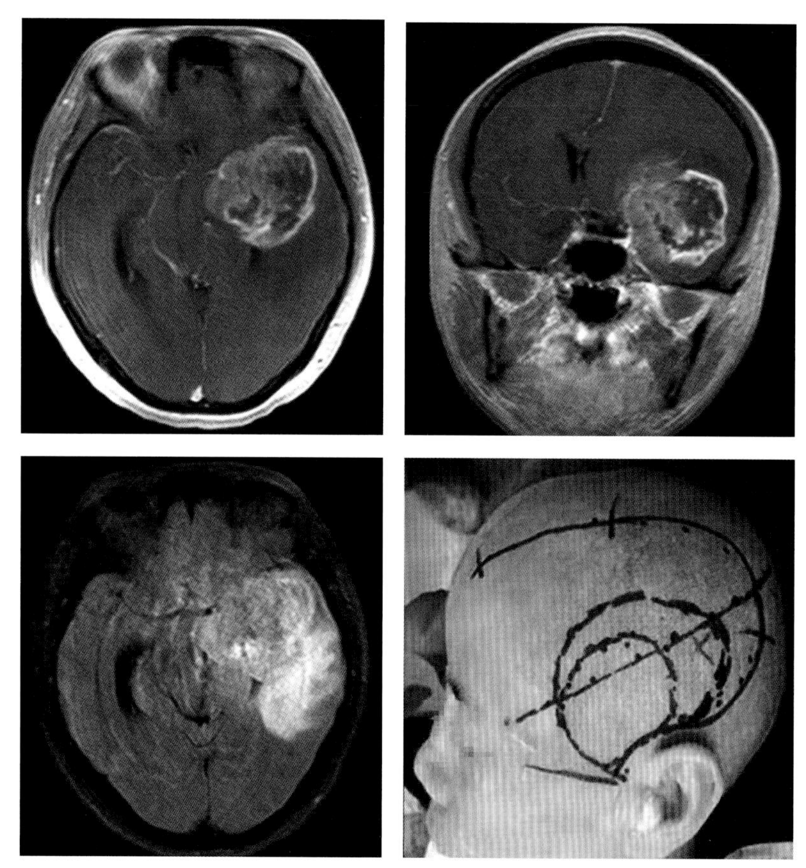

图 17-2 2020 年 3 月 5 日在全麻下手术

1. 术前及术中

(1)切口规划：左侧额颞顶部马蹄形切口。

(2)切除计划：T1 增强全切、T2/FLAIR>35% 切除。

(3)切除范围：上达侧裂血管深部，下至颞底硬膜，前至颞极，内达天幕裂孔。

(4)术中所见：肿瘤灰红、质地中等、血供丰富。

2. 术后

(1)总体切除率：T1 增强全切、T2/FLAIR 57.74% 切除（图 17-3、图 17-4）。

(2)术后情况：病人安返病房。

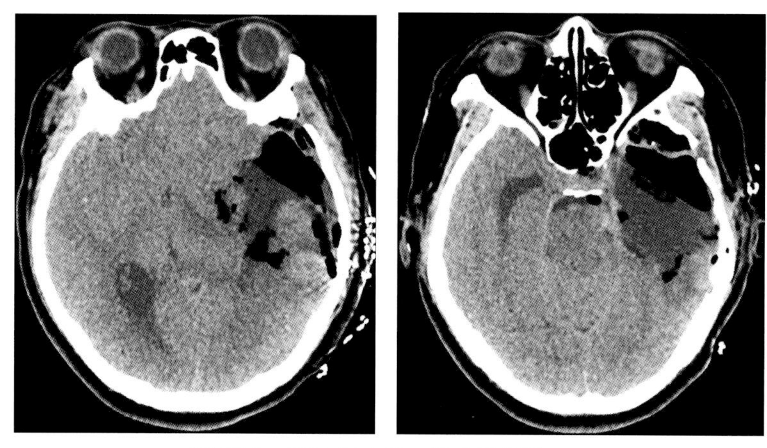

图 17-3 2020 年 3 月 5 日术后当天 CT

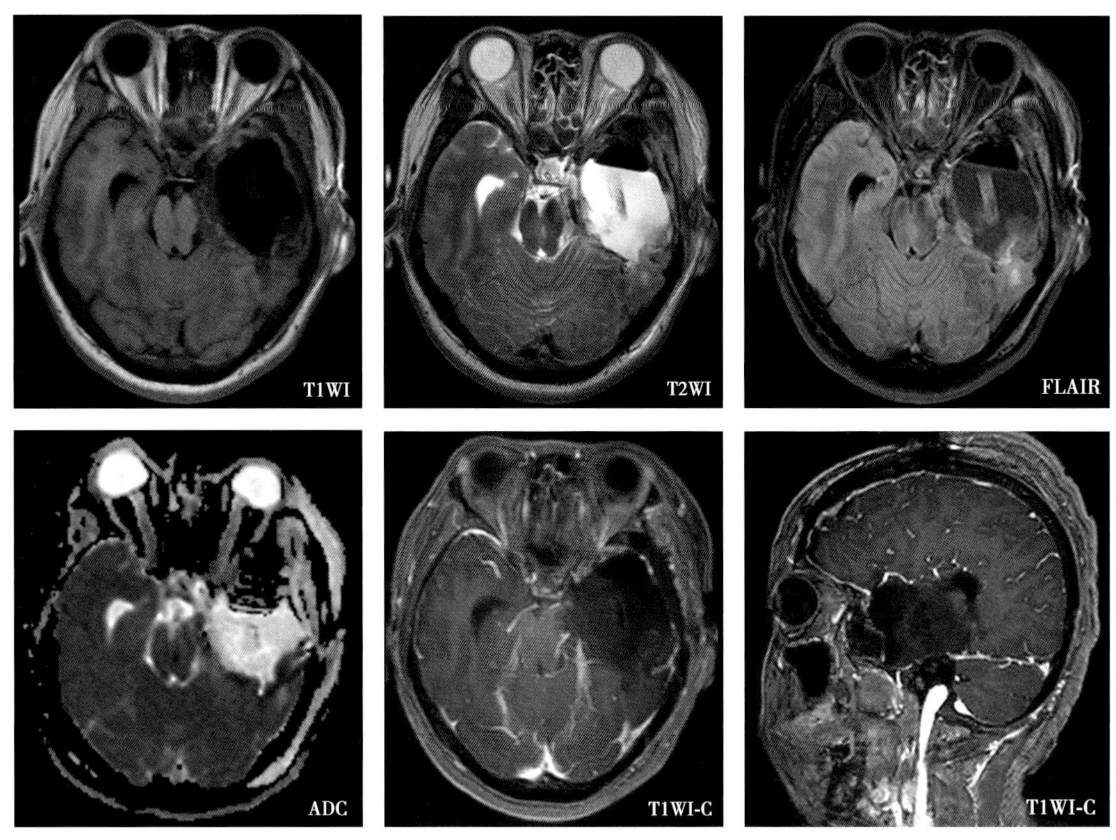


图 17-4　术后 24 小时复查头颅 MRI 平扫和增强扫描

## 【组织 / 分子病理学诊断】

组织学诊断结果：胶质母细胞瘤，WHO Ⅳ级（图 17-5）。

免疫组化结果：ATRX（+），GFAP（+），Olig-2（+），Syn（–），P53（–），IDH1（小灶 +），Vimentin（+），EMA（–），Ki67（30%+），CD34（–）（图 17-6）。

分子病理学结果：IDH1/2 野生型；TERT C228T 突变型；B-raf 第 15 号外显子野生型；1p/19q 未见明显联合缺失；MGMT 启动子甲基化：51%。

病理整合诊断：左侧颞叶胶质母细胞瘤，IDH 野生型，WHO 4 级。

病理学意义：IDH 野生型、TERT 突变的Ⅳ级胶质瘤总生存期（OS）仅 11.3 个月。

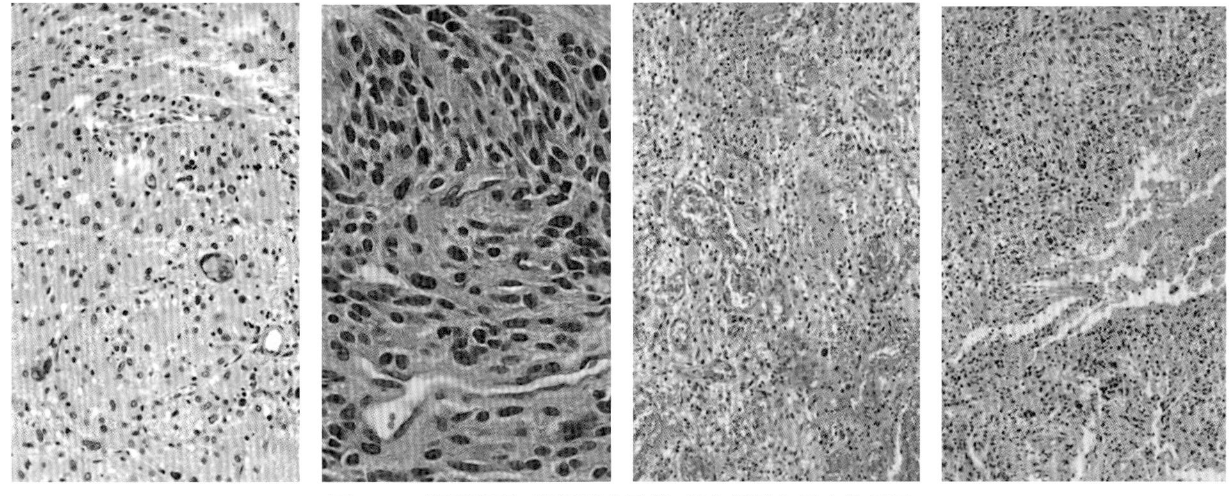

图 17-5　镜下表现：高级别胶质瘤，伴血管增生及大片坏死

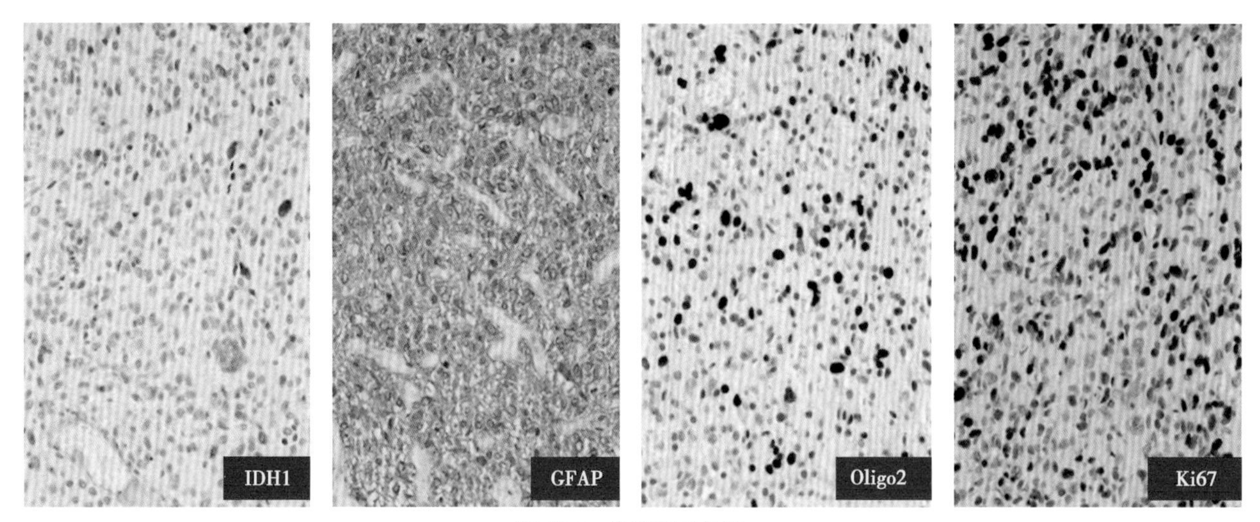


图 17-6 免疫组化结果

MGMT 启动子甲基化，预示患者替莫唑胺（TMZ）敏感。MGMT 启动子甲基化，预示患者电场治疗获益更大。

## 【诊治过程】

2020 年 3 月 5 日手术，术后第 3 天出现高热，CSF 常规：白细胞 $5818\times10^6$/L，糖 1.69mmol/L，蛋白定量>3g/L，行腰大池置管术并加强抗感染治疗。2020 年 3 月 23 日病情稳定，出院在家康复。

2020 年 4 月 2 日（术后 28 天）至门诊复诊，患者 KPS 评分 50 分，神志清楚，右侧肢体偏瘫，言语不利，家属坚持要求暂缓治疗。

2020 年 4 月 22 日（术后 48 天）开始标准化 STUPP 方案，行同步放化疗，2020 年 4 月 22 日至 2022 年 6 月 2 日放疗，6MV-X 线，IMRT，95% PGTVtb 60Gy 2.0Gy/30F，95% PTV 54Gy/1.8Gy/30F。同步化疗使用替莫唑胺 75mg/（$m^2$·d）（图 17-7）。

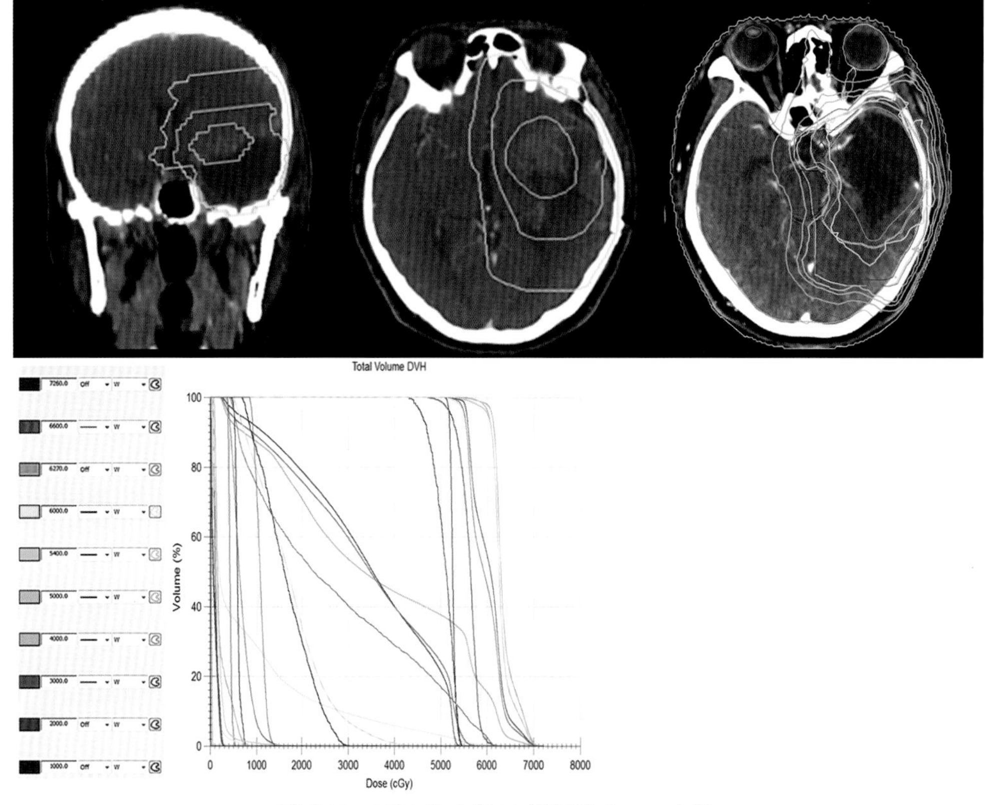


图 17-7 2022 年 4 月 22 日开始 Stupp 方案

2020 年 6 月 2 日(术后 89 天)同步放化疗结束后的恢复情况:患者 KPS 评分 70 分,神志清楚,言语不利,右侧肢体肌力 5-,协调性差(放疗前偏瘫),不能自行下床活动。

2020 年 6 月 28 日(术后 115 天)复查 MRI 观察到术区强化影,此处应与同步放化疗后假性进展相鉴别,通过功能成像[灌注加权成像(DSC-PWI)、氢质子波谱成像(MR spectroscopy,1H-MRS)、弥散加权成像(diffusion weighted imaging,DWI)、酰胺质子转移成像(amide proton transfer,APT)等]可观察到此例 rCBV 较高,判断为肿瘤进展(图 17-8)。

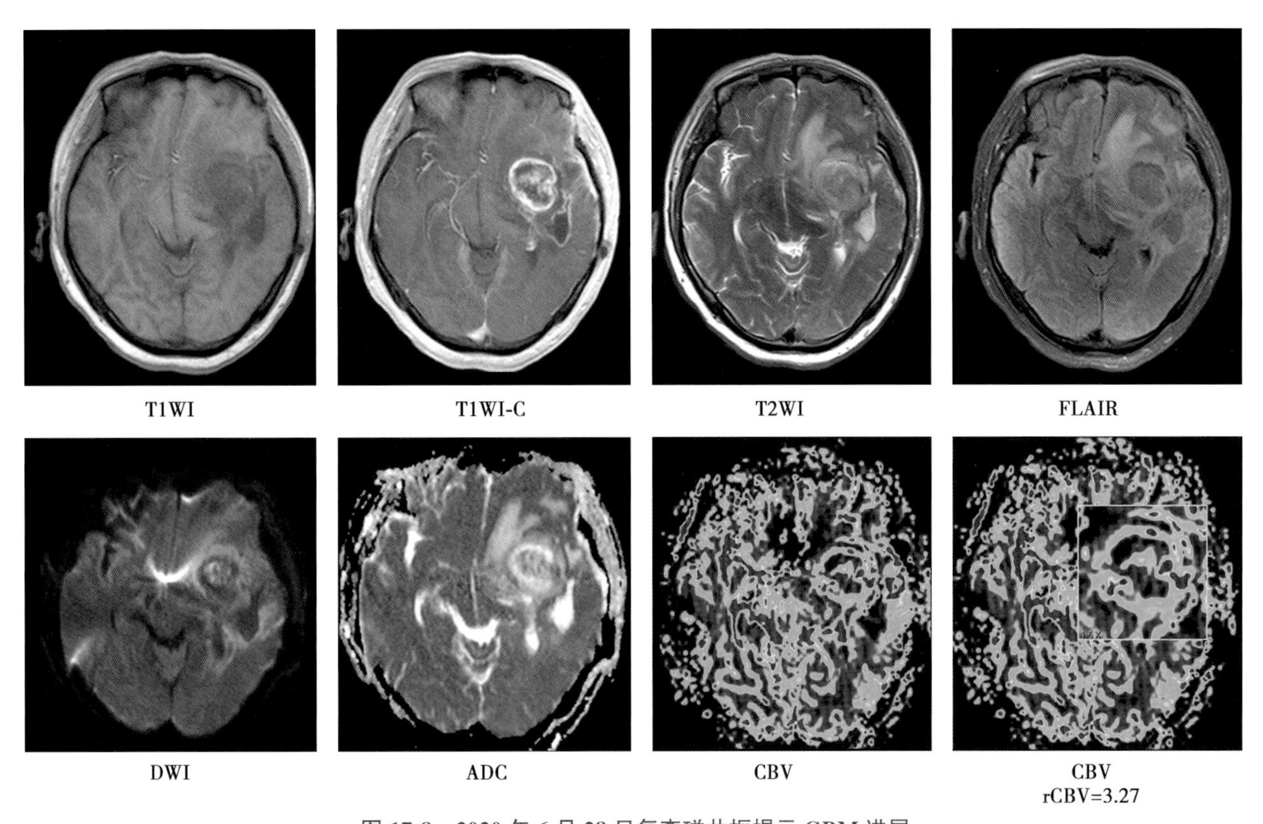


图 17-8　2020 年 6 月 28 日复查磁共振提示 GBM 进展

根据 2020 年美国国立综合癌症网络临床实践指南(NCCN-Central Nervous System,Version 3,2020)及 2021 年欧洲肿瘤内科学会会议(European Society for Medical Oncology,ESMO)对复发胶质母细胞瘤替莫唑胺联合安罗替尼治疗的汇报指导调整后续治疗方案,同时在患者及家属的配合下积极使用已被国内外指南广泛认可的电场治疗。

2020 年 7 月 1 日(术后 118 天)开始行替莫唑胺 + 安罗替尼治疗;2020 年 7 月 23 日(术后 140 天)开始行肿瘤电场治疗(tumor treating field,TTF)(图 17-9,图 17-10)。

患者 2020 年 11 月有轻微皮炎,更换贴片并清洗,局部涂抹激素膏剂,重新贴片时打洞避开皮炎处。患者佩戴 15 个月,整体头皮反应明显减小,结痂处打洞避开,佩戴稳定。

电场治疗 EF-14 亚组分析显示:每天治疗时间越长,生存获益显著提高,每天接受 TTF 治疗 ≥18 小时的患者($n$=265)相对每天 < 18 小时的患者($n$=185),中位 OS 显著延长(22.6 个月 vs 19.1 个月,$P$=0.009),每天佩戴 22 小时以上的患者生存获益最大,五年生存率高达 30%。该患者自佩戴起,使用依从性保持在 95% 左右,具有高依从性。

2020 年 10 月 12 日(术后 7 个月)复查结果示水肿范围减少,未见明显强化(图 17-11)。后分别于术后 9 个月、12 个月、19 个月规律复查 MRI(图 17-12),病灶处无明显强化,病情基本稳定。

截至 2021 年 10 月 19 日(术后 19 个月):KPS 评分 80 分,神志清楚,精神佳,语言表达障碍较前好转,右侧肢体肌力 5 级。头皮情况良好,偶尔有红点。肿瘤电场治疗使用接近 15 个月,依从性好,皮肤反应耐受性好。

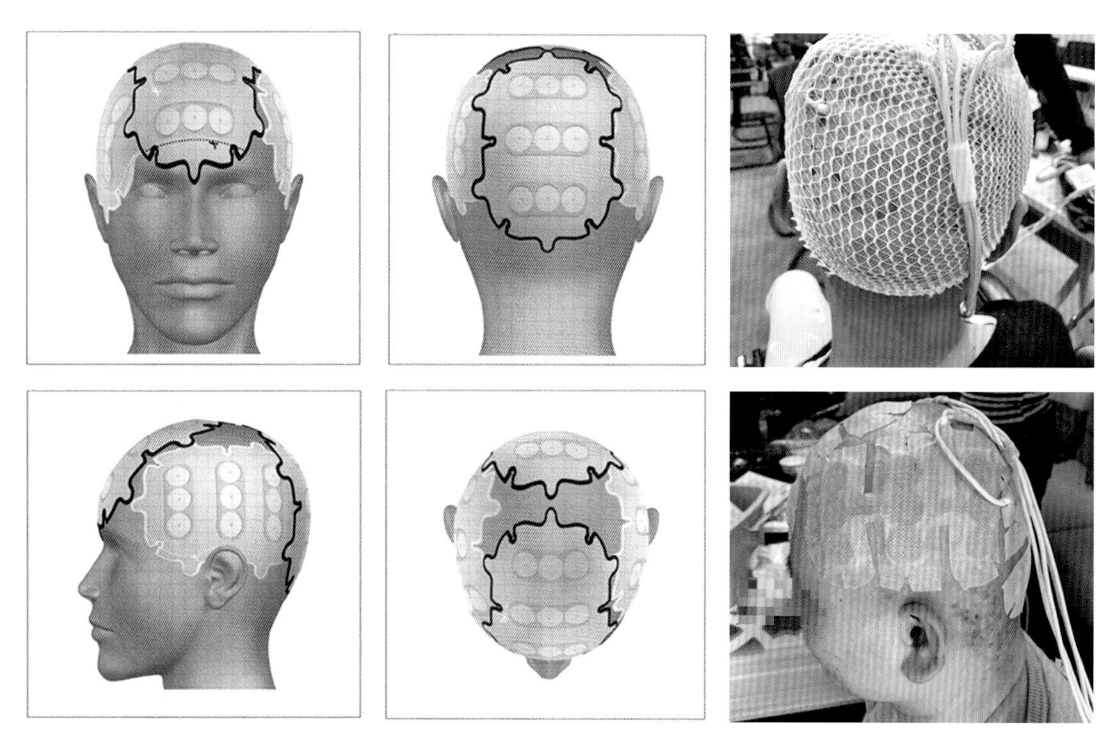

图 17-9 肿瘤电场治疗头皮电极 Mapping 结果和实际佩戴图

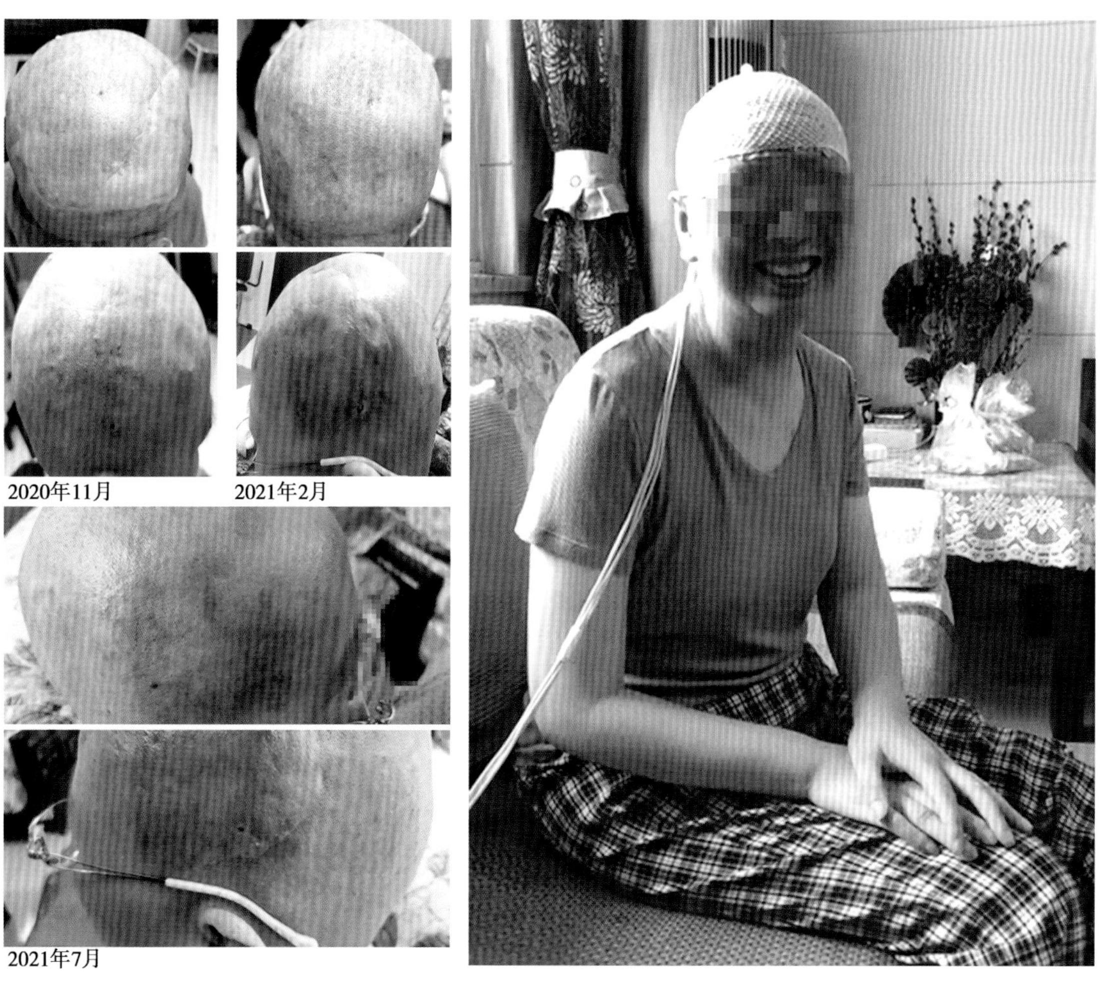


图 17-10 TTF 治疗过程(2020 年 11 月至 2021 年 7 月)

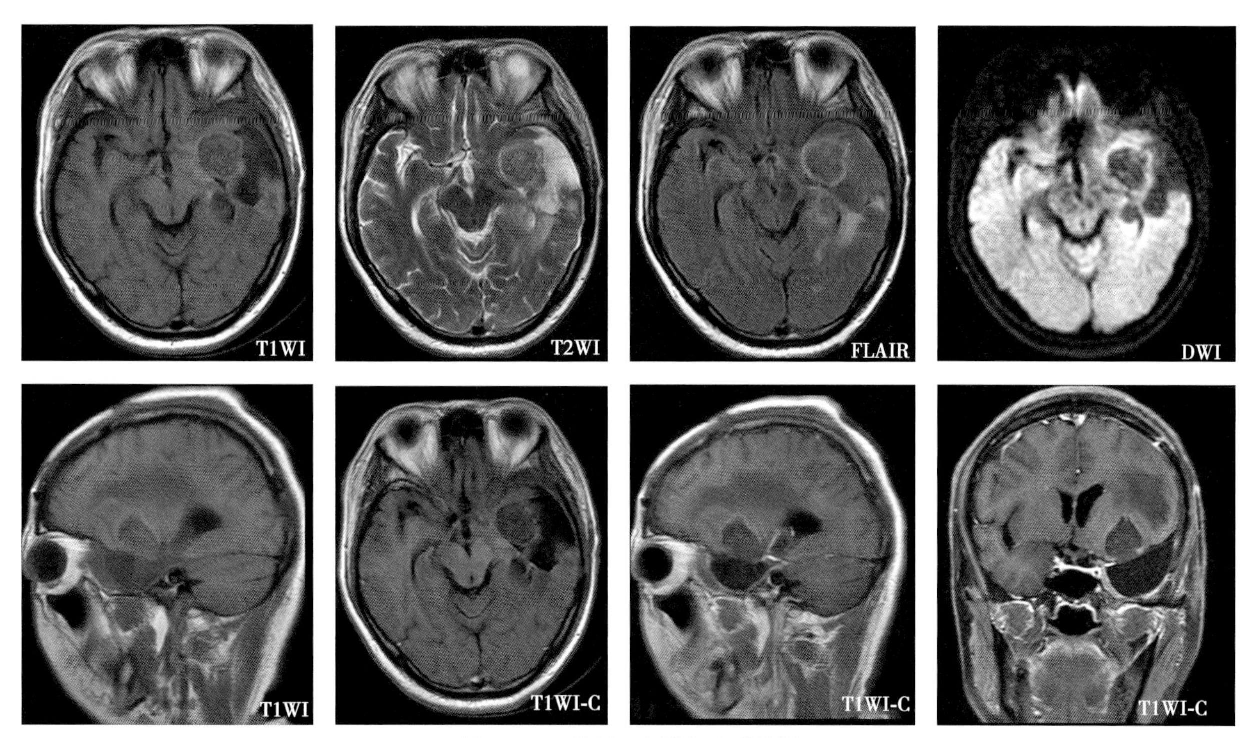


图 17-11　术后 7 个月复查磁共振

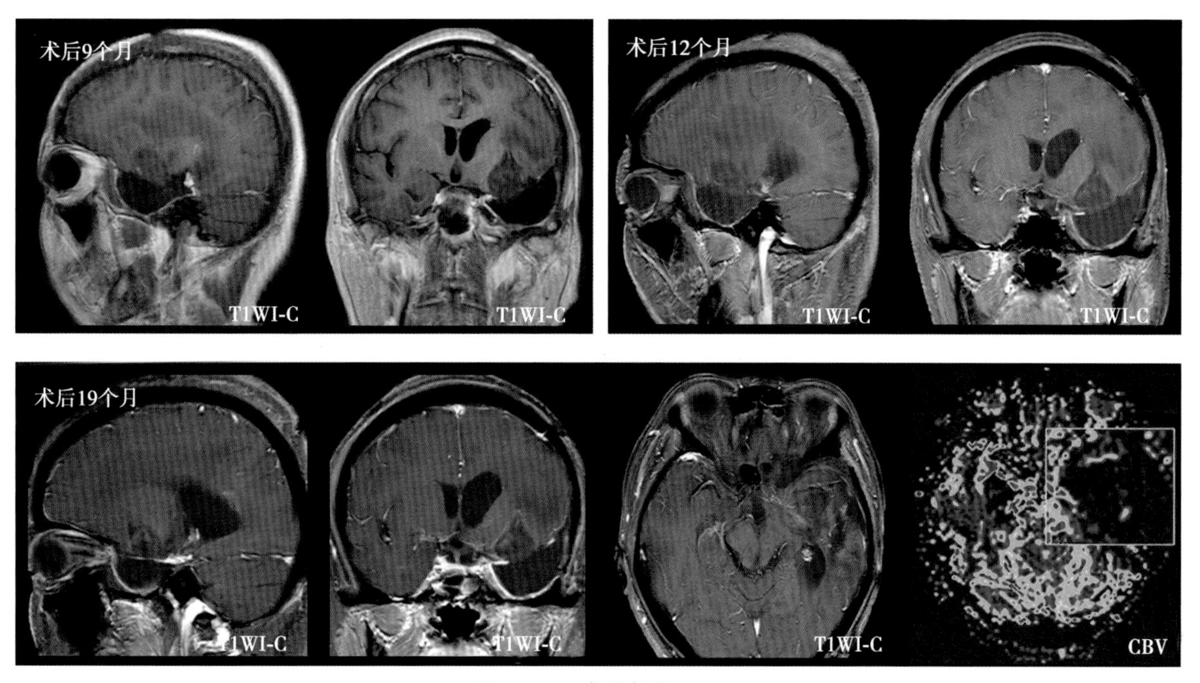


图 17-12　术后复查 MRI

## 【病例终点】

2021 年 12 月 21 日(术后 21 个月)行常规电话随访,回复知患者语言表达障碍加重,右侧肢体肌力 4−,KPS 评分 70 分。3 个月后了解到,患者在家中不慎跌倒,被家人发现后送至当地医院急诊抢救,病况急转直下,家属选择保守治疗。患者于 2022 年 2 月 3 日去世,总计生存时间 700 天,23.3 个月。

## 【病例小结】

该患者诊断为胶质母细胞瘤(IDH 野生型,WHO Ⅳ级),手术切除率为 T1 增强全切、T2/FLAIR 57.74% 切除,行 Stupp 同步放化疗方案,结束后患者 KPS 评分 70 分,神志清楚,言语不利,右侧肢体肌力 5-,协调性差(放疗前偏瘫),不能自行下床活动。术后 3 个半月时复查 MRI 发现肿瘤进展,针对性选择靶向药物安罗替尼,并于术后 4 个月联合电场治疗,使用总时长 15 个月,依从性良好。术后 19 个月时言语障碍、肢体肌力较前好转,KPS 评分 80 分,影像学检查未见复发迹象。后因肿瘤恶性程度高,一旦复发,病情发展迅速,该患者在综合治疗下总计生存 23.3 个月,远远超过同属 IDH 野生型、TERT 突变的Ⅳ级胶质瘤生存期,后者仅为 11.3 个月。

在本例的治疗流程中,该患者的手术应选择扩大切除策略,在 T1 增强像全切的基础上,最大安全范围切除 T2/FLAIR 像的高信号组织,后续同步放化疗过程中应重视对放射性坏死、假性进展与肿瘤复发的鉴别与处理,一旦复发应积极调整治疗策略,本例在术后 3 个月影像学提示复发后联合靶向药安罗替尼与电场治疗,在医生和患者的共同努力下大大延长了患者的生存期。本例在分子病理的指导下规范化进行胶质母细胞瘤放疗、化疗及靶向治疗,同时积极使用电场治疗是使得患者获益的根本。

## 【专家点评】

空军军医大学唐都医院　王　樑

胶质母细胞瘤是颅内最常见的原发性恶性肿瘤,具有异质性强、侵袭性生长、易复发、预后差等特点。本例胶质母细胞瘤患者经手术完整切除,术后给予 TMZ 同步放化疗的标准治疗方案,但是仍难免复发。复发后应用最新的肿瘤电场治疗(TTF)联合应用多靶点抗血管治疗方案(安罗替尼),有效改善了患者生活质量,患者复发后的无进展生存时间大于 15 个月,取得了良好的疗效。针对胶质母细胞瘤多学科团队联合制定个体化的诊疗方案,结合患者及其家属较好的治疗依从性,取得了良好的治疗效果。

# 病例 18　新诊断胶质母细胞瘤临床经验分享一例

浙江大学医学院附属第二医院　周　峰
浙江大学医学院附属杭州市肿瘤医院　戴　慧　赵爽爽

## 【病例介绍】

患者女性，62 岁。
入院时间：2021 年 6 月 17 日。
主诉：反应迟钝 3 天，突发癫痫 1 天。

## 【术前检查】

2021 年 6 月 19 日行术前 MRI 示左侧额叶结节伴水肿，考虑恶性肿瘤，高级别胶质瘤或转移瘤可能（图 18-1）。

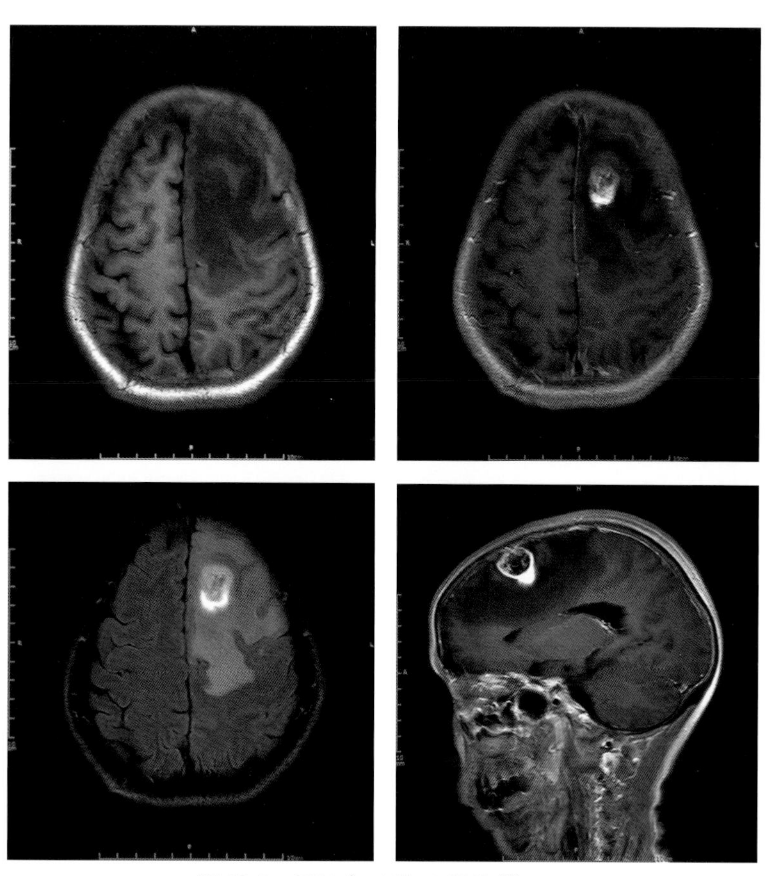

**图 18-1　2021 年 6 月 19 日头颅 MRI**

## 【手术治疗】

2021 年 6 月 22 日行左侧额叶病损切除术，术中见肿瘤位于额叶皮质，见肿瘤灰色样，质地韧，边界不清，血供丰富，术中冰冻病理切片提示（左额叶肿瘤）胶质瘤，倾向高级别。术后即刻，患者清醒，语言对答正常，肌力正常，无神经功能障碍。

## 【组织 / 分子病理学诊断】

病理诊断结果：（左侧额叶）胶质母细胞瘤，IDH 野生型，WHO Ⅳ级（图 18-2）。

免疫组化结果：GFAP+，Nestin+，Olig-2+，NF 见阳性纤维，Syn-，NeuN-，IDH1（HO9）-，ATRX 存在，BRAF（VE1）-，CD34 示血管，H3K27M-，H3K27Me3 存在，Ki-67 约 10%+，P53-。

分子检测结果：IDH1 外显子 4 野生型（SANGER 测序法），IDH2 外显子 4 野生型（SANGER 测序法），TERT 启动子突变阳性（C228T）（SANGER 测序 法），MGMT 启动子甲基化（MSP- 荧光探针法）。

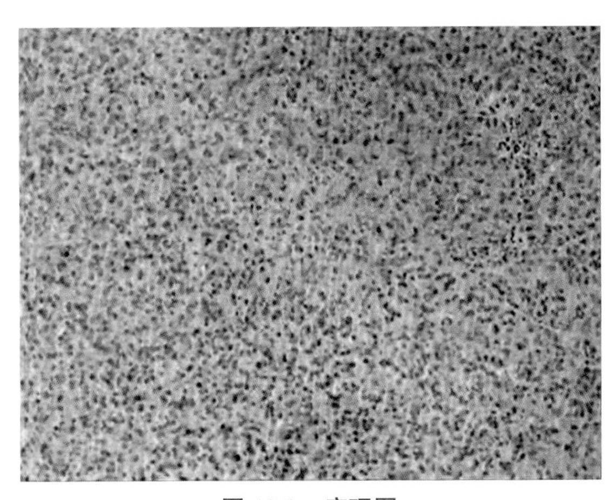

图 18-2 病理图

## 【诊治过程】

2022 年 7 月 22 日（术后 1 月余）行头颅 MRI 检查示左侧额叶术区异常信号伴边缘强化，瘤周轻度水肿，考虑术后改变（图 18-3）。

1. 同步放化疗 2021 年 7 月 28 日 ~2021 年 9 月 3 日予 6MV-X 线放疗，左侧额叶 T1 增强、T2 FLIA 异常信号为瘤床高危区 PGTVtb 60.2Gy/2.15Gy/28F，外扩 2cm 并根据解剖屏障修回为低危区 PTVc 50.4Gy/1.8Gy/28F，5F/W。放疗期间同时给予替莫唑胺（TMZ）100mg，每日 1 次，连续 42 天。

2. 辅助化疗 2021 年 10 月 7 日开始 TMZ，240mg，5/28 方案化疗第 1 周期，2021 年 11 月 1 日 ~ 2022 年 10 月 15 日序贯 TMZ，300mg，5/28 方案化疗第 2~12 周期。

3. 靶向治疗 患者左侧额叶术区边缘水肿明显伴双上肢偶有抽搐，2022 年 9 月 6 日、10 月 18 日、12 月 7 日分别予贝伐珠单抗注射液 0.3g 抗血管生成靶向治疗共 3 个周期，治疗后瘤周水肿消退明显，双上肢无抽搐。

4. 电场治疗 患者颅脑放疗第 4 天开始肿瘤电场治疗（TTF）至今（图 18-4）。治疗期间同步化疗，并未增加化疗的毒副作用。该患者电场治疗持续治疗时间 17 个月，依从性 >95%，平均每天佩戴近 23 小时。

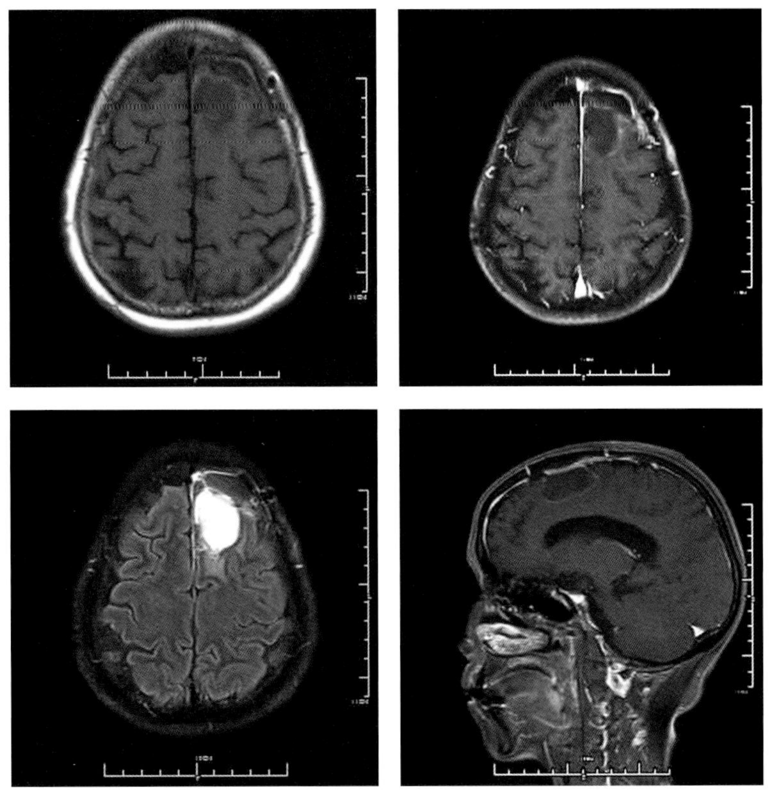

图 18-3　2021 年 7 月 22 日头颅 MRI

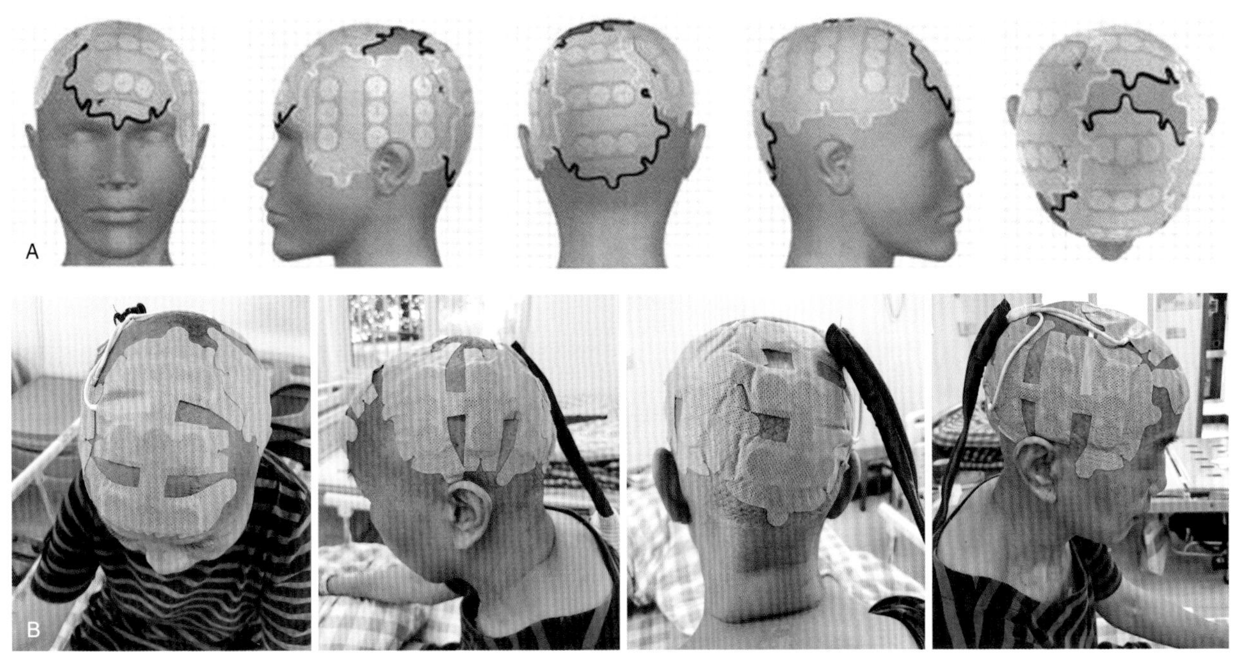


图 18-4　2021 年 8 月 31 日脑肿瘤电场治疗示意图
A. 电场贴片定位模拟示意图；B. 患者脑肿瘤电场治疗（TTF）实例。

电场治疗期间头皮整体情况良好。偶尔有皮肤发红，出现轻度皮炎，未发生皮肤破溃，通过清洗头皮、局部应用皮质醇、类固醇或贴片镂空处理后，皮炎恢复，不影响电场治疗的佩戴（图 18-5）。

整个抗肿瘤治疗期间每 1~2 个月定期复查头颅 MRI，未见肿瘤复发，整体疾病评估稳定。病程中仅出现 2 度骨髓抑制，轻度皮炎，无其他不良反应发生。

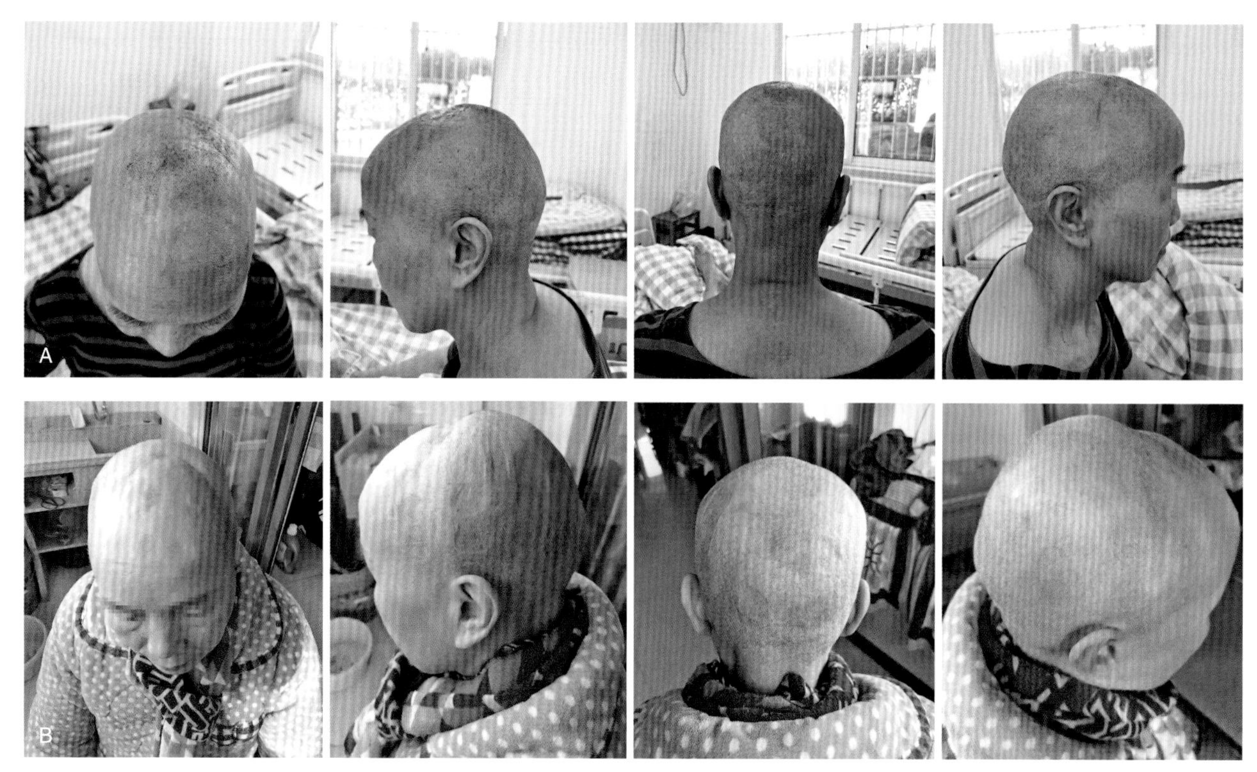

**图 18-5 使用电场治疗期间患者头皮情况**

A. 电场治疗 1 个月时头皮照片；B. 电场治疗 17 个月时头皮照片。

术后定期复查头颅 MRI 示左侧额叶异常信号，术区未见异常强化信号影（图 18-6）。

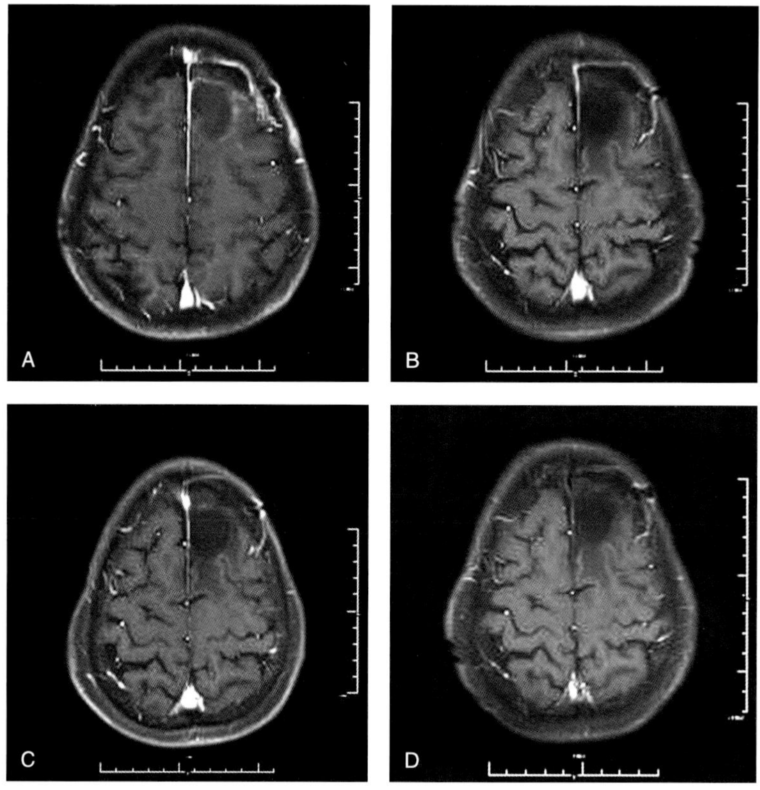

**图 18-6 病程中定期复查头颅 MRI**

A. 术后 1 个月（2021 年 7 月 22 日）；B. 术后 7 个月（2022 年 2 月 21 日）；
C. 术后 15 个月（2022 年 9 月 5 日）；D. 术后 18 个月（2022 年 12 月 6 日）。

## 【病例小结】

女性，62 岁，因“反应迟钝 3 天，突发癫痫 1 天”入院，患者 2021 年 6 月 22 日行左侧额叶病损切除术，术后病理检测为左侧额叶胶质母细胞瘤，IDH 野生型，WHO Ⅳ级，术后行同步放化疗、辅助化疗、肿瘤电场治疗和抗血管生成靶向治疗，患者整体病情持续稳定，状况良好。鉴于患者术后分子检测 MGMT 启动子甲基化阳性，提示对 TMZ 化疗敏感，考虑患者化疗副作用小、治疗依从性高，予替莫唑胺辅助化疗 12 个周期。术后 15 个月时复查 MRI 示瘤周水肿明显、双上肢偶有抽搐，加用贝伐珠单抗抗血管生成靶向治疗后瘤周水肿明显减轻、双上肢无抽搐，症状得以改善。该患者到目前为止电场治疗使用 17 个月，无进展生存（PFS）为 18 个月，高于 EF-14 临床研究数据中位 PFS（mPFS）（6.7 个月）。

## 【专家点评】

浙江大学医学院附属杭州市肿瘤医院　戴　慧

脑胶质瘤是最常见的原发性脑肿瘤，胶质母细胞瘤（glioblastoma，GBM）在脑胶质瘤中发病比例最高（54%），且恶性程度高，进展迅速，预后极差。对于初诊的 GBM，2005 年 Stupp 方案确立为标准疗法，即最大范围安全切除、放疗同步和辅助 TMZ 化疗，GBM 患者中位总生存期（mOS）为 14.6 个月，mPFS 为 6.9 个月。GBM 治疗后患者复发率高达 95%，5 年生存率低于 5%。EF-11 研究提示肿瘤电场治疗在复发 GBM 的治疗中具有一定价值，而 EF-14 研究奠定了电场治疗在初治 GBM 综合治疗中的地位，结果显示接受 TTF 联合 TMZ 治疗组的 mOS 为 20.9 个月、mPFS 为 6.7 个月，单用 TMZ 组的 mOS 为 16 个月、mPFS 为 4 个月（$P<0.000\,1$），不良事件发生率，除 TTF 治疗的受试者的头皮刺激外，两组之间没有显著差异，没有严重毒性或不良事件发生。2018 年，美国国立综合癌症网络（NCCN）指南已将常规放疗联合同步及序贯化疗联合 TTF 治疗作为新诊断高级别脑胶质瘤的Ⅰ类推荐。2019 年，我国《脑胶质瘤诊疗规范（2018 年版）》推荐 TTF 用于新发胶质母细胞瘤（Ⅰ级证据）和复发高级别脑胶质瘤的治疗（2B 级证据）。TTF 是继手术、放疗及药物疗法之后的一种新型的非侵入性肿瘤治疗手段，是近 10 年来脑胶质瘤治疗中的突破性的进展，GBM 治疗有了更多选择。该患者 GBM 全切术后，根据术后病理及分子结果，提示预后较差。患者术后同步放化疗、辅助化疗、靶向治疗、并联合 TTF 使用 17 个月，PFS 18 个月，经过综合治疗，患者获得较长无进展生存，毒副作用轻，生活质量佳。

# 病例 19　新发胶质母细胞瘤个体化诊治的临床实践及思考

复旦大学附属华山医院　神经外科　庄冬晓

## 【病例介绍】

患者，男性，45 岁。

2021 年 2 月因“头晕伴反应迟钝半个月”就诊于我院。行头颅 CT、MR 增强检查提示左侧额叶恶性肿瘤。

查体：KPS 评分 90 分，GCS 评分 15 分，MMSE 评分 25 分。

既往史：无特殊。

常规术前血化验、心电图、胸部 CT 等，结果回报未见手术禁忌。

## 【术前诊断】

2021 年 2 月术前影像评估，CT 提示左侧额叶低密度灶伴周围脑水肿，MRI 提示左侧额叶占位病变，增强后病灶周边有明显强化（图 19-1）。

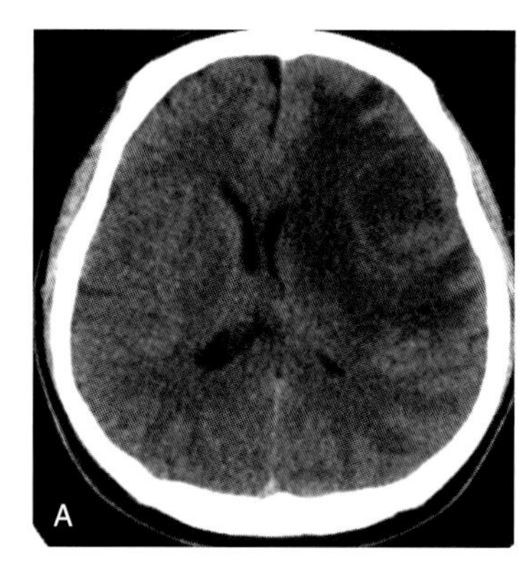

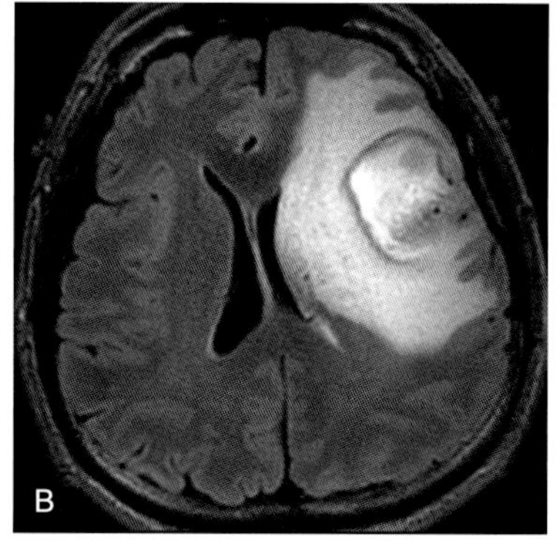

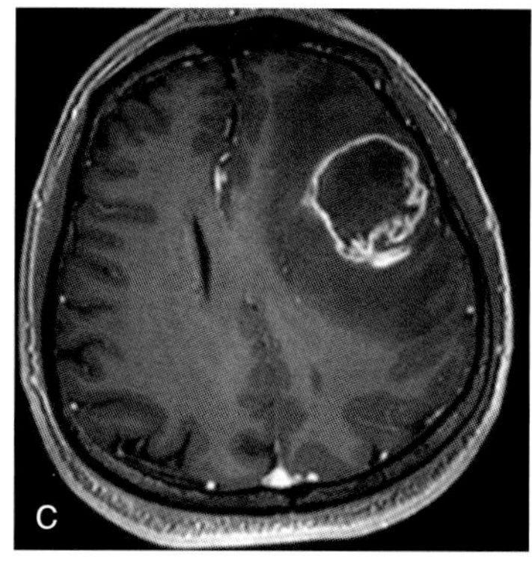


**图 19-1　2021 年 2 月术前影像**

A. CT；B. MR T2 flair；C. MR 增强扫描。

临床初步判断为左侧额叶胶质瘤，胶质母细胞瘤可能性大。

## 【手术治疗】

2021 年 2 月 13 日在术中唤醒麻醉下行左侧额叶肿瘤切除术。

手术过程：取仰卧位，头皮阻滞麻醉后上头架导航注册，常规消毒铺巾，左侧额叶开颅后，切开硬膜，术中电生理监测确定中央沟。唤醒患者，完成语言、右侧肢体活动任务，确定语言、运动功能区与肿瘤位置关系。术中见肿瘤组织位于左侧额中回及额下回后部，大小约 4cm × 5cm × 5cm，呈烂鱼肉样，色灰红，质软，部分坏死，血运中等，边界不清，侵犯左侧岛叶向下挤压颞叶（图 19-2）。显微镜下沿肿瘤周边胶质增生带完整切除肿瘤。肿瘤切除过程中,患者语言、肢体运动功能无明显影响。术中冰冻病理提示高级别胶质瘤。

肿瘤切除后行术中 MRI(图 19-3),证实强化病灶完整切除后,严密缝合硬膜。

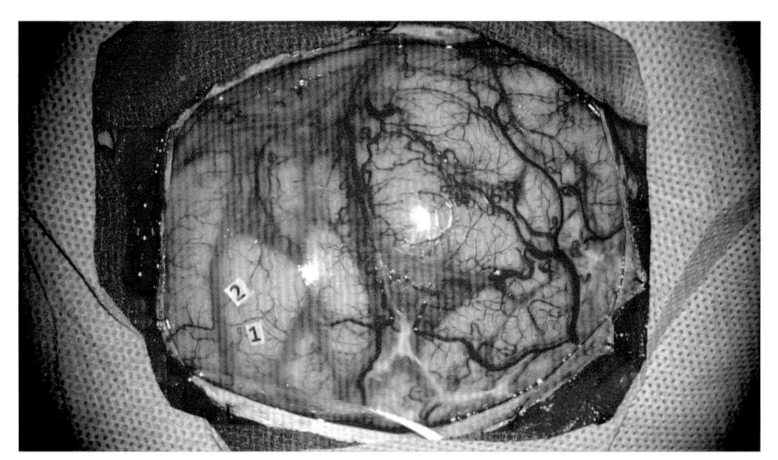


图 19-2　术中暴露肿瘤,明确肿瘤与语言功能区等位置关系

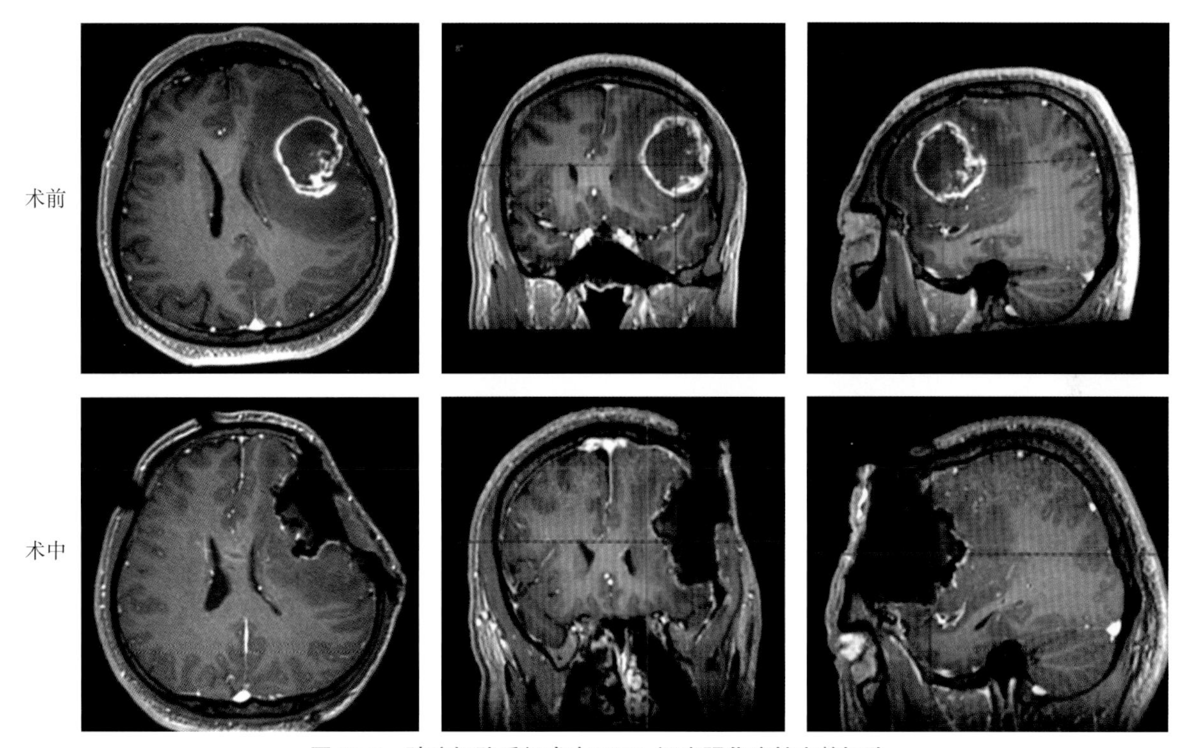


图 19-3　肿瘤切除后行术中 MRI,证实强化病灶完整切除

## 【组织 / 分子病理学诊断】

病理诊断结果:(左额)胶质母细胞瘤,IDH 阴性,WHO Ⅳ级(图 19-4)。

免疫组化结果:GFAP(+),Olig2(+),P53(部分 +),ATRX(+),IDH1(–),H3K27ME3(+),H3K27M(–),Ki67(45%+),CIC(+),FuBP1(+),BRAFV600E(–),CD34(血管 +)。

分子病理结果:MGMT(–),1p19q　(–),IDH1 基因 R132(–),IDH2 基因 R172(–),TERT 基因 C228T(–),TERT 基因 C250T(+),BRAF 基因 V600E(–)。

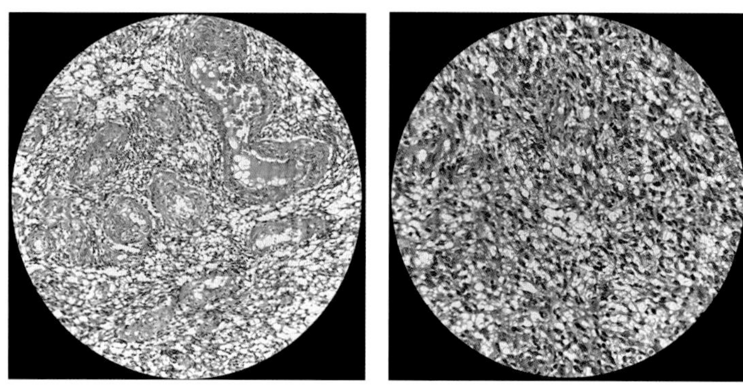

图 19-4 组织病理

## 【术后综合治疗过程】

2021 年 3 月术后行 Stupp 方案(图 19-5),同步放化疗。

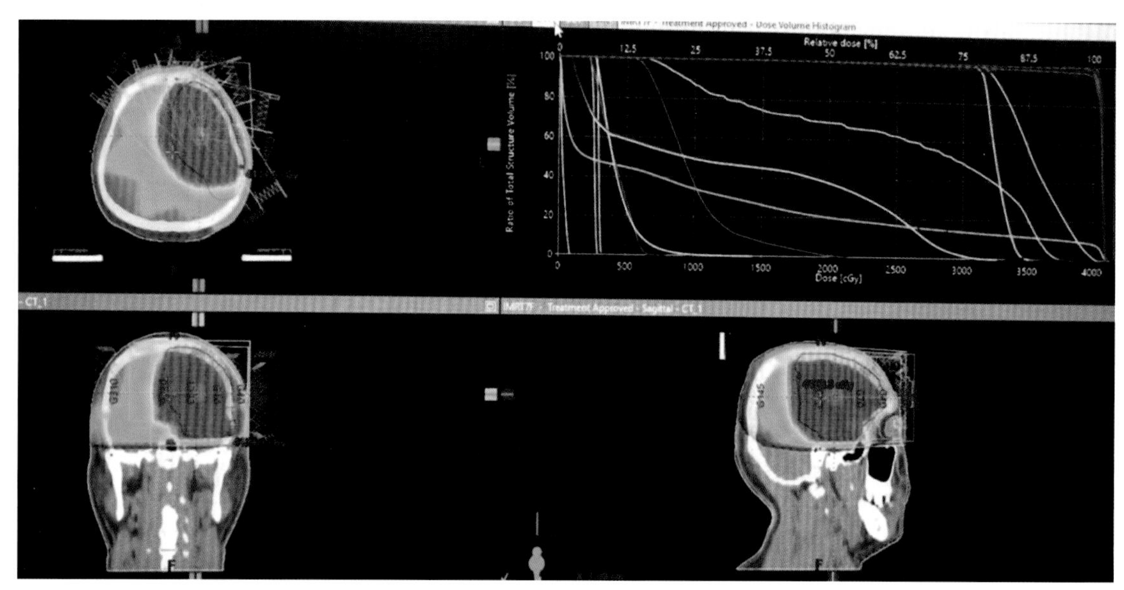


图 19-5 2021 年 3 月开始行 Stupp 方案

2021 年 4 月起行替莫唑胺(TMZ)辅助化疗(5/28 方案)联合电场治疗(TTF)(图 19-6)。定期随访 MRI 未见复发迹象(图 19-7)。

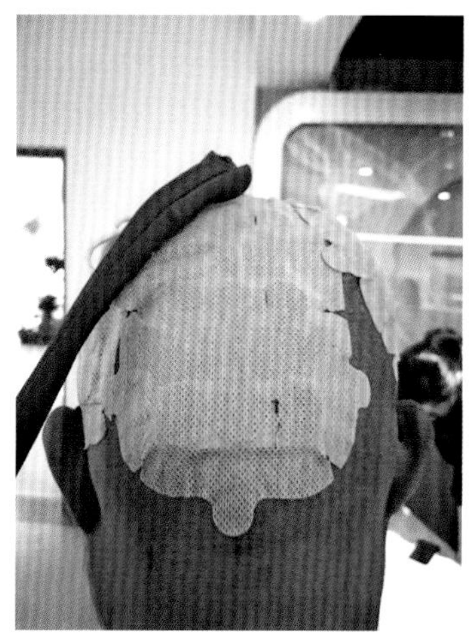
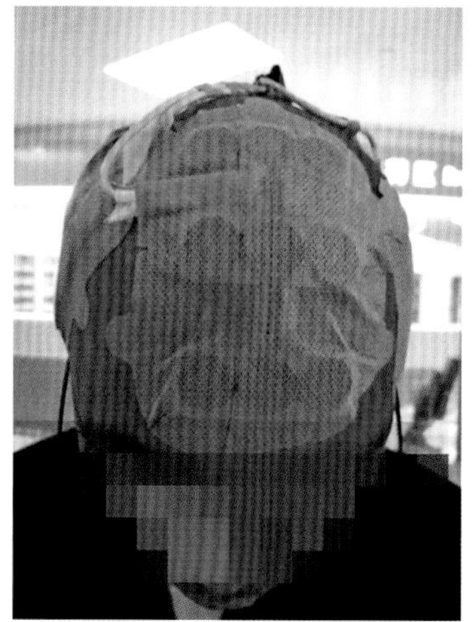
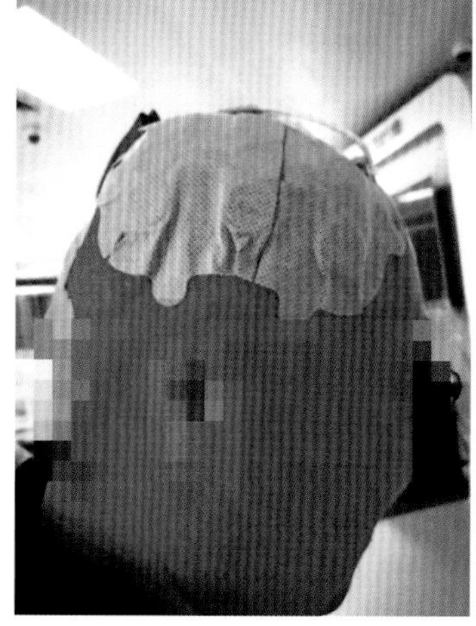

图 19-6 患者 TTF 治疗首次贴片当日

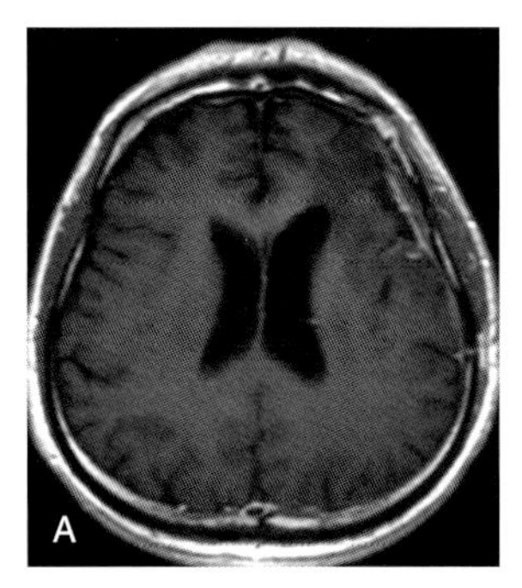

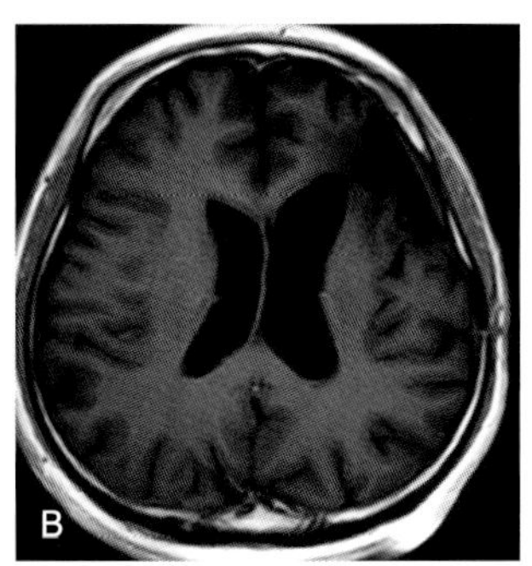

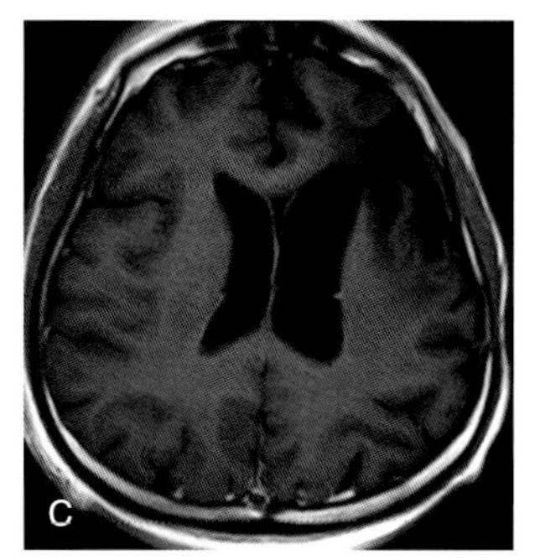

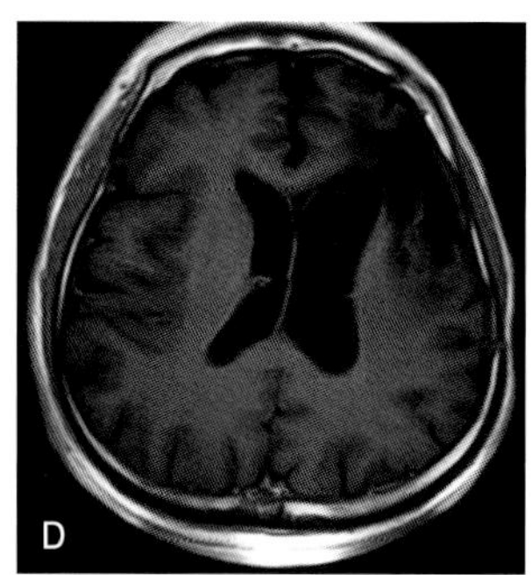


**图 19-7　术后复查头颅 MR 增强扫描未见复发**

A. 术后 2 个月；B. 术后 6 个月；C. 术后 12 个月；D. 术后 20 个月。

## 【病例小结】

这是一例较为年轻的胶质母细胞瘤（IDH 野生型，WHO Ⅳ级）患者，术中肿瘤全切，术后行同步放化疗，之后行肿瘤电场治疗联合 TMZ 辅助化疗（5/28 方案），定期随访至今（20 个月）未见复发，生活质量良好。

## 【专家点评】

福建医科大学附属第一医院　康德智

这是一位较年轻的男性高级别胶质瘤病例。病灶位于左侧额后外侧，毗邻语言功能中枢。患者从事信息技术行业，对术后功能要求较高。这样的病例既要保证尽可能地全切肿瘤，又要最大限度地保护语言功能，这对手术的精准性提出了很高的要求。这个病例根据术前的结构、功能、代谢成像，术者制订了个体化的手术策略。在唤醒麻醉、皮质脑功能定位、多模态导航下进行手术，同时术中行躯体感觉诱发电位（somatosensory evoked potential，SEP）、经颅 / 经皮质持续运动诱发电位（motor evoked potential，MEP）、术中皮质下电刺激等多种电生理技术来定位及保护语言、运动皮质及皮质下神经传导束。此外，术中还通过 MRS 代谢边界定位及术中 MRI 技术，来确保尽可能地切除肿瘤组织，达到最大范围安全切除肿瘤。

在术中多信息引导下的显微手术，使得患者手术后语言、运动功能都保护得完好，术后恢复很快。患者术后 4 周即开始行同步放化疗（Stupp 方案）。此外，为了得到更好的治疗效果，这个患者在同步放化疗之后选择了肿瘤电场治疗与替莫唑胺口服化疗同时进行，以期最大程度地抑制肿瘤生长。患者对整个治疗耐受较好，对电场治疗的依从性也较好，未出现局部及全身的明显不良反应。目前术后已经 23 个月，患者状况良好，复查头颅 MRI 未见肿瘤复发。

这一病例充分说明：对高级别肿瘤治疗，手术最大范围地安全切除，配合术后积极的个体化综合治疗方案，是良好预后的保证。

# 病例 20 复发胶质母细胞瘤个体化诊治的临床实践及思考

郑州大学第一附属医院 神经外科 翟一轩

## 【病例介绍】

患者,男性,34 岁。

初诊时间:2020 年 10 月 4 日。

初诊主诉:头晕伴右侧肢体麻木 3 个月。

查体:神清、语利、双瞳等大等圆、对光反射灵敏,四肢肌力、肌张力正常,深浅感觉正常,病理反射阴性。KPS 评分 90 分,MMSE 评分 28 分,MoCA 评分 26 分。

诊疗计划:入院后行头颅 MRI 平扫 + 动态增强,显示左侧颞叶占位性病变,结合 MRS 考虑胶质瘤,遂积极完善相关术前检查。

## 【术前诊断】

2020 年 10 月 7 日术前头颅 MRI 检查示:左侧颞叶团块状等长 T1 等长 T2 病变,DWI 高 b 值未见明显弥散受限,病变周围可见片状长 T2 信号,周围脑组织、左侧脑室受压;MRI 增强扫描示:左侧颞叶病变花环状强化,最大截面约为 29mm × 23mm × 23mm(前后径 × 左右径 × 上下径);脑 MRS 示:左颞叶病变:NAA、Cho、Cr 峰下面积分别为 0.37、4.17、1.06;NAA/Cr、Cho/Cr 比值分别为 0.35、3.95。右侧颞叶对照区:NAA、Cho、Cr 峰下面积分别为 2.45、1.52、1.03;NAA/Cr、Cho/Cr 比值分别为 2.24、1.39(图 20-1)。

临床初步诊断:左颞叶占位:胶质瘤?

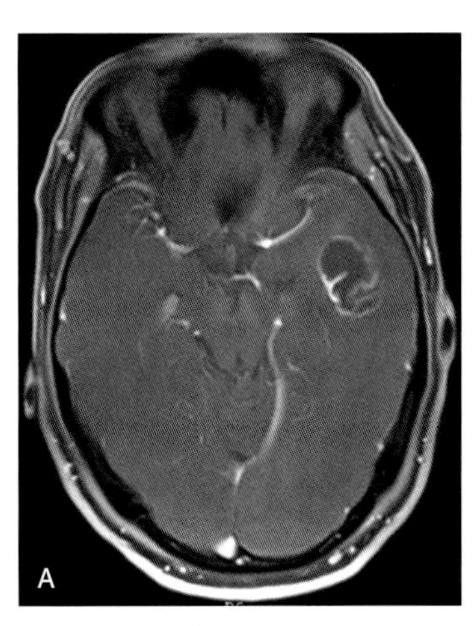

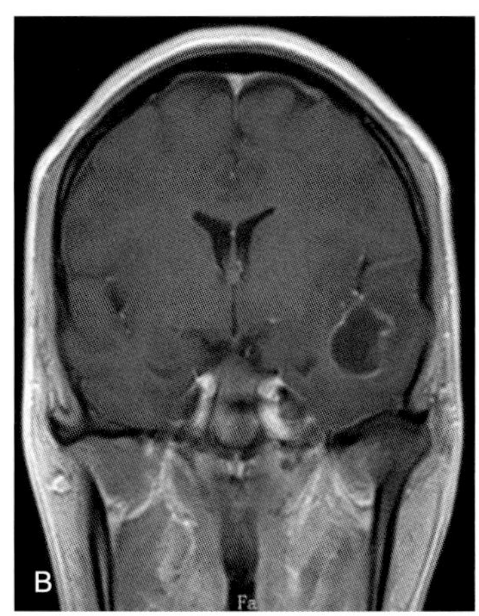

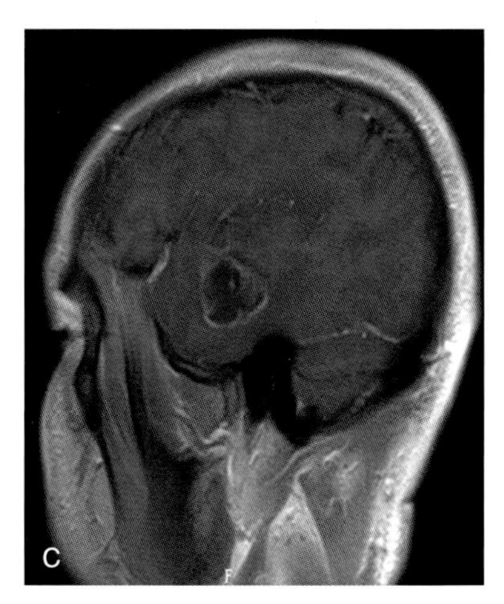

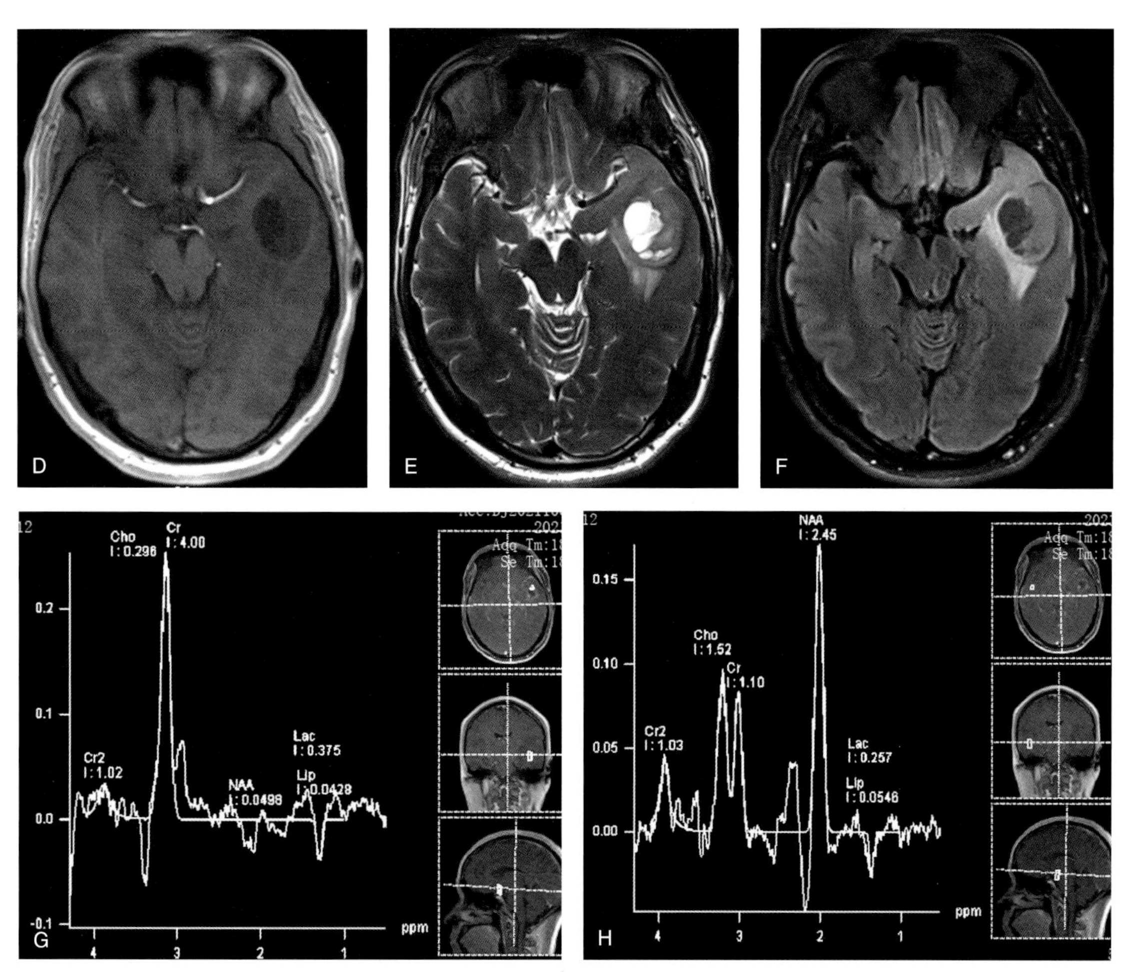


**图 20-1　2020 年 10 月 7 日影像检查结果**

A~C. 头颅增强 MRI；D~F. 头颅 MRI 平扫；G~H. 头颅 MRS。

## 【手术治疗】

2020 年 10 月 9 日在全麻下行经左额颞叶入路左颞叶占位切除术，术中达镜下全切。

肿瘤色灰红、鱼肉样，质地软韧不一，血供丰富，可见大量管径较粗，薄壁病理血管成簇分布，瘤组织与脑组织边界不清。

## 【组织 / 分子病理学诊断】

组织学诊断为多形性胶质母细胞瘤，IDH 野生型，WHO Ⅳ级（图 20-2）。

术后病理报告结果：(左颞叶病变) 胶质母细胞瘤，IDH 野生型，WHO Ⅳ级。

分子病理结果：未检测到 IDH1 基因 R132 位点及 IDH2 基因 R172 位点突变，ATRX 表达未缺失、EGFR 基因无扩增、未检测到 TERT 基因启动子突变。

免疫组化结果：GFAP（+），Oligo-2（+），P53（+），S-100（+），EMA（-），SYN（-），Ki-67（约 20%+）。

## 【诊治过程】

2020 年 10 月 31 日术后行 Stupp 方案，同步放化疗；2021 年 2 月至 2021 年 7 月行替莫唑胺（TMZ）辅助化疗（528 方案），共 6 个周期。

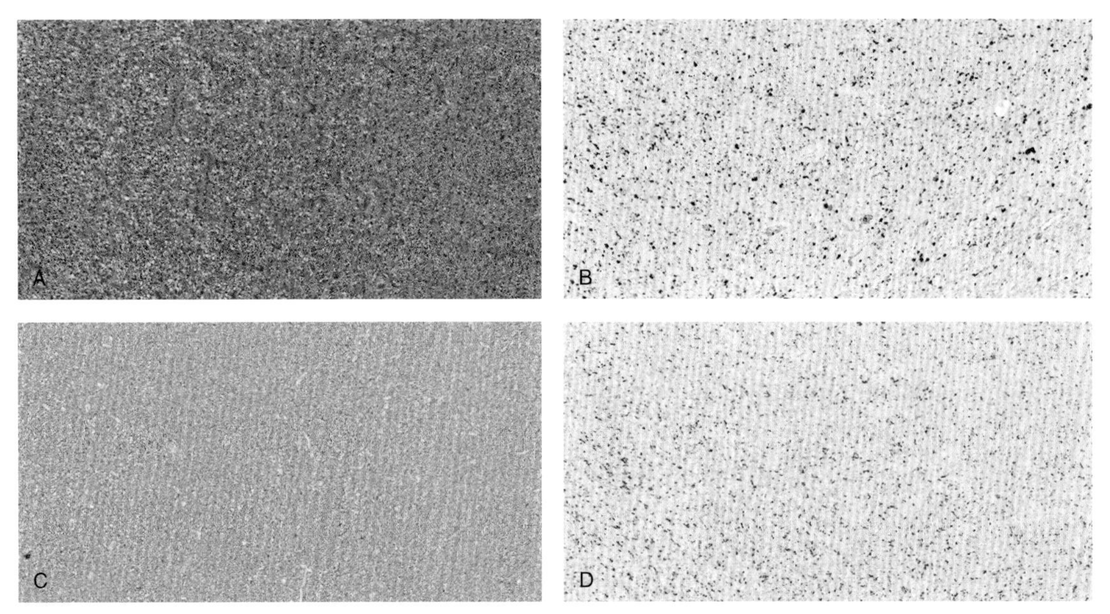

图 20-2 组织病理(100 倍)

A. HE 染色; B. Ki-67; C. GFAP-1; D. Oligo-1。

2021 年 10 月 17 日复查 MRI,左侧颞叶强化范围较前增大,考虑肿瘤复发(图 20-3,图 20-4)。

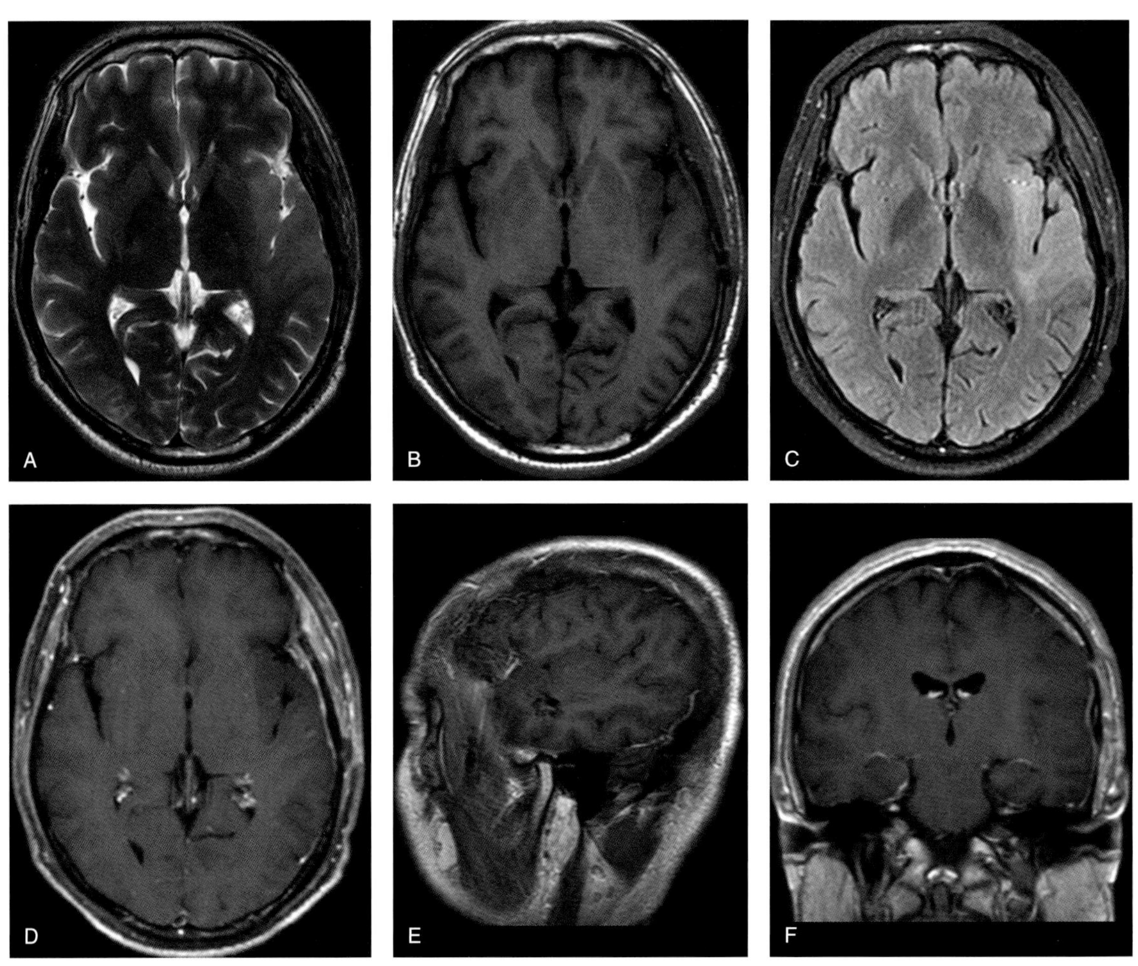

图 20-3 2021 年 7 月 MRI

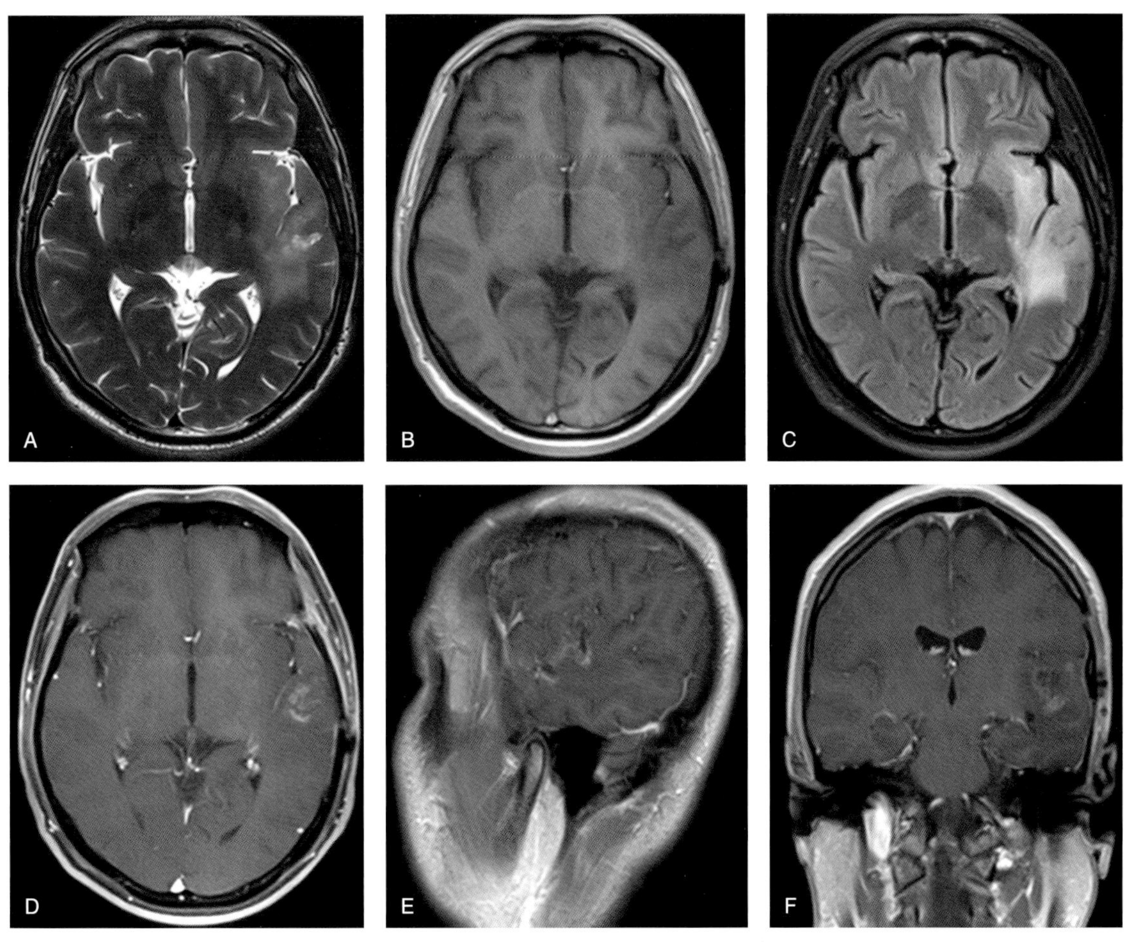


图 20-4　2021 年 10 月 17 日复查磁共振发现肿瘤复发

调整治疗策略：2021 年 11 月开始行电场治疗，电场治疗时间每日不小于 18 小时，同步继续行 TMZ 辅助化疗（528 方案）。2021 年 12 月复查 MRI，左侧颞叶强化信号范围较前缩小、强化程度减低，提示治疗有效（图 20-5，图 20-6）。

电场治疗 1 年后，2022 年 12 月 22 日复查，患者肿瘤未见明显复发迹象（图 20-7）。

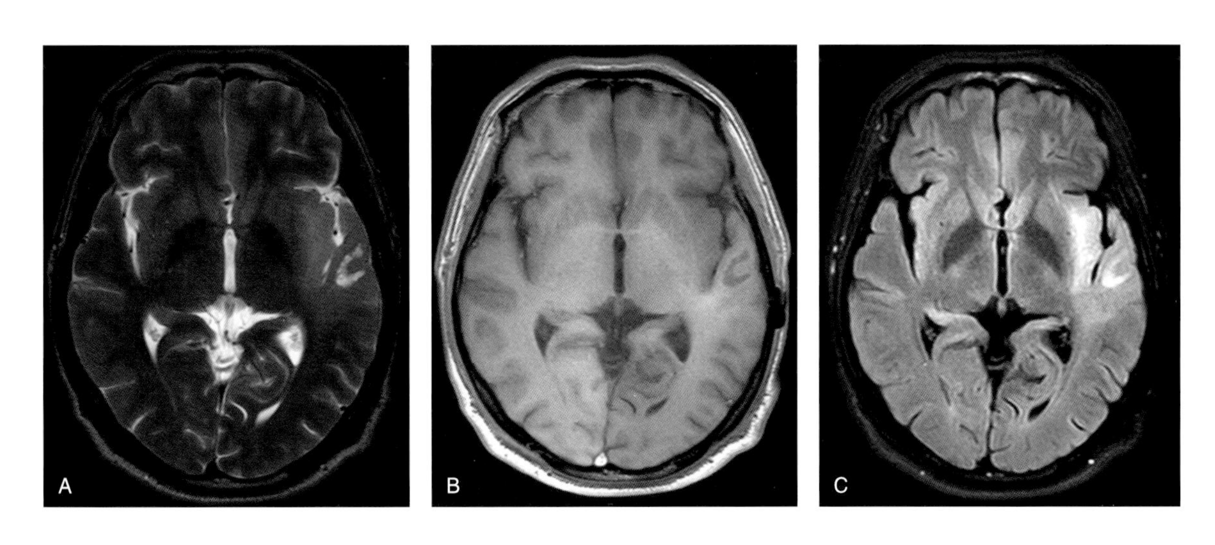

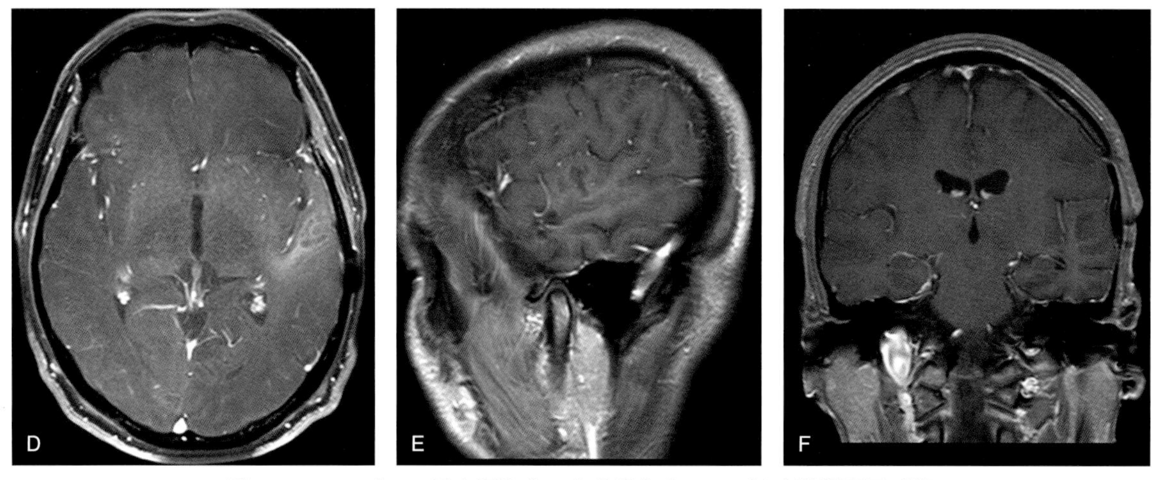


图 20-5 2021 年 12 月电场治疗 1 个月后复查 MRI，肿瘤增强明显减轻

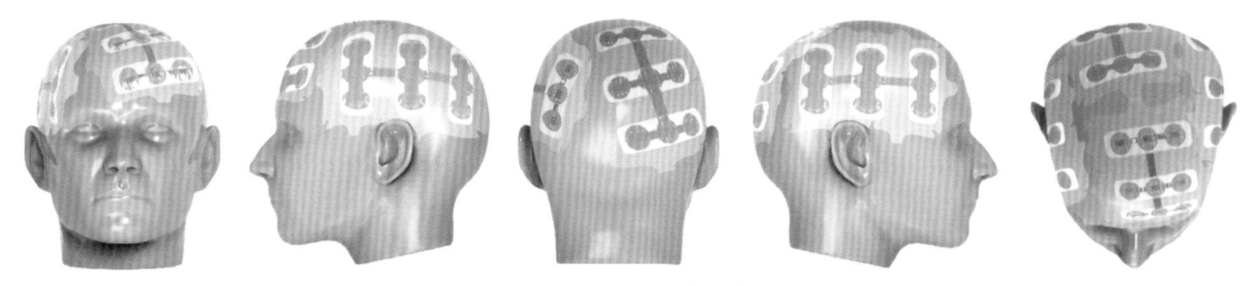

图 20-6 肿瘤电场贴片定位

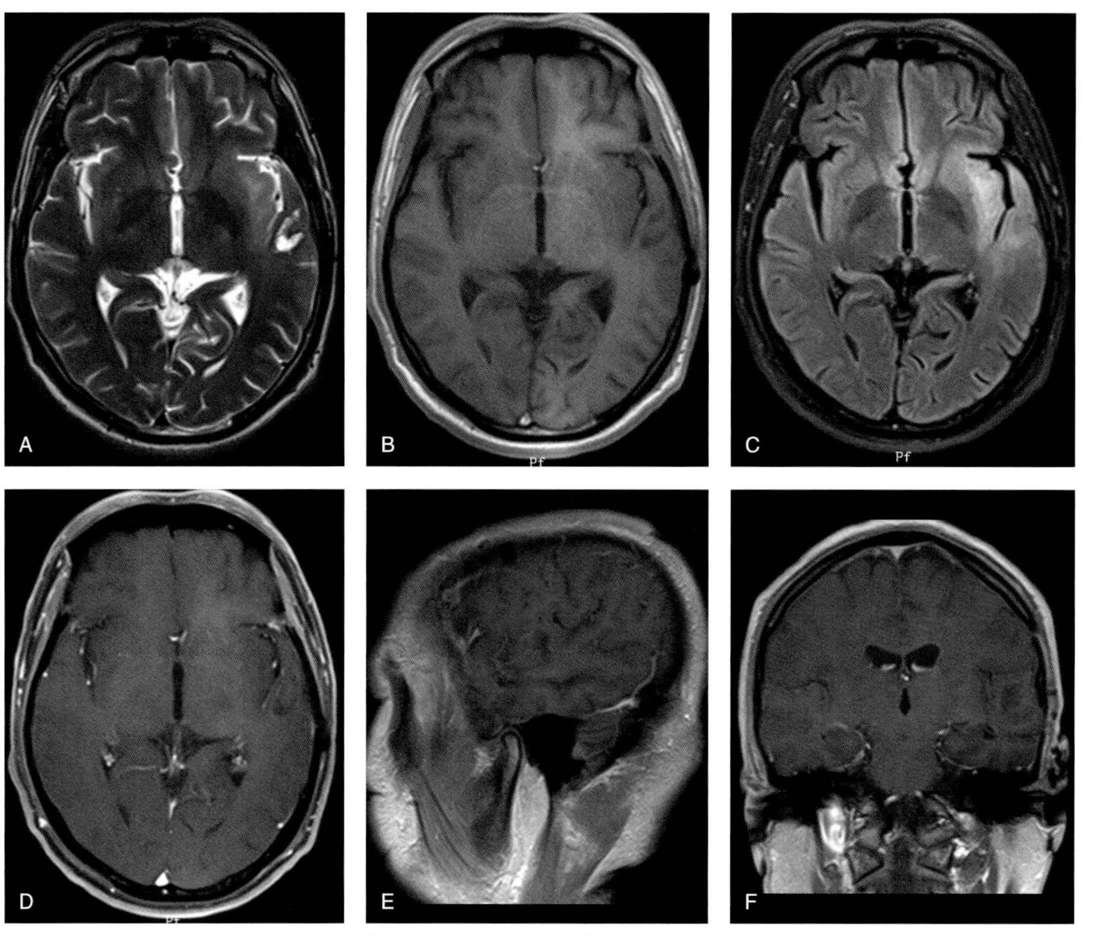


图 20-7 2022 年 12 月 22 日 MRI

## 【病例小结】

本例是诊断为胶质母细胞瘤(IDH 野生型,WHO Ⅳ级)的患者,行肿瘤切除术后,辅助标准 Stupp 方案放化疗(即 TMZ 同步放化疗 +6 周期 TMZ 化疗),手术后 12 个月发现肿瘤复发,遂增加电场治疗,并同时应用 TMZ 辅助化疗;应用电场治疗 1 个月后,患者复发病灶增强较前减弱,瘤周水肿减轻,继续随访 14 个月后,患者肿瘤仍未见明显复发迹象;目前,患者总生存期已超过 26 个月。

## 【专家点评】

郑州大学第一附属医院　魏新亭

复发胶质母细胞瘤的治疗方式主要包括再次手术、调整 TMZ 使用方案、贝伐珠单抗、阿帕替尼、电场治疗等。电场治疗自问世以来就备受关注,其曾被国际著名癌症期刊《临床肿瘤杂志》(*Clinical Cancer Research*)发表的一篇文章誉为肿瘤治疗的第四种新方式。与传统治疗方法相比,电场治疗毒副作用小,对人体伤害小,患者容易接受,对化疗也有增敏作用,但目前治疗成本相对较高。

# 病例 21 新发胶质母细胞瘤个体化诊治的临床实践及思考

南京脑科医院 神经外科 张岩松
江苏省肿瘤医院 放疗科 郭文杰

## 【病例介绍】

患者，女性，77 岁。

患者 2021 年 11 月无明显诱因下出现头晕伴四肢无力，至南京市鼓楼医院就诊，行头颅 MRI 提示：右侧颞叶占位，考虑恶性肿瘤后至南京市脑科医院就诊，查体示双侧上下肢肌力 4 级，肌张力不对称，于 2021 年 12 月 13 日全麻下行右侧颞叶肿瘤切除术。

术后病理：胶质母细胞瘤，WHO Ⅳ级。免疫组化：SYN、ATRX、EGFR、P53（+）；GFAP、VIM、Olig-2、Nestin、S100：部分（+）；IDH1、MGMT、NF、Neu-N、EMA、BRAF：（–）；CD34：（血管壁 +）：Ki67：60%+；基因检测：TERT 基因启动子 C228T 突变：CDKN2A/B 基因非纯和性缺失；MGMT 基因启动子甲基化；Ip19q 未见缺失；IDH 野生型。

## 【术前诊断】

2021 年 12 月 8 日首次术前影像评估，右侧颞叶见团块状等长 T1 等长 T2 信号影，DWI 高低混杂信号，增强后呈环形强化，周围见小片状长 T1 长 T2 信号影，右侧脑室受压变窄，中线结构左偏，右侧基底节区及大脑脚见小片状稍长 T1 稍长 T2 信号影，两侧小脑半球未见明确异常密度影。副鼻窦黏膜状增厚（图 21-1）。

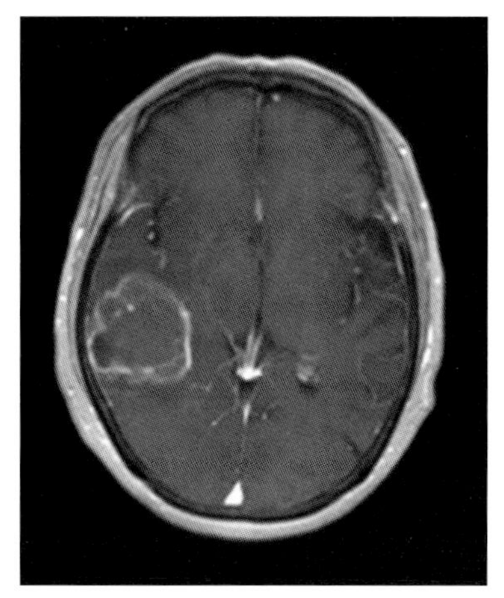
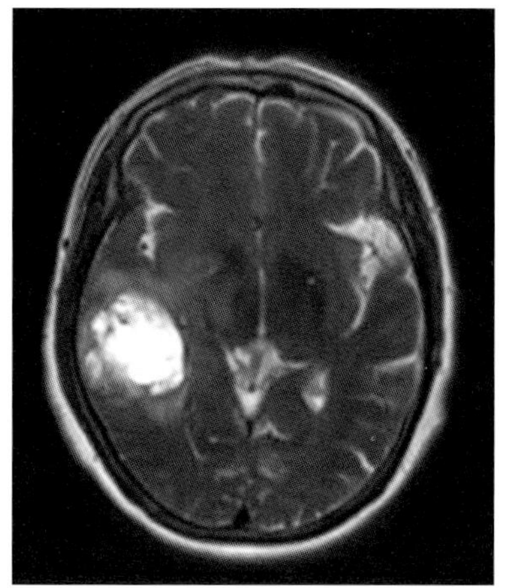

**图 21-1 2021 年 12 月 8 日头颅 MRI 增强和平扫**

临床初步诊断：右侧颞叶占位。

## 【手术治疗】

2022 年 12 月 14 日全麻手术行病灶大部切除。

## 【组织 / 分子病理学诊断】

组织学诊断结果:(右颞叶)胶质母细胞瘤(WHO Ⅳ级,NOS)。

病理报告结果:瘤细胞弥散分布,排列密集,部分区域胶质纤维丰富;瘤细胞大小不一,胞核呈圆形、卵圆形及细长形,异型性明显,部分细胞体积较小,胞质少,核染色质深,核分裂多见;瘤组织血管丰富,管壁增生明显,呈大小不等的血管团;瘤组织中见成片坏死区域,瘤细胞围坏死呈栅栏状排列;部分区域肿瘤间质呈黏液样改变(图 21-2)。

免疫组化结果:瘤细胞 SYN、ATRX:+,GFAP、VIM、Olig-2、Nestin、S100:部分+,IDH1、NF、Neu-N、EMA、BRAF:-;CD34:血管壁+;MGMT:-;EGFR、P53:+,Ki67:60%。网染:瘤细胞周围无网状纤维围绕。

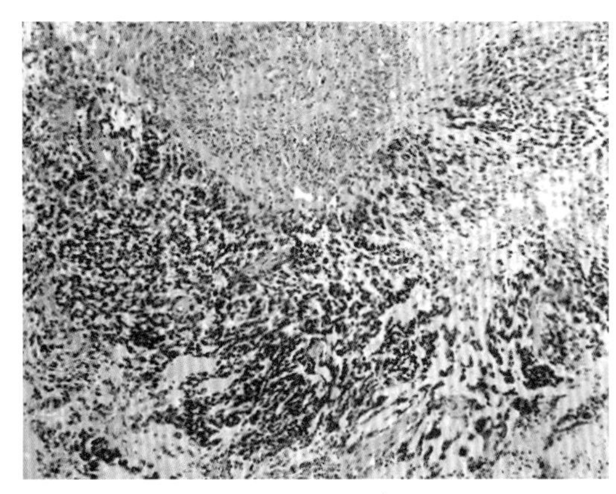

图 21-2　组织病理

## 【诊治过程】

2022 年 1 月 10 日至 2022 年 2 月 22 日同步放化疗,放疗方案:PGTV 60Gy/30f,CTV 50.4Gy/28f(图 21-3),同期行 Stupp 方案化疗。

2022 年 2 月 23 日至 2022 年 9 月 6 日期间维持 Stupp 方案化疗,后续 TMZ 维持治疗。患者定期随访 MRI(图 21-4)。

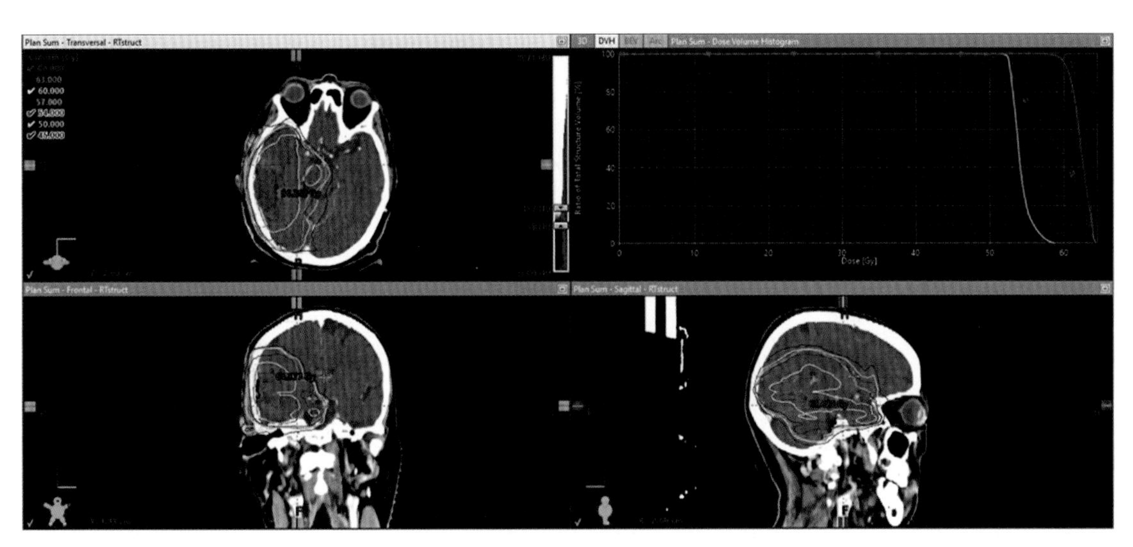

图 21-3　放疗资料

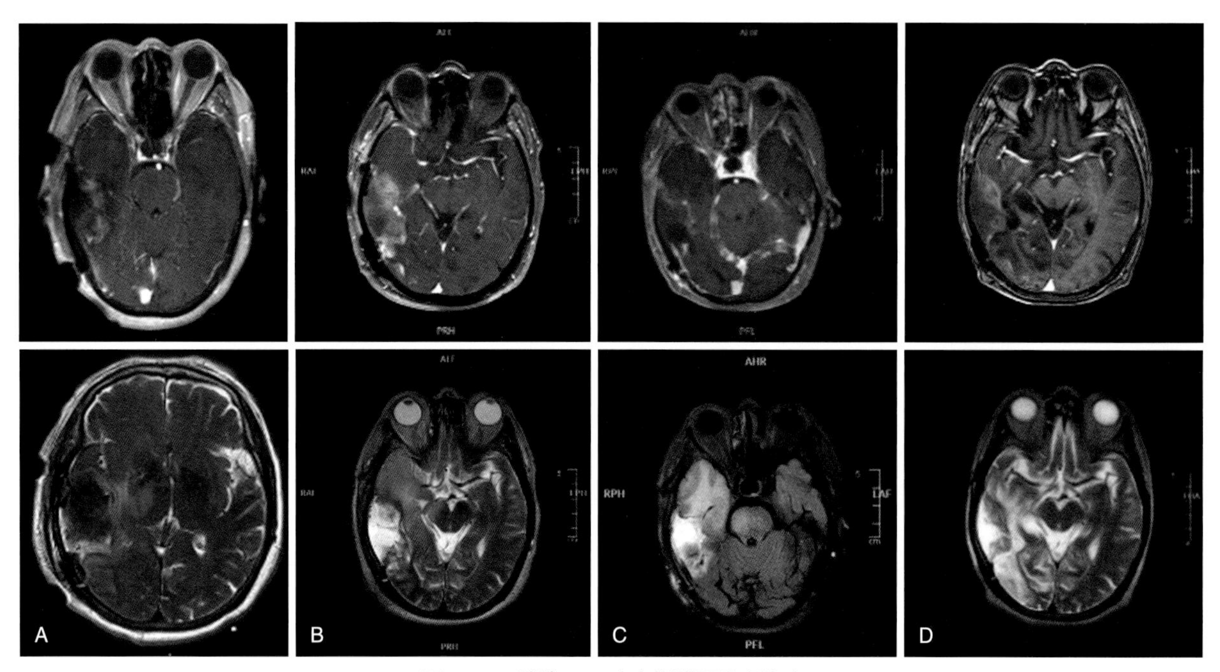

图 21-4 随访 MRI（头颅增强和平扫）
A. 术后；B. 放疗前；C. 放疗后；D. 2022 年 8 月 MRI。

## 【电场治疗】

Mapping 时间：2022 年 1 月 6 日，首次佩戴时间：2022 年 1 月 10 日（图 21-5、图 21-6）。患者依从性良好（图 21-7），维持电场治疗至今。

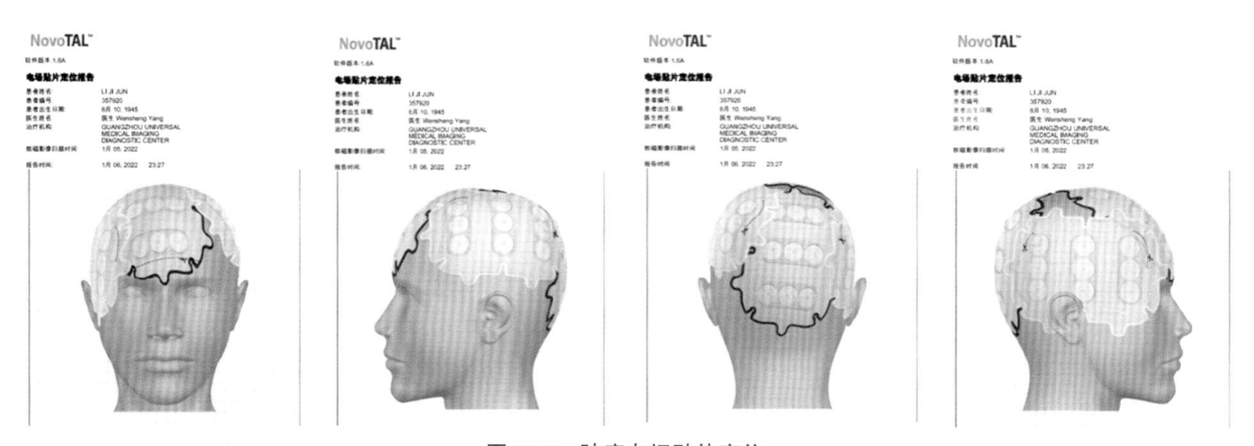

图 21-5 肿瘤电场贴片定位

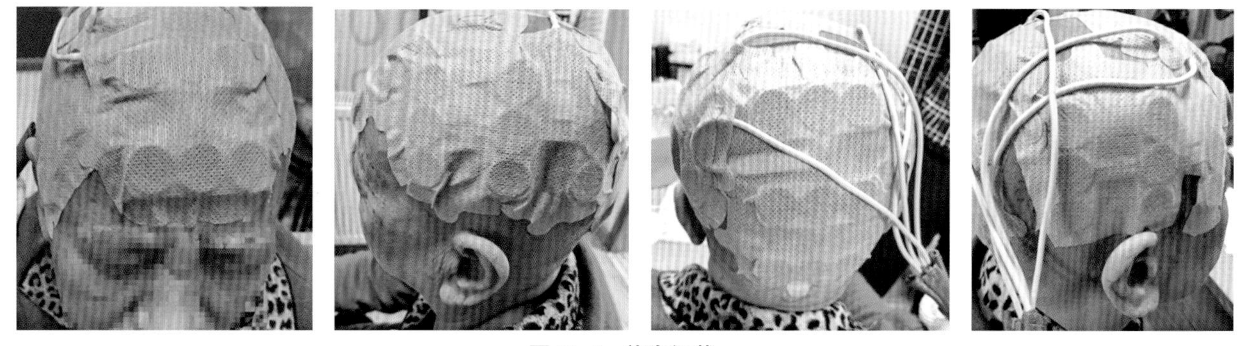

图 21-6 首次佩戴

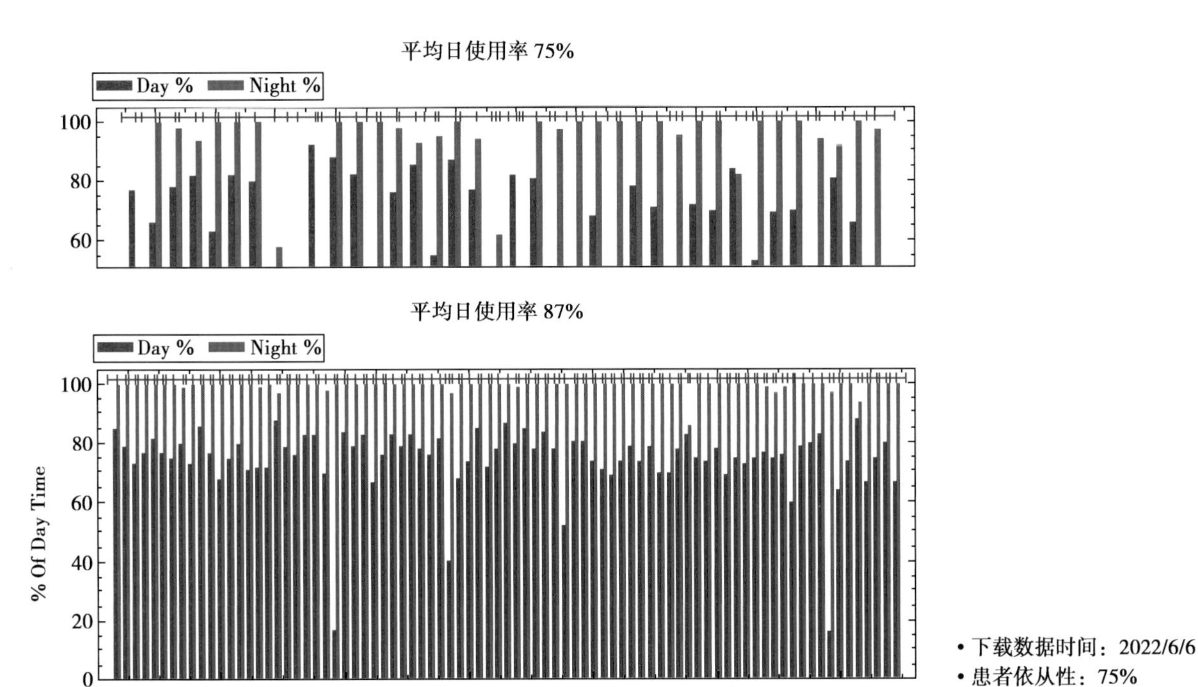


图 21-7　患者依从性

## 【病例小结】

患者为高龄女性，无明显诱因下出现头晕伴四肢无力，经检查发现为右侧颞叶占位，MRI 增强扫描提示恶性脑胶质瘤可能性大。

治疗方案首先建议行颅内肿瘤切除，手术效果良好，患者未出现严重并发症，术后肢体活动良好。经病理检查诊断为右侧颞叶胶质母细胞瘤，WHO Ⅳ级，基因检测提示：MGMT 基因启动子甲基化，TERT 基因启动子 C228T 突变，Ip19q 未见缺失，IDH 野生型，CDKN2A/B 基因非纯和性缺失。

该患者后续进行了放疗、化疗、电场治疗等，取得了很好的控制肿瘤复发的作用。

## 【专家点评】

南京脑科医院　张岩松

患者为老年女性，起病形式隐伏，为体现颅内病灶的定位特点，而且由于为老年人，容易误诊为脑梗死，因此 MRI 增强扫描对于该患者具有初步确诊的意义。

老年患者身体的基础条件决定治疗方案的选择。该患者入院检查的各项结果符合全麻手术条件，所以开颅手术肿瘤切除得以顺利完成。

手术操作及围手术期管理对于老年患者至关重要，在尽最大努力保障患者重要神经功能不受影响的基础上，其他因素，如伤口愈合情况、肺部感染、大小便功能等对于后期的序贯治疗能否起作用不可忽视。

电场治疗作为近年新的胶质瘤治疗手段，越来越被广泛接受，其疗效已经得到充分证实，对于该患者也在发挥重要和良好的作用。

江苏省肿瘤医院 郭文杰

该患者因右侧颞叶占位,2021 年 12 月在外院行手术治疗,术后的常规病理以及分子病理确诊为胶质母细胞瘤 IDH1 野生型,1p19q 未见缺失,MGMT 基因启动子甲基化。

入院 MRI 示右侧颞叶异常信号团块影伴周围及邻近脑膜异常增厚、强化,拟术后改变为主;右侧颞叶深部、右侧海马、右侧基底核区、脑干右缘、右侧枕叶、右侧胼胝体压部异常信号团块伴局部异常强化,拟肿瘤残留病灶可能。

术后给予标准的同步放化疗加上同步电场治疗以及放疗后“TMZ 联合电场治疗”的巩固维持治疗。放疗结束后患者复查 MRI,右颞叶术后囊肿较前缩小,强化较前减弱,右颞叶深部强化较前减弱,右侧脑室受压变窄较前改善,证明是有效治疗。

患者每 3 个月来院复查,病情稳定。其间患者一直坚持 TMZ 联合电场维持治疗,电场的不良反应主要是 1 级头皮不良反应。

在这个病例上面我们可以看出,对于一个新诊断 GBM 患者,同步放化疗及电场治疗,以及后续继续 TMZ 联合电场维持治疗是安全有效的。而且这个患者,从诊断到现在的生存时间已经达到了 14 个月,PFS 达到了 14 个月。说明治疗对于老年患者安全可耐受且有效,放疗、TMZ 化疗加上肿瘤电场治疗能够延长患者的无进展生存期,给患者带来生存获益。

# 病例 22　左颞叶多灶性胶质母细胞瘤一例

浙江大学医学院附属第一医院　神经外科　黄凯源

## 【病例介绍】

患者，男性，60 岁，2021 年 7 月 14 日因“间断性头痛半月”就诊于我院。

查体：KPS 90 分，MMSE 评分 25 分，MoCA 评分 24 分。行 CT 平扫提示左侧颞枕叶巨大占位。进一步行头颅 MR 增强检查提示左侧颞枕叶占位，考虑高级别胶质瘤。入院后进一步完善脑动脉 CTA 等相关术前检查，包括心电图、超声心动图、胸片等，结果回报未见手术禁忌。

## 【术前诊断】

首次术前影像评估，头颅 CT 提示左侧颞枕叶巨大占位，呈稍高密度表现，脑动脉 CTA 示肿瘤膨胀性生长，推挤周边血管和脑组织；头颅 MRI 提示肿瘤膨胀性生长，T1 低信号，T2 稍高信号，肿瘤内部少量地图样强化，左侧颞叶另见片状 T2 高信号病灶，未见明显强化（图 22-1）。

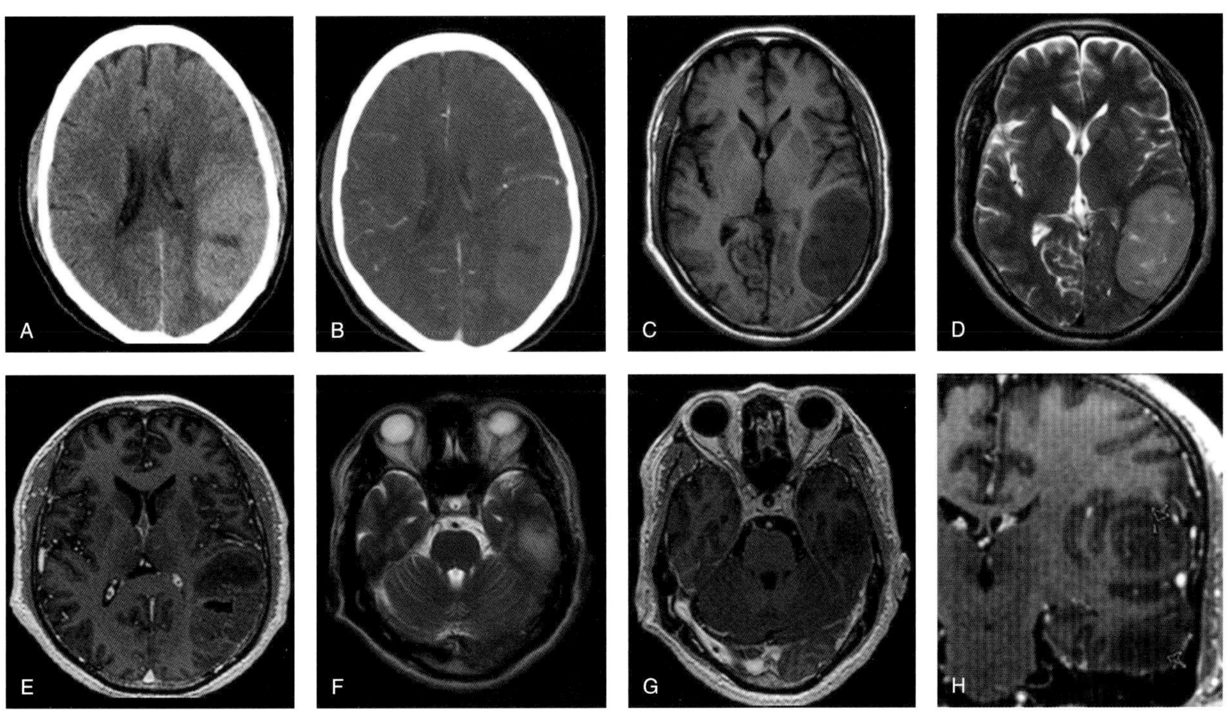


**图 22-1　2021 年 7 月头颅平扫 CT**

A. 脑动脉 CTA；B. 头颅增强磁共振；C. 主要病灶 T1 加权像；D. 主要病灶 T2 加权像；E. 主要病灶的 T1 加权像；F. 颞前叶病灶 T2 加权像；G. 颞前叶病灶 T1 加权像，未见明显强化；H. 冠状位 T1 加权像。

临床初步判断：高级别胶质瘤（左侧颞枕叶）。

## 【手术治疗】

2021 年 7 月 16 日全麻手术行病灶大部切除，色灰红鱼肉样，质地较软，血供丰富，可见大量管径较粗薄壁病理血管成簇分布。分块切除送病理，外周为韧色灰白瘤体，术中冰冻病理提示胶质瘤。

## 【常规病理及免疫组化】

组织学诊断结果：胶质母细胞瘤，Ki-67：80%；IDH（–）；MGMT（+），ATRX（+）（图 22-2）。

病理报告结果：2021 年 7 月 29 日（左颞枕肿瘤）胶质母细胞瘤免疫组化：CK（pan）（–），Ki-67（80%+），CD34（血管 +），S-100（+），EMA（–），Syn（–），IDH1（–），Vimentin（+），CD163（+），NF（–），MGMT（+），P53（+），GFAP（+），Oligo-2（+），ATRX（+）。

## 【诊治过程】

2021 年 8 月 10 日术后行同步放化疗及 Stupp 方案化疗，术后 1 月余（2021 年 9 月 2 日）复查头颅增强 MRI 提示颅内病灶稳定，术区见正常边缘强化，未见明显肿瘤复发及残留表现，颞前叶 T2 相示水肿范围增大（图 22-3，图 22-4）。

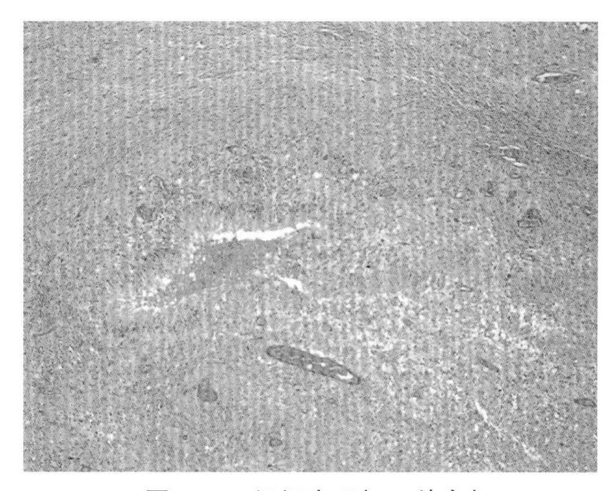

图 22-2 组织病理（HE 染色）

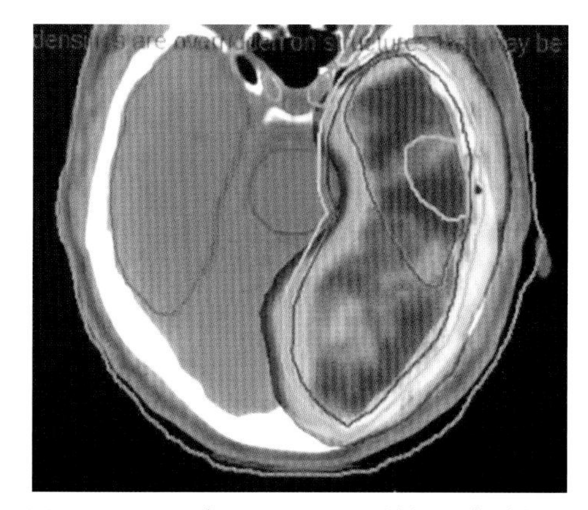

图 22-3 2021 年 8 月 10 日开始行同步放化疗

2021 年 12 月 3 日（第 1 次术后 3 个月）复查 MRI 提示左侧颞叶病灶进展：表现为强化范围明显增大，包括原切除区前缘结节强化灶，及颞前叶片状强化灶，可疑肿瘤进展，假性进展待排。2021 年 12 月 10 日进一步完善头颅 CT 灌注成像，提示两病灶均为高灌注表现，符合肿瘤复发进展。遂准备为患者行二次手术（图 22-5）。

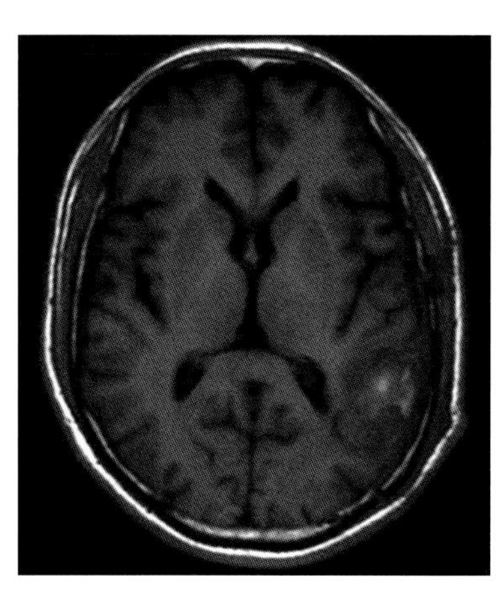

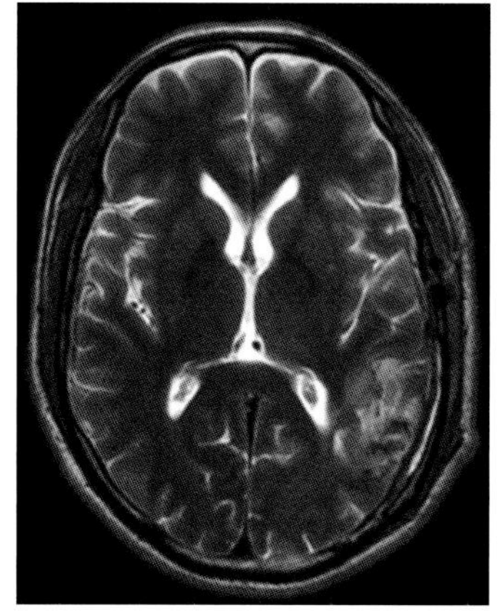

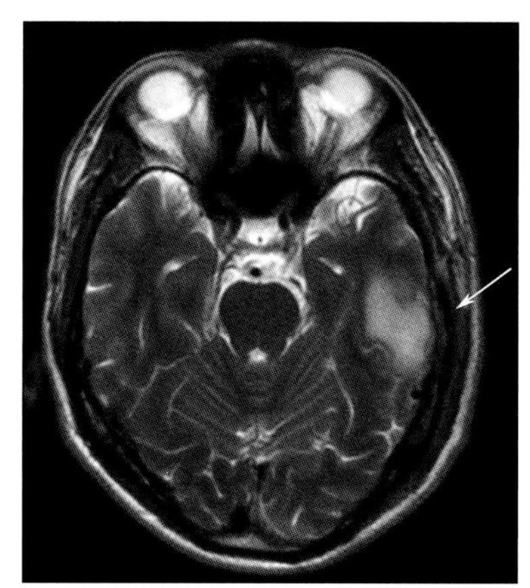

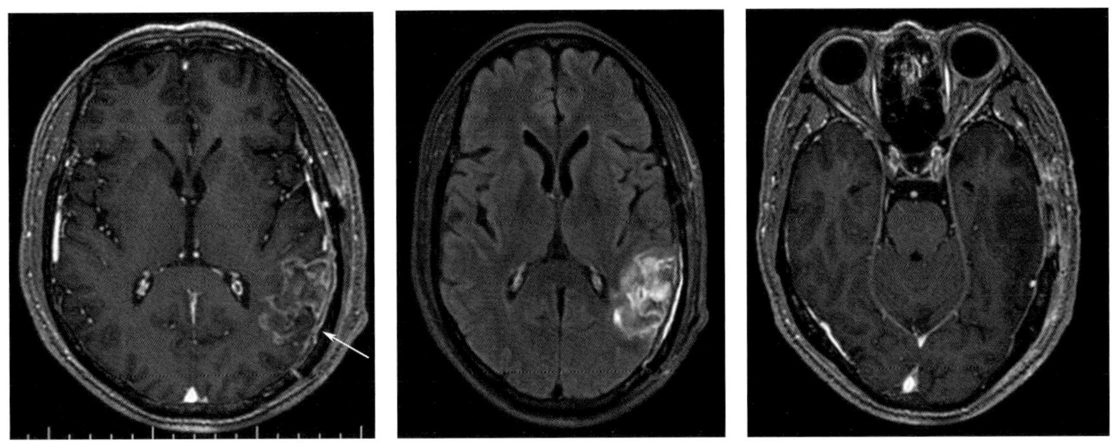

**图 22-4　2021 年 9 月 2 日术后 1 个月复查头颅增强 MRI**

箭头示颞前叶 T2 加权像水肿范围稍增大，T1 加权像上边缘强化，未见明显复发表现。

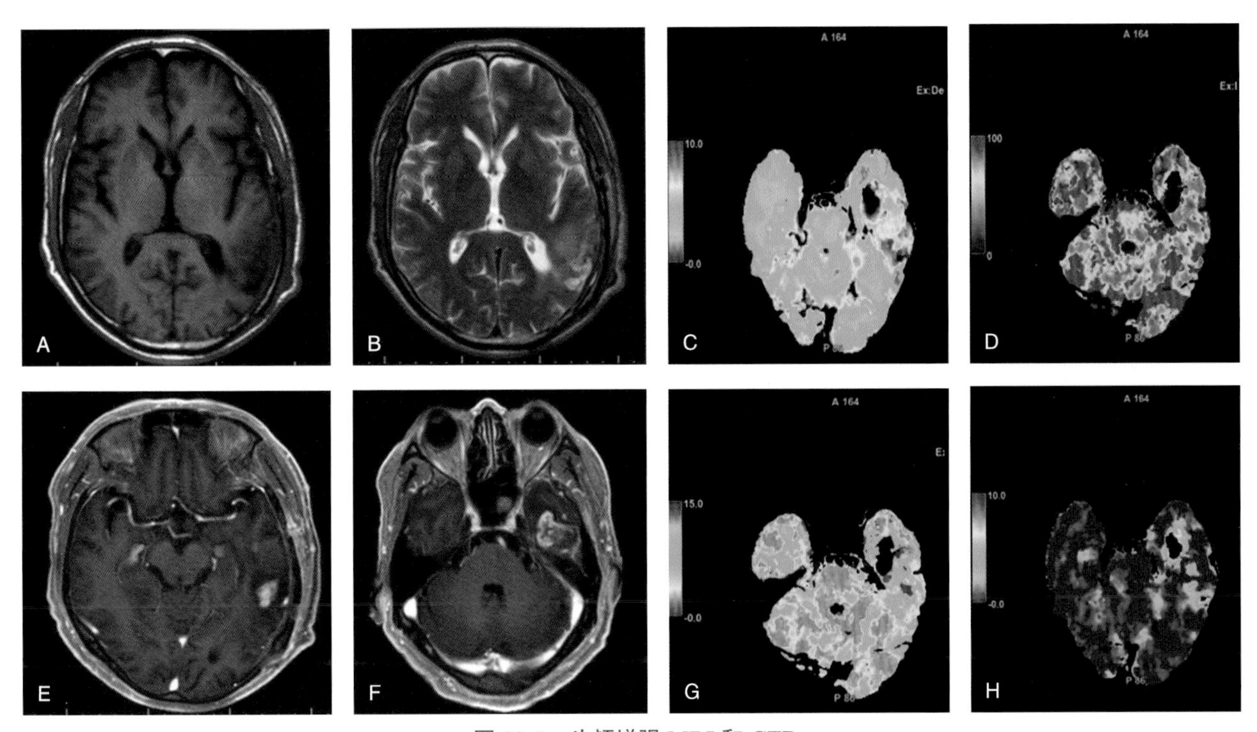


**图 22-5　头颅增强 MRI 和 CTP**

2021 年 12 月 3 日头颅增强 MRI 提示颞叶病灶进展，强化灶范围增大；2021 年 12 月 10 日头颅 CTP 提示颞叶病灶高灌注，肿瘤复发考虑。A. T1 相；B.T2 相；C. 左颞叶血容量相对增高；D. 左颞叶血流量无明显变化；E. T1 增强示原病灶前方结节样强化；F. T1 增强示颞前叶新增强化灶；G. 左颞叶平均通透时间延长；H. 左颞叶 PS 增大。

入院后完善头颅 DTI 检查，后于 2021 年 12 月 17 日在神经导航下进行颞叶复发胶质瘤手术切除，手术入路采用原马蹄形切口，术中见术区主要为坏死样组织，合并有鱼肉样、灰白色肿瘤组织，无明确边界，浸润性生长（图 22-6）。送检术中冰冻病理两次，均提示：极小片胶质细胞增生，个别细胞核有异形性，另见小灶钙化。

## 【二次术后常规病理及免疫组化】

首先考虑为胶质瘤复发及治疗后改变。待进一步分子检测结果（图 22-7）。

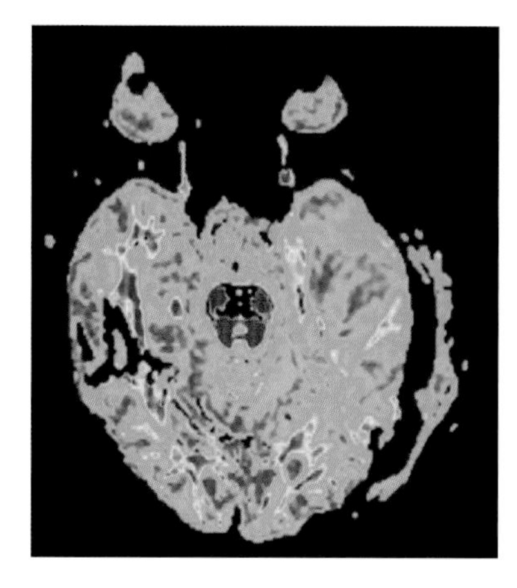
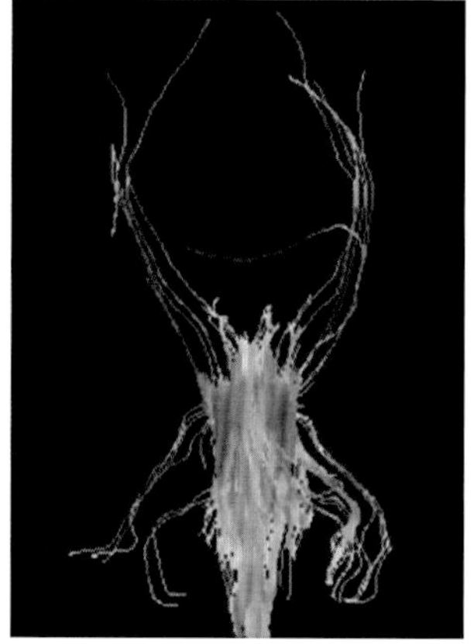
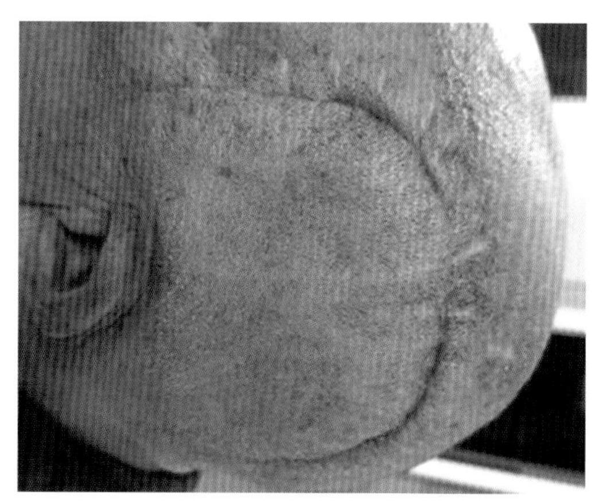

图 22-6 术前 DTI 成像及手术切口

病理结果：GFAP（+），Oligo-2（+），NF（+），Ki-67（局灶 10%+），ATRX（+），P53（散在 +），IDH1（-），CD163（组织细胞 +），MGMT（-）。

分子病理结果：所检 IDH1、IDH2、BRAF 基因未见突变，MGMT 基因甲基化阴性。GFR/CEP7 阴性；TERT 基因启动子区域发现 C228T 突变；未发生 1p36 的缺失，未发生 19q13 的缺失；提示发生 CEP7 的获得，未发生 CEP10 的缺失。

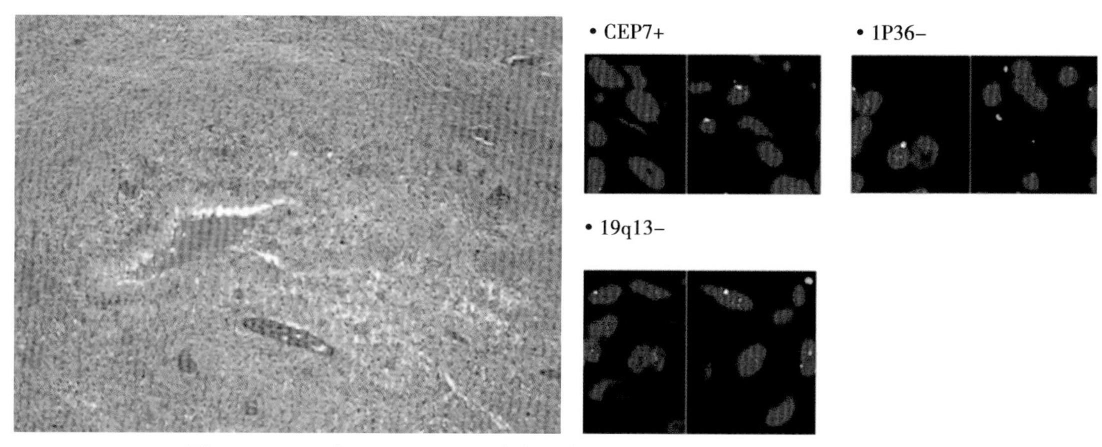


图 22-7 2021 年 12 月 17 日二次术后常规病理 HE 染色；右侧为分子病理

二次术后 6 小时 CT 及 72 小时 MRI 提示手术切除范围满意，原病灶前方小结节灶及颞叶前方复发病灶均已切除，DWI 上未见明显高信号（图 22-8）。

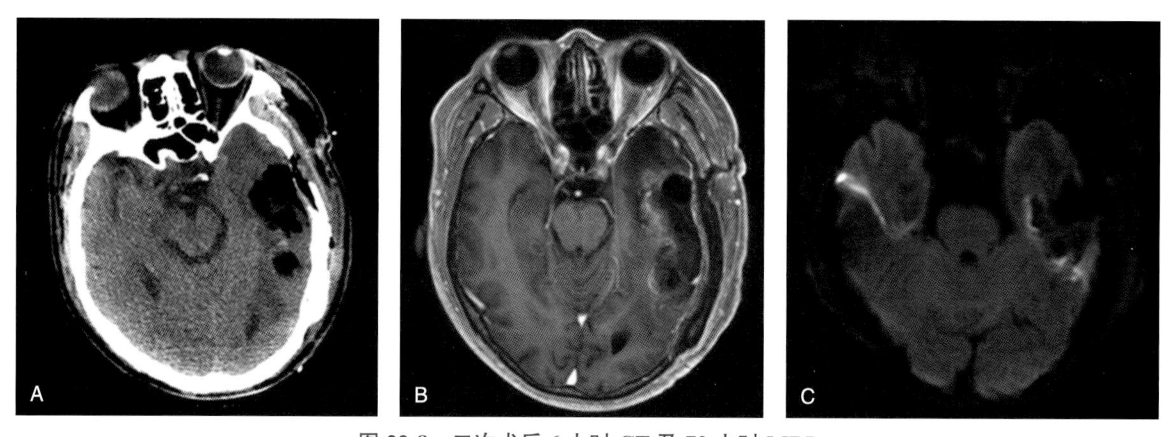


图 22-8 二次术后 6 小时 CT 及 72 小时 MRI

A. 术后 6 小时头颅 CT 示病灶切除满意；B、C. 术后 72 小时头颅增强 MRI 弥散示前后病灶均已切除，弥散相上未见明显弥散受限表现。

## 【二次手术后治疗方案】

2021 年 12 月 28 日行 Stupp 方案辅助化疗（380mg × 5/28 方案）。

2022 年 1 月 10 日（二次手术后 20 余天）开始肿瘤电场治疗（图 22-9）。

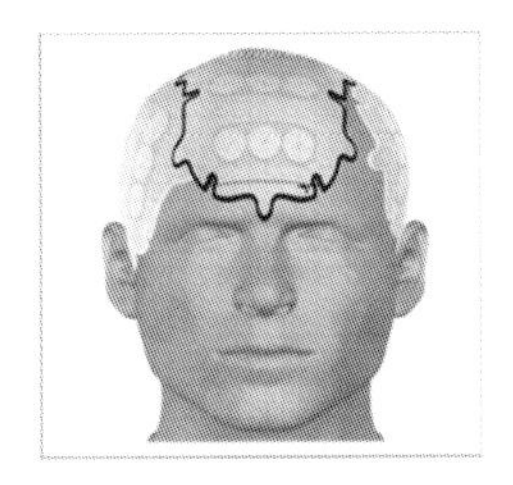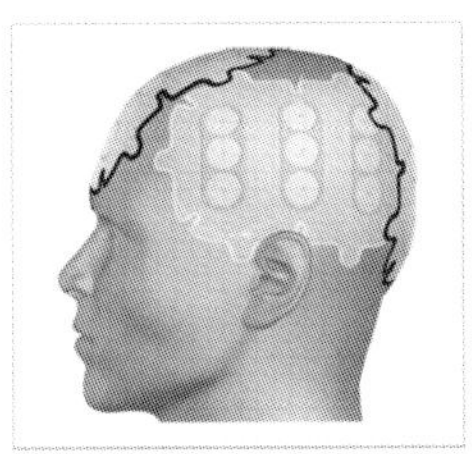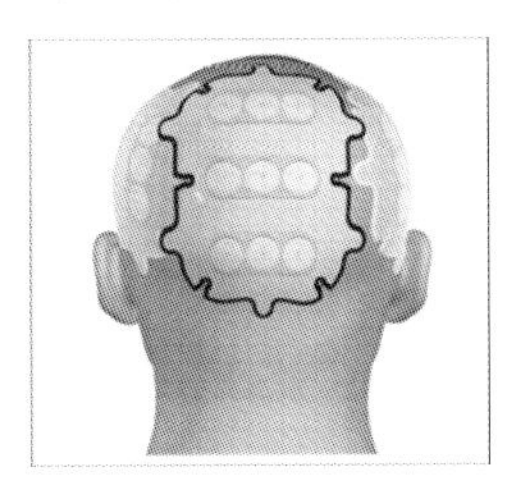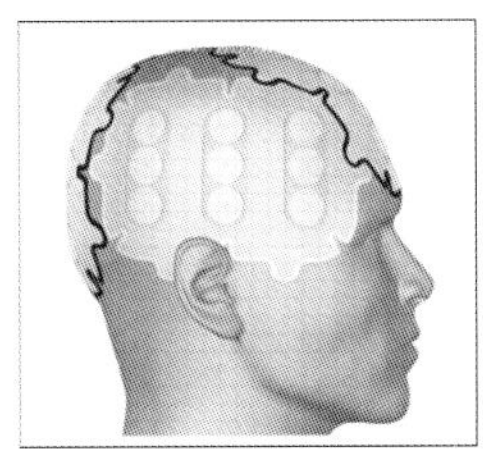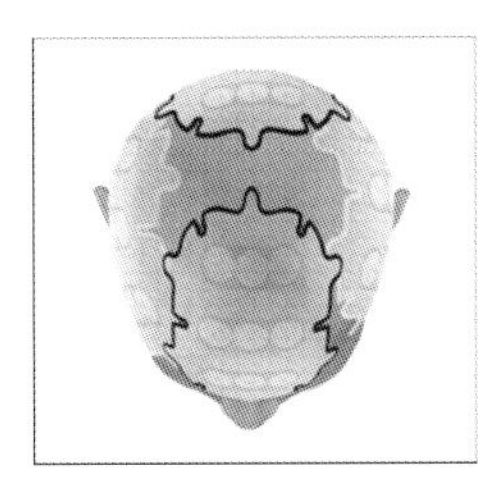

**图 22-9　肿瘤电场贴片定位**

患者术后出现一过性失语，术后 3 个月语言功能基本恢复，生活能够自理，KPS 90 分，2022 年 3 月 27 日（术后 3 个月）复查头颅 MRI 增强扫描，发现颞叶前方病灶强化灶再次进展，假性进展与肿瘤复发需要鉴别。鉴于患者状态良好，次月（2022 年 4 月 21 日）复查头颅 CTP，提示颞叶大片低灌注区。考虑假性进展可能性大，继续予以密切随访（图 22-10~ 图 22-12）。

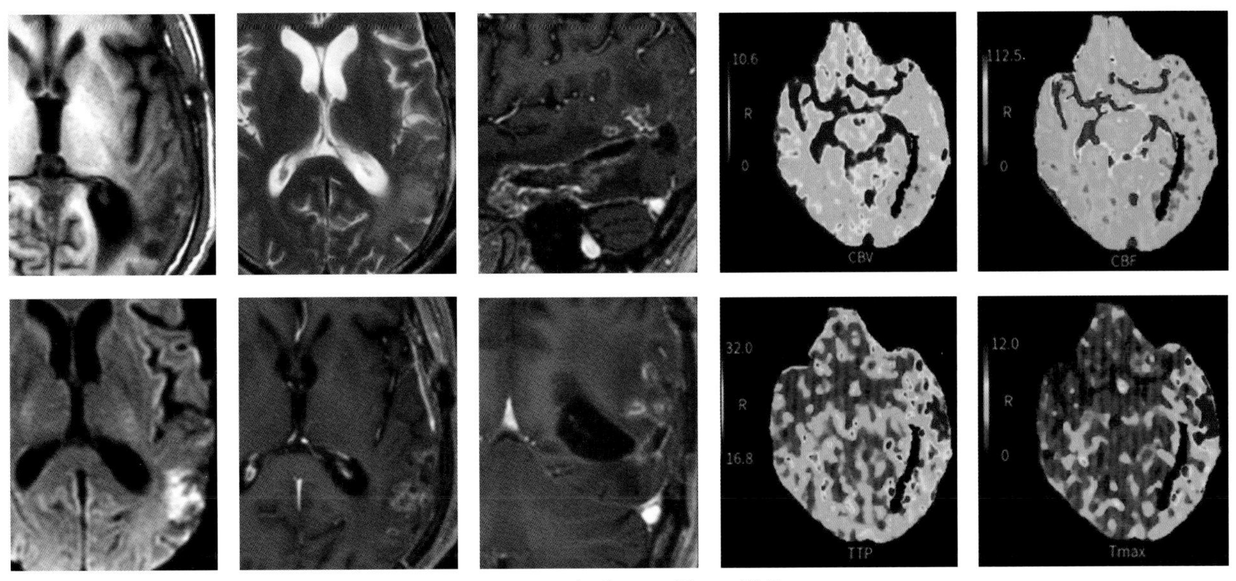


**图 22-10　术后 MRI 及 CT 灌注**

2022 年 3 月 27 术后 3 个月头颅 MRI 增强扫描，提示颞叶前方强化灶再次进展（上排）；2022 年 4 月 21 日术后 4 个月头 CT 灌注提示左颞叶前方大片低灌注（下排）。

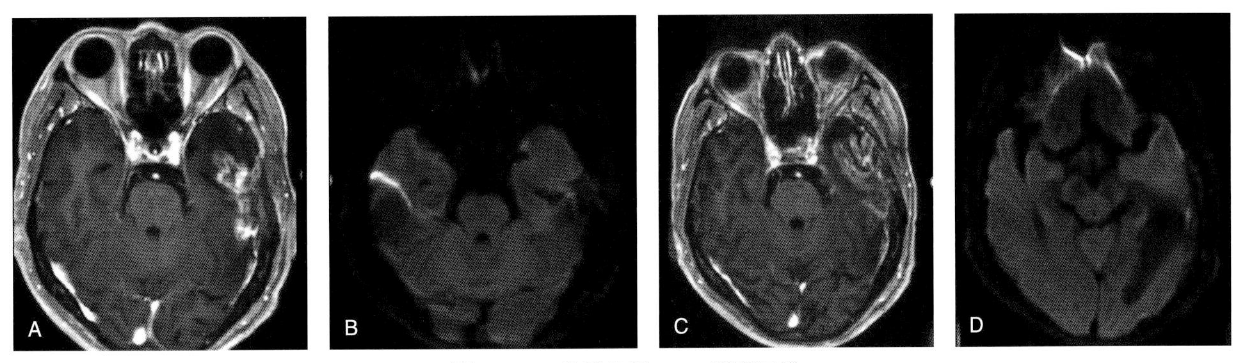


**图 22-11　术后头颅 MRI 增强扫描**

A、B. 2022 年 5 月 8 日头颅 MRI 增强扫描提示颞叶前方强化灶再次进展，弥散成像上未见明显高信号；C、D. 2022 年 7 月 17 日术后半年头颅增强 MRI 提示左侧颞叶前方强化灶持续进展，弥散成像上仍未见明显高信号。

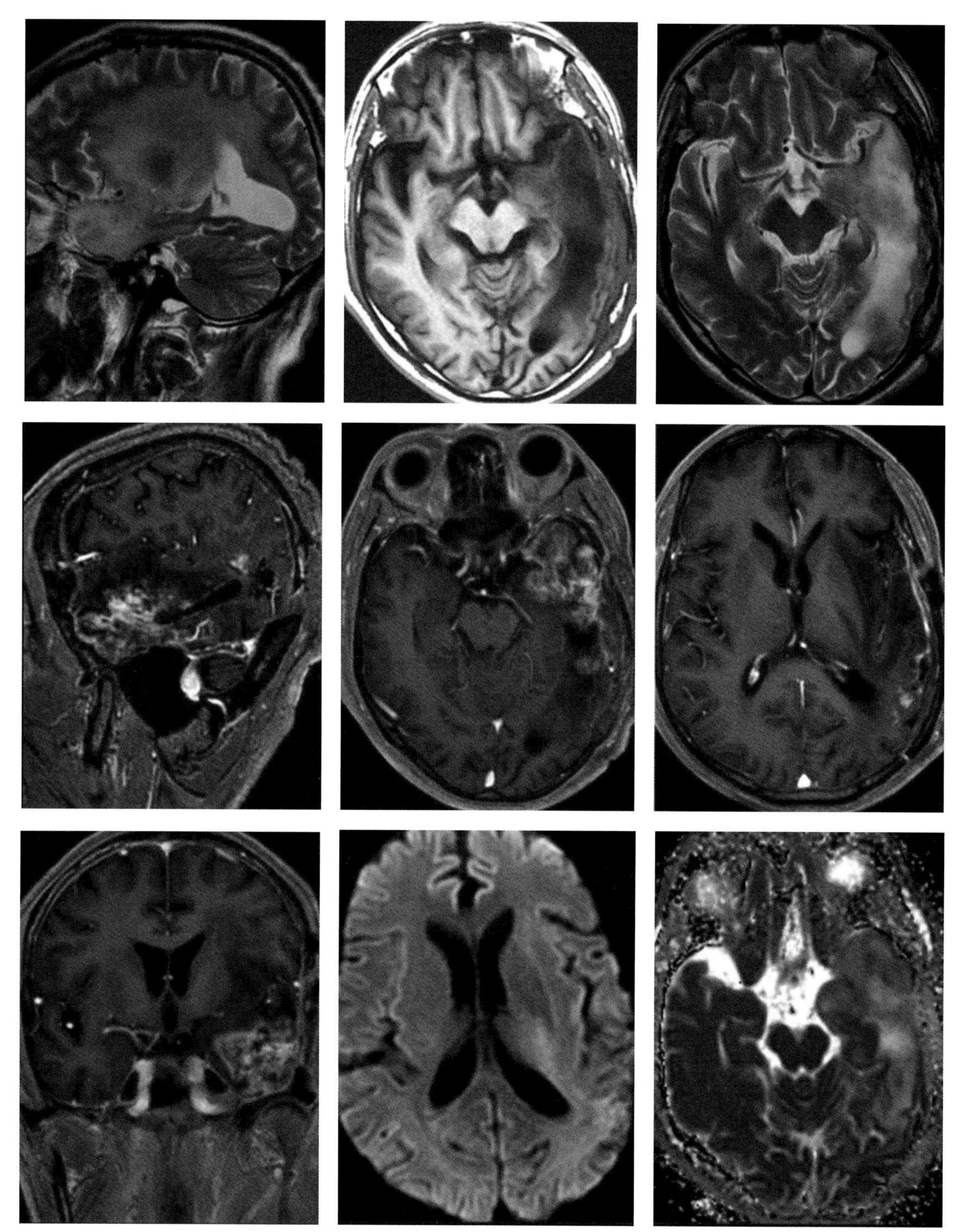

**图 22-12　二次术后 9 个月患者末次复查头颅 MRI 增强扫描**
2022 年 9 月 4 日头颅增强 MRI 提示颞叶病灶仍在进展，但临床症状无明显恶化；弥散未见高信号病灶。

1. 患者通过规范化治疗后 MRI 提示部分缓解。
2. 术后出现失语，2 个月后基本恢复，与他人沟通言语流利。
3. KPS 评分提升至 90 分。

## 【病例小结】

这是一例左侧颞枕叶多灶性胶质母细胞瘤患者（IDH 野生型，WHO Ⅳ级），主要病灶为后方膨胀性生长的肿瘤。首次手术切除后面膨胀性生长的肿瘤，放疗方案制定时覆盖整个颞叶。术后行同步放化疗及

Stupp 方案化疗。术后 3 个月，患者颞叶前方病灶出现明显进展，CT 灌注提示肿瘤复发，遂行二次手术。二次术后行肿瘤电场治疗联合替莫唑胺（TMZ 辅助化疗，380mg × 5/28 方案），电场治疗自二次术后 20 余天开始，患者依从性良好，佩戴率达 90% 以上。二次手术术后有失语，于术后 2 个月恢复。术后复查提示颞叶前方病灶仍有缓慢持续进展，但患者总体状态良好，生活基本自理，KPS 90 分。患者目前仍在密切随访中。

## 【专家点评】

浙江大学医学院附属第一医院神经外科　温　良

该患者考虑左侧颞枕叶多灶性胶质母细胞瘤，总共经历了 15 个月时间，目前患者状态良好。患者左侧颞叶前方病灶与后方主体肿瘤不连续，首次手术术前仅表现为 T2 片状高信号，无明显强化治疗，但在手术 3 个月后，即使经历了同步放化疗辅助后仍出现了明显进展，需考虑多灶性胶质母细胞瘤。过程中患者二次手术术后电场治疗联合化疗，左颞叶仍有持续进展，后续治理方案可考虑再次行手术切除。

# 病例 23　TERT 突变、右顶枕叶胶质母细胞瘤病例分享

上海交通大学医学院附属仁济医院　放疗科　黄仁华

## 【病例介绍】

患者，女性，65 岁。

患者于 2020 年 2 月无明显诱因下出现右侧枕部不适，于我院行 MRI 检查入院。

## 【术前检查】

2020 年 2 月 10 日术前行颅脑 MRI 检查，右侧顶枕叶见结节状异常信号影，大小约 28mm × 39mm × 29mm，首先考虑胶质母细胞瘤可能，病灶周围大片状 FLAIR 水肿带，双侧额顶叶皮质下散在小斑片状异常信号灶（图 23-1）。

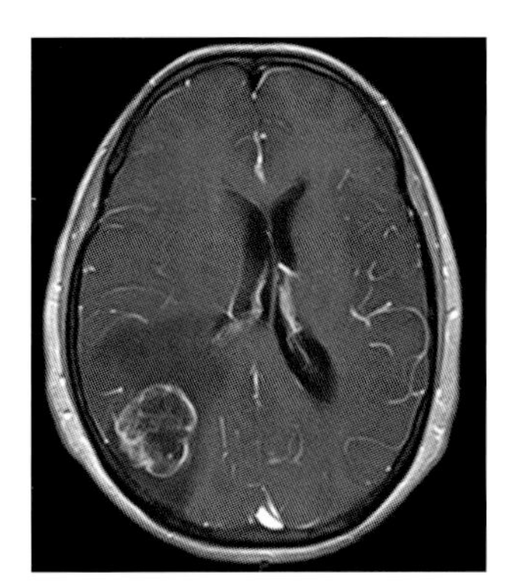
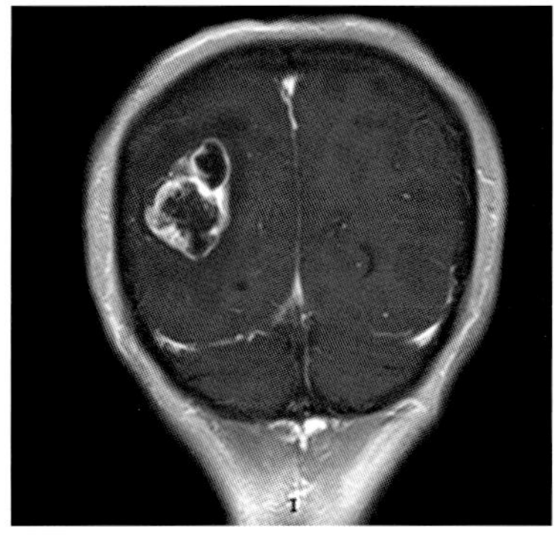
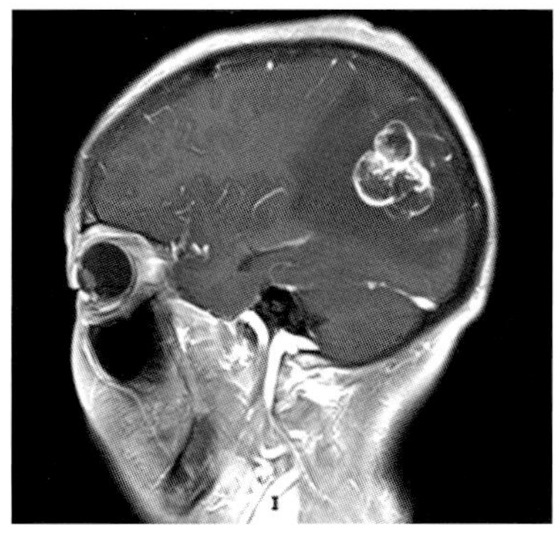

图 23-1　2020 年 2 月 10 日头颅增强 MRI

## 【手术治疗】

2020 年 2 月 11 日全麻下行右侧顶枕叶病损切除术 + 脑脊液漏修补术 + 颅骨修补术。

## 【组织 / 分子病理学诊断】

组织学诊断结果：胶质母细胞瘤，WHO Ⅳ级，IDH 野生型。

术后病理结果：(右侧顶枕占位）胶质母细胞瘤，WHO Ⅳ级。

分子病理结果：MGMT 启动子无甲基化，1p 染色体杂合性缺失，19q 染色体杂合性无缺失，IDH1 基因 R132 无突变，IDH2 基因 R172 无突变，TERT 基因 C228T 突变，TERT 基因 C250T 无突变，BRAF 基因 V600E 无突变（图 23-2）。

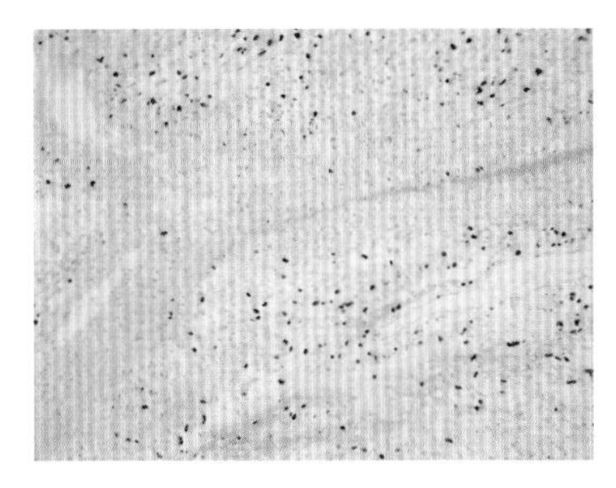 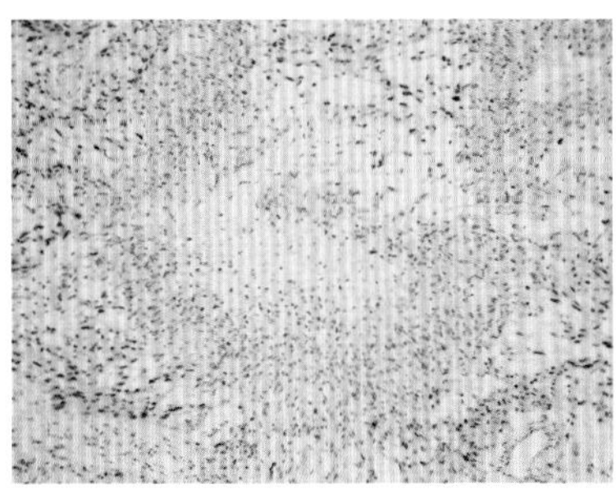 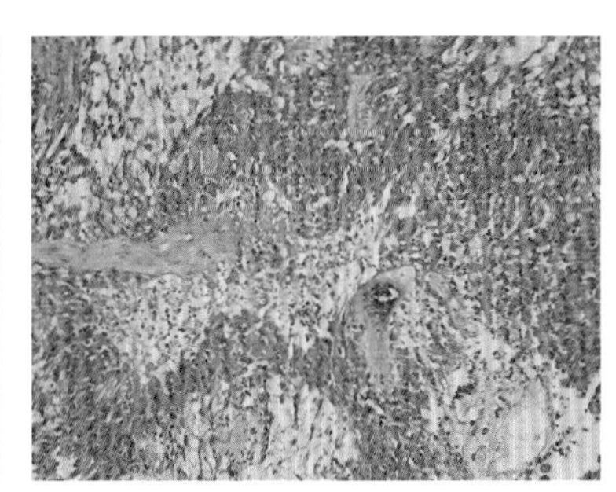

图 23-2 术后病理

## 【诊治过程】

2020 年 2 月 24 日术后行颅脑 MRI 复查，颅脑术后改变，右侧顶枕叶见斑片状异常信号影，增强后见病灶邻近脑膜明显强化，双侧额顶叶皮质下多发腔隙灶（图 23-3）。

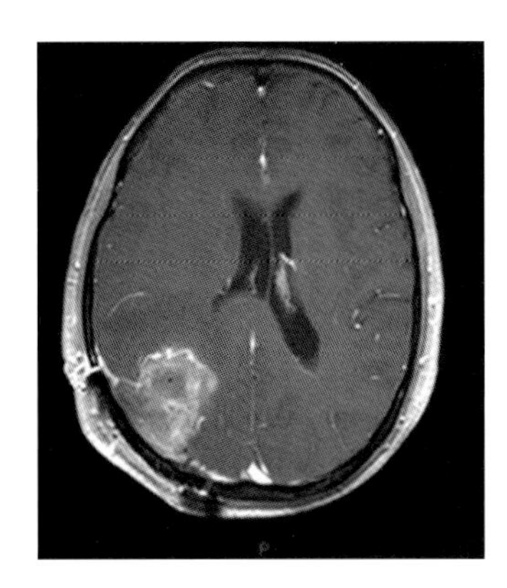 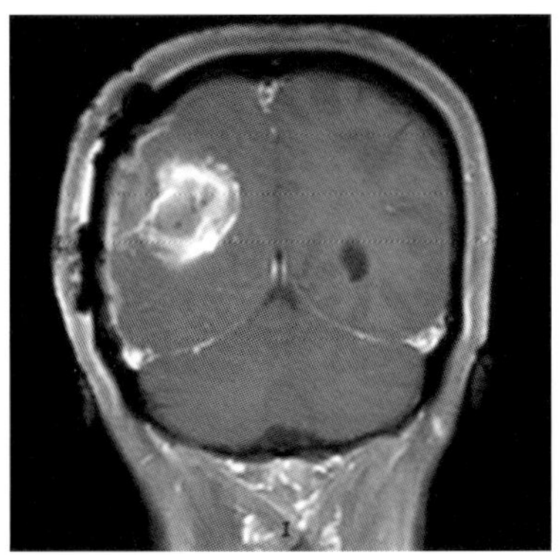 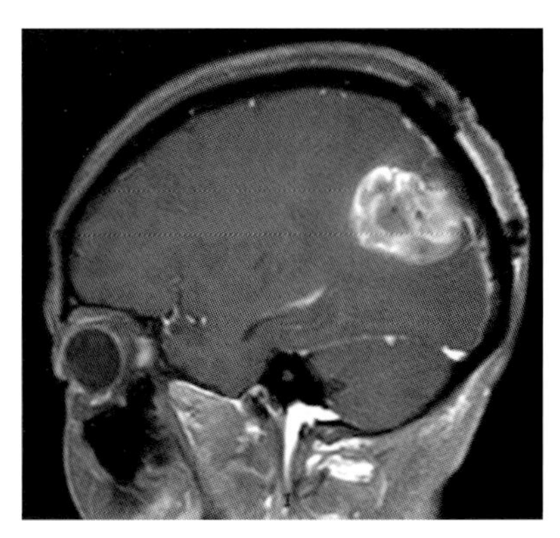

图 23-3 2020 年 2 月 24 日头颅增强 MRI

1. 同步放化疗　2020 年 3 月 25 日起同步放化疗，针对右侧顶枕叶瘤床区，2Gy/Fx，参考术前 T2 flair 勾画靶区，DT 40Gy/20Fx，后加量至 DT 60Gy/30Fx，同期口服替莫唑胺（TMZ）100mg，每日 1 次。

2020 年 5 月 8 日（术后 3 个月放疗后）行 MRI 复查示：颅脑术后改变，右顶枕叶术区信号紊乱，T1WI/T2WI 呈高低混杂信号，周围少许水肿（图 23-4）。

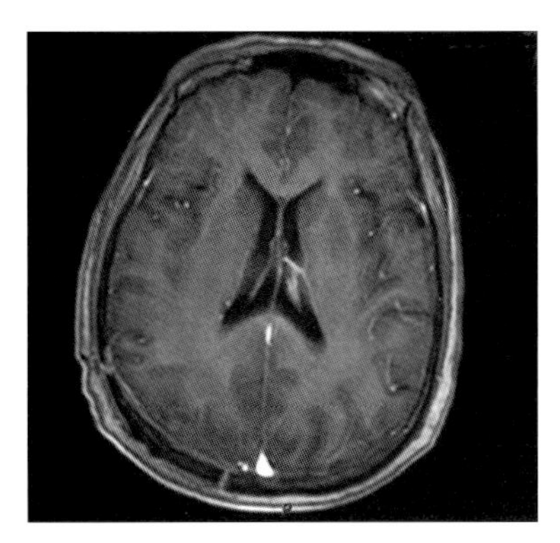 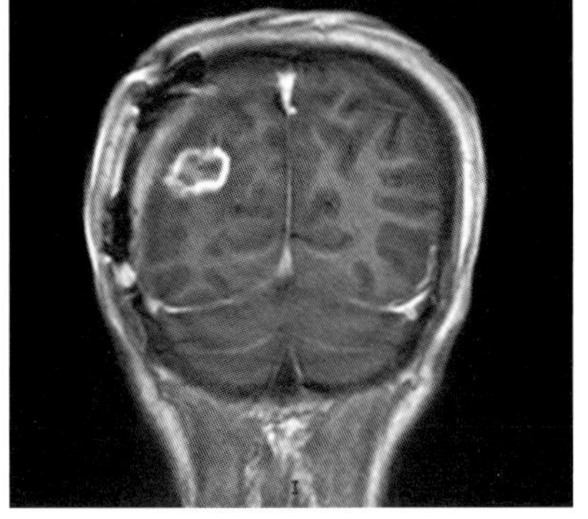 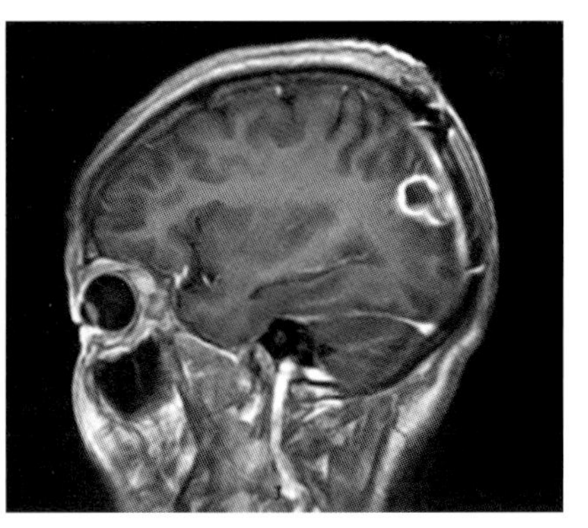

图 23-4 2020 年 5 月 8 日颅脑增强 MRI

2020 年 5 月 25 日起行 TMZ 辅助化疗 8 个周期，每 28 天为 1 周期，第 1~5 天服药，剂量为首次 $150mg/m^2$，后续 $200mg/m^2$。

2. 电场治疗　2020 年 7 月至 2022 年 3 月，行肿瘤电场治疗。其间多次影像随访，疾病状况稳定（图 23-5）。

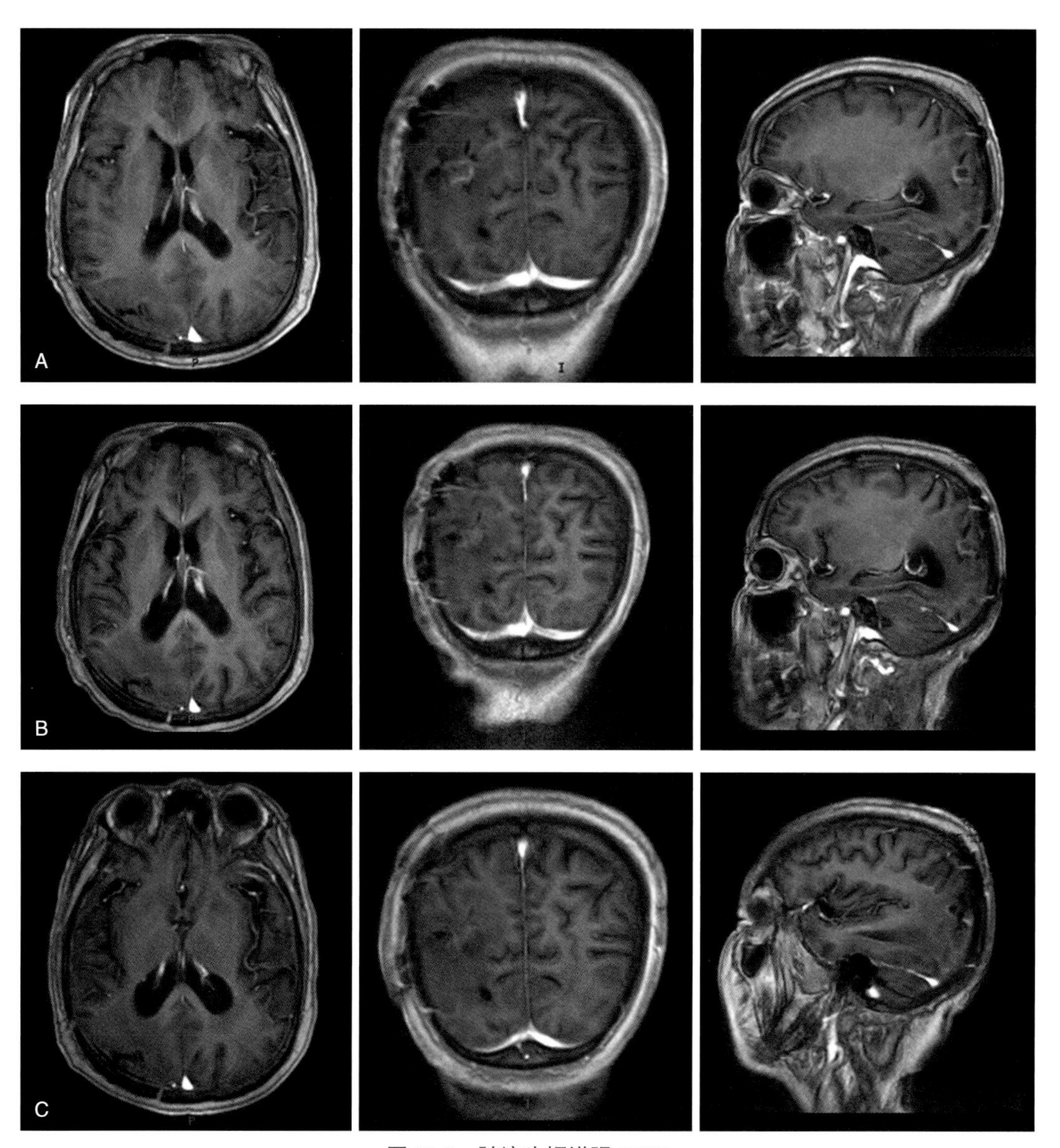


**图 23-5 随访头颅增强 MRI**

A. 2020 年 8 月 12 日头颅增强 MRI；B. 2020 年 11 月 20 日头颅增强 MRI；C. 2021 年 1 月 15 日头颅增强 MRI。

2020 年 8 月，患者出现头皮红疹，局部破溃。红疹处涂抹激素药膏，破溃处涂抹碘酒加莫匹罗星软膏（图 23-6）。

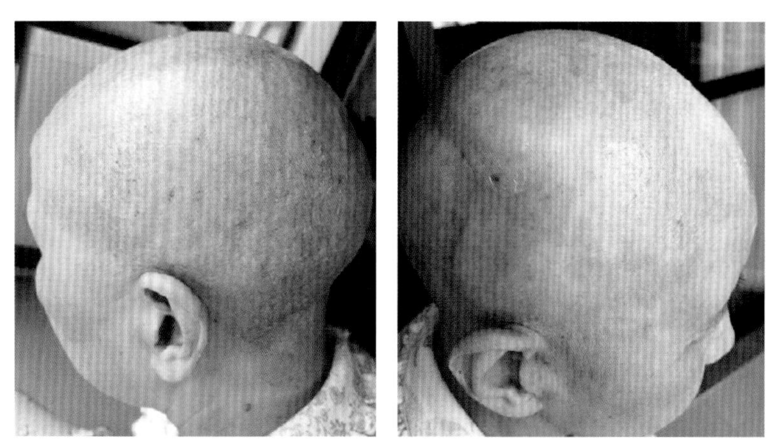

**图 23-6 2020 年 8 月头皮情况**

2021 年 3 月，患者诉左侧肢体乏力，需搀扶行走，于 3 月 18 日行头颅增强 MRI（图 23-7），右侧脑室后角旁见结节样环形强化灶，直径 7~8mm。颅脑 MRS 示：NAA 峰可见下降，Cho 峰升高，Cho/Cr 为 0.748，Cho/NAA 为 2.13，考虑肿瘤复发。

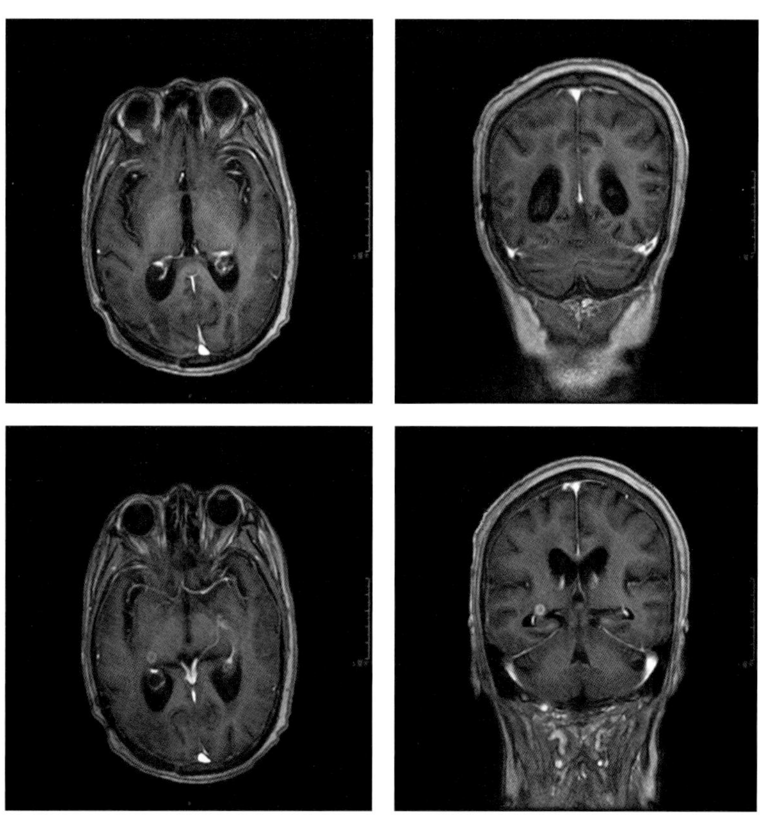

**图 23-7　2021 年 3 月 18 日头颅增强 MRI**

3. 复发后治疗　2021 年 3 月行电场治疗，重新 Mapping 定位调整贴片位置，辅助 TMZ+ 安罗替尼治疗。

2021 年 5 月对复发灶行射波刀治疗，24Gy/4FX。治疗后头皮前后左右破溃，局部红疹，指导使用碘酒加莫匹罗星软膏涂抹，贴片避让（图 23-8）。

2021 年 5 月后维持 TMZ+ 安罗替尼 + 电场治疗，定期随访（图 23-9）。

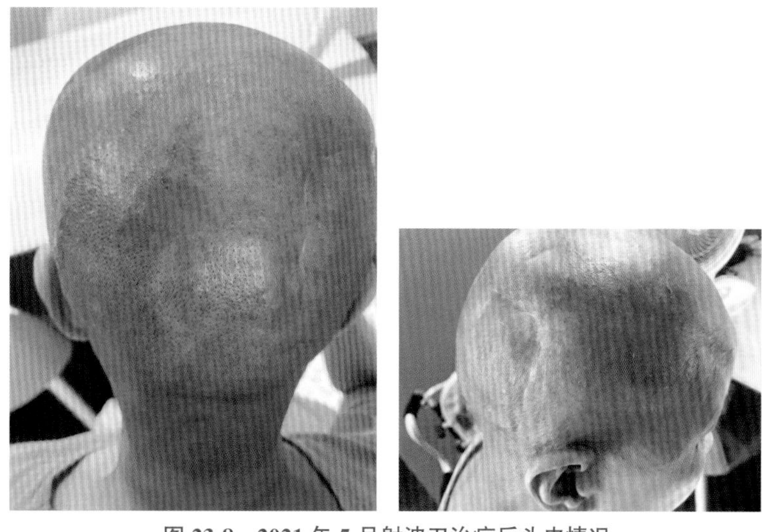

**图 23-8　2021 年 5 月射波刀治疗后头皮情况**

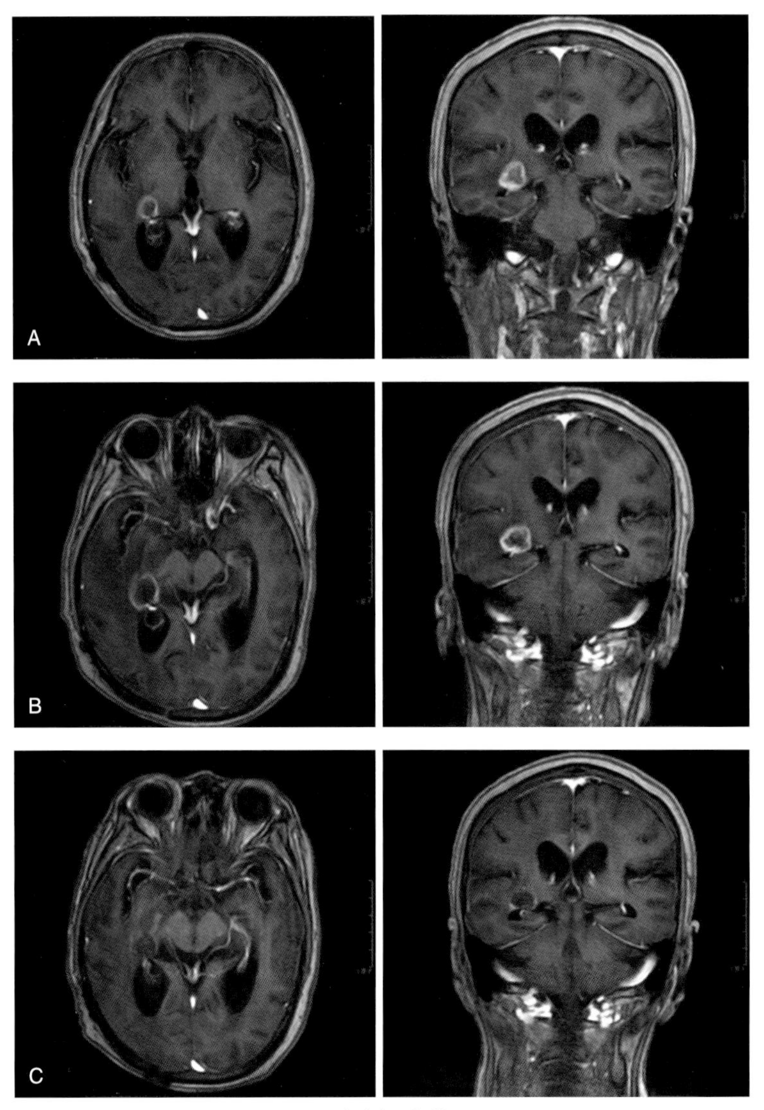


图 23-9 随访颅脑增强 MRI

A. 2021 年 6 月 25 日头颅增强 MRI 示右侧颞叶深部、丘脑旁见结节状影，约 14mm × 17mm，病灶处 MRS 可见 NAA、Cr、Cho 峰，Cho/Cr 为 2.73，Cho/NAA 为 1.72；B. 2021 年 8 月 12 日头颅增强 MRI 示右侧颞叶深部、丘脑旁见结节状影，约 18mm × 17mm，病灶处 MRS 可见 NAA、Cr、Cho 峰，部分区域 Cho 增高（Cho/NAA 2.73）；C. 2021 年 12 月 3 日头颅增强 MRI 示右侧颞叶深部、丘脑旁见结节状影，约 12mm × 17mm，强化减弱，病灶处 MRS 可见 NAA、Cr、Cho 峰，Cho 峰未见明显升高。

2022 年 3 月头颅增强 MRI 复查，右侧枕叶术后改变；右侧颞叶深部、丘脑旁、侧脑室三角区内见斑片状及结节状异常信号影，DWI 呈高信号，注入对比剂后见环形强化（图 23-10）。

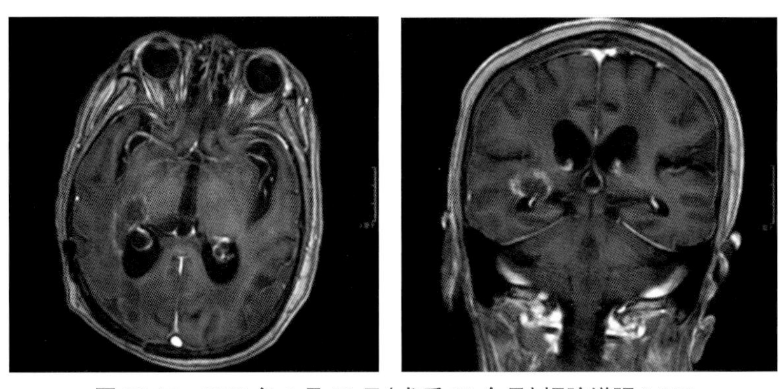

图 23-10 2022 年 3 月 10 日（术后 25 个月）颅脑增强 MRI

## 【病例小结】

此病例为一例胶质母细胞瘤患者，2020 年 2 月 11 日手术，术后 1 月余同步放化疗，术后 3 月余 TMZ 辅助化疗 8 周期，术后近 5 个月开始电场治疗，术后 13 个月肿瘤复发，后行头部立体定向放疗，调整电场治疗贴片位置，并行射波刀 +TMZ+ 安罗替尼治疗，定期复查颅脑 MRI。截至 2022 年 3 月无进展生存期（PFS）达 13 个月，总生存期（OS）25 个月。

## 【专家点评】

上海交通大学医学院附属仁济医院　殷玉华

这是一例右侧顶枕叶的胶质母细胞瘤病例，整个治疗过程运用了多种胶质母细胞瘤的治疗手段，不管是新发时的手术，术后放化疗结合电场治疗，还是复发时的射波刀结合安罗替尼以及电场治疗，几种治疗手段都在不同程度上为患者带来了获益。特别是在复发后，由于肿瘤发生了变化，进行了电场治疗的重新定位，提示电场治疗可以根据肿瘤的不同状态和位置进行调整，以应对不同情况下患者的治疗需求。

电场治疗作为新的治疗手段，在日常使用中比较简单，并不影响患者的日常出行和人际交流，但是也要注意头皮的副反应管理，避免出汗，尤其是在炎热气候下的温度控制。电场治疗作为一种抗有丝分裂的新治疗手段，期待其能在真实临床中为更多的胶质瘤患者带来获益。

上海国际医学中心　姚　辉

此患者右侧顶枕叶肿瘤术后，病理为胶质母细胞瘤（WHO Ⅳ级），MGMT 启动子无甲基化。19q 染色体杂合性无缺失，IDH1 基因 R132 无突变，IDH2 基因 R172 突变。术后予以标准的同步放化疗，DT 60Gy/30Fx，同期口服 TMZ；同步放化疗后 TMZ 辅助化疗 1 周期后，评估无禁忌证，遂予以化疗同步电场治疗。1 年后右侧颞叶局部复发，再次予以 TMZ+ 安罗替尼 + 射波刀 + 电场治疗。电场治疗肿瘤的原理是特定频率的交变电场，通过干扰有丝分裂过程中细胞内带电粒子和极化分子的运动，导致肿瘤细胞内部的一些结构无法正常形成，甚至造成细胞膜破裂，诱导有丝分裂期的肿瘤细胞凋亡，从而达到治疗肿瘤的目的。可以通过放疗、化疗、抗血管靶向药物联合治疗手段，显著延长新发胶质母细胞瘤患者 PFS 和 OS。数据显示，电场治疗表现出的效果与依从性密切相关，当患者每天穿戴超过 22 小时，5 年生存率可提升至 29.3%，几乎是单独使用 TMZ 5 年总生存率的 6 倍。在整个治疗过程中，患者安全性整体良好，大多数反应为佩戴区域局部皮肤红疹，使用激素药膏涂抹，不影响电场治疗的使用。

# 病例 24　脑胶质瘤同步放化疗联合电场治疗病例分享

湖南省肿瘤医院　腹部放疗科　黄再捷

## 【病例介绍】

患者，男性，56 岁，因脑胶质瘤术后 10 天于 2021 年 9 月 15 日入院。

查体：神清语利，应答切题，记忆力、计算力、定向力正常，双侧瞳孔等大等圆，对光反射灵敏。左侧肢体肌力 3 级，右侧肢体肌力及肌张力正常，生理反射存在，病理征未引出。

既往史：慢性乙型病毒性肝炎及高血压病史；12 年前因肾癌行肾切除术。

家族史、个人史：无特殊。

## 【术前诊断】

2021 年 8 月 5 日术前 PET-CT 影像评估，示颅内多发结节灶稍高密度灶，相应部位见异常放射性浓聚影，结合患者既往肾癌病史，考虑脑转移瘤（图 24-1）。

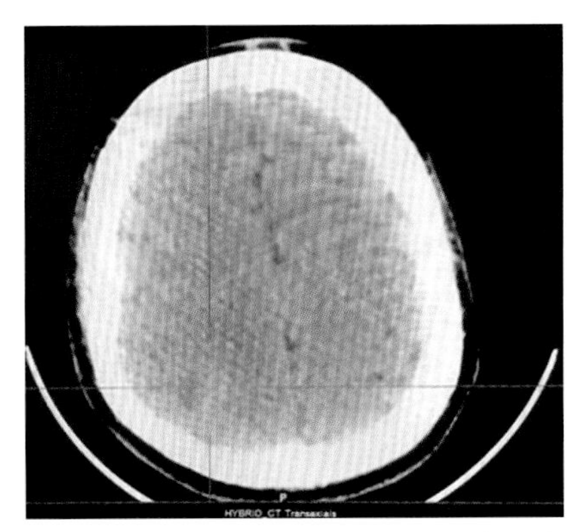

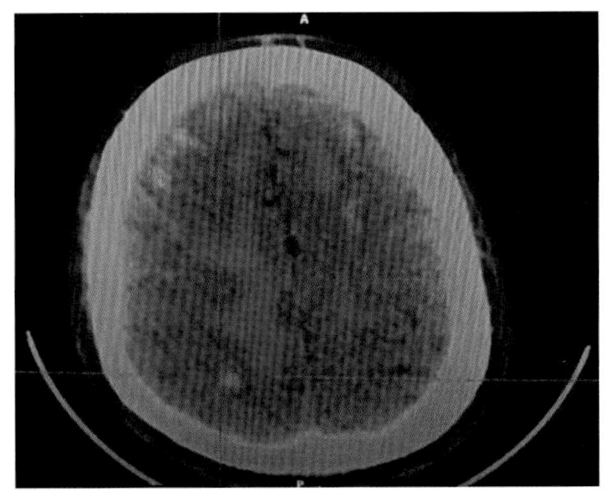

**图 24-1　2021 年 8 月 5 日术前 PET-CT 影像结果**

2021 年 8 月 9 日 MRI 示脑内多发结节，考虑转移瘤（图 24-2）。

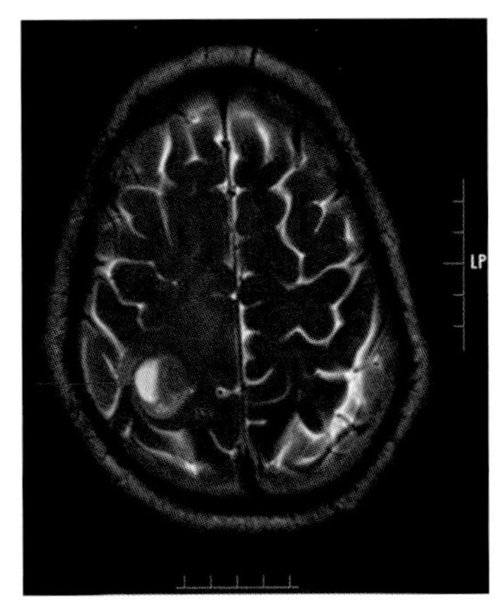


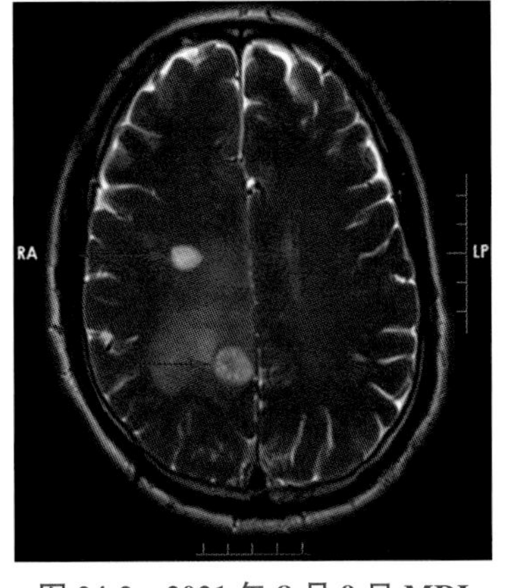


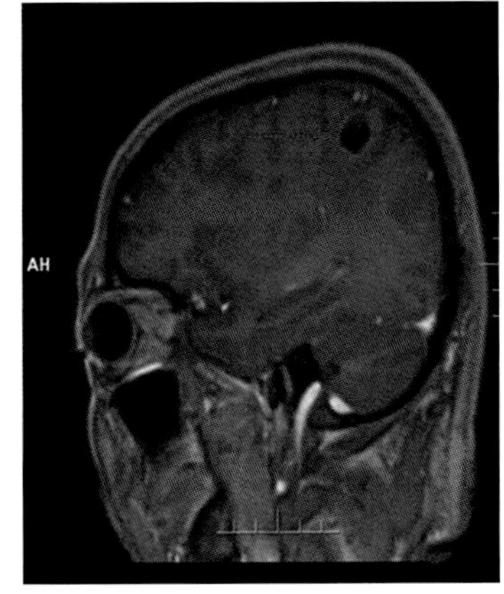


**图 24-2　2021 年 8 月 9 日 MRI**

临床初步诊断：1. 肾癌术后脑转移瘤？ 2. 原发颅内肿瘤：胶质瘤？

## 【手术治疗】

2021 年 8 月 25 日在外院全麻下行神经导航辅助下右侧顶叶占位性病变切除术，患者病灶多发且广泛，切除明显强化边界相对清楚的部分病灶。

## 【组织 / 分子病理学诊断】

病理诊断结果：(颅内占位切除组织）病变符合成人弥漫性胶质瘤，胶质母细胞瘤，IDH 野生型，WHO Ⅳ级（图 24-3)。

免疫组化结果：P53（+，约 60%)，Ki67（+，密集处约 30%)，Olig2（+)，IDH1（-)，S-100（+)，GFAP（+)，EGFR（-)，nestine（+)，Neu-N（-)，AE1/AE3（-)，CD68（-)，CD34（血管 +)，ARTX（+，无突变)，H3k27m（-)，CD10（-)。

分子病理结果：MGMT 启动子甲基化，IDH1 基因 R132 野生型，IDH2 基因 R172 野生型，TERT 基因 C228T、C250T 野生型，BRAF 基因无融合，H3F3A：野生型，ATRX 未检测出突变，TP53 未检测出突变，EGFR 未检测出突变，1p 染色体未检测出缺失，19q 染色体未检测出缺失，MSS，TMB 低负荷。

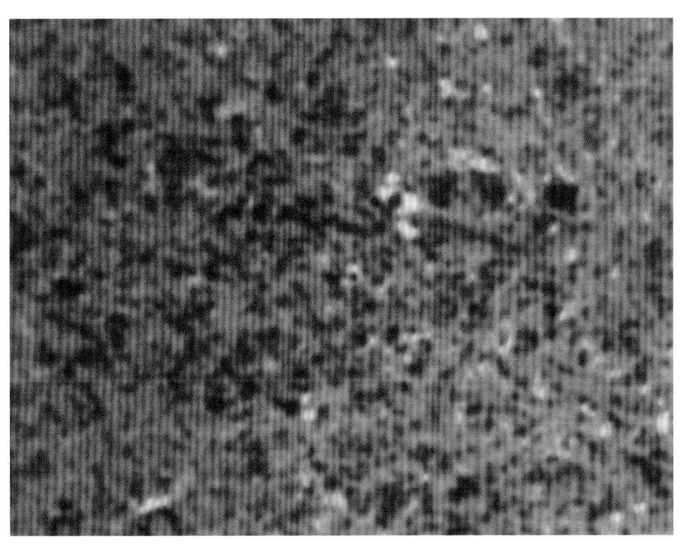

图 24-3　病理图片

组织学诊断：成人弥漫性胶质瘤，胶质母细胞瘤，IDH 野生型，WHO Ⅳ级。

## 【诊治过程】

2021 年 9 月 16 日术后首次 MRI，示右侧顶叶结节切除术后改变，术区少量积血；余脑内多发结节大致同前（图 24-4)。

2021 年 9 月 22 日至 2021 年 11 月 2 日行电场治疗联合同步放化疗方案。放疗剂量：计划肿瘤靶区（PGTV）1、PGTV2、PGTV3 60Gy/30 次，计划靶区（PTV）54Gy/30 次（图 24-5)。同步化疗：替莫唑胺 140mg 每天一次。

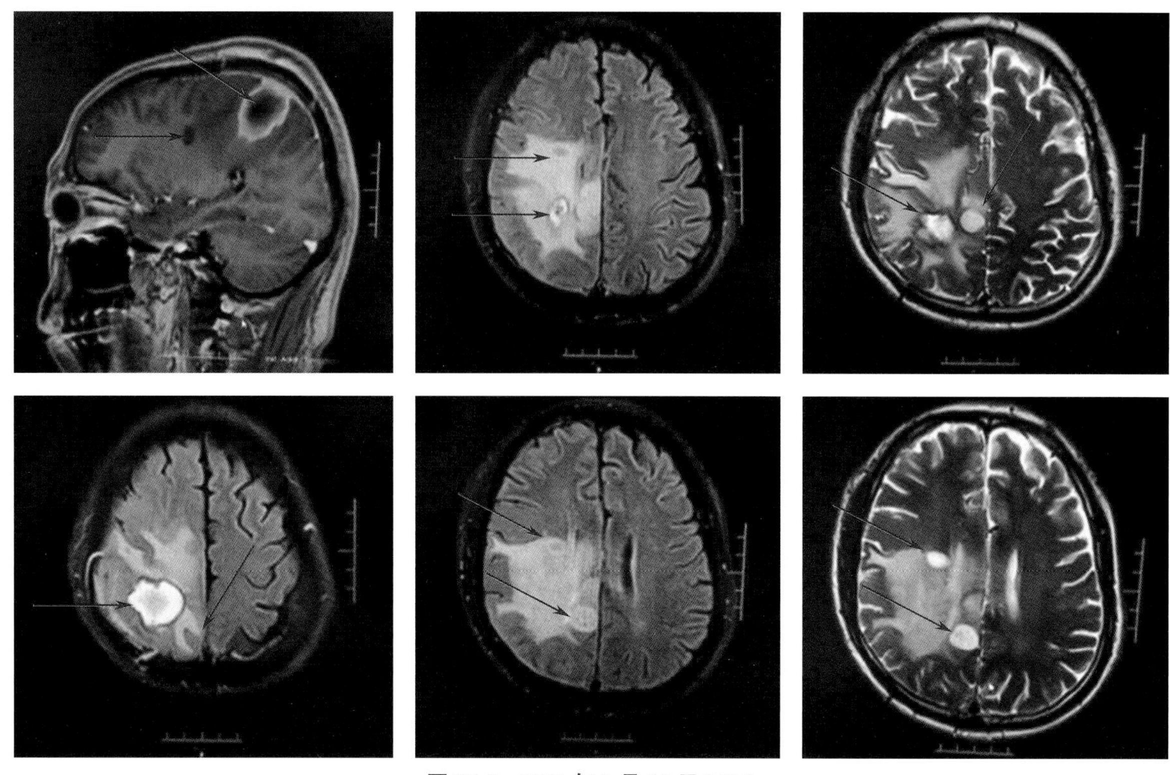

图 24-4 2021 年 9 月 16 日 MRI

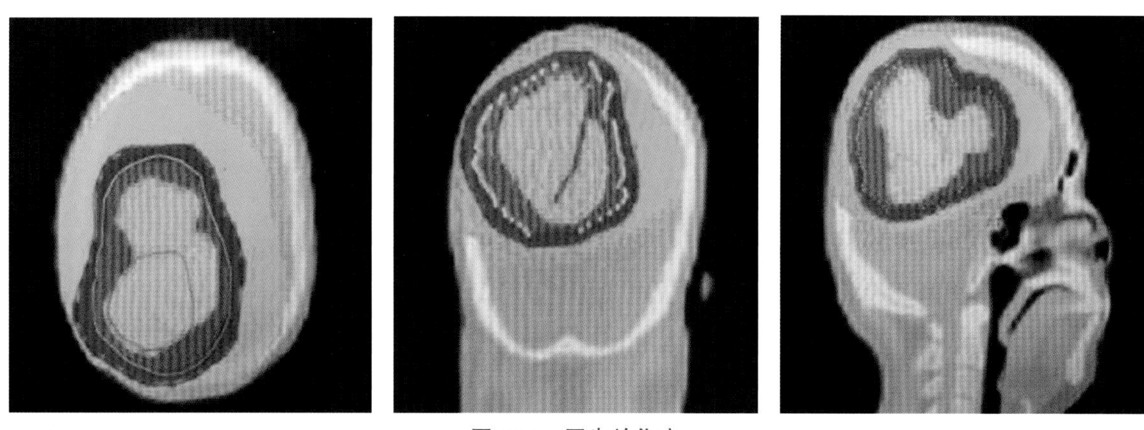

图 24-5 同步放化疗

电场治疗方案：每天佩戴超过 22 小时，患者耐受性良好；依从性高；不良反应：Ⅰ度皮肤反应；整体情况：KPS 评分 ≥ 80 分(图 24-6)。

末次 MRI(2021 年 10 月 25 日)示：水肿带较前缩小，术区可见片状短 T1 信号较前减少，短 T1、长 T2 信号灶较前稍缩小，边界清晰，DWI 呈高信号，增强扫描强化不明显，周围可见片状水肿信号带(图 24-7)。

外院首次随访(2022 年 1 月 20 日)复查 MRI 示可疑肿瘤进展，右侧额叶、胼胝体后部及右侧扣带回斑片状、结节状强化灶部分较前增大，强化程度较前明显，考虑患者放疗结束不到 3 个月，不排除假性进展的可能，建议定期复查(图 24-8)。

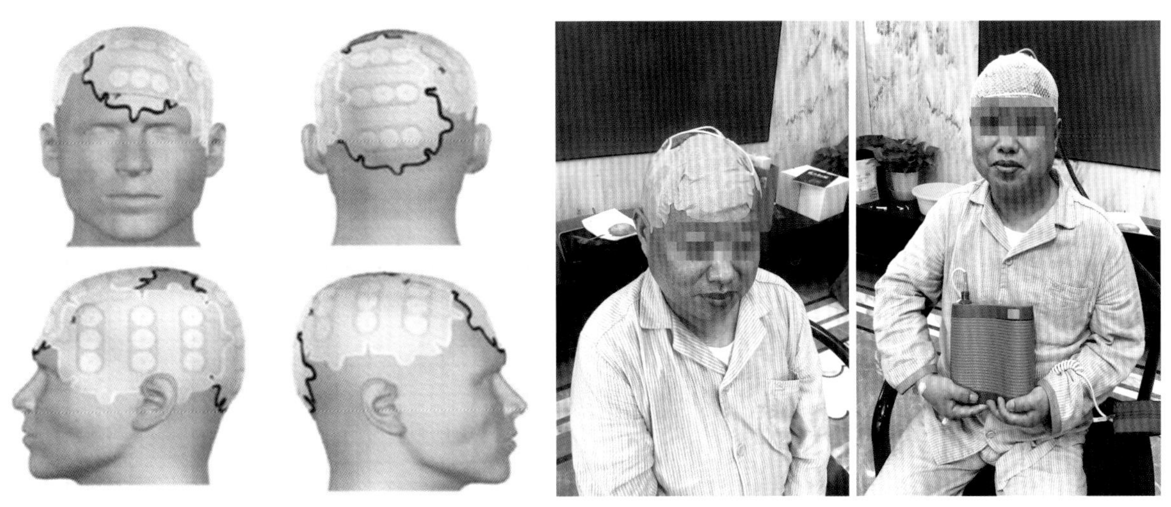

图 24-6　电场治疗

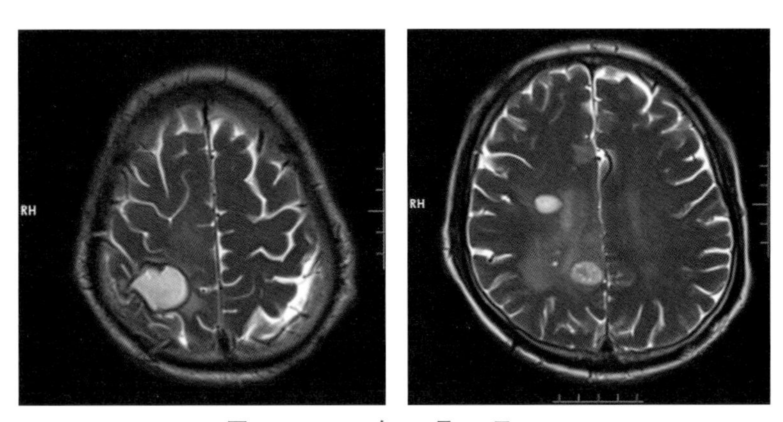


图 24-7　2021 年 10 月 25 日 MRI

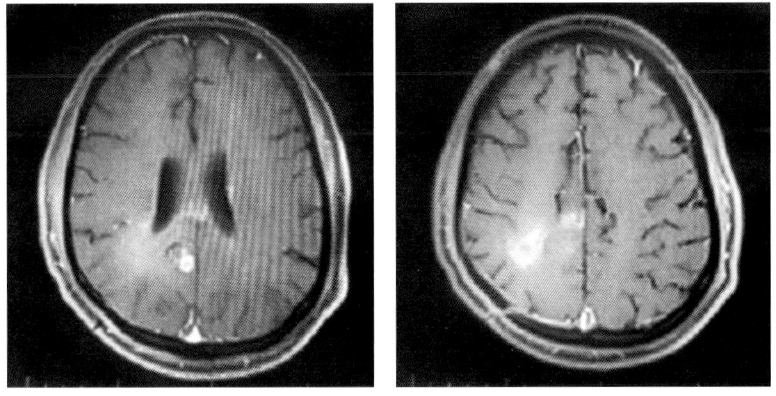

图 24-8　2022 年 1 月 20 日 MRI

外院第三次随访（2022 年 5 月 16 日）复查 MR 示：右侧额叶、胼胝体后部及右侧扣带回斑片状、结节状强化灶较前稍缩小，强化程度较前稍减轻；右侧顶叶皮髓质交界处环形强化灶基本同前（图 24-9）。

外院第四次（2022 年 11 月 23 日）复查 MR 示："右顶叶胶质母细胞瘤术后放化疗后" 改变，右侧额顶叶多发结节较前缩小、强化程度较前减低（图 24-10）。

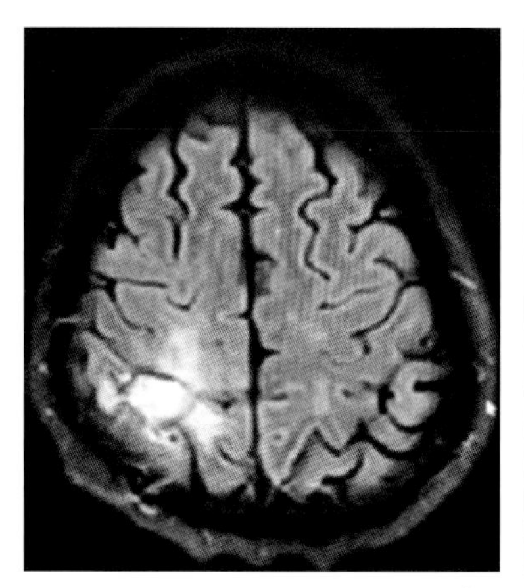
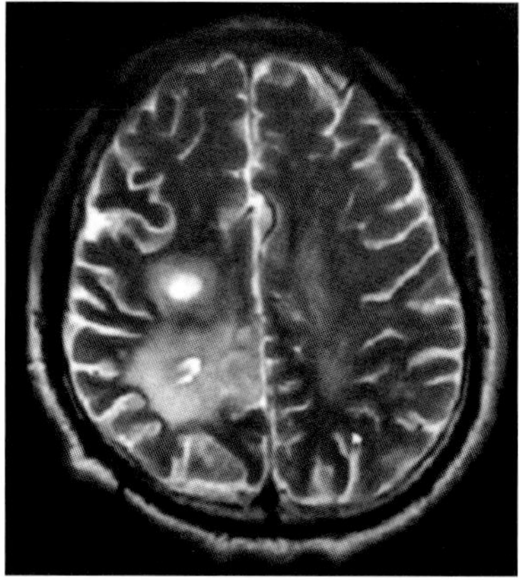

图 24-9 2022 年 5 月 16 日 MRI 结果

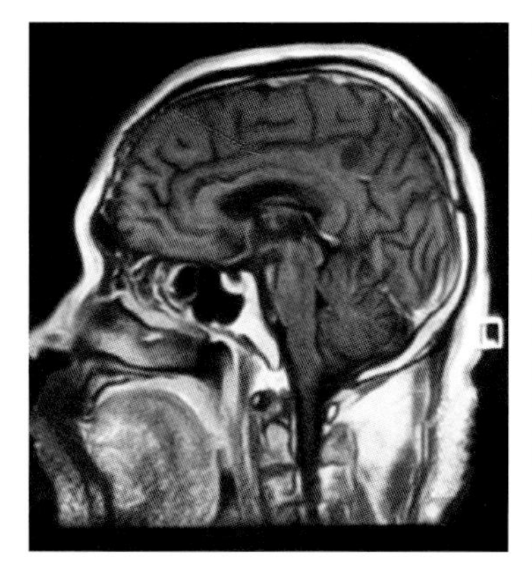
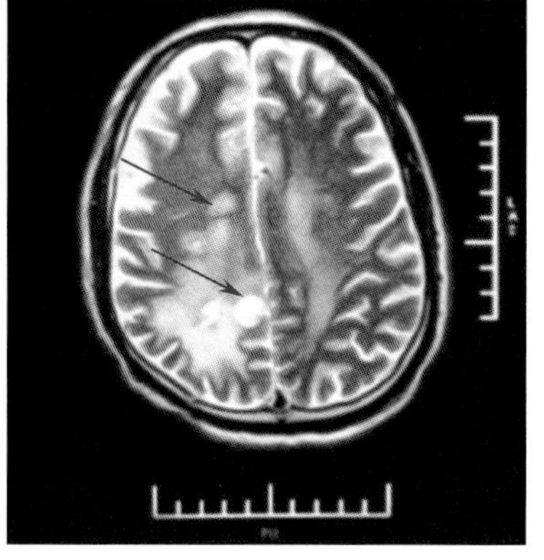
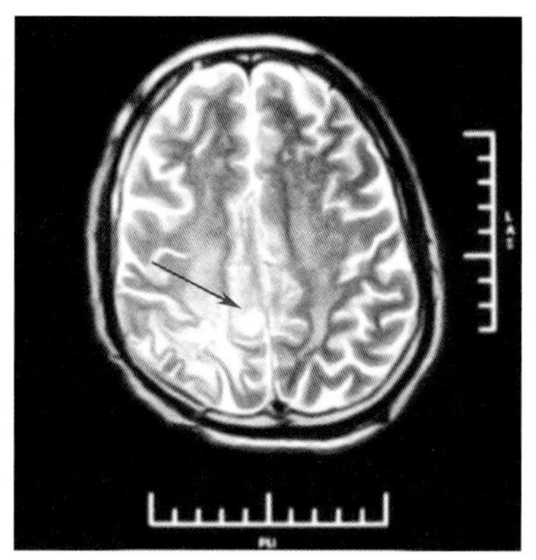

图 24-10 2022 年 11 月 23 日 MRI 结果

## 【病例小结】

这是一例多发弥漫性胶质母细胞瘤[IDH 野生型,MGMT(+),WHO Ⅳ级]二次术后的患者。术后行电场治疗联合同步放化疗,放疗结束后,3 个月复查头部 MRI 示头部病灶较前增大,强化程度较前明显,阅片后暂不考虑病灶进展,考虑为假性进展。患者继续行替莫唑胺化疗联合电场治疗维持 1 年余,复查 MRI,病灶达到部分缓解(PR)。

目前患者电场依从性较好,KPS 评分 90 分,无进展生存期(PFS)已达 16 个月。

## 【专家点评】

中南大学湘雅医院 刘志雄

该病例特点为病灶弥漫,多灶强化,手术难以扩大切除,病理诊断为胶质母细胞瘤,IDH 野生型,WHO Ⅳ级。术后行规范治疗:辅助阶段加用 TTF 治疗,依从性 90%。规律随访 16 个月未见肿瘤进展,证实了规范化治疗的效果。

# 病例 25　一例生殖细胞肿瘤综合治疗后继发胶质瘤病例分析

广东三九脑科医院　肿瘤综合治疗科　赖名耀　李少群

## 【病例介绍】

患者，男性，17 岁。

初次就诊我院时间：2020 年 10 月 12 日。

主诉：松果体生殖细胞肿瘤综合治疗 4 年余，发现复发 1 个月。

现病史：患者 2015 年 12 月无明显诱因开始出现视物重影及视力下降，就诊某医院，行头颅 MRI 检查发现松果体区占位（大小约 3.7cm × 3.1cm × 2.8cm）合并梗阻性脑积水（图 25-1），血液肿瘤标志物提示：AFP 199.5μg/L，HCG 2.46IU/L。考虑诊断为生殖细胞肿瘤。2015 年 12 月开始行全脑室放疗（6MV X 线，3DCRT），处方剂量 30Gy/15F，病灶区域局部推量至 50Gy/25F（图 25-2）。治疗后肿瘤缩小（图 25-2），患者视物重影症状好转，AFP 正常。2016 年 5 月至 2016 年 9 月在某医院行 6 个疗程化疗，化疗方案为卡铂（600mg/$m^2$）d1+ 依托泊苷［150mg/（$m^2$·d）］d1~d3 q4w/ 异环磷酰胺［1.8g/（$m^2$·d）］d1~d5+ 依托泊苷［150mg/（$m^2$·d）］d1~d3 q4w 交替进行。化疗结束后肿瘤无明显变化（图 25-3）。随后定期复查，未见肿瘤复发。2019 年 8 月患者出现头痛、恶心，2019 年 8 月 28 日复查头颅 MRI 提示颅内病灶较前增大，2019 年 8 月 30 日于某医院行手术切除松果体区肿瘤，肿瘤次全切除，残留部分质地较硬，紧邻血管（图 25-4）。术后病理示：成熟畸胎瘤。术后定期复查，未见肿瘤进展。2020 年 7 月患者偶感右侧面部及右上肢肢端麻木不适，程度轻微，能自行缓解。2020 年 9 月 4 日于某医院复查头颅 MRI 提示左侧丘脑占位病变，考虑肿瘤复发（图 25-5），为进一步就诊来我院。

查体：KPS 评分 80 分，神志清楚，生命体征稳定，双侧瞳孔等大等圆，光反射灵敏；右侧面部及右上肢肢端麻木感，视物重影，程度较轻，其他脑神经查体正常；四肢肌力 5 级，肌张力正常。无共济失调体征，双侧巴宾斯基征（-），奥本海姆征（-），戈登征（-）。

既往史：既往体健，否认糖尿病、心脏病、高血压；否认"乙肝、结核"等传染病史，否认重大外伤史，预防接种史不详。2019 年 8 月 30 日有颅脑手术史。

家族病史：无。

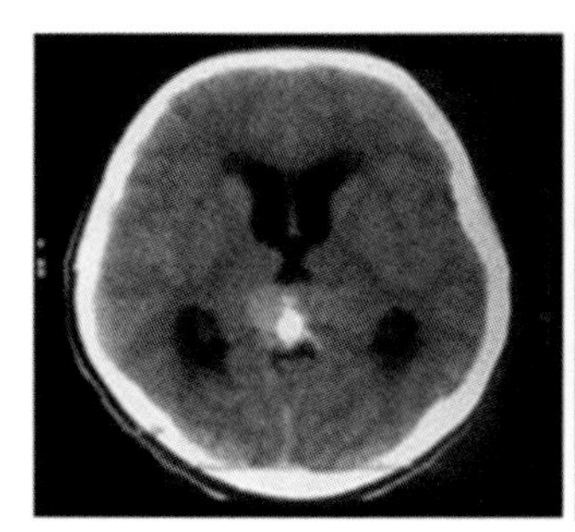

2015-12-28 CT平扫

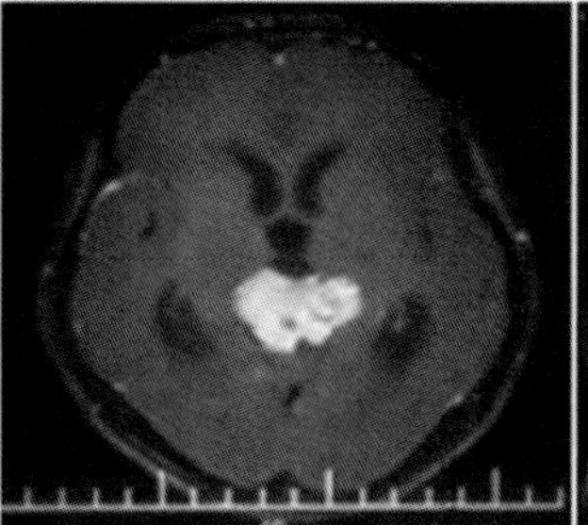
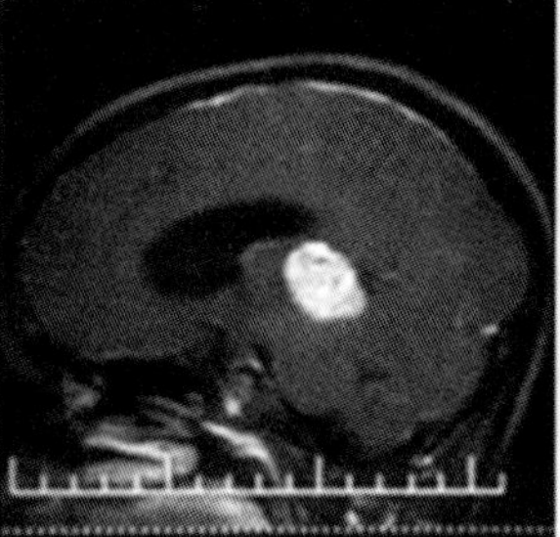
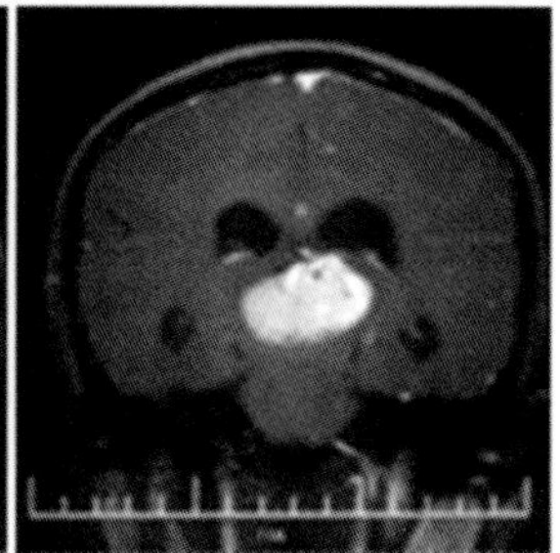

2015-12-28 MRI，松果体占位
大小3.7cm × 3.1cm × 2.8cm

图 25-1　治疗前颅脑 CT 及 MRI

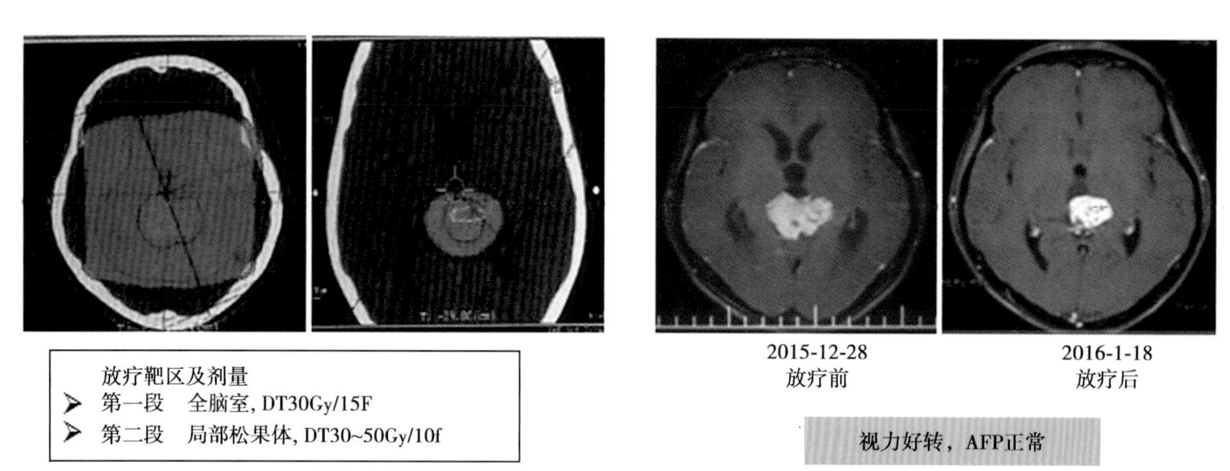


图 25-2 放疗方案及放疗前后 MRI 对比

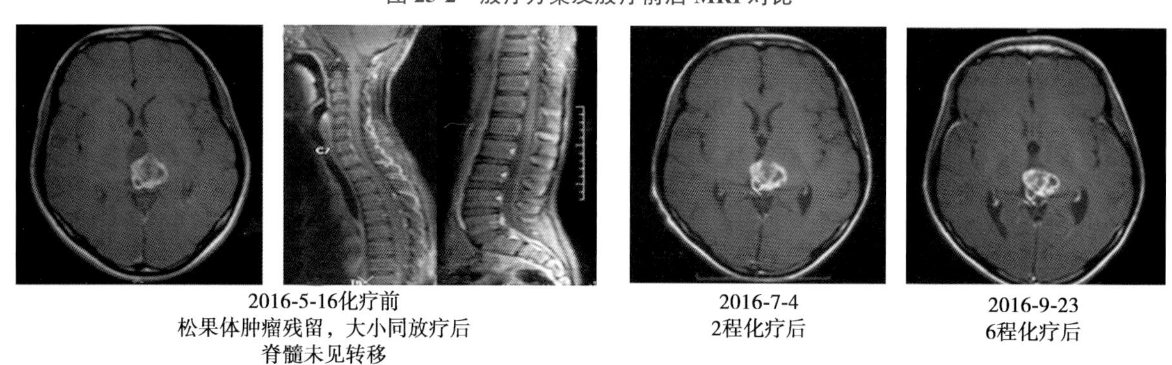


图 25-3 化疗前后 MRI 对比

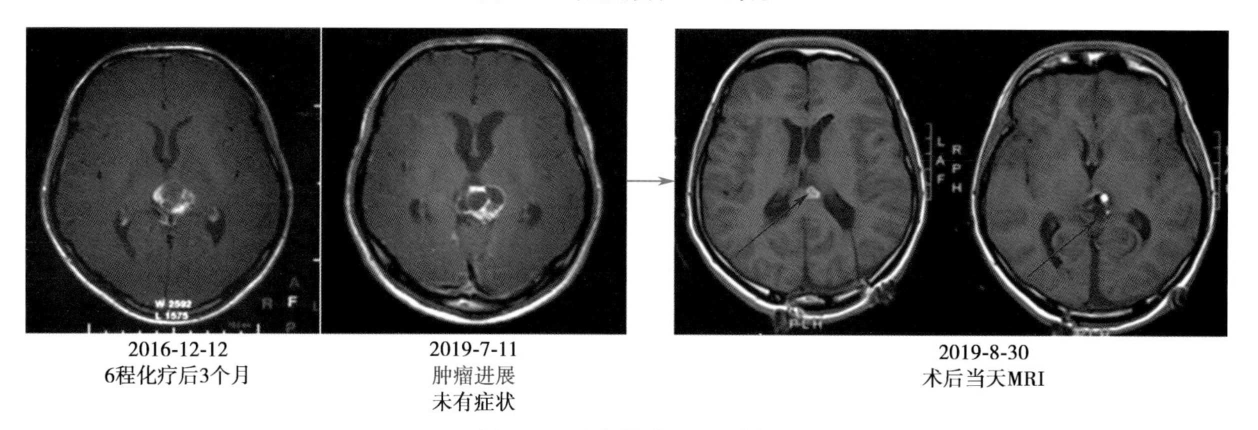


图 25-4 手术前后 MRI 对比

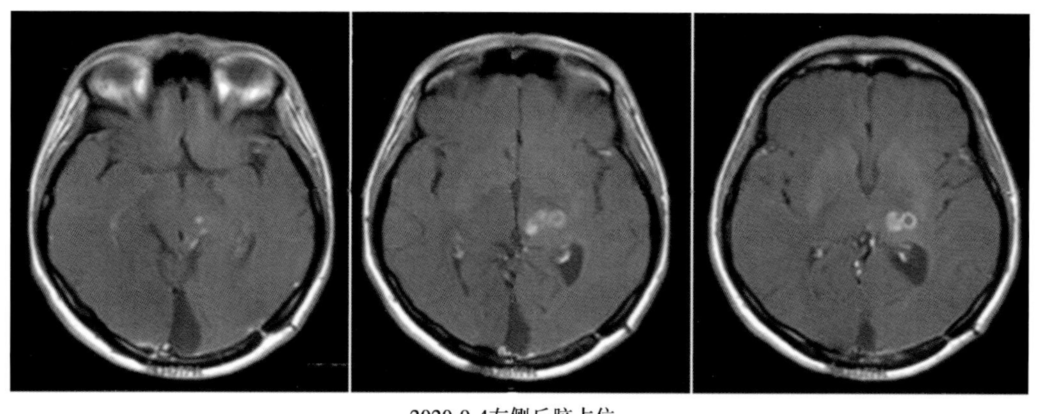


图 25-5 MRI 提示左侧丘脑占位病变，累及中脑

## 【诊疗经过】

2020 年 10 月 13 日首次就诊我院(此时患者 17 岁)。2020 年 10 月 14 日头颅 MRI 提示:左侧丘脑占位合并出血。脊髓 MRI 提示脊髓表面少许线样强化(图 25-6)。

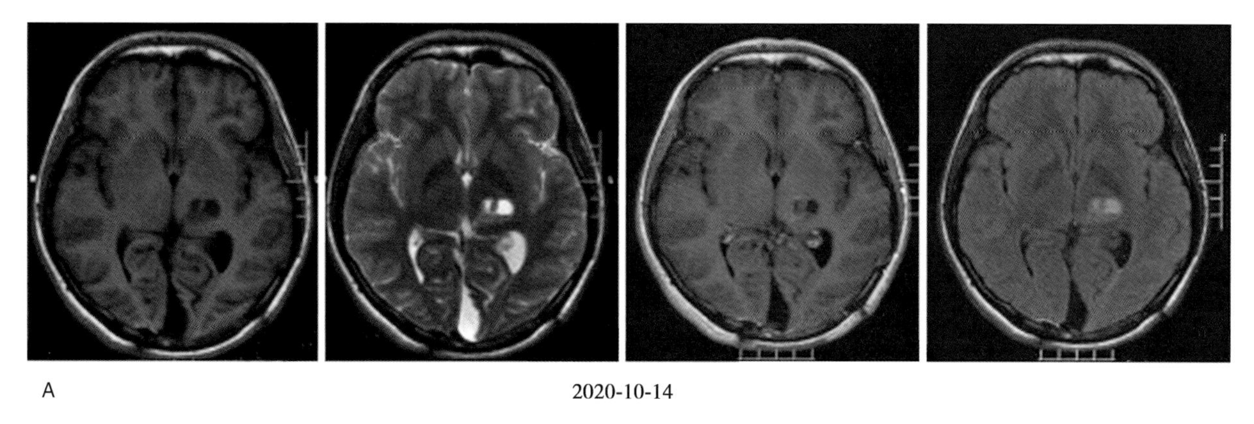


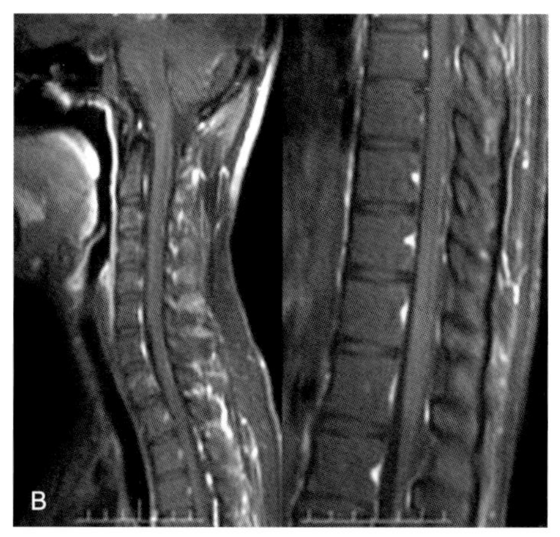


**图 25-6　颅脑 MRI**

A. 图示左侧丘脑占位病变并出血,累及中脑;B. 脊髓 MRI 提示脊髓少许线样强化。

进一步完善功能 MRI 及多巴胺 PET 检查,考虑为肿瘤性病变,结合病史,考虑生殖细胞肿瘤复发(图 25-7)。2020 年 10 月 16 日行腰穿检查,脑脊液常规、脑脊液生化及脑脊液肿瘤标志物未见明显异常。脑脊液细胞学未见明显异常,偶见淋巴及单核细胞,建议动态观察。2020 年 11 月 18 日、2020 年 12 月 15 日行 EP 方案化疗。2021 年 1 月复查头颅 MRI 提示左侧丘脑非强化病灶较前稍有增大,脊髓线样强化同前。2021 年 1 月 23 日、2021 年 2 月 24 日、2021 年 3 月 31 日、2021 年 5 月 15 日、2021 年 6 月 30 日更改为 IEP 方案化疗。期间 2021 年 3 月 27 日、2021 年 6 月 19 日复查 MRI 提示左侧丘脑强化病灶稍有缩小,考虑化疗有效,但 2021 年 6 月 19 日头颅 MRI 提示 T2 压水异常信号较前稍有增大,予密切观察(图 25-8)。第 8 程化疗因感冒未按期返院。2021 年 9 月视物重影加重,2021 年 9 月 8 日复查头颅 MRI 示左侧丘脑病灶范围整体较前增大并新增异常强化,其中累及脑干部分范围增大明显并相应脑干较前肿胀;双侧侧脑室后角旁、左侧放射冠旁异常信号影范围较前增大(图 25-8)。

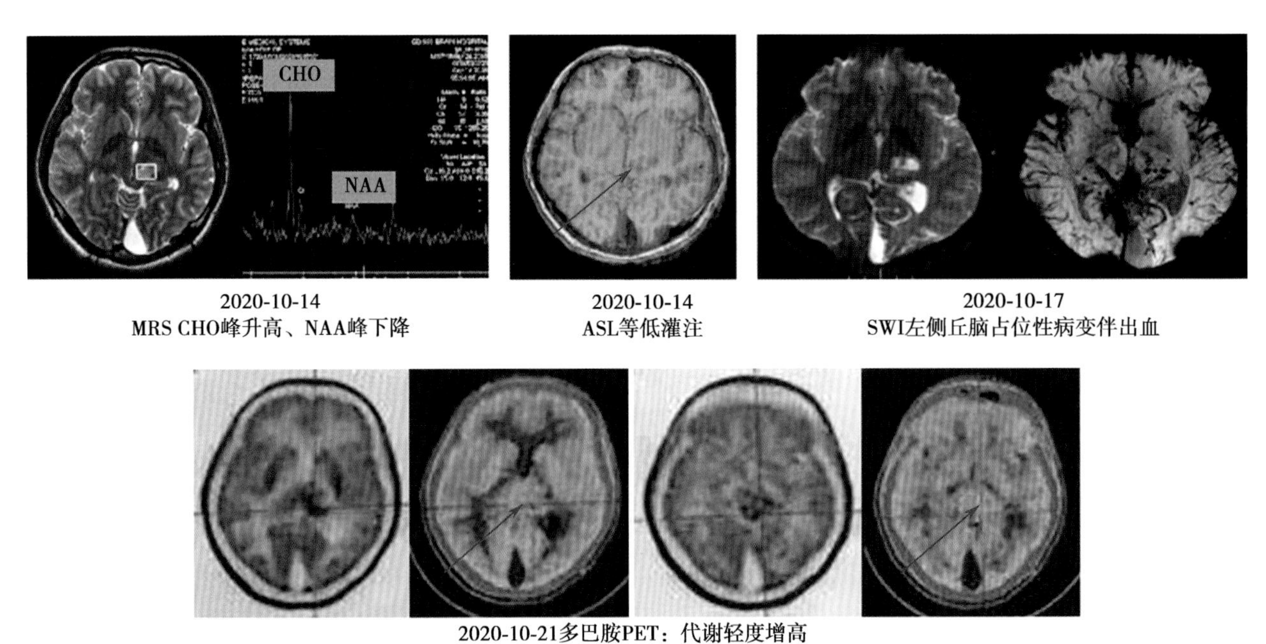


2020-10-14 MRS CHO峰升高、NAA峰下降

2020-10-14 ASL等低灌注

2020-10-17 SWI左侧丘脑占位性病变伴出血

2020-10-21多巴胺PET：代谢轻度增高

图 25-7 功能 MRI 及多巴胺 PET 提示左侧丘脑占位病变为肿瘤性病变

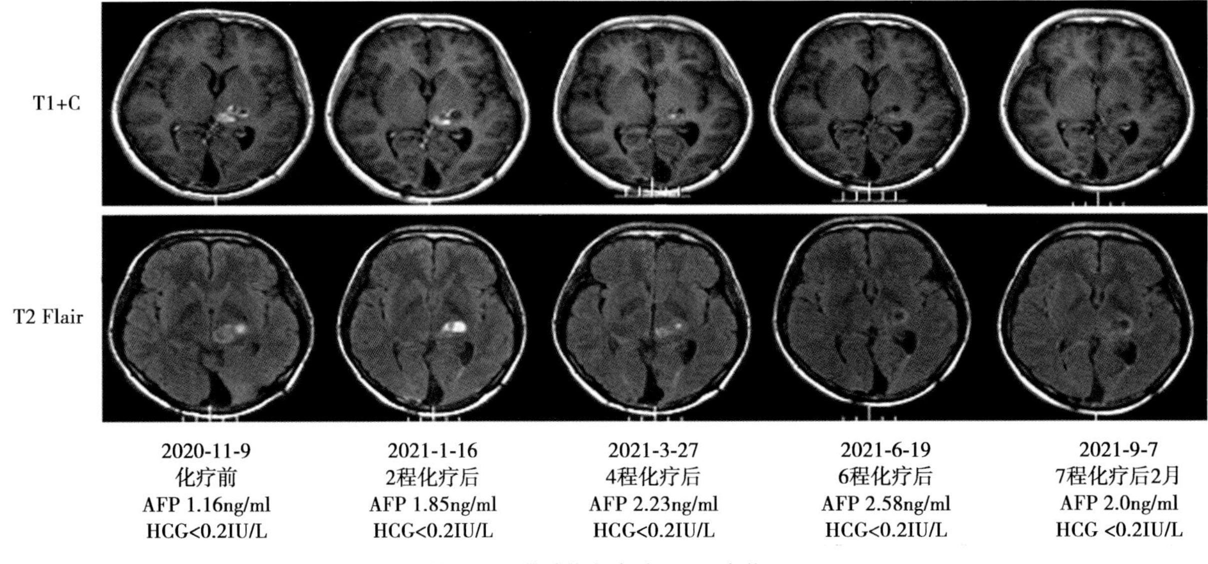


| 2020-11-9 | 2021-1-16 | 2021-3-27 | 2021-6-19 | 2021-9-7 |
|---|---|---|---|---|
| 化疗前 | 2程化疗后 | 4程化疗后 | 6程化疗后 | 7程化疗后2月 |
| AFP 1.16ng/ml | AFP 1.85ng/ml | AFP 2.23ng/ml | AFP 2.58ng/ml | AFP 2.0ng/ml |
| HCG<0.2IU/L | HCG<0.2IU/L | HCG<0.2IU/L | HCG<0.2IU/L | HCG <0.2IU/L |

图 25-8 化疗期间复查 MRI 变化

2021 年 9 月 10 日 MRI 波谱、灌注、弥散、磁敏感：左侧桥臂、脑桥左侧、左侧大脑脚、左侧丘脑及放射冠区病灶，结合 DWI、ASL 及 MRS，考虑存在肿瘤进展(图 25-9)。2021 年 9 月 13 日行多学科会诊(multi-disciplinary treatment，MDT)后建议行立体定向穿刺活检。

## 【手术活检】

2021 年 9 月 17 日在全麻下行左侧丘脑病变机器人活检术。

## 【组织 / 分子病理学诊断】

术后病理学结果：高级别弥漫性胶质瘤，NOS；组织诊断：间变性星形细胞瘤，CNS WHO 分级：Ⅲ级(图 25-10)。

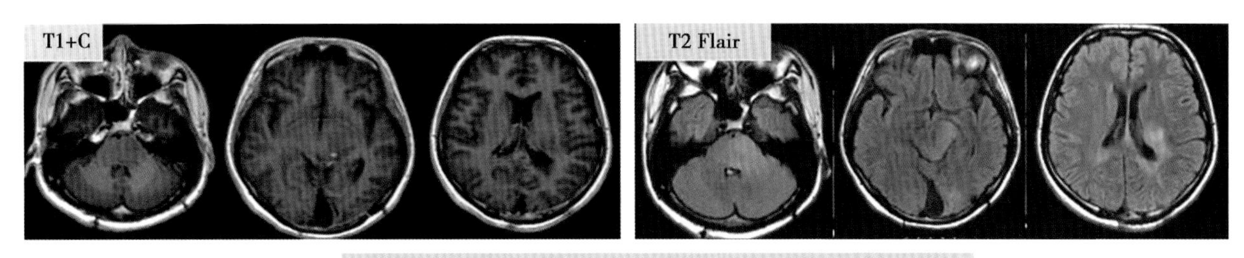


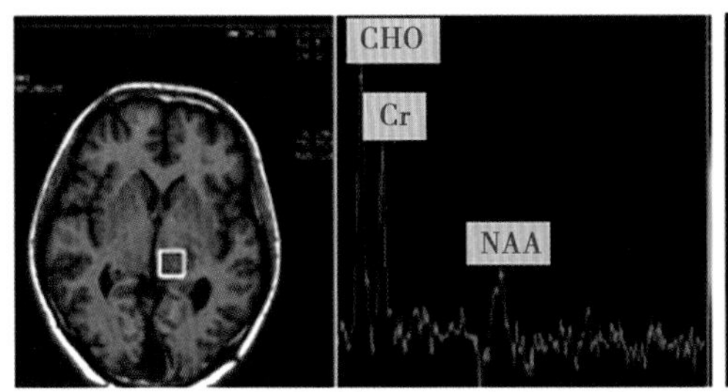


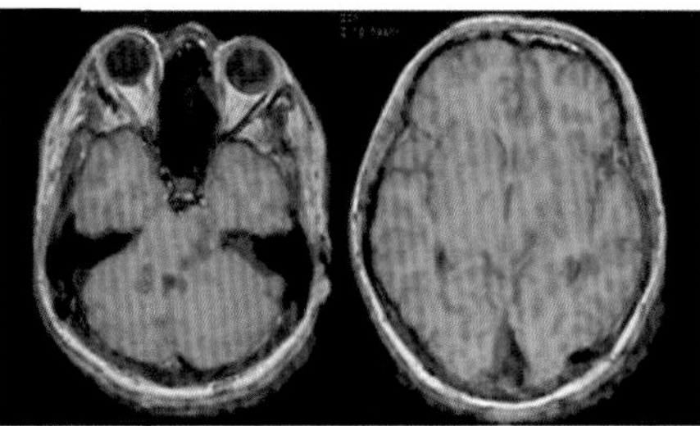

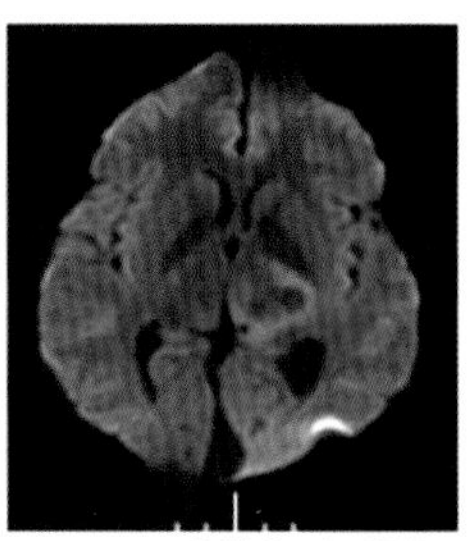

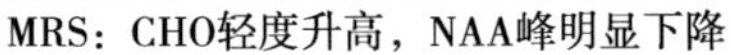

MRS：CHO轻度升高，NAA峰明显下降　　ASL：低灌注　　DWI：弥散轻度受限

图 25-9　MRI 提示肿瘤进展

分子病理结果：IDH1R132H（-）、TERT-C228T 和 C250T（-）、CSP7+/CSP10 未缺失、PTEN 基因杂合缺失、EGFR 拷贝数 1.26、ATRX 未见缺失、P53 弱阳性。

免疫组化结果：GFAP（+）、Olig-2（-）、IDH-1（-）、ATRX（+，未见缺失）、P53（弱 +）、Braf（-）、H3K27M（-）、Syn（+）、H2K27me3（+，未见缺失）、CD3（-）、ALK（-）、CD20（-）、Sall-4（-）、Ki67（20%+）。

二代测序结果：IDH1 R132 野生型，IDH2 R140/R172 野生型，1p/19q 无联合缺失，TERT C228T/C250T 野生型，MGMT 启动子甲基化，H3F3A K27M 野生型，HIST1H3B K27M 野生型，BRAF V600E 野生型，CDKN2A/B 缺失，PIK3CA 突变，MET 扩增，CDK6 扩增，EGFR 扩增，PTEN 缺失，STED2 突变，CSP7 获得 / CSP10 缺失。

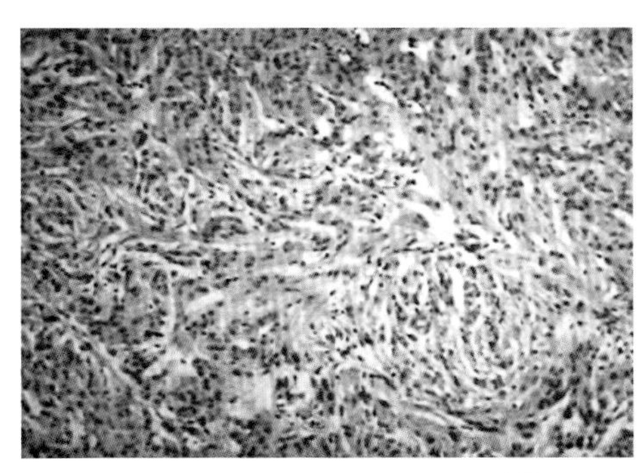

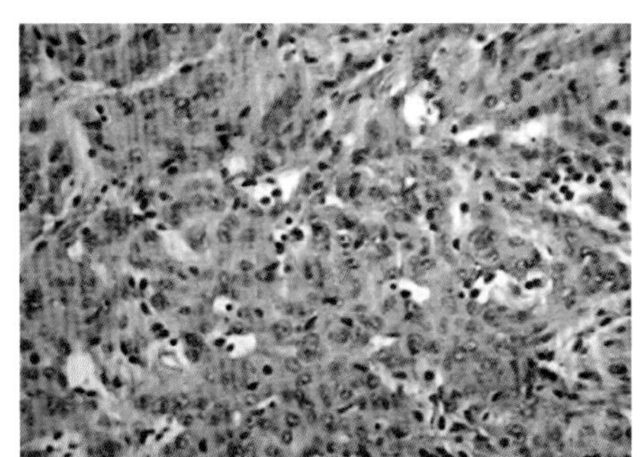

图 25-10　组织病理

诊断：胶质母细胞瘤（IDH 野生型，CNS WHO 4 级）。

## 【明确诊断后治疗过程】

2021 年 9 月 27 日同步放化疗，DT 54Gy/30f（图 25-11），替莫唑胺 75mg/m$^2$ 化疗，2021 年 9 月 30 日同步电场治疗（图 25-12）。配合康复治疗和心理治疗。

放疗期间复查颅脑 MRI 提示肿瘤缩小（图 25-13），患者肢体偏瘫症状改善，可独立行走。

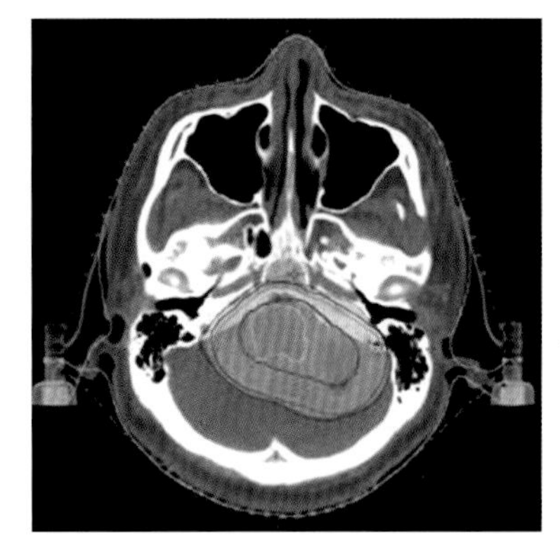
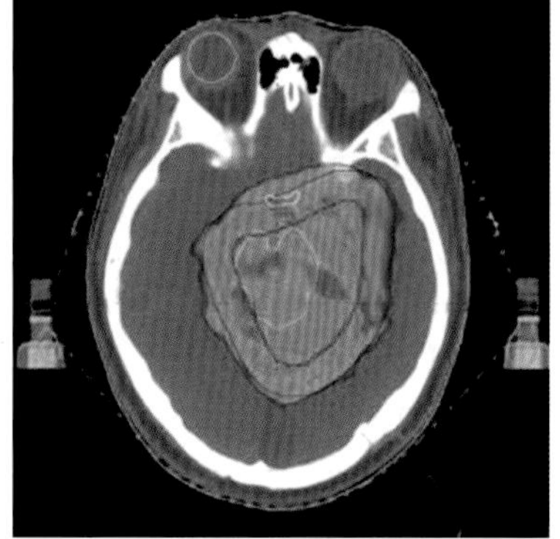
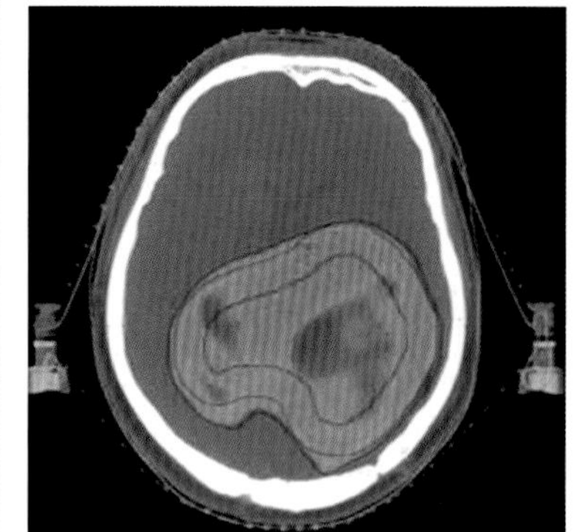

图 25-11 放疗靶区

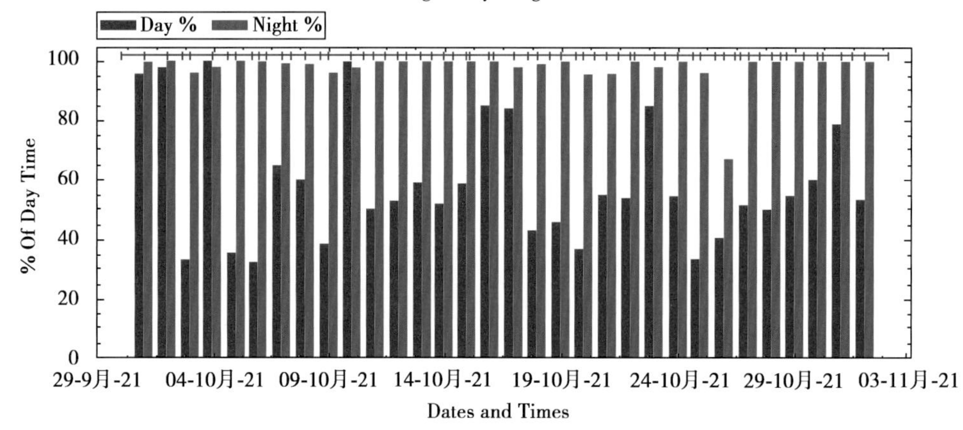


图 25-12 电场治疗使用率

2021-9-25
放疗前

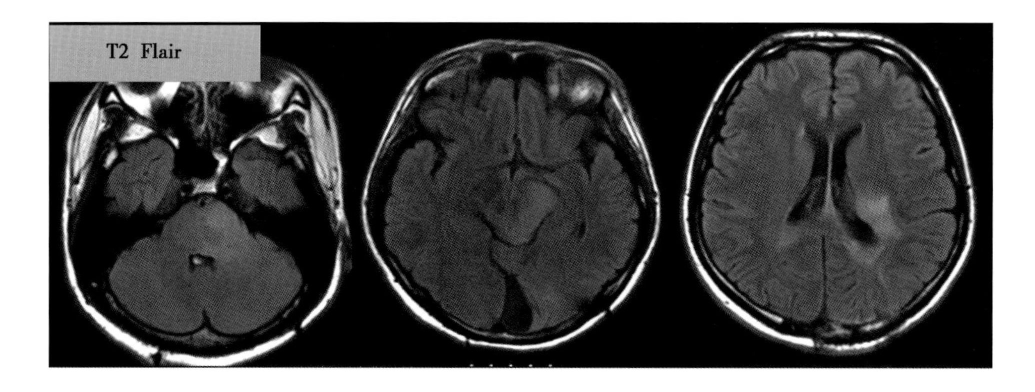


2021-11-3
放疗45Gy/25f

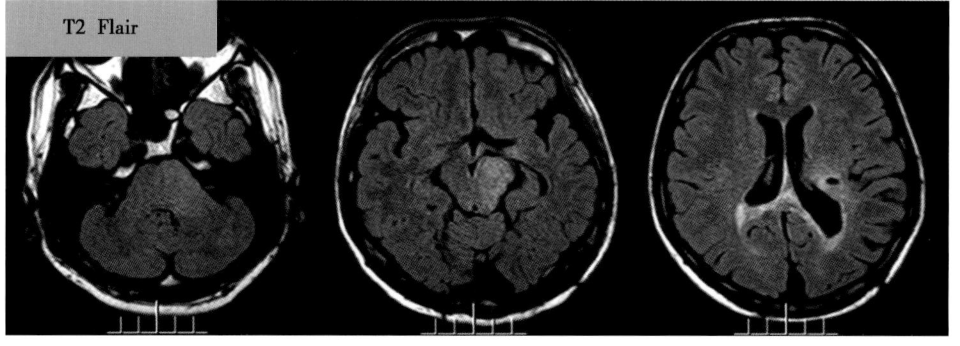


图 25-13 放疗期间 MRI 检查

2021 年 11 月 10 日放疗结束，电场治疗头皮反应轻（图 25-14），患者行走、语言、视力、精细动作改善。

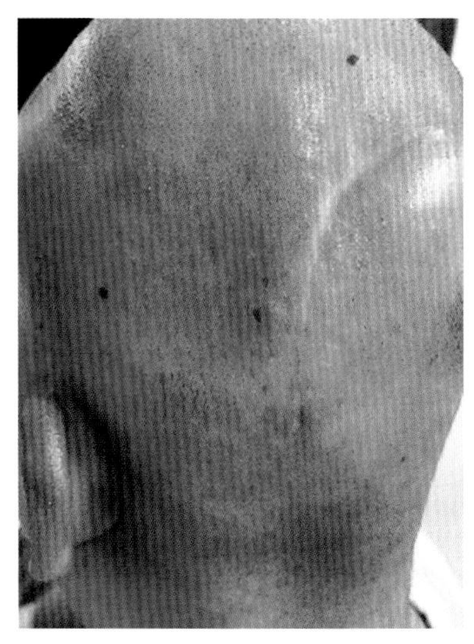
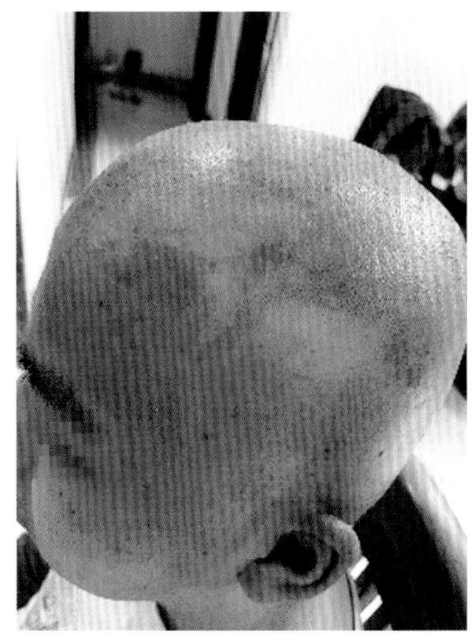
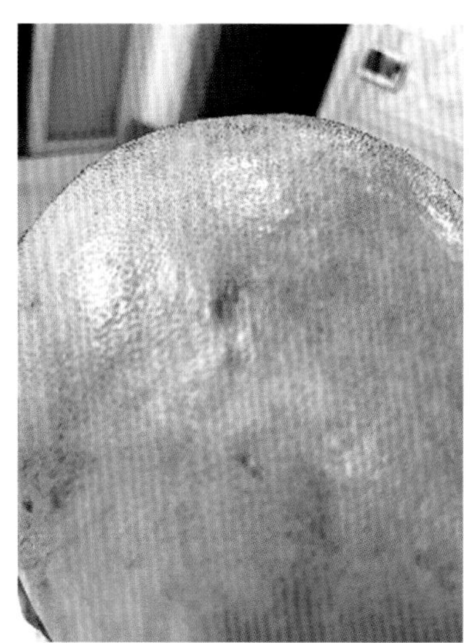

图 25-14　电场治疗头皮反应

## 【随访情况】

2021 年 12 月 1 日（放疗后 1 个月）复查头颅 MRI：左侧丘脑、脑干左侧部分结节状强化灶范围较前增大，左侧岛叶及顶叶新增点状强化，待排治疗后反应可能。全脊髓 MRI：脑干及全脊髓周缘散在线样强化范围较前有所缩小。建议患者进一步完善功能 MRI 检查。2021 年 12 月 13 日进一步完善 MRI 波谱、灌注、弥散、磁敏感：松果体区成熟性畸胎瘤外院术后行脑干及丘脑间变性星形细胞瘤活检术后及放疗后，结合 PACS 图像（2021 年 12 月 13 日 MRI），现：①左侧丘脑术区多发慢性期出血灶伴含铁血黄素沉着，左侧顶叶术道含铁血黄素沉着，其放射冠区残留少量出血；②脑干左侧和左侧丘脑弥漫性病变，综合上述功能检查，符合偏高级别胶质瘤表现，建议治疗后随诊复查；③右侧基底核区陈旧性出血灶；双侧大脑半球及左侧小脑半球多发小含铁血黄素沉着，多为微出血后改变（图 25-15）。不排除假性进展，建议患者继续电场治疗联合替莫唑胺辅助化疗，2021 年 12 月、2022 年 1 月行 2 程替莫唑胺化疗，2022 年 2 月 18 日复查 MRI 提示肿瘤缩小（图 25-16）。患者继续电场治疗联合替莫唑胺辅助化疗至 2022 年 12 月。共 12 程替莫唑胺辅助化疗。其间定期复查 MRI，未见肿瘤进展。患者继续电场治疗。

## 【病例小结】

此患者 2015 年 12 月因头痛及视力下降起病，完善检查诊断为松果体混合性生殖细胞肿瘤，行放化疗及手术等综合治疗。2020 年 9 月复查发现左侧丘脑占位，累及中脑，邻近松果体区。结合病史考虑生殖细胞肿瘤复发，给予 7 程化疗肿瘤先缩小后继续增大，血清 AFP 及 HCG 阴性，2021 年 9 月 17 日经机器人活检后确诊为胶质母细胞瘤。结合患者既往放疗靶区范围，考虑为生殖细胞肿瘤放疗后继发胶质瘤。行放化疗、电场治疗、康复治疗、心理治疗等综合治疗，肿瘤控制良好，患者生活质量改善。确诊胶质母细胞瘤后一直存活至今（2023 年 1 月），生存时间已超过 16 个月。

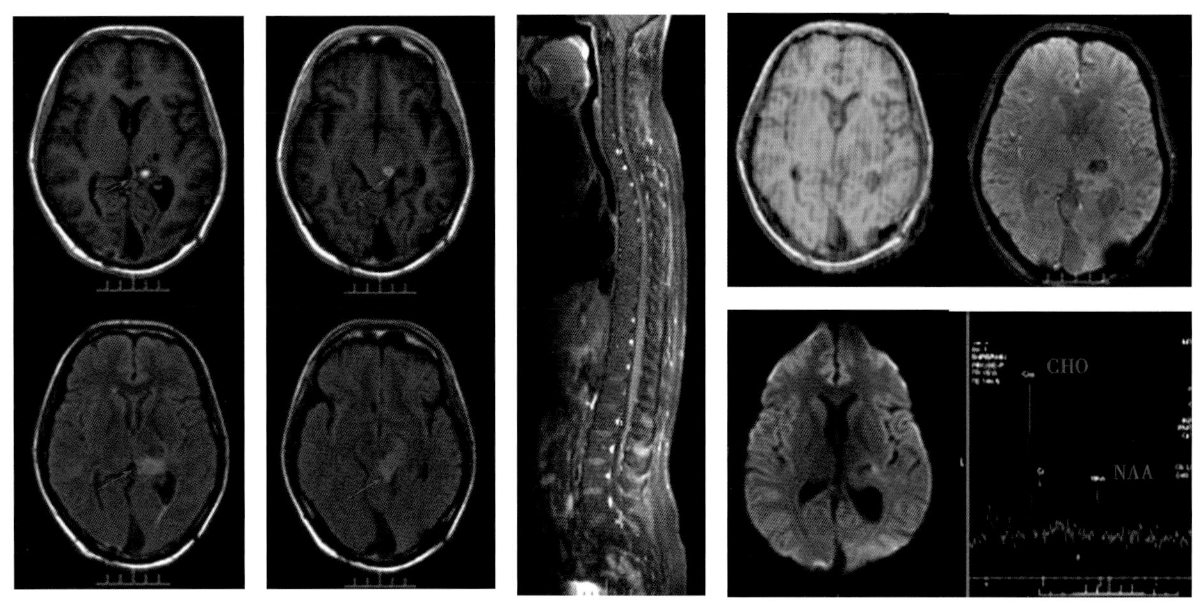


图 25-15 MRI 检查提示病灶增大

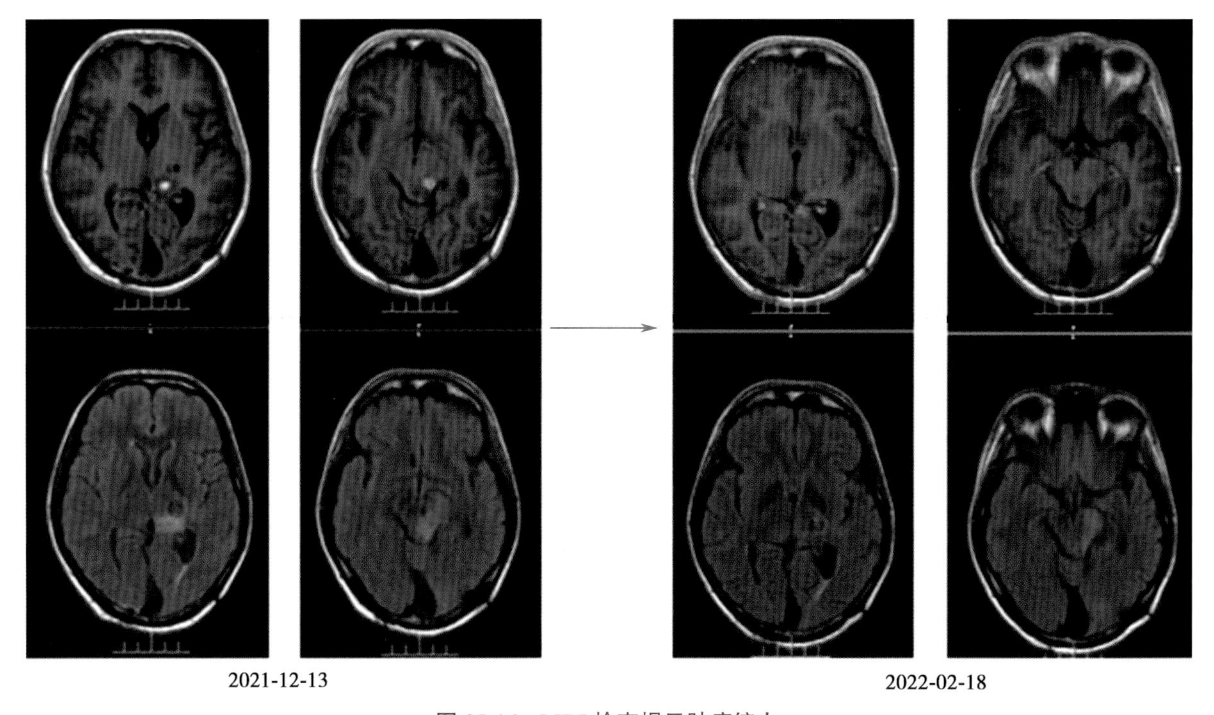

2021-12-13　　　　2022-02-18

图 25-16 MRI 检查提示肿瘤缩小

## 【专家点评】

广东三九脑科医院　蔡林波

该患者初次起病时 12 岁，起病症状为头痛及视力下降，完善检查诊断为松果体混合性生殖细胞肿瘤，行放化疗及手术等综合治疗。5 年后复查发现左侧丘脑占位，累及中脑，邻近松果体区。经机器人活检后确诊为胶质母细胞瘤。放疗诱发脑肿瘤的诊断标准包括：①肿瘤必须出现在照射野内；②所继发的肿瘤在放疗前不存在；③必须有足够的潜伏期，从照射到肿瘤出现的时间间隔通常超过 5 年；④放疗诱发的肿瘤必须经组织学证实，属于不同的组织学类型。结合该患者既往放疗靶区范围及相关的诊断标准，考虑为生殖细胞肿瘤放疗后继发胶质瘤。相关文献指出，放疗与继发肿瘤之间的间隔时间为 4~47 年(平均 18.8 年)，年幼患者更有可能继发良性肿瘤，年长患者更有可能继发恶性肿瘤，年幼患者更有可能继发脑膜瘤，年长患者更有可能继发肉瘤。对于生殖细胞肿瘤，其中位生存时间较其他恶性脑肿瘤长，故其放疗后发生第二原发肿瘤的可能性更高，因此应对其进行长期的随访。

# 病例 26　一例胶质母细胞瘤诊疗的案例分享

青岛大学附属医院　放疗科　陆海军

## 【患者基本情况】

患者，男，45 岁。

初诊时间：2020 年 8 月 5 日。

主诉：头晕 2 周。

查体：患者神志清楚，精神可，双侧瞳孔等大等圆，对光反应灵敏，脑神经查体阴性，颈部无抵抗感，四肢肌力 5 级，肌张力正常，病理征阴性。

## 【诊疗经过】

2020 年 8 月 8 日，行术前头颅 MRI 检查，左侧额叶占位病变，不均匀强化，提示高级别胶质瘤（图 26-1）。

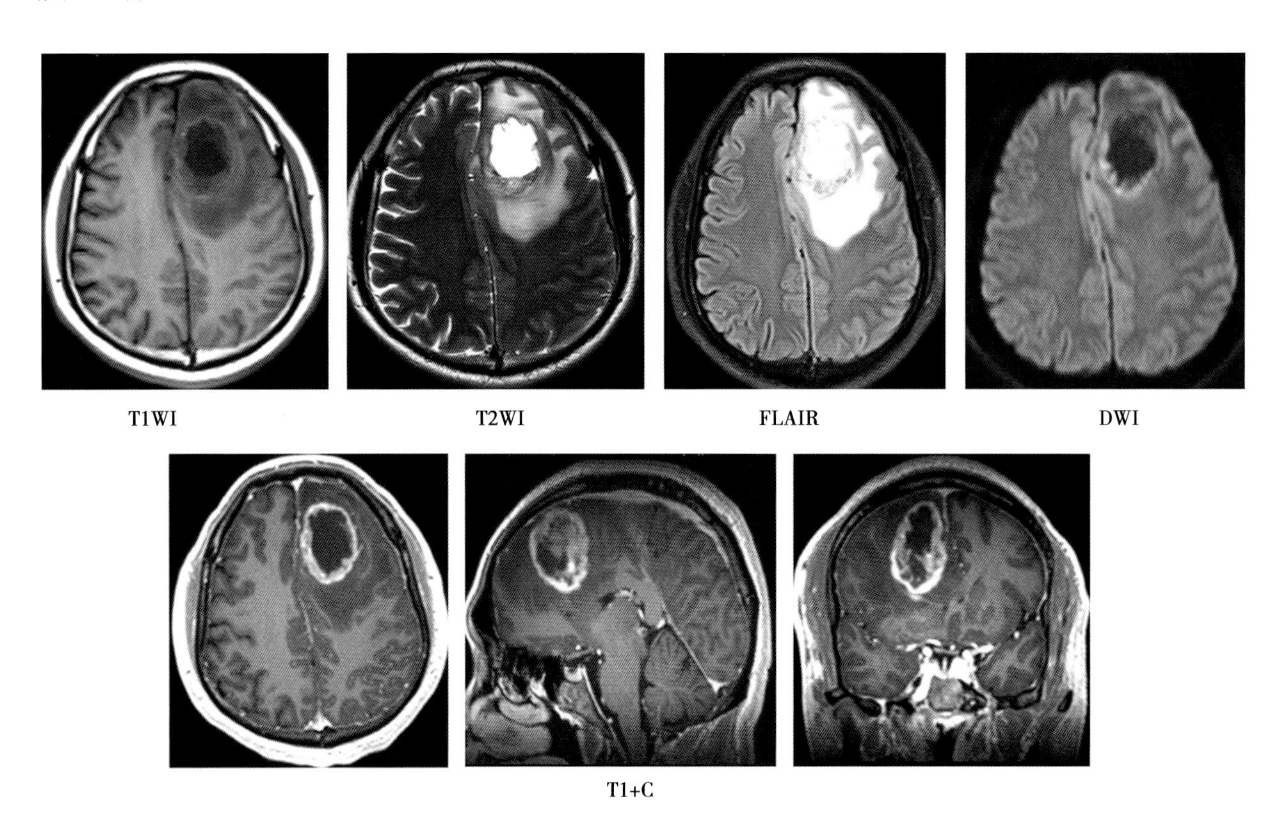


**图 26-1　2020 年 8 月 8 日头颅 MRI**

## 【手术治疗】

2020 年 8 月 11 日行左侧额叶肿瘤切除术（合计大小 6.5cm × 5cm × 2.5cm）（图 26-2）。

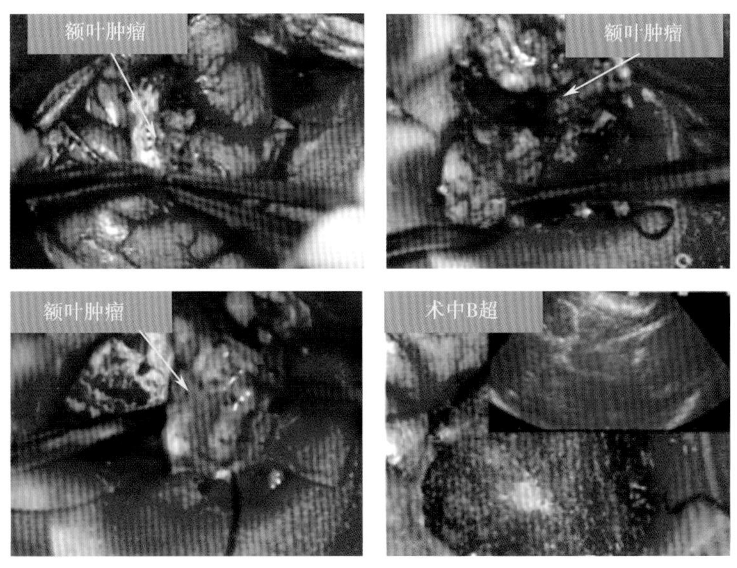


图 26-2　2020 年 8 月 11 日手术切除肿瘤

Stupp 方案(同步放化疗 +5/28 方案辅助化疗):2020 年 9 月 10 日开始同步放化疗,同步放化疗结束后,行 12 周期替莫唑胺(TMZ)辅助化疗联合电场治疗。

电场治疗:辅助化疗阶段启动佩戴电场治疗。

## 【病理检测】

- 术后病理学结果:胶质母细胞瘤(IDH 野生型,WHO Ⅳ级)(图 26-3)。
- 免疫组化结果:GFAP(+),IDH1(–),Olig-2(+),S100(–),NeuN(–),Syn(–),p53(+5%,野生型),ATRX(+),CD34(灶 +),BRAF V600E(–),EMA(–),H3K27M(–),NF(–),Ki-67(+,20%)。

分子学检测结果:IDH 野生型;MGMT 非甲基化(–);TERT 突变(+);BRAF V600E 突变(–);1p19q 未见缺失。

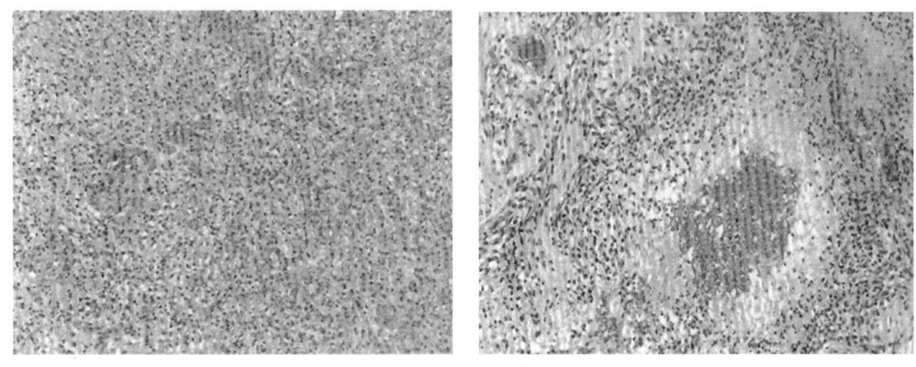

图 26-3　组织病理

## 【影像学资料】

2020 年 8 月 12 日,行术后第 1 天 CT 检查,术区肿瘤切除满意,未见出血征象(图 26-4)。

2020 年 9 月 10 日,术后 1 个月行同步放化疗方案(图 26-5)。

随后经多学科讨论,动员患者启动电场治疗,行 TMZ 辅助化疗(5/28 方案)+ 电场治疗的联合治疗方案。

2022 年 1 月 10 日，定期复查，术后 17 个月的 MRI 未见复发迹象（图 26-6）。

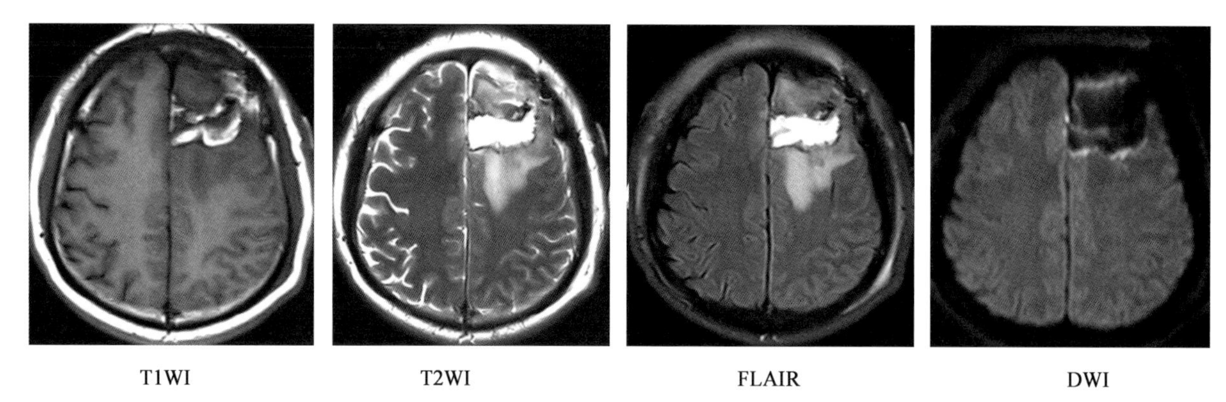


图 26-4　2020 年 8 月 12 日头颅 CT

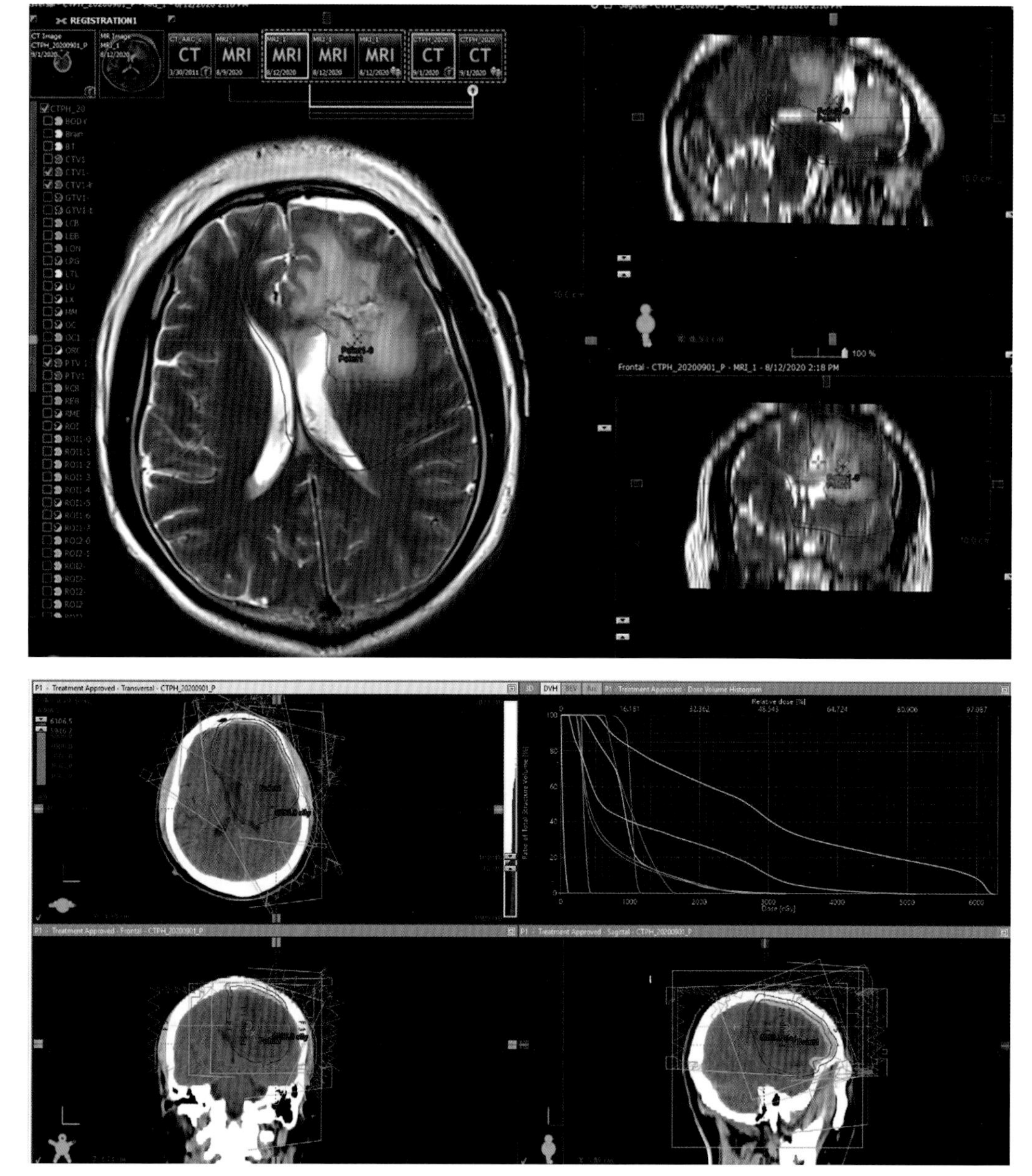


图 26-5　2020 年 9 月 10 日靶区勾画（CT-MRI 融合，参考 RTOG 指南）

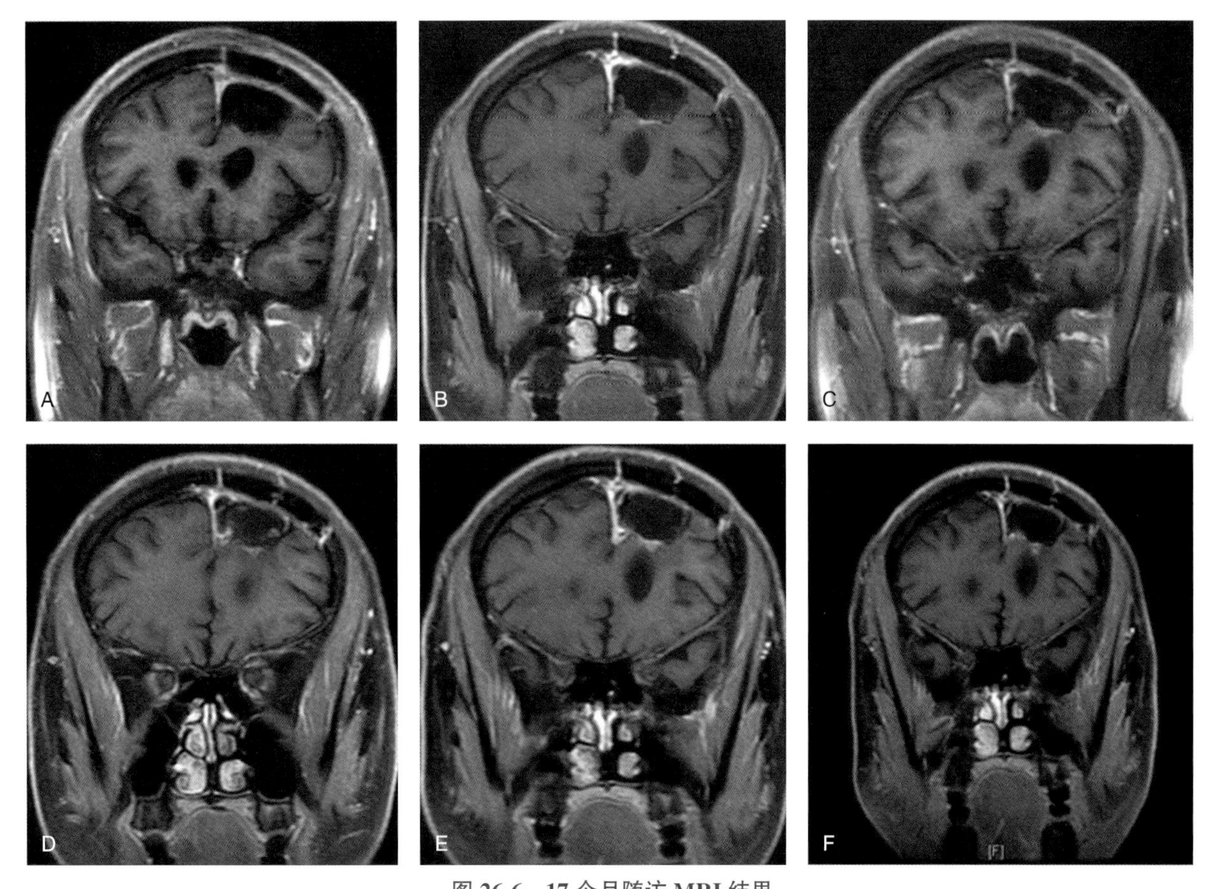


**图 26-6　17 个月随访 MRI 结果**

A. 2020 年 11 月 9 日 MRI; B. 2021 年 4 月 1 日 MRI; C. 2021 年 6 月 7 日 MRI; D. 2021 年 8 月 24 日 MRI;
E. 2021 年 9 月 22 日 MRI; F. 2022 年 1 月 10 日 MRI。

2022 年 4 月 6 日，术后 20 个月复查 MRI，术区边缘示多发结节状、斑片状强化结节灶，邻近脑膜可见略增厚、强化，较 2022 年 1 月 10 日 MRI 增强范围增大，提示可疑肿瘤进展(图 26-7)。

2022 年 4 月 8 日，患者行 PET/MRI 检查，左侧额叶术后所见，术区前内侧近中线处不规则异常信号结节，边界欠清(图 26-8); MRI 增强扫描呈明显不均匀结节样强化灶; DSC-PWI 病灶 rCBV 及 rCBF 升高; MRS 病灶 Cho\CHO/Cr、Cho/NAA 升高，NAA 降低; 代谢略增高，SUVmax 约为 10.4; 考虑局部肿瘤复发。

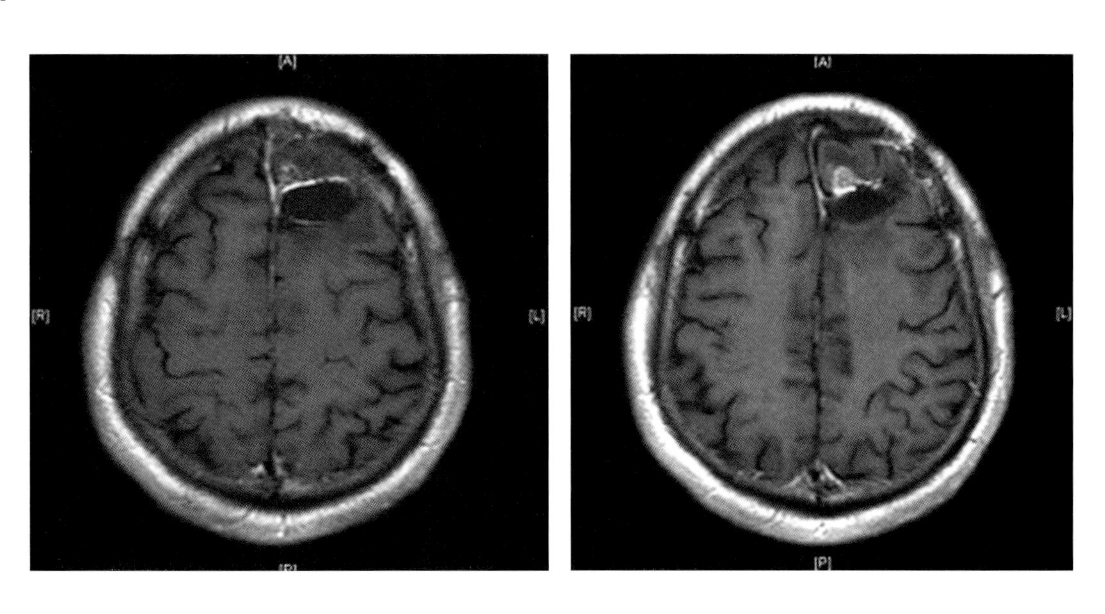

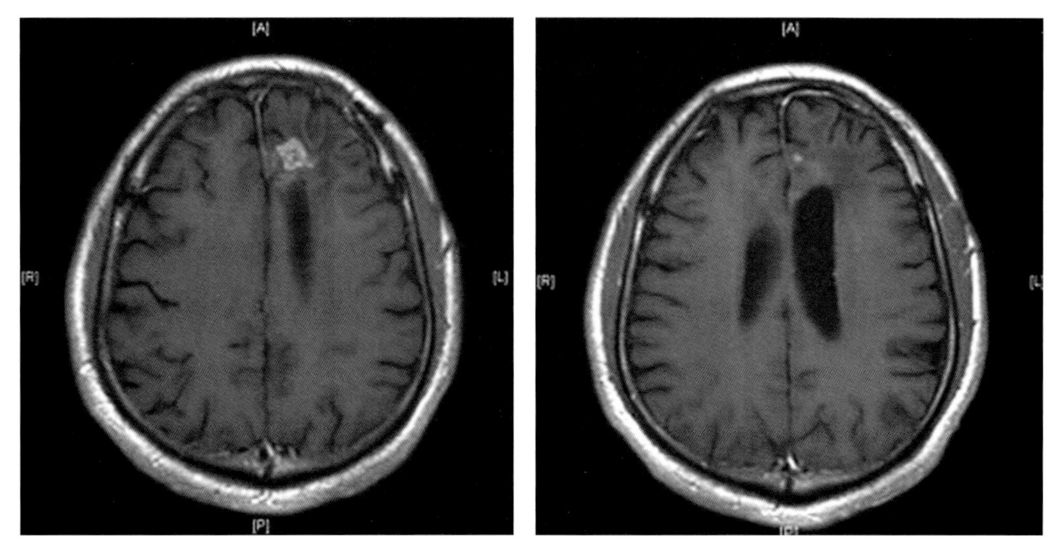


**图 26-7 2022 年 4 月 6 日 MRI 提示可疑肿瘤进展**

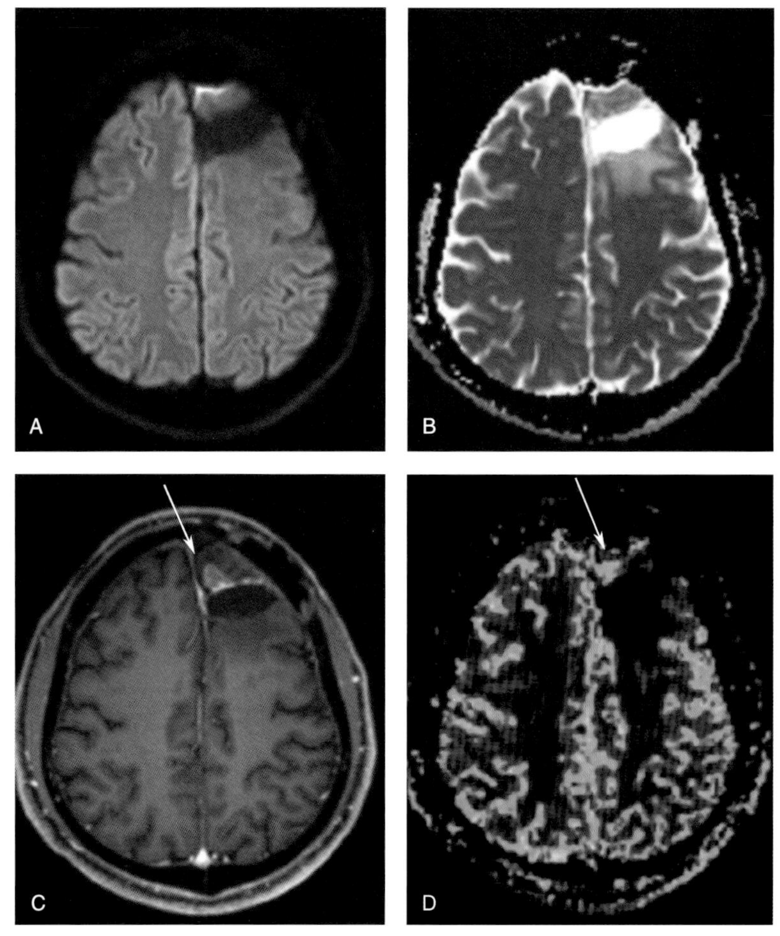


**图 26-8 2022 年 4 月 8 日 PET/MR 检查考虑局部肿瘤复发**

A. T1; B. T2; C. T1+C; D. 灌注成像。

## 【二次手术治疗】

2022 年 5 月 19 日行左额占位切除术。

病理诊断结果：考虑为复发性胶质瘤（图 26-9）。

免疫组化结果：GFAP（+），IDH1（-），Olig-2（+），S100（+），NeuN（-），Syn（+），P53（个别 +），ATRX（+），CD34（-），BRAF V600E（-），EMA（-），H3K27M（-），NF（-），Ki-67（+，5%）。

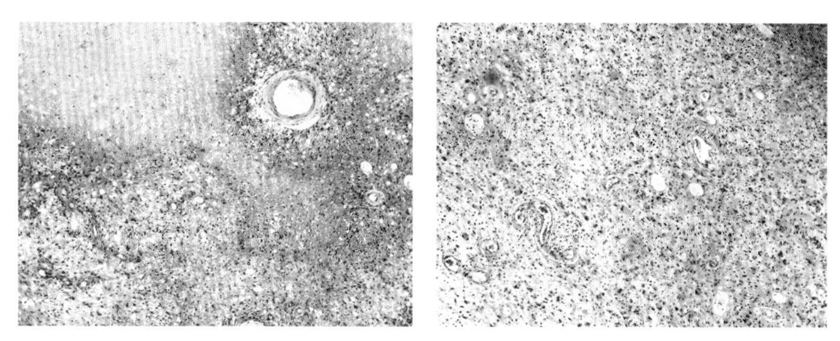

**图 26-9　二次手术病理**

二次术后 5 天，2022 年 5 月 23 日头颅 MRI 见图 26-10。

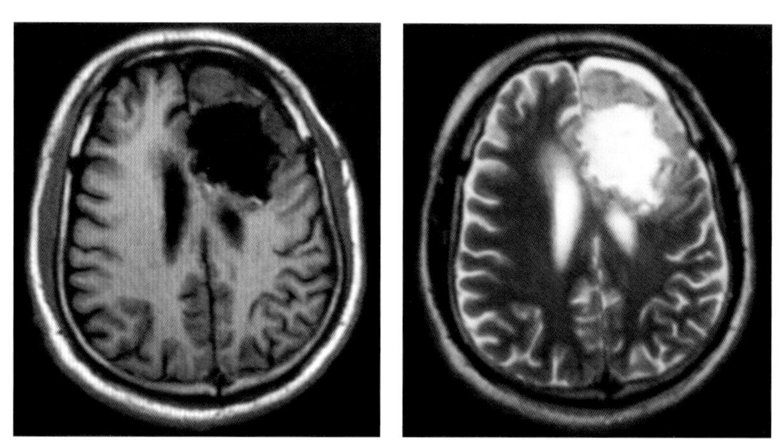

**图 26-10　2022 年 5 月 23 日头颅 MRI**

二次术后 2 个月，2022 年 7 月 15 日（术后 23 个月）头颅 MRI 见图 26-11。

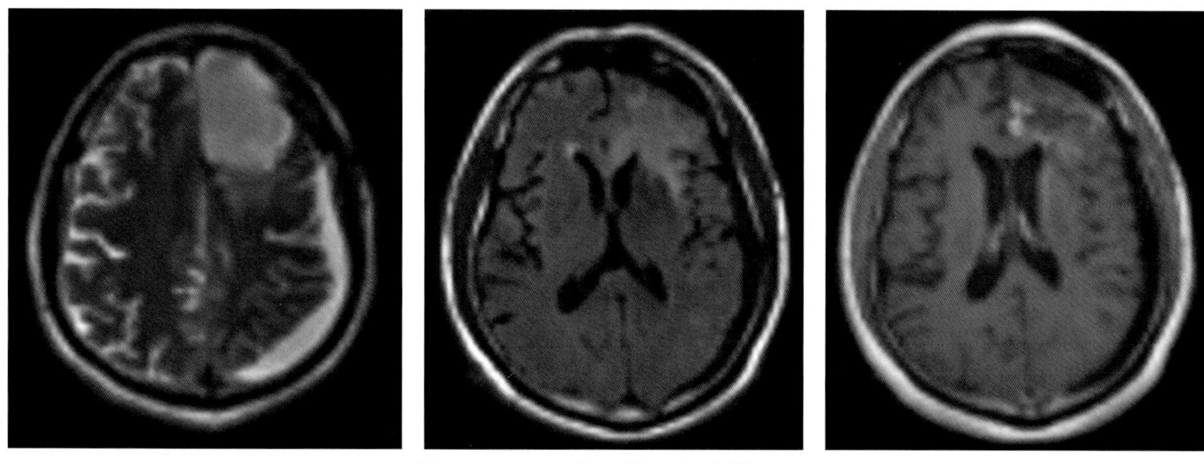

**图 26-11　2022 年 7 月 15 日头颅 MRI**

二次术后 5 个月，2022 年 10 月 14 日（术后 26 个月）头颅 MRI 见图 26-12。

目前患者维持口服 TMZ 辅助化疗 + 电场治疗状态，无进展生存期 21 月余，患者生活可自理，病情基本稳定状态，KPS 评分 90 分。

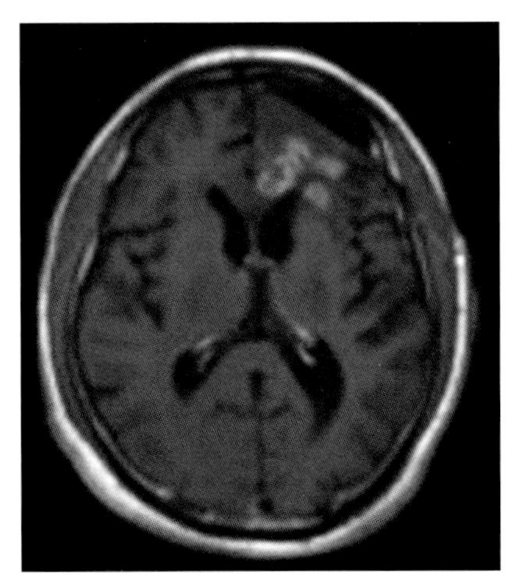
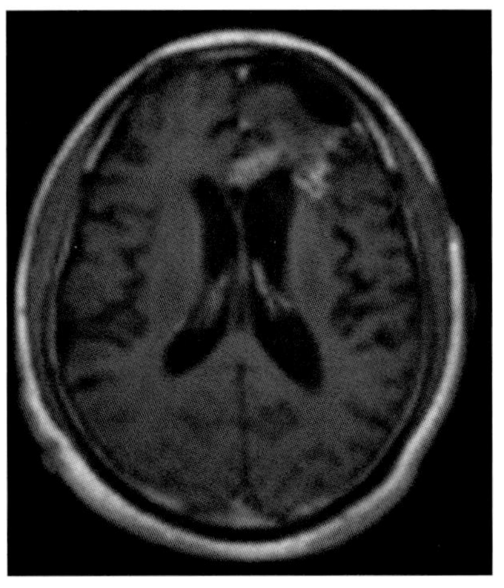
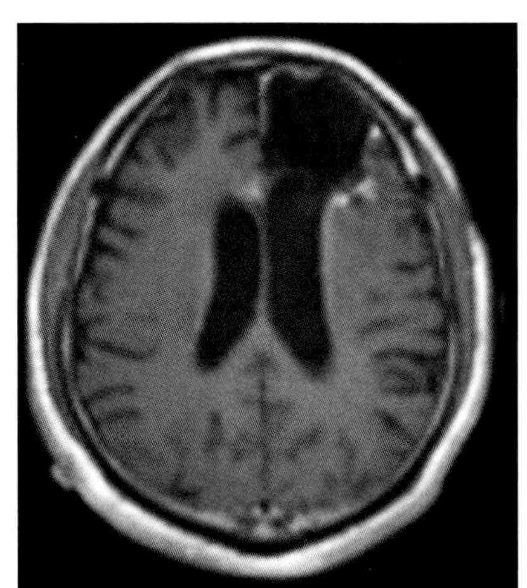

图 26-12 2022 年 10 月 14 日头颅 MRI

## 【病例小结】

这是一例胶质母细胞瘤(IDH 野生型,WHO Ⅳ级)的患者,首次术后行同步放化疗,TMZ 辅助化疗(528 方案)联合电场维持治疗,术后 1 年 9 个月出现肿瘤复发。复发后行二次手术,二次术后继续行肿瘤电场治疗联合 TMZ 辅助化疗(5/28 方案),电场治疗自二次术后 1 个月余恢复佩戴,患者依从性良好,使用总时长 20 个月。患者生活质量良好,KPS 评分 90 分。

## 【专家点评】

青岛大学附属医院 陆海军

本例患者为中年男性,分子病理结果为:胶质母细胞瘤,IDH 野生型。首先行手术尽可能切除肿瘤,根据术后病理结果经多学科讨论,术后早期应用 Stupp 标准治疗方案并结合电场治疗。佩戴电场治疗期间,患者耐受性好,不影响平时生活,这也符合现代肿瘤的治疗模式。术后 21 个月出现病情进展,经多学科诊疗团队再一次讨论后行二次手术,术后继续 TMZ 辅助化疗联合电场治疗,目前病情持续稳定。这都是最新的综合治疗方案带来的获益,我们也希望电场治疗应用于越来越多的高级别的脑胶质瘤患者,使患者获得最佳的治疗效果。

# 病例 27　一例 IDH 突变型胶质母细胞瘤病例分享

西安交通大学第一附属医院　神经外科　冒　平

## 【病例介绍】

患者，男性，64 岁。

主诉：记忆力下降半月，头晕、头痛 3 天。

查体：神志清，反应较迟钝，双侧瞳孔等大等圆，直径约 3.5mm，对光反射灵敏。四肢肌力肌张力正常，双侧巴宾斯基征阴性。

## 【术前检查】

2021 年 4 月 28 日（图 27-1）行术前 MRI，可见右侧颞叶巨大占位病变，不均匀强化。磁共振波谱（MRS）提示高级别胶质瘤。

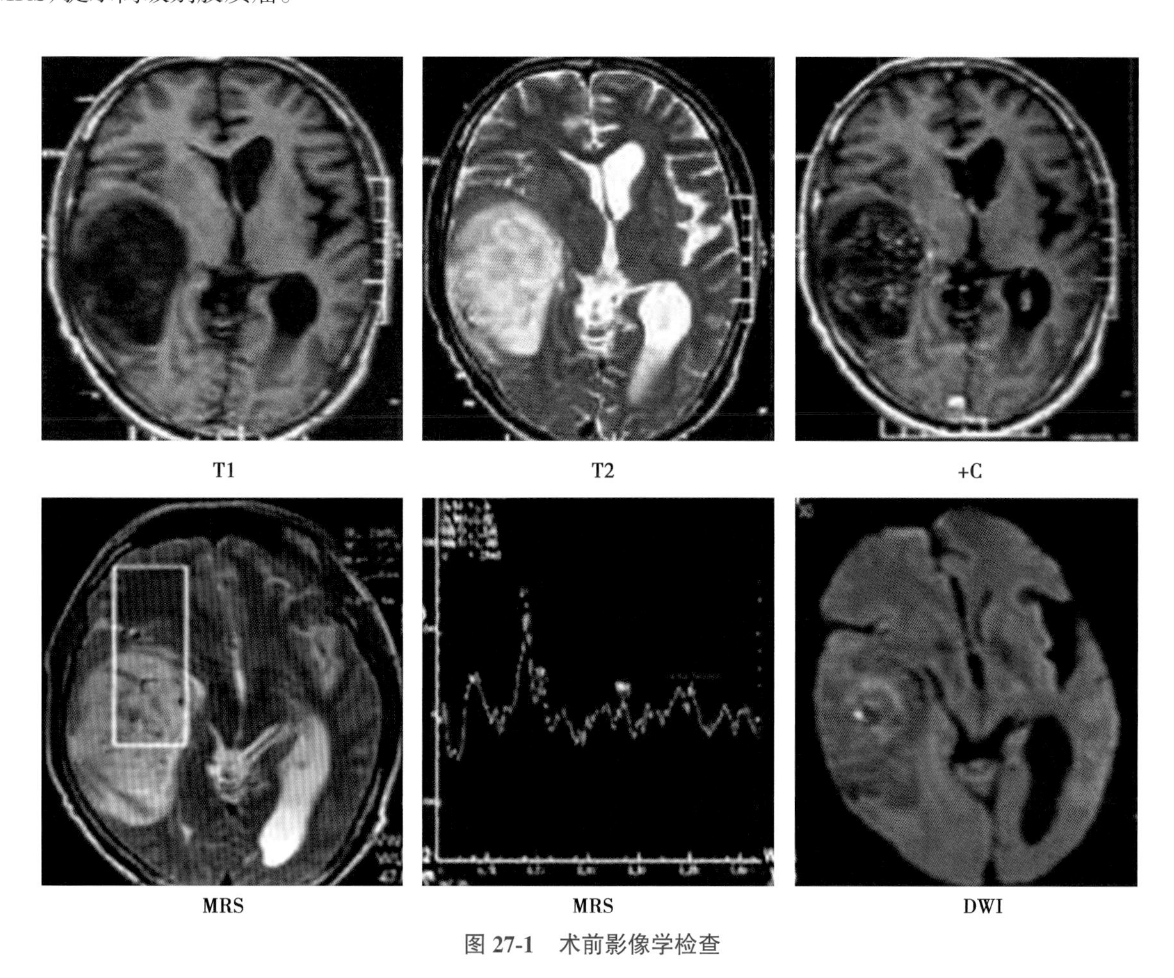


图 27-1　术前影像学检查

## 【手术治疗】

2021 年 4 月 29 日在全麻下行幕上开颅右颞叶占位性病变切除术。

## 【组织 / 分子病理学诊断】

病理诊断结果：右颞叶胶质母细胞瘤 IDH 突变型（WHO Ⅳ级）（图 27-2）。

免疫组化结果：Vim（-），GFAP（+），NeuN（-），S100（+），CK（-），CD34（-），Syn（-），Olig-2（-），ATRX（+），P53（+70%），IDH1（+），EMA（-），Ki67（+30%）。

分子基因检测结果：IDH1 突变（R132S、R132H），MGMT 启动子甲基化阳性，TP53 点突变（p.R282G），ATRX 点突变（p.R1426），1p、19q 均未缺失、可见扩增，7 号染色体未检出扩增，10 号染色体未检出缺失，未检出 CDKN2A/CDKN2B 缺失，BRAF V600E 未检出突变。

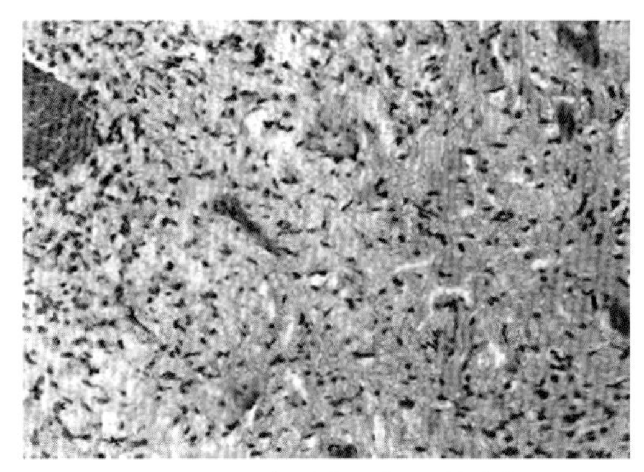

图 27-2 术后病理（HE 染色）

## 【诊治过程】

术后第 1 天行 CT 检查（图 27-3），示术区肿瘤切除满意，未见出血征象。

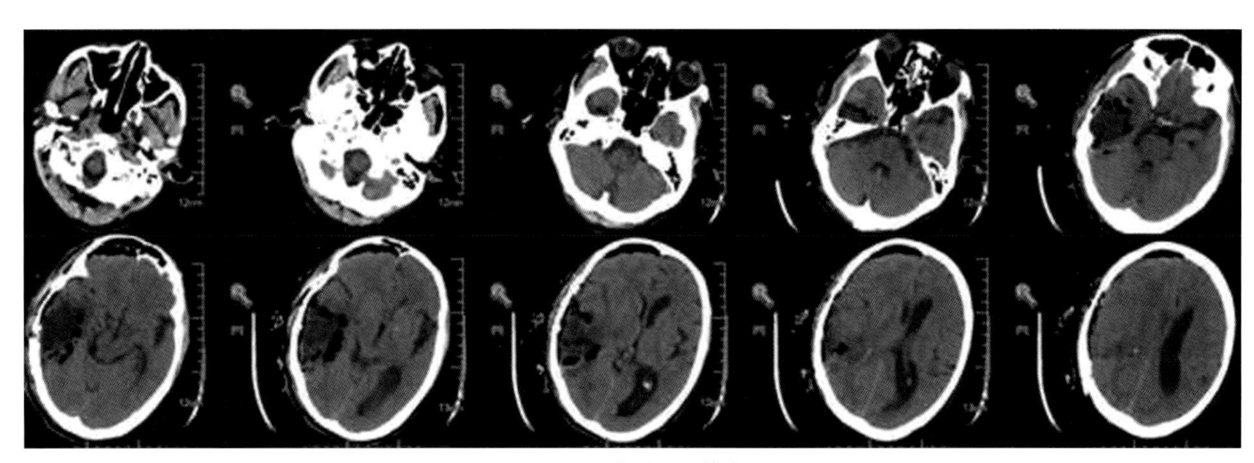

图 27-3 术后 CT 检查

术后 1 个月（2021 年 5 月）行 MRI（同步放化疗前），示术区病灶稳定，未见复发征象；增强 MRI 可见脑室内可疑强化病灶，脑室内播散不除外（图 27-4）。

2021 年 6 月 4 日开始同步放化疗，同步放化疗结束后行 6 周期替莫唑胺辅助化疗。

1. 电场治疗 同步放化疗期间佩戴肿瘤电场治疗，早期启动电场治疗；辅助化疗阶段持续佩戴肿瘤电场治疗。

2. 目前状况 KPS 评分 100 分，无神经功能缺失表现，生活质量较好。

定期复查，术后 3 个月（2021 年 8 月 6 日）行 MRI，脑室内病灶消失，未见复发迹象（图 27-5）。

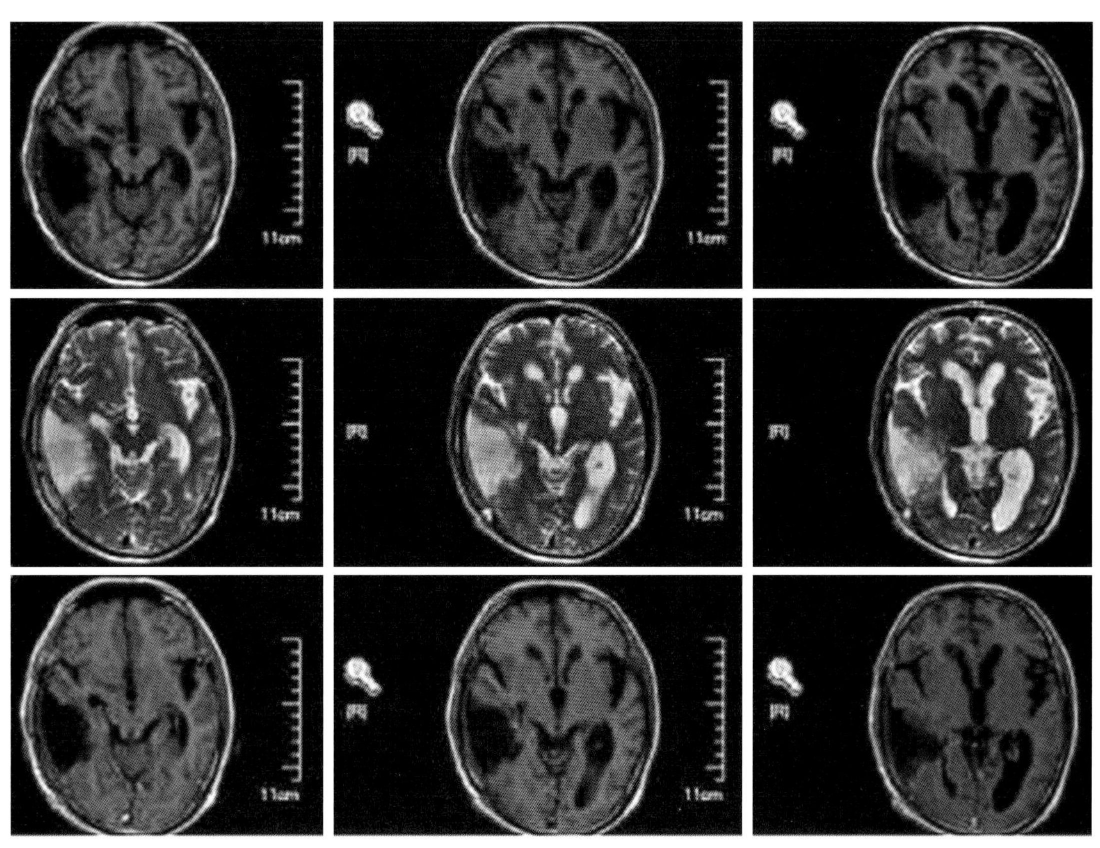

图 27-4　术后 1 个月 MRI 检查

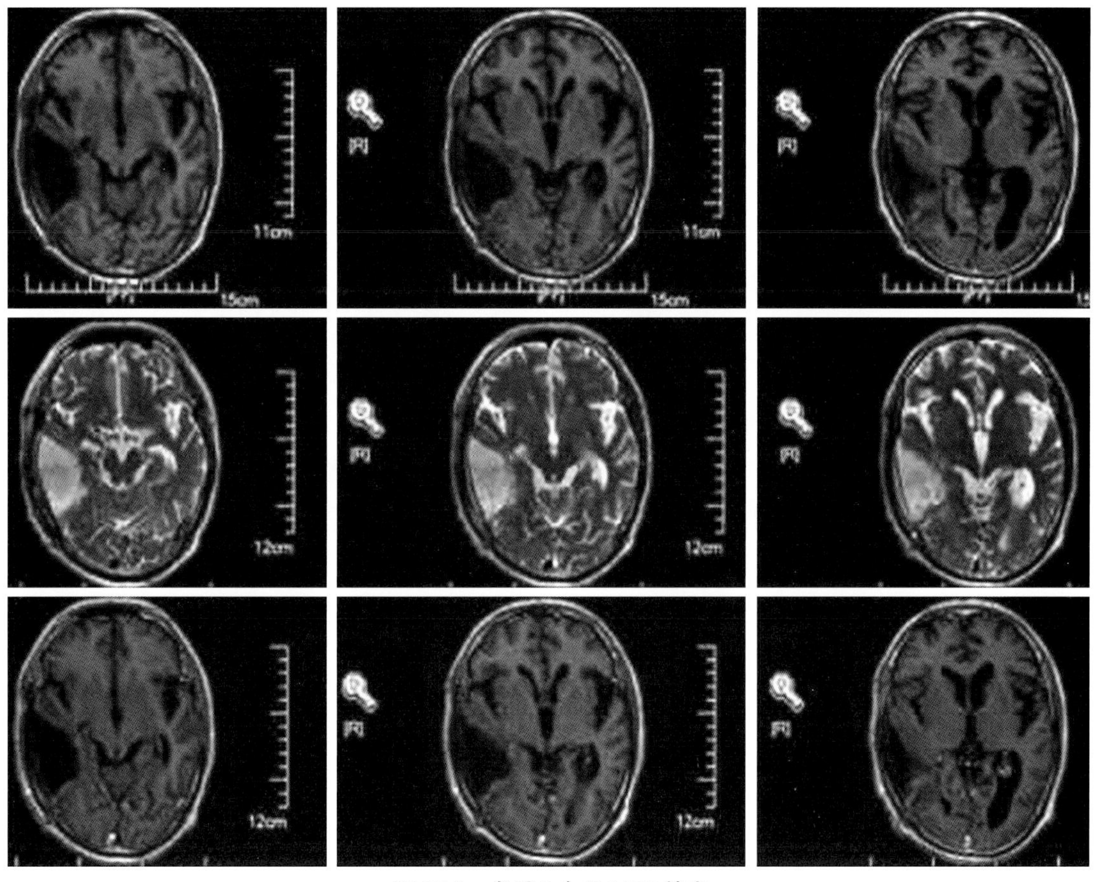

图 27-5　术后 3 个月 MRI 检查

术后 6 个月(2021 年 9 月 30 日)与术后 10 个月(2022 年 1 月 28 日)行 MRI,均未见复发迹象(图 27-6)。

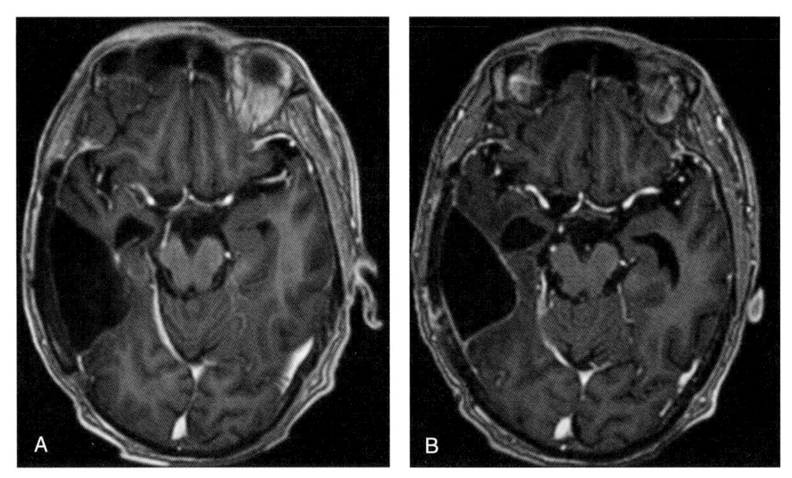


**图 27-6 术后 6 个月(A)与 10 个月(B)MRI 检查**

目前,患者肿瘤电场治疗联合替莫唑胺同步放化疗后,替莫唑胺口服辅助化疗 + 持续肿瘤电场治疗状态,病情持续稳定,状况良好。

## 【病例小结】

这是一例胶质母细胞瘤患者,经早期肿瘤电场联合同步放化疗,后续替莫唑胺辅助化疗(5/28 方案)+肿瘤电场治疗,患者病情持续稳定,状况良好。

## 【专家点评】

西安交通大学第一附属医院神经外科 王 拓

这是一例右侧颞叶原发胶质母细胞瘤的老年患者。早期标准的肿瘤扩大切除,是该例患者取得 27 个月无进展生存期(PFS)的基础。术后 1 个月内进行了规范的 Stupp 方案治疗。然而,手术、放疗、化疗和靶向治疗对胶质母细胞瘤(GBM)患者的生存改善有限。经多学科诊疗(MDT)讨论后,团队专家建议增加肿瘤电场治疗(TTF)。相比单独替莫唑胺化疗,肿瘤电场治疗联合替莫唑胺化疗显著延长了新诊断胶质母细胞瘤患者的生存期。相较于标准治疗,国际Ⅲ期多中心临床研究 EF-14 结果显示,肿瘤电场治疗联合替莫唑胺的中位生存期由 16 个月延长至 20.9 个月。其中,电场佩戴高依从性患者,5 年生存率由 4.5% 提升至 29.3%,获美国国立综合癌症网络(NCCN)指南一类推荐。该患者目前生活状态良好,复查情况稳定,取得了明显的生存获益。

# 病例 28　年轻胶质母细胞瘤病例分享

中国人民解放军东部战区总医院　神经外科　潘　灏　王　强　李　静　李建瑞　吴　楠

## 【病例介绍】

患者，男性，28 岁。
主诉：因左上肢反复抽搐 1 个月，头晕 1 周入院。
查体：无明显神经系统阳性体征。

## 【术前检查】

2019 年 11 月 14 日行头颅 MRI 平扫 + 增强，示右侧顶叶圆形强化占位（图 28-1）。

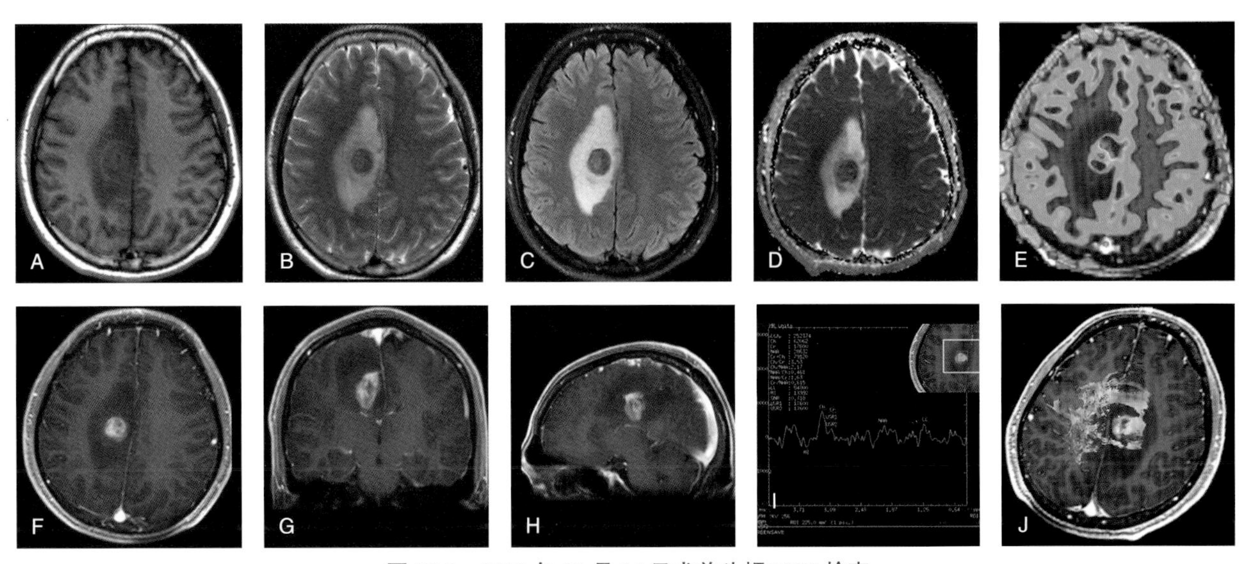


**图 28-1　2019 年 11 月 14 日术前头颅 MRI 检查**
A. T1WI 低信号；B. T2WI 低信号；C. T2 FLAIR 低信号；D. ADC 等低信号；E. 病变明显高灌注；F~H. T1WI 呈明显强化；I. 波谱显示 Cho：NAA=2.17；J. DTI 显示纤维束被推挤向前。

术前诊断：右侧扣带回中央区高级别胶质瘤。

## 【手术治疗】

患者于 2019 年 11 月 19 日全麻下行右侧顶叶占位切除术。
术后诊断：右侧顶叶恶性肿瘤。

## 【组织 / 分子病理学诊断】

病理诊断结果（图 28-2）：上皮样胶质母细胞瘤，IDH 野生型，WHO Ⅳ级。

免疫组化结果(图 28-3):Vimentin(3+),CD68(3+),1N1-1(3+),BRG1(3+),S-100(2+),Syn(2+),Braf V600E(2+),D2-40(2+),P53(2+),GFAP(1+),Olig-2(散在),IDH1(1+),Ckpan(1+),EMA(1+),CEA(1+),CDH17(1+),CK20(1+),Villin(1+),LIN28(1+),CD34(1+),H3-K27M(-),Neu-N(-),TTF-1(-),PR(-),SSTR2(-),PLAP(-),HMB-45(-),CK7(-),CDX-2(-),SMA(-),Myogenin(-),Ki-67(40%)。

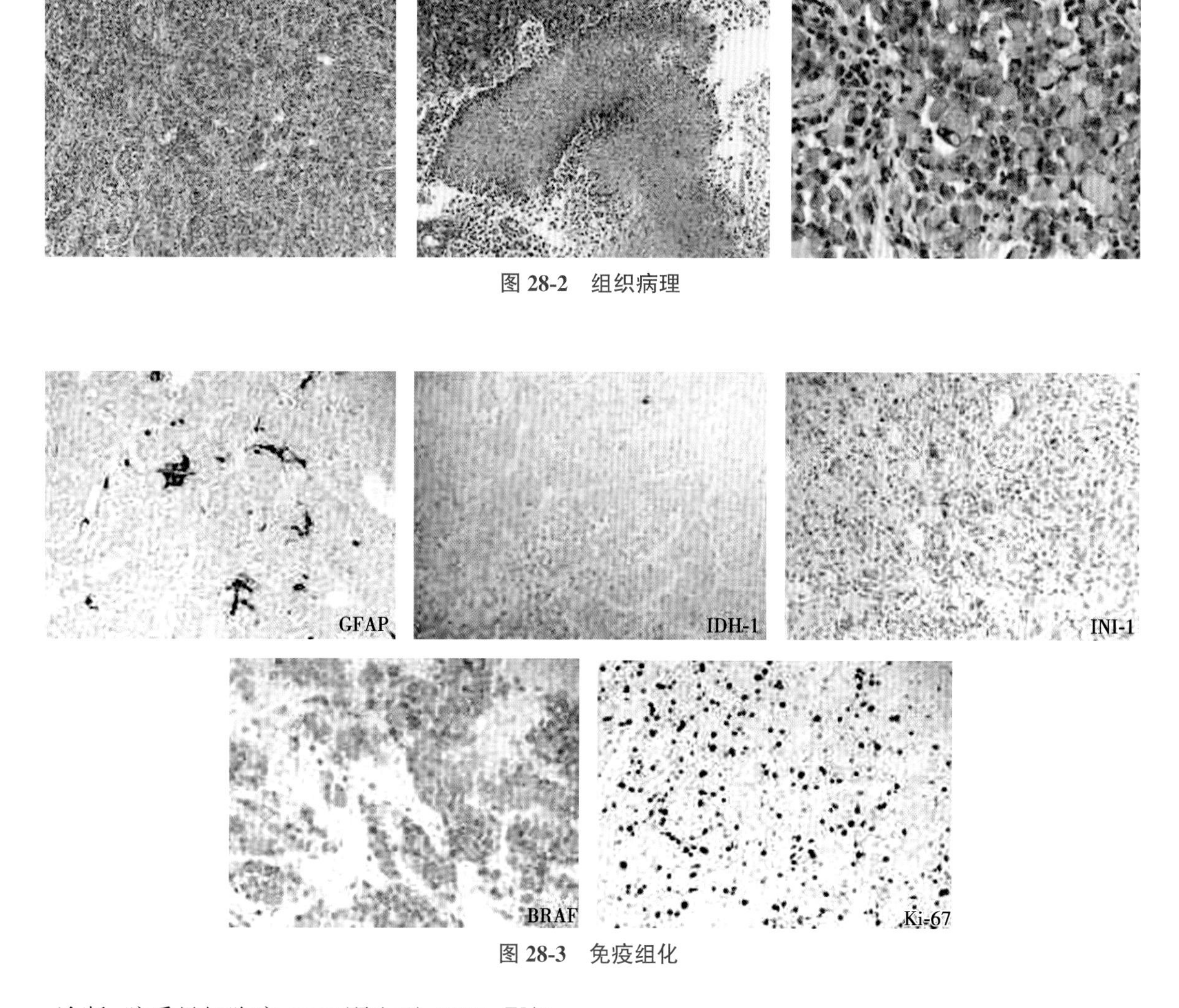


图 28-2 组织病理

图 28-3 免疫组化

诊断:胶质母细胞瘤,IDH 野生型,WHO Ⅳ级。

## 【诊治过程】

1. 同步放化疗(外院完成) 2019 年 12 月 18 日至 2020 年 1 月 20 日行放疗。影像引导适形调强放疗(imaging guided RT,IGRT),DT 60Gy/25F/34D。

放疗期间同步替莫唑胺(TMZ)口服(术后 2 周起用),维罗非尼(BRAF 抑制剂)靶向治疗。并定期随访 MRI(图 28-4~图 28-9)。

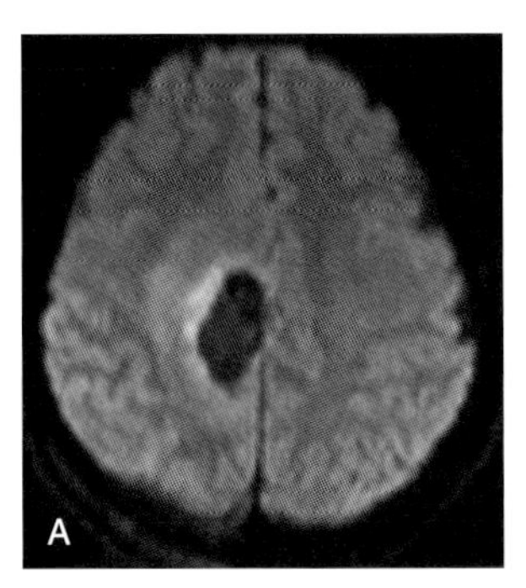

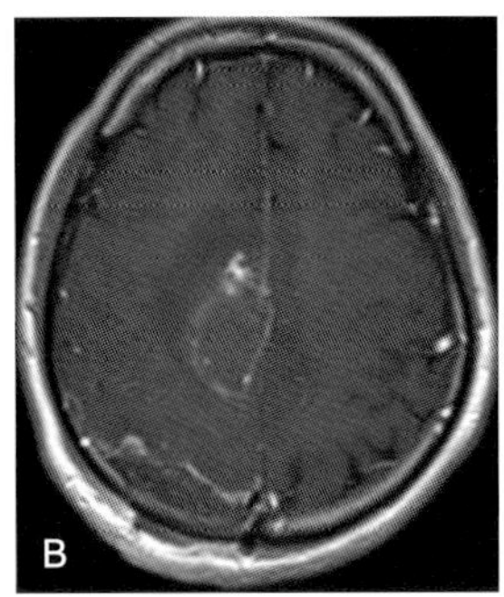

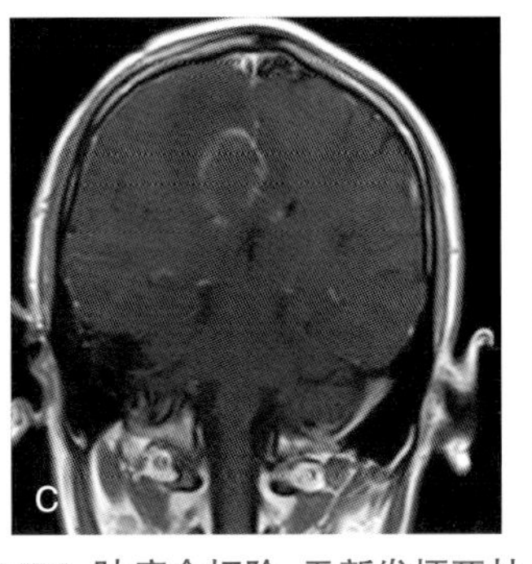

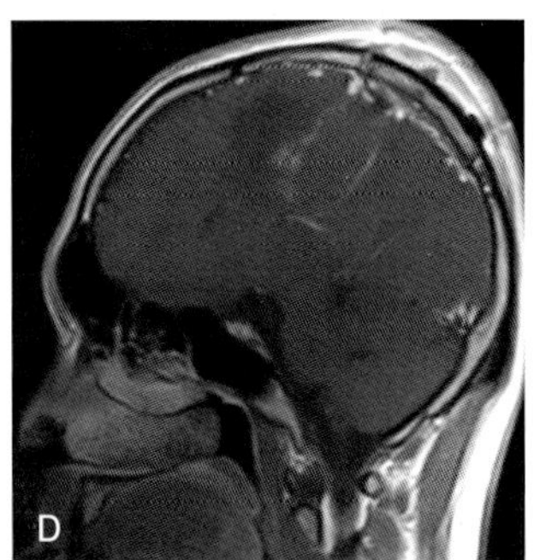


**图 28-4　术后 48 小时复查 MRI，肿瘤全切除，无新发梗死灶**

A. DWI；B~D. T1WI 增强。

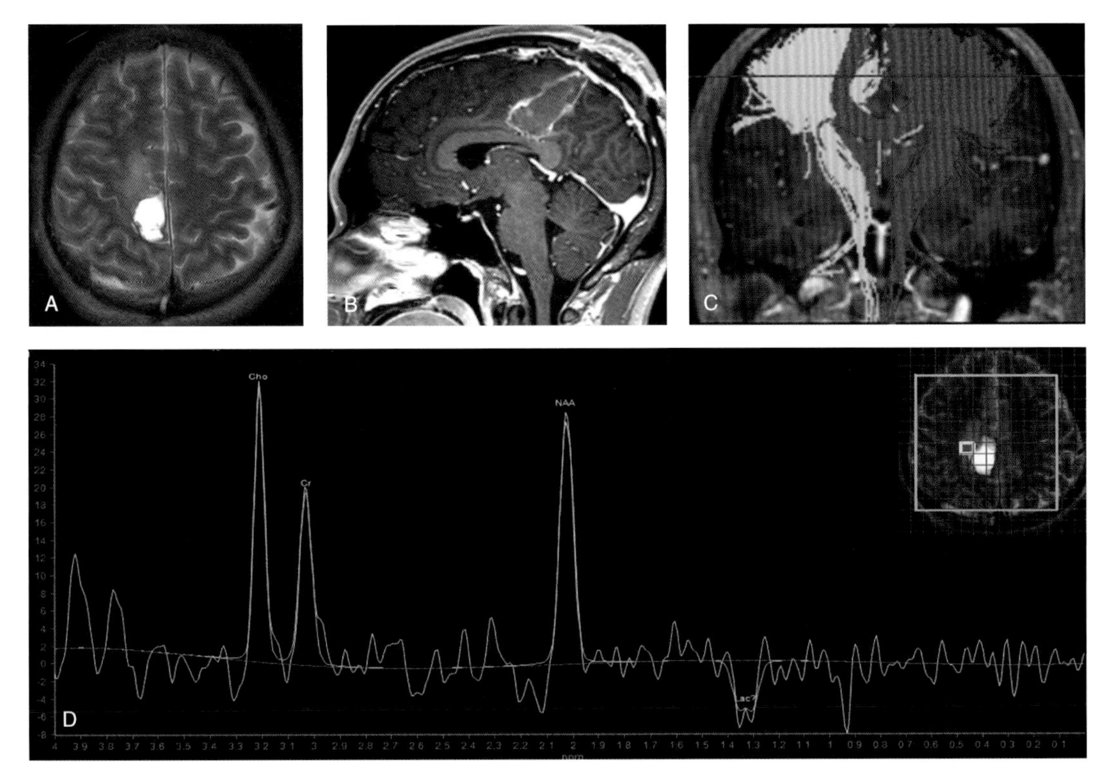


**图 28-5　2019 年 12 月 10 日（术后 1 个月）放疗前 MRI**

A. T2WI；B. T1WI 增强矢状位；C. DTI 显示纤维束完整；D. 周围 T2WI 高信号区域 Cho：NAA=0.88。

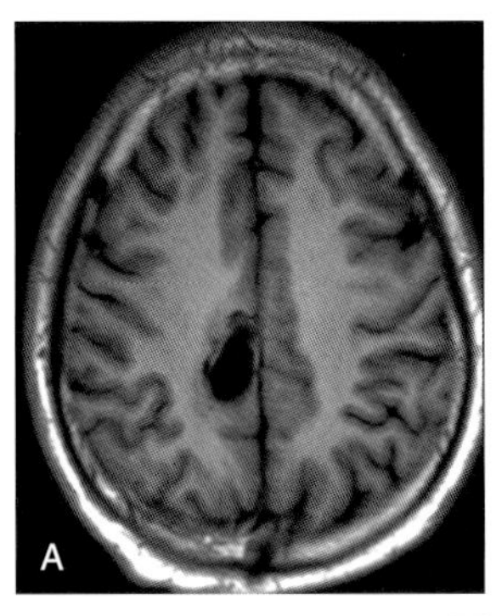

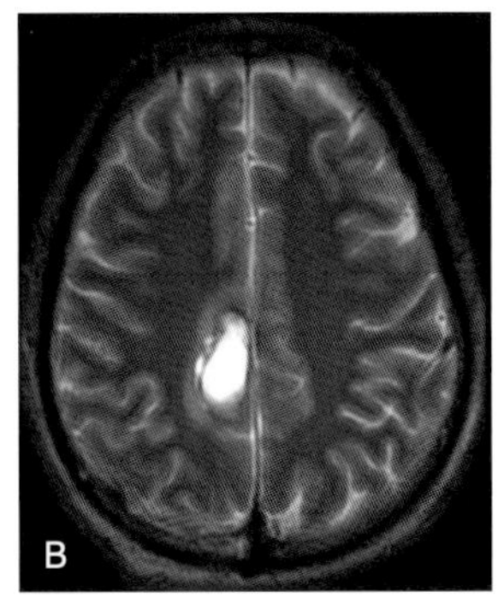

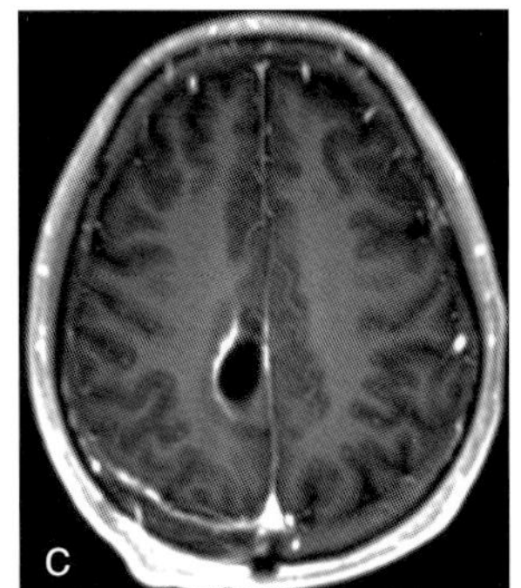

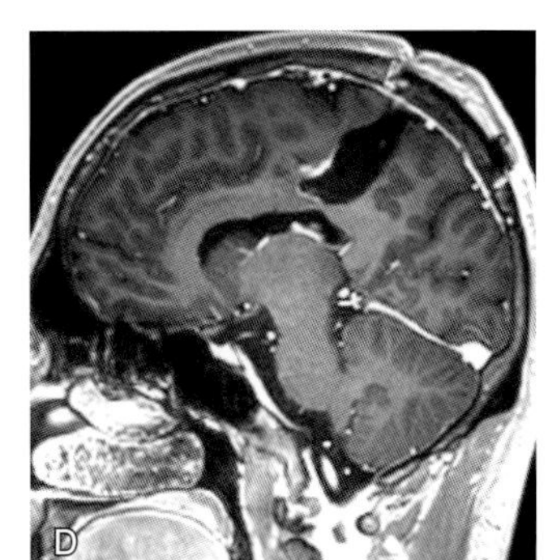


**图 28-6　2020 年 1 月 16 日术后 2 个月复查头颅 MRI 肿瘤无复发表现**

A. T1WI；B. T2WI；C、D. T1WI 增强。

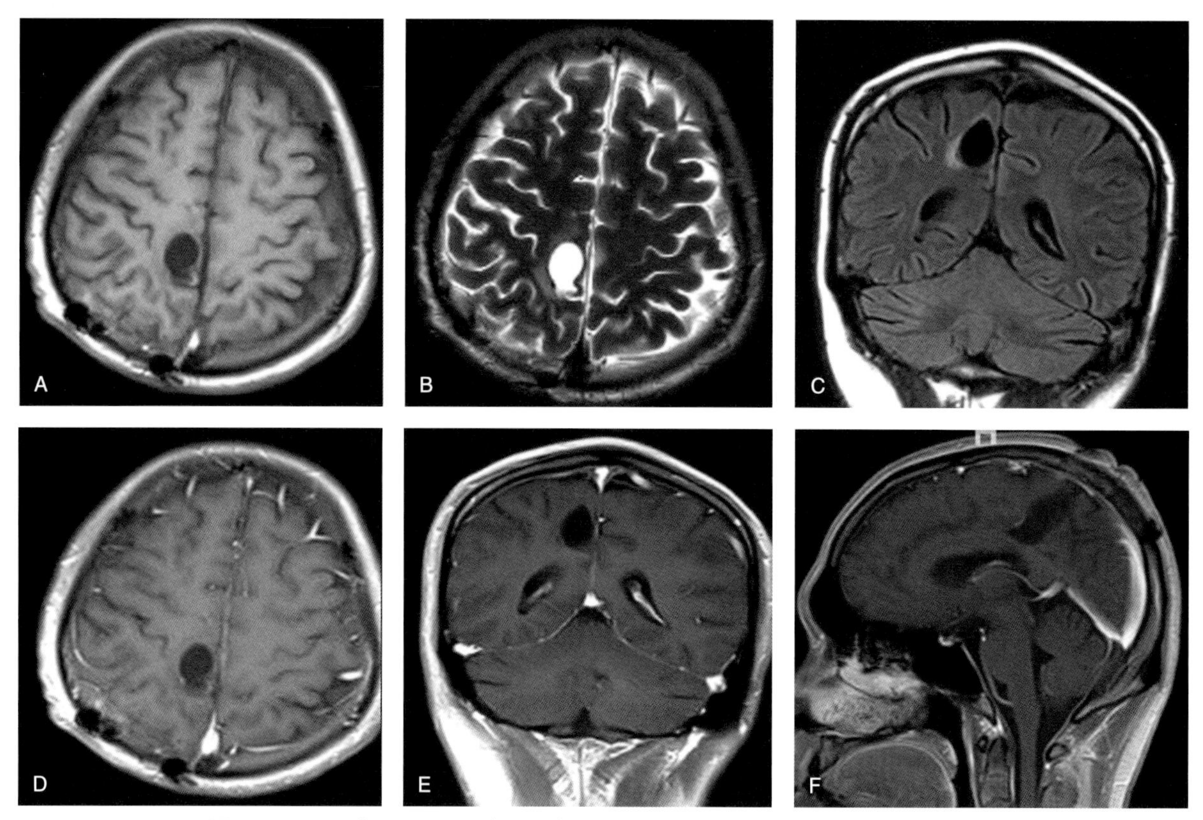


图 28-7 2020 年 3 月 24 日术后 4 个月 Mapping 前头颅 MRI，肿瘤无复发表现

A. T1WI；B. T2WI；C. T2 FLAIR；D~F. T1WI 增强。

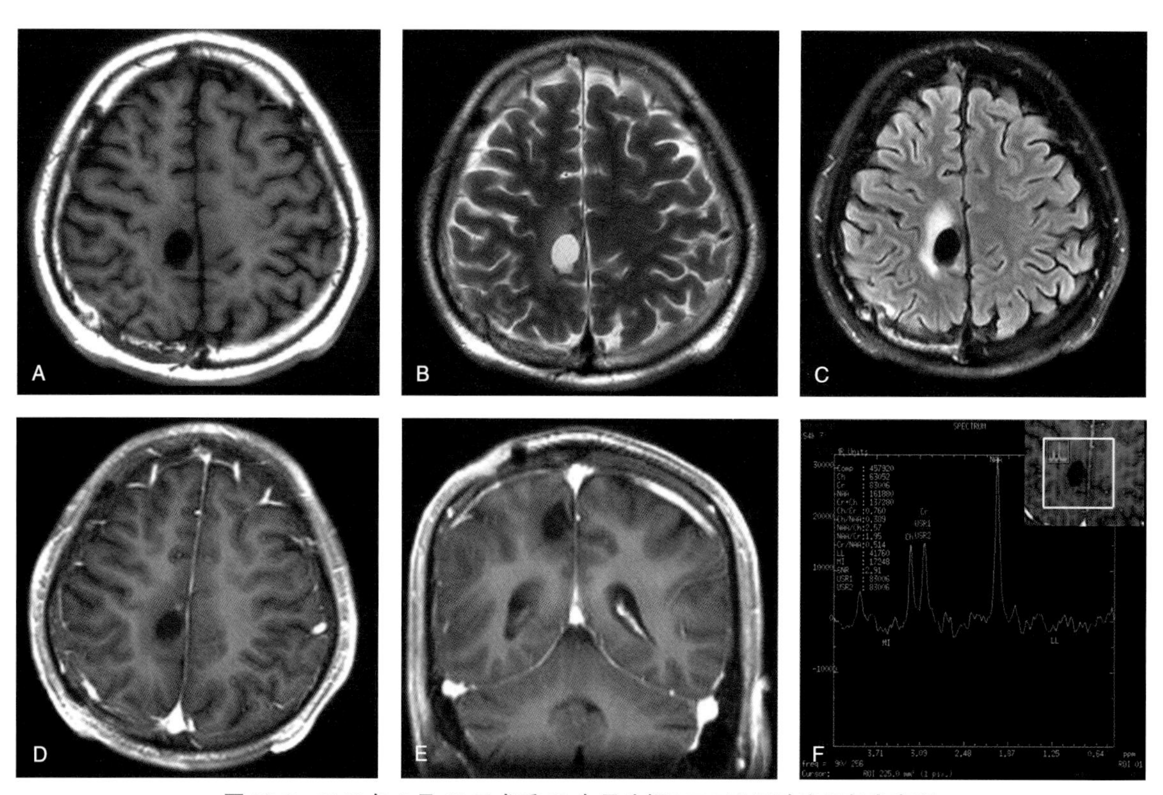


图 28-8 2020 年 9 月 30 日术后 10 个月头颅 MRI 显示肿瘤无复发表现

A. T1WI；B. T2WI；C. T2 FLAIR；D、E. T1WI 增强；F. 波谱显示周围 T2 FLAIR 高信号区域 Cho：NAA=0.389。

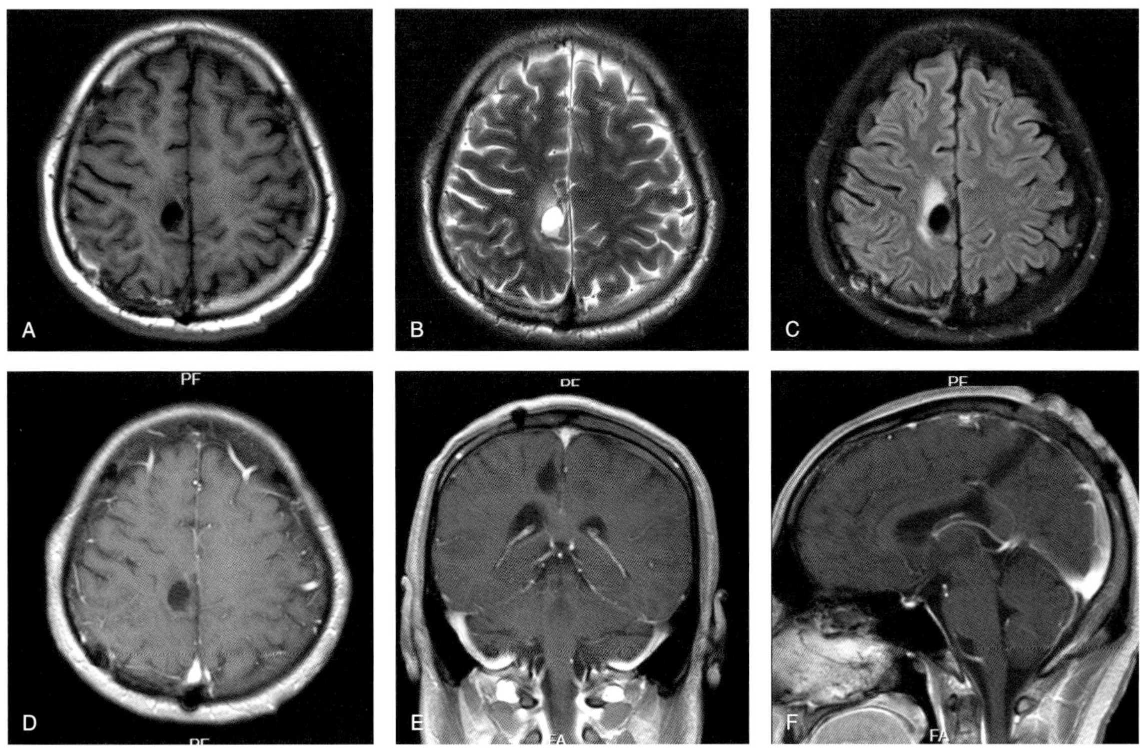


**图 28-9　2023 年 1 月 11 日术后 36 个月头颅 MRI 显示肿瘤无复发表现**

A. T1WI；B. T2WI；C. T2 FLAIR；D~F. T1WI 增强。

2. 电场治疗　2020 年 4 月 29 日开始电场治疗（图 28-10）。

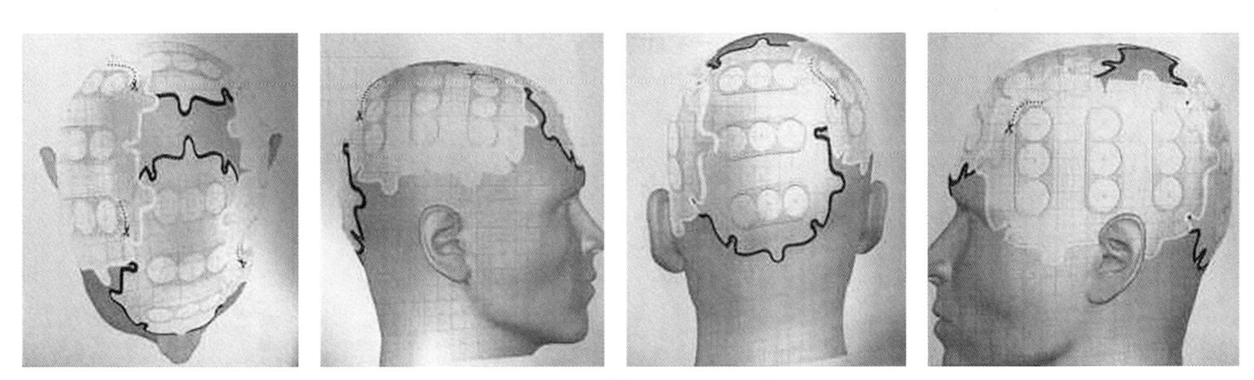

**图 28-10　电场 Mapping 图**

不良反应：2020 年 7 月初局部皮疹，经药物治疗（莫匹罗星软膏，丁酸氢化可的松软膏）及调整佩戴时间后好转（图 28-11）。

现左下肢肌力 5 级，术后至今未见癫痫发作，已停用抗癫痫药。TMZ 辅助化疗维持。

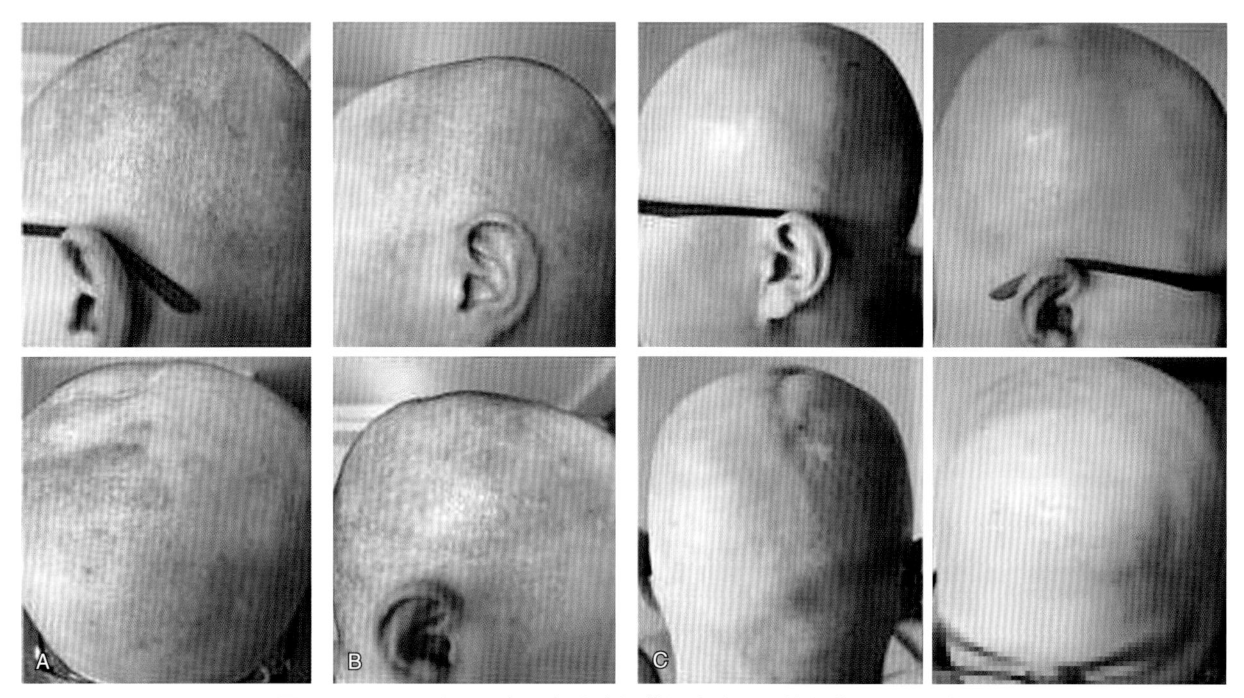


**图 28-11 2020 年 7 月初局部皮疹经药物治疗及调整佩戴时间后好转**

A. 2020 年 7 月初头皮情况；B. 2020 年 11 月初头皮情况；C. 2020 年 12 月初头皮情况。

## 【病例小结】

这是一例上皮样胶质母细胞瘤（IDH 野生型，WHO Ⅳ级）患者。2019 年 11 月 19 日行肿瘤手术切除，术后 2 周 TMZ 化疗，术后 4 周放疗联合 TMZ 同步化疗，术后 5 周口服维罗非尼，停药后，术后 6 个月开始使用肿瘤电场至今，病情稳定，左侧肢体肌力恢复至 5 级，未再癫痫发作。

## 【专家点评】

南京明基医院　王汉东

这名患者是典型的胶质母细胞瘤，IDH 野生型，手术至今已经 3 年余。长时间未看到明显复发，个人认为有几个重要因素。首先是手术，做到了大范围切除病变，保留了功能。其次术后也采取了规范的放化疗和指南推荐的电场治疗，且患者比较配合治疗，综合诸多的因素使得患者的预后较好。

# 病例 29　复发胶质瘤个体化诊治的临床实践及思考

河北医科大学第二医院神经肿瘤 MDT 中心　田　磊　薛晓英

## 【病例介绍】

患者，女性，34 岁。

3 年前（2018 年 11 月）因“头晕头痛伴恶心呕吐 1 天”就诊于当地医院。

查体：未见明显阳性体征。

头部 MRI 示右侧颞叶大片状异常信号影，考虑胶质瘤可能性大。

## 【术前诊断】

2018 年 11 月首次术前影像评估，右侧颞叶大片状异常信号影，考虑胶质瘤可能性大。

临床初步诊断为胶质瘤。

## 【手术治疗】

2018 年 11 月 30 日全麻下行右侧颞叶占位性病变切除术，术中见肿瘤主要位于颞前叶，累及岛叶，约 4cm × 4cm 大小，质脆，灰白色，与脑组织分界不清，周围可见明显水肿。

## 【组织 / 分子病理学诊断】

组织学诊断结果：（右颞占位）弥漫性星形细胞瘤（WHO Ⅱ级）（图 29-1）。

免疫组化结果：CD34（−）、GFAP（+）、Nestin（+）、NeuN（散在 +）、P53（−）、Syn（+）、Vimentin（+）、Ki-67（3%）。

分子病理结果：MGMT 甲基化（−）、IDH1/IDH2（−）、TERT（+）、1p/19q 染色体共缺失（−）、BRAF V600E（−）。

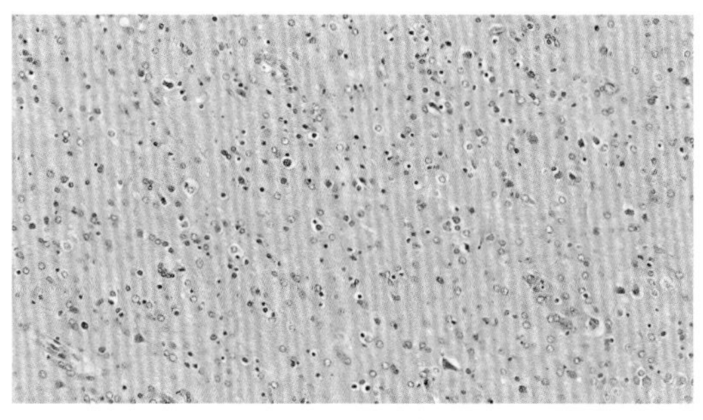

图 29-1　组织病理图

## 【诊治过程】

患者虽然病理诊断为星形胶质细胞瘤 WHO Ⅱ级，但分子病理表现为 MGMT 甲基化（−）、IDH1/IDH2（−）、TERT（+），预示为高复发风险亚型，因此给予高级别胶质瘤的 Stupp 治疗模式。于 2019 年 1 月 5 日行术后替莫唑胺（TMZ）同步放化疗（图 29-2）。GTV：瘤床及 Flair 异常信号区域，DT：59.4Gy，CTV：GTV 外扩 1.5cm（解剖屏障修回），DT：54Gy，TMZ：75mg/m²。

2019 年 2 月开始行 TMZ 辅助化疗（5/28 方案），2019 年 8 月（5 个周期化疗后）复查 MRI 示新增右侧颞叶异常信号影（图 29-3）。

经我院神经肿瘤多学科协作综合治疗组（multidisciplinary team，MDT）诊疗模式讨论，结合病理诊断及治疗史考虑新增右侧颞叶异常信号影为治疗后改变，遂继续完成第 6 周期化疗，1 个月后复查头部 MRI 显示右侧颞叶强化结节无明显变化（图 29-4），后续停止辅助化疗，定期复查。

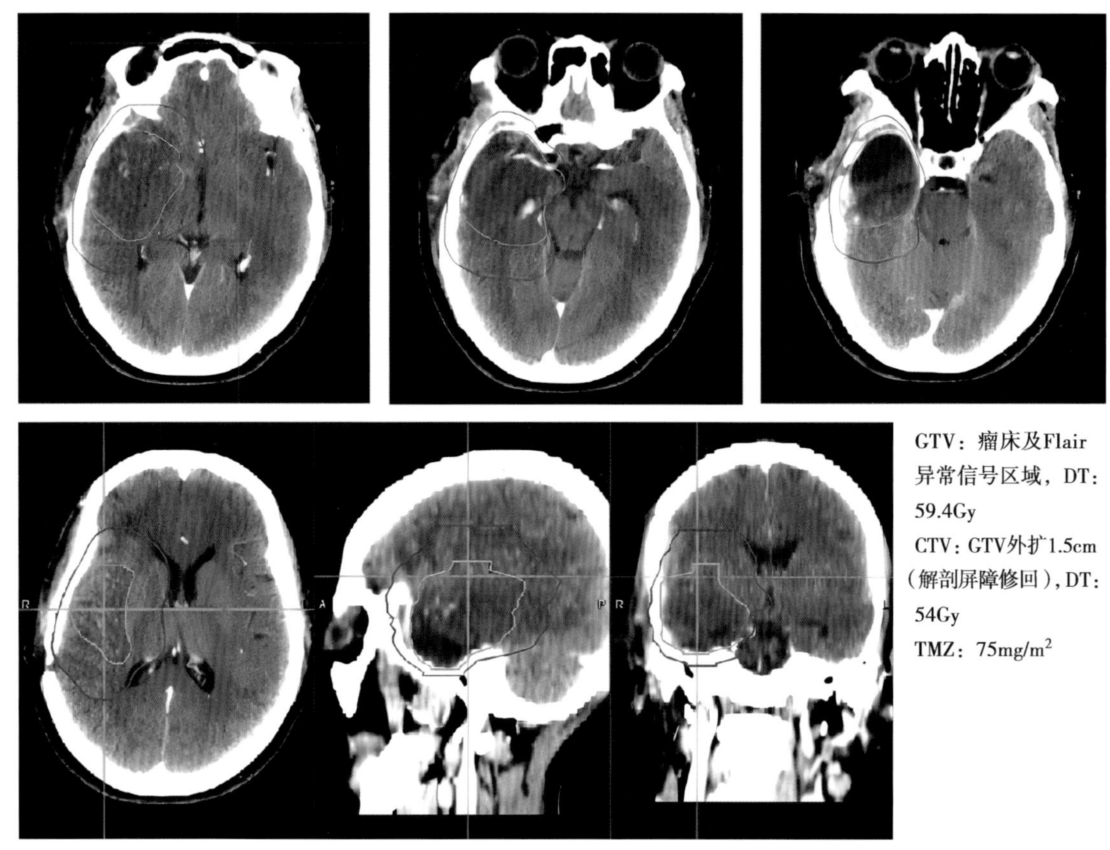


图 29-2 术后放疗靶区图

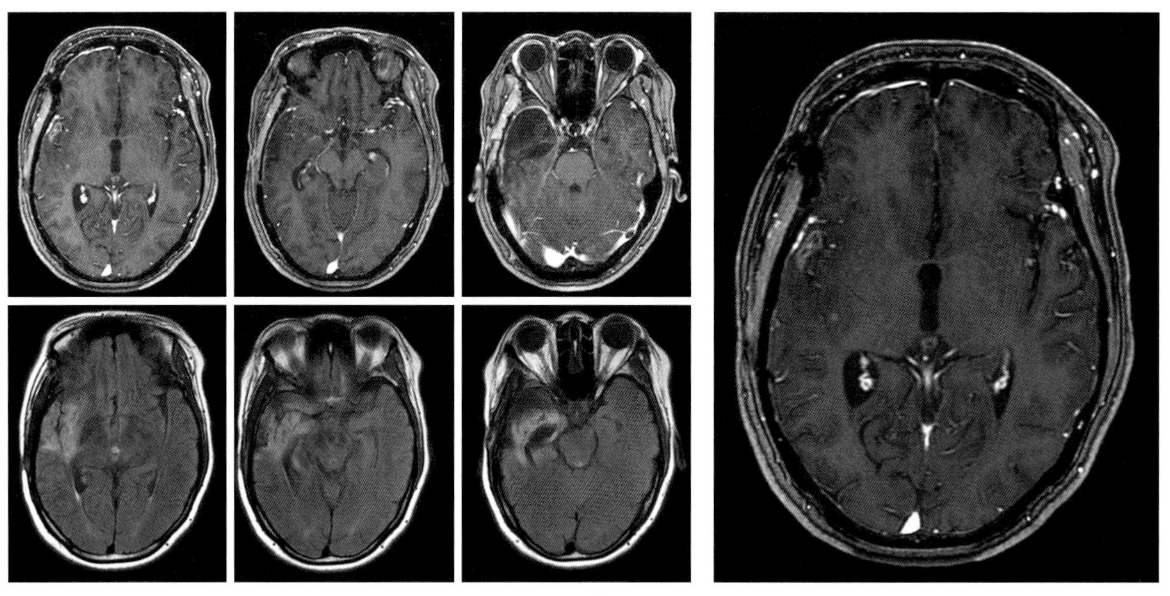

**图 29-3 2019 年 8 月 MRI**

红色箭头为新增异常信号。

2019 年 11 月（辅助化疗结束后 2 个月）复查头部 MRI 显示残腔周围水肿及异常强化病灶较前增大，DWI 无明显弥散受限（图 29-5）。

经我院神经肿瘤 MDT 讨论，结合病理诊断及治疗史考虑假性进展，继续定期复查。后续 1 年内定期复查，异常强化灶逐渐缩小（图 29-6）。

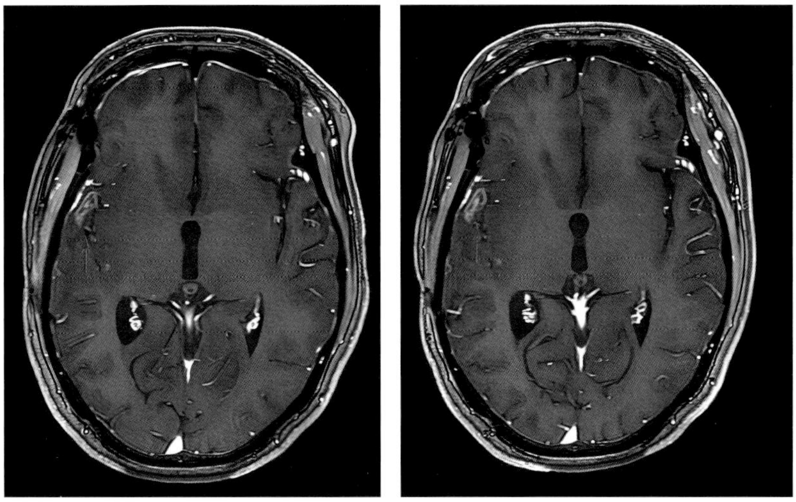

图 29-4　2019 年 8 月(左图)、9 月(右图)MRI 对比图
红色箭头为新增异常信号区,考虑假性进展。

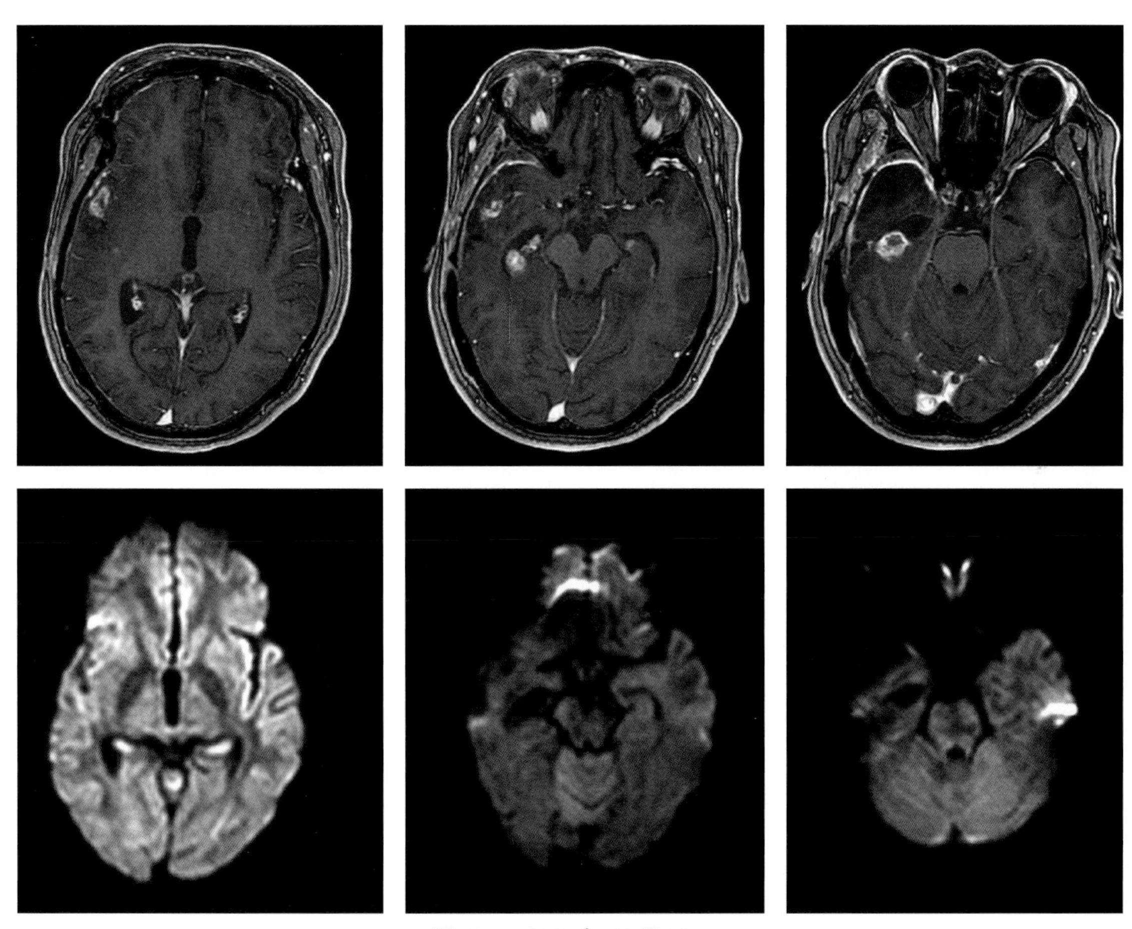

图 29-5　2019 年 11 月 MRI
红色箭头为增大的异常强化灶。

2021 年 2 月(术后 26 个月)复查头部 MR 显示新增右额深部占位,DWI 弥散无受限,PWI 低灌注(图 29-7)。

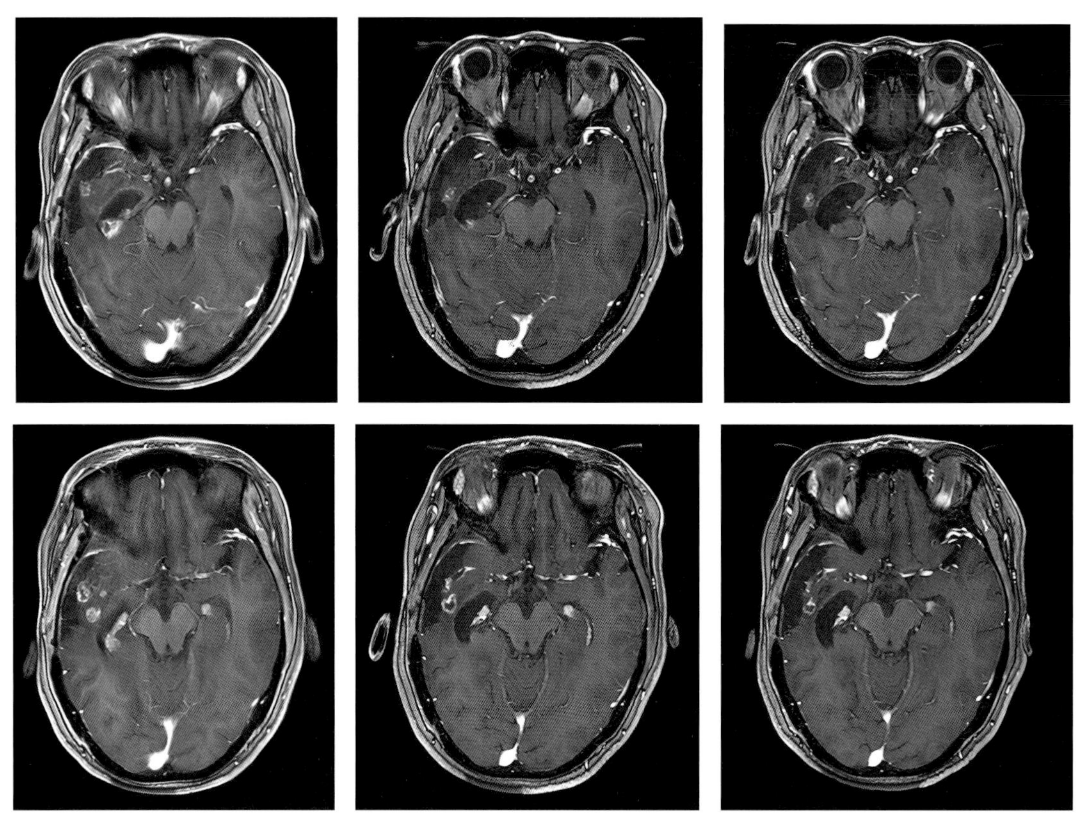

**图 29-6 2020 年 1 月(左列图)、6 月(中列图)、12 月(右列图)MRI**
显示异常强化病灶逐渐缩小。

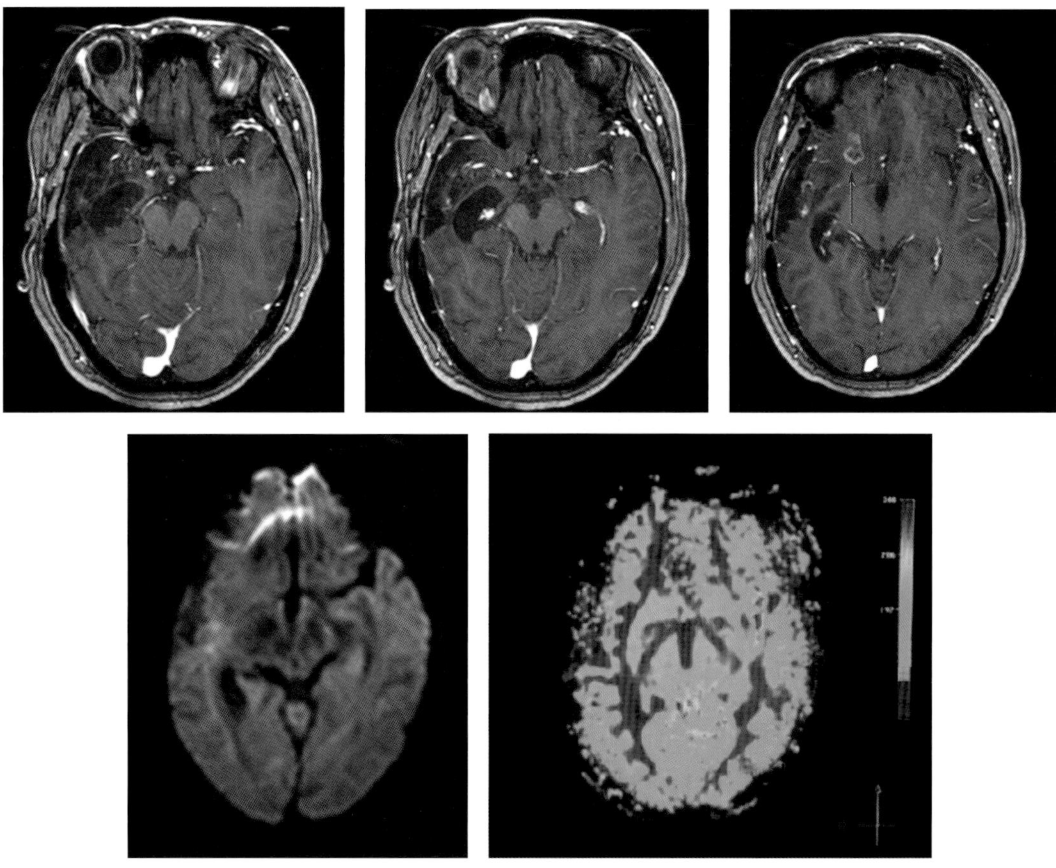

**图 29-7 2021 年 2 月 MRI**
红色箭头为新增右额异常强化灶。

再次经我院神经肿瘤 MDT 讨论考虑治疗后改变，继续定期复查。后续 1 年内定期复查，异常强化逐渐缩小（图 29-8）。

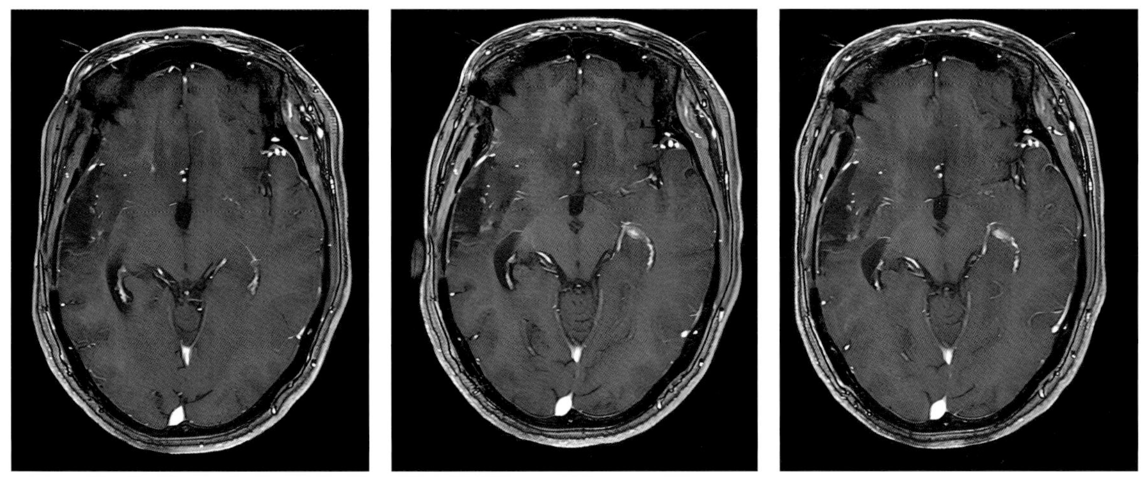

**图 29-8　2021 年 6 月（左图）、9 月（中图）、11 月（右图）MRI**

异常强化灶逐渐缩小。

2022 年 3 月（术后 39 个月）复查头部 MRI 显示右额颞枕叶强化病变明显增大，PWI 部分呈高灌注（图 29-9）。

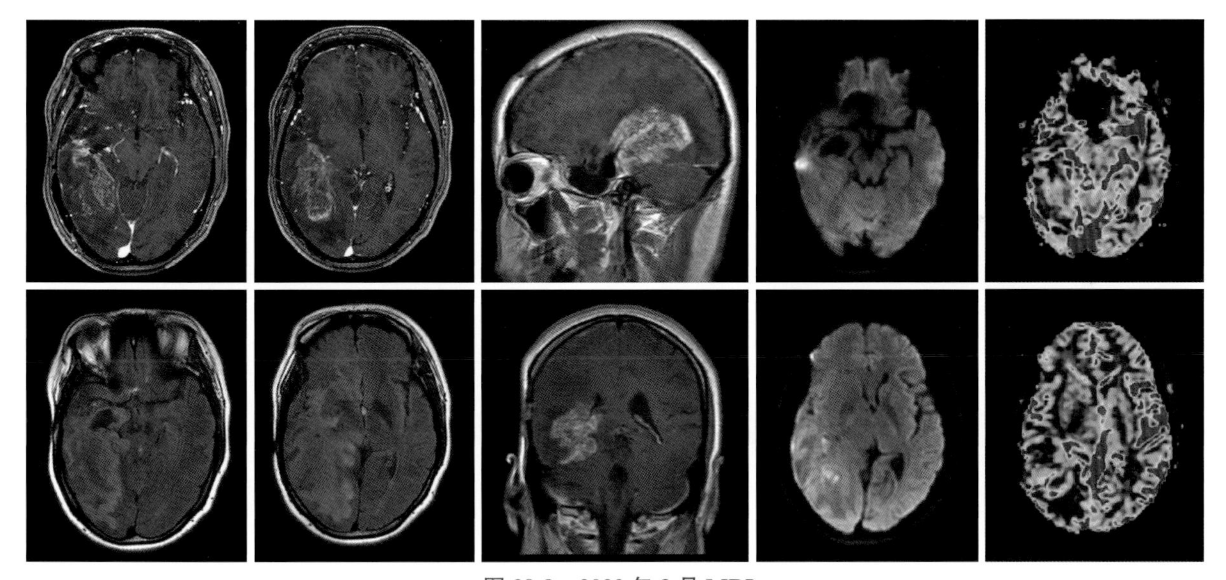

**图 29-9　2022 年 3 月 MRI**

再次经我院神经肿瘤 MDT 讨论考虑治疗后改变合并局灶肿瘤进展，且根据患者分子分型依据目前的新版 WHO 中枢神经系统肿瘤分类，患者可诊断为高级别胶质瘤，MDT 建议抗肿瘤药物治疗联合电场治疗，患者无明显阳性症状体征，家属拒绝电场治疗，给予贝伐珠单抗 + 替莫唑胺治疗。2 个月后复查头部 MRI 示强化范围及水肿较前减轻，右额深部异常强化病变较前无明显变化（图 29-10）。

继续行 2 周期挽救治疗后，复查头部 MRI 示右额颞枕叶强化病变及 Flair 异常信号区较前缩小，但右额深部异常强化病变较前缓慢增大（图 29-11）。

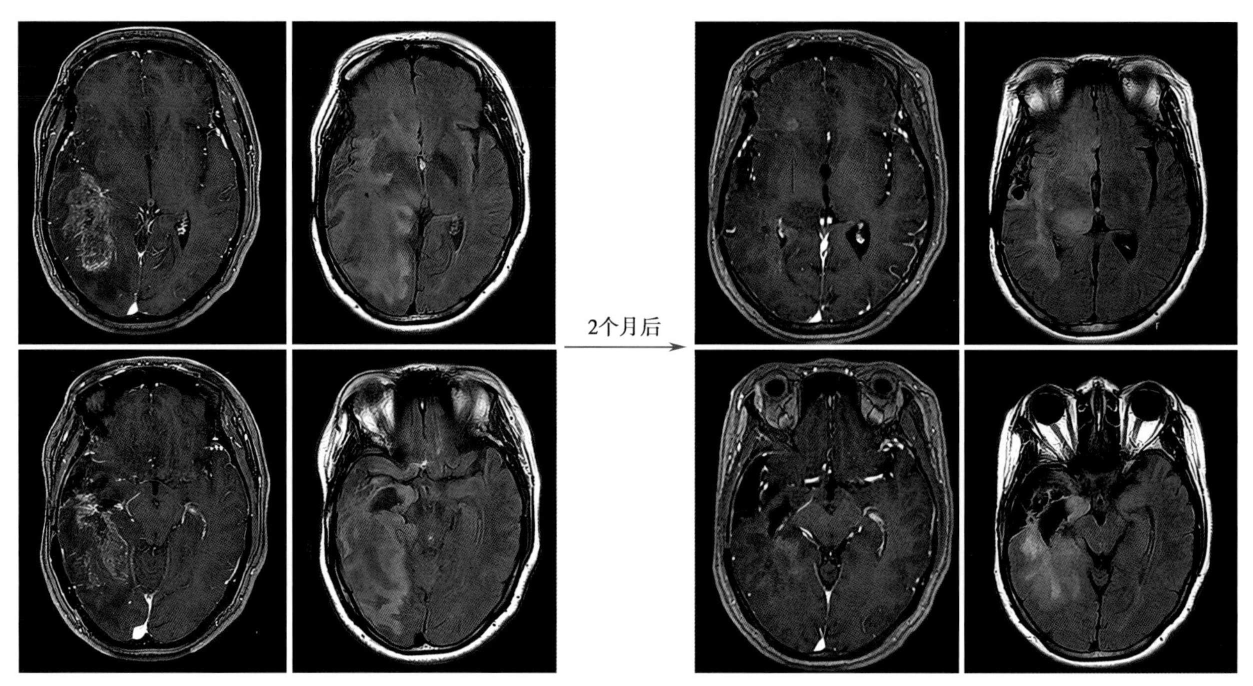


图 29-10 2022 年 3 月、5 月 MRI 对比图
红色箭头为异常强化病变。

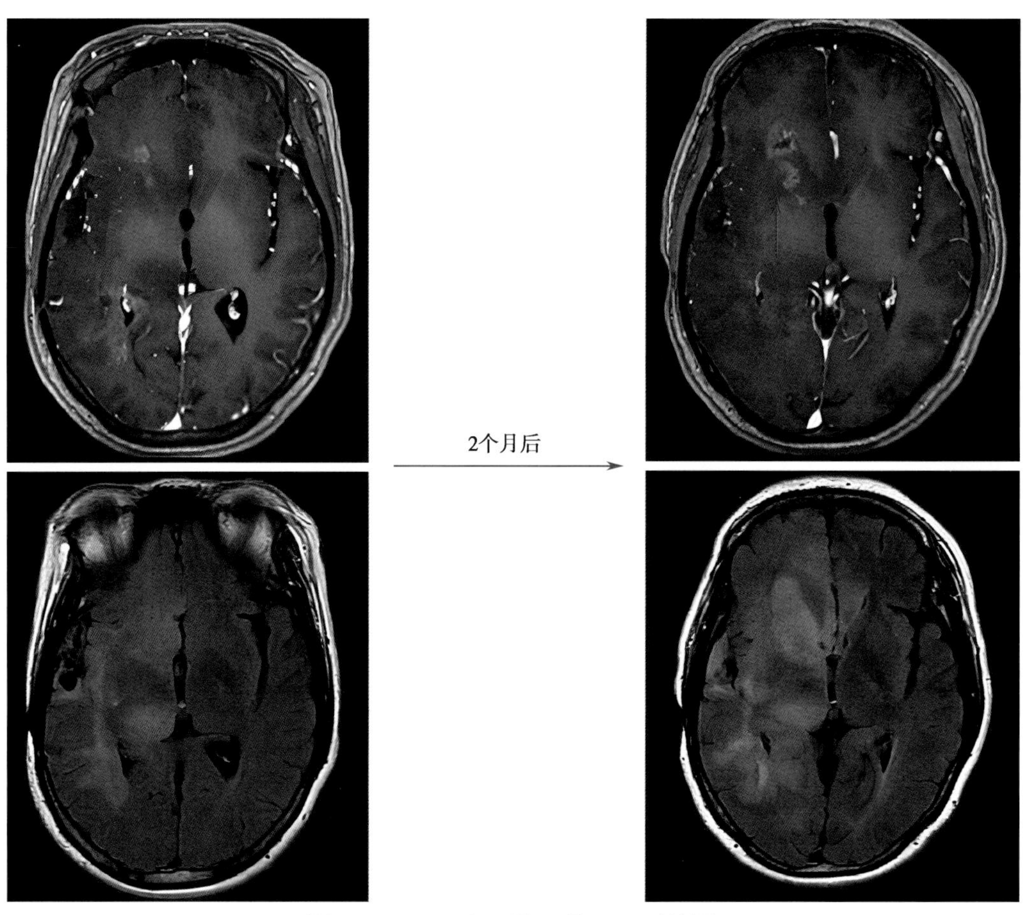


图 29-11 2022 年 5 月、7 月 MRI 对比图
红色箭头为异常强化病变。

2022 年 9 月，患者出现间断头痛，左侧肢体活动不利，复查头部 MRI 显示右额颞枕叶强化病变明显增大，水肿范围增大，右额深部病变区域也进一步增大，提示患者病情显著进展（图 29-12）。

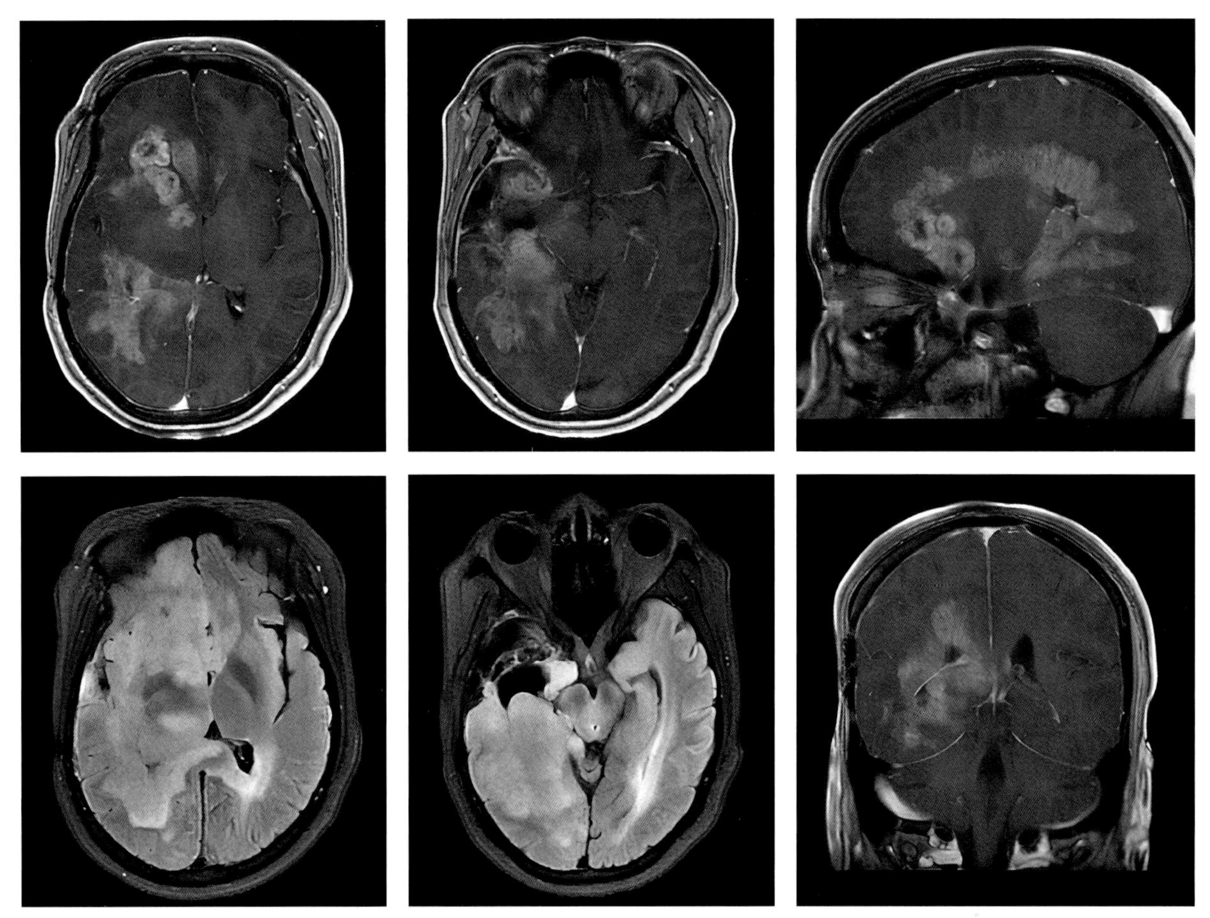

图 29-12　2022 年 9 月 MRI

再次经我院神经肿瘤 MDT 讨论考虑肿瘤进展，MDT 建议抗肿瘤药物治疗联合电场治疗，家属同意电场治疗，同时给予长春新碱 + 司莫司汀 + 顺铂方案挽救化疗。治疗后患者症状较前略有减轻，目前仍维持治疗中。

## 【病例小结】

这是一例初治弥漫性星形细胞瘤（WHO Ⅱ级）病例，但当时分子检测示 IDH1/2 为野生型、TERT 突变、MGMT 启动子非甲基化状态，按照 2021 年第五版 WHO 新标准，该病例应整合诊断为脑胶质瘤，IDH 野生型。术后经标准 Stupp 方案治疗后定期随访，其间出现影像学变化，经多次 MDT 讨论考虑为假性进展，经定期复查 MRI 也验证了 MDT 的意见是正确的。在术后 45 个月出现肿瘤进展，建议化疗联合电场治疗，但患者家属拒绝，后续症状体征进展，再次更换长春新碱 + 司莫司汀 + 顺铂化疗方案及联合电场治疗，目前应用电场治疗 2 月余，维持治疗中。

## 【专家点评】

河北医科大学第二医院　吕中强

脑胶质瘤是颅内最常见的颅内原发肿瘤，治疗棘手，复发率高。尤其是胶质母细胞瘤，中位生存时间仅 14 个月左右，预后极差。近年来电场治疗的加入使得胶质母细胞瘤患者的生存有所延长，但仍严重威胁人们的生命健康。脑胶质瘤异质性强，治疗难度大，需要多手段综合治疗，因此 MDT 诊疗模式尤为重要。本病例中患者初始治疗后多次出现了影像学类似肿瘤进展的情况，但经 MDT 讨论后考虑假性进展，并经随访证实，避免了过度治疗，而后期的病情变化经 MDT 讨论确定了患者的真性进展，并给予及时的挽救治疗，使得患者在各节点均得到了最合适的诊疗策略，彰显了 MDT 的重要性。目前分子检测在脑胶质瘤中发展迅速，分子病理已成为脑胶质瘤病理诊断的重要组成部分，对指导临床治疗发挥着越来越重要的作用。本例患者按照患病当时的诊断原则，结合组织形态学表现和分子特征，诊断为弥漫性星形细胞瘤 WHO Ⅱ级 IDH 野生型，即属于高复发风险的弥漫性星形细胞瘤，而依据 2021 年第五版 WHO 中枢神经系统肿瘤分类，该患者应诊断为胶质母细胞瘤。该患者至今生存时间已有 4 年 7 个月，远高于胶质母细胞瘤（GBM）的中位时间，但和一般Ⅱ级星形细胞瘤相比又低于一般水平，这也反映了目前依据分子特征的 WHO 分级的局限性。该患者具有典型的 GBM 的分子特征，但其生物学行为并未表现为典型 GBM 的高度恶性过程，其组织学为典型Ⅱ级星形细胞瘤的形态学特点，未见高度异型和组织坏死等 GBM 表现，最终患者的演进过程表现为介于 GBM 和低级别胶质瘤之间的特定点，提示虽然分子病理特征有较好的预后预测作用，但传统的组织学形态与肿瘤的恶性程度和患者预后的关系仍然不容忽视，也提示胶质瘤的病理诊断和预后因素极其复杂，有待进一步研究和不断完善。此外，首次进展后 MDT 建议行靶向化疗及电场治疗，但家属拒绝了电场治疗，后病情继续进展后应用了电场治疗，但效果不理想，电场治疗作为高级别胶质瘤突破性的治疗手段，应遵循“早期、足量”原则，尽早开始使用肿瘤电场治疗，有可能给该患者带来更大的获益。

# 病例 30　右额叶胶质母细胞瘤一例

浙江省肿瘤医院　神经外科　王　磊

## 【病例介绍】

患者男性，66 岁，2021 年 3 月 18 日因“头痛 1 个月”就诊于我院。

查体：KPS 评分 80 分，行 CT 增强扫描提示有侧额叶巨大占位。进一步行头颅 MRI 增强扫描检查提示右侧额叶占位，周围水肿，考虑高级别胶质瘤。入院后进一步完善脑动脉 CTA 等相关术前检查，包括心电图、超声心动图、胸片等，结果回报未见手术禁忌。

## 【术前诊断】

2021 年 3 月首次术前影像评估，头颅 MRI 增强扫描提示右侧额叶见较大肿块影，大小约 5.5cm × 7.2cm × 5.1cm，病灶边缘尚清，以囊性成分为主，其内见多发厚薄不一分隔，增强后分隔可见明显强化；病灶周围见片状水肿带。余两侧脑实质平扫及增强内未见明显异常信号，DWI 序列脑实质未见明显弥散受限征象；右侧脑室受压缩小，中线结构左移（图 30-1）。

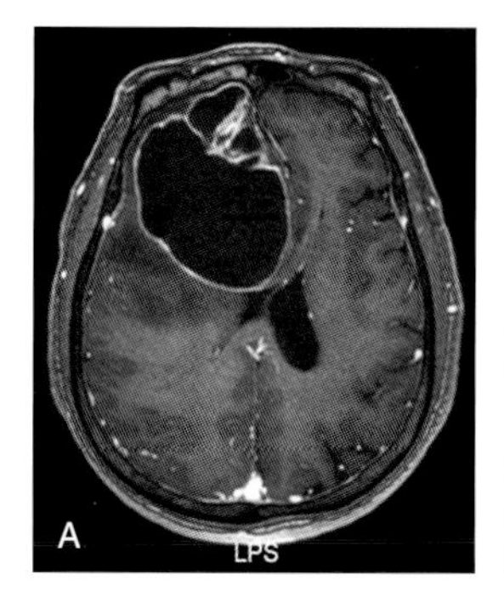
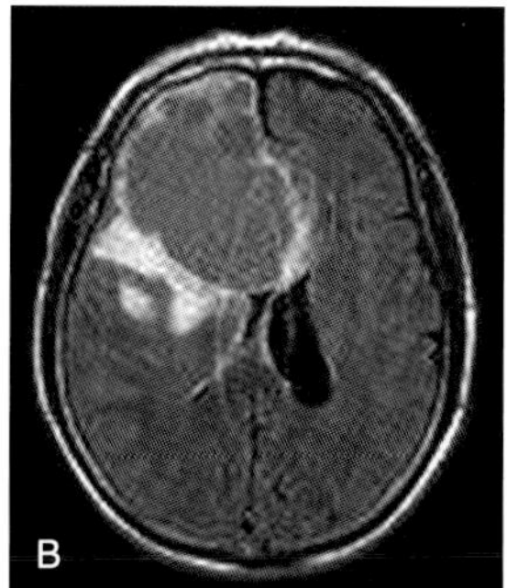
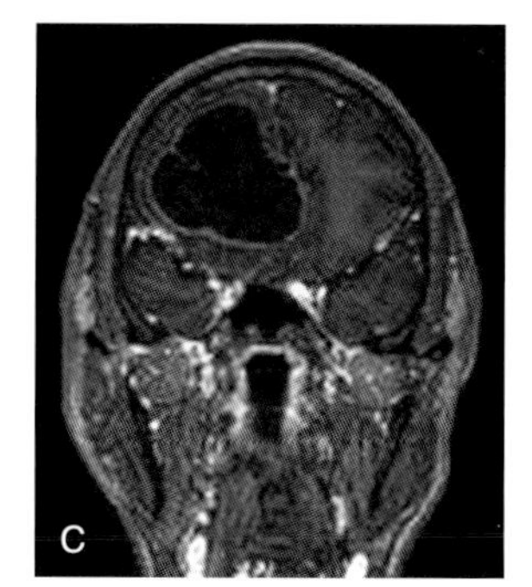
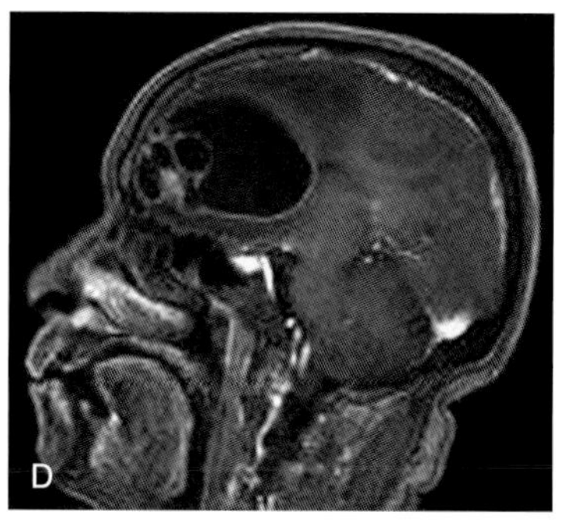

**图 30-1　2021 年 3 月头颅增强 MRI**

A. 轴位 T1 增强；B. 轴位 T2 Flair；C. 冠状位 T1 增强；D. 矢状位 T1 增强。

临床初步判断：高级别胶质瘤（右侧额叶）。

## 【手术治疗】

2021 年 3 月 22 日全麻下行大脑半球病损切除术，见肿瘤位于右额中上回，大小约 4cm × 4cm × 3cm，血供欠丰富，灰白色，胶冻状，伴囊性变，边界不清，累及右侧脑室额角，在显微镜下先行囊内切除，予反复电凝、吸引切除囊内物，然后分离切除四周，镜下全切除肿瘤。术中冰冻病理提示（右侧额叶肿瘤）恶性肿瘤（首先考虑胶质瘤Ⅳ级）。

## 【常规病理及免疫组化】

病理诊断结果：胶质母细胞瘤，WHO Ⅳ级（图 30-2）。

免疫组化结果：GFAP（+）、P53（+，75%）、Ki-67（+，65%）、Olig2（+）、IDH1（-）、CD68（-）、EMA（-）、CK

(-)、S-100(+)、CD34(-)、ATRX(+)、Vim(+)、MGMT(部分弱+)、Sy(部分+)、SSTR2(部分+)、H3K27M(-)、H3K27Me3(+)。特殊染色：202109225-11 片：网染(纤维+)。

分子检测结果：IDH1、IDH2、BRAF 基因未见突变，MGMT 基因甲基化阴性。GFR/CEP7 阴性；TERT 基因启动子区域发现 C228T 突变；未发生 1p36 的缺失，未发生 19q13 的缺失。

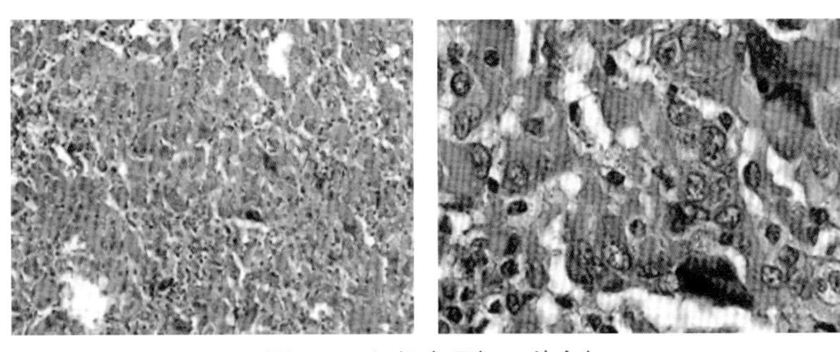

图 30-2 组织病理(HE 染色)

结合分子整合诊断:(右侧额叶)胶质母细胞瘤，IDH 野生型，WHO Ⅳ级。

## 【诊治过程】

2021 年 4 月 23 日行同步放化疗及 Stupp 方案化疗，术后 1 月余复查头颅增强 MRI 提示颅内病灶稳定(图 30-3)。

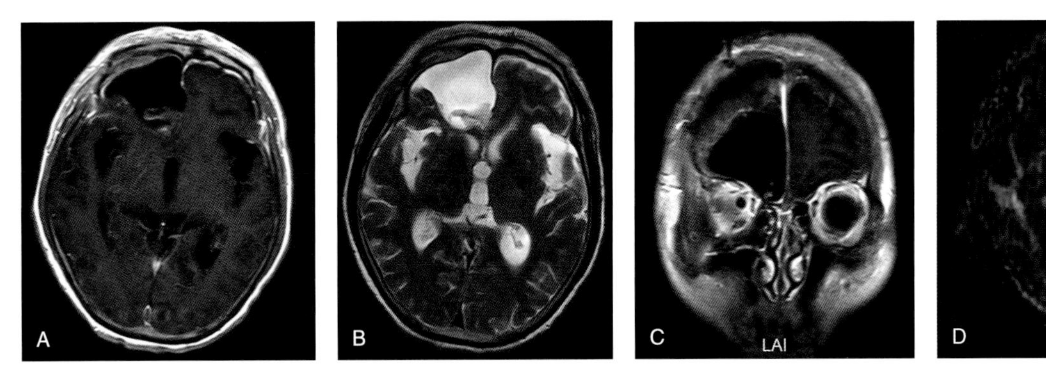

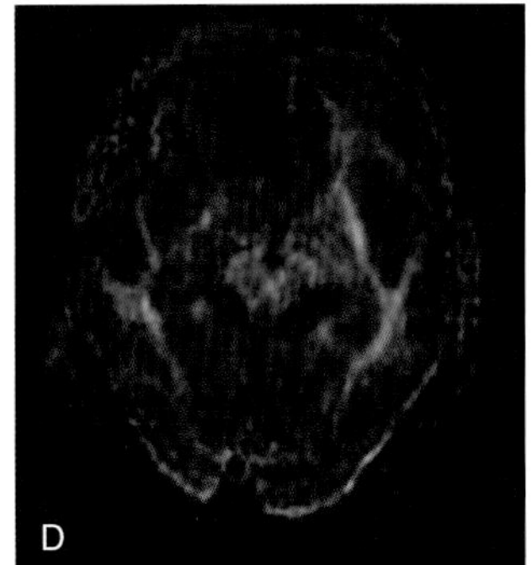


**图 30-3 2021 年 6 月头颅增强 MRI**

A. 轴位 T1 增强；B. 轴位 T2；C. 冠状位 T1 增强；D. DTI。

2021 年 11 月 19 日(第 1 次术后 8 个月)复查核磁提示额叶术后囊腔周围强化信号增大，可疑肿瘤进展，假性进展待排(图 30-4)。

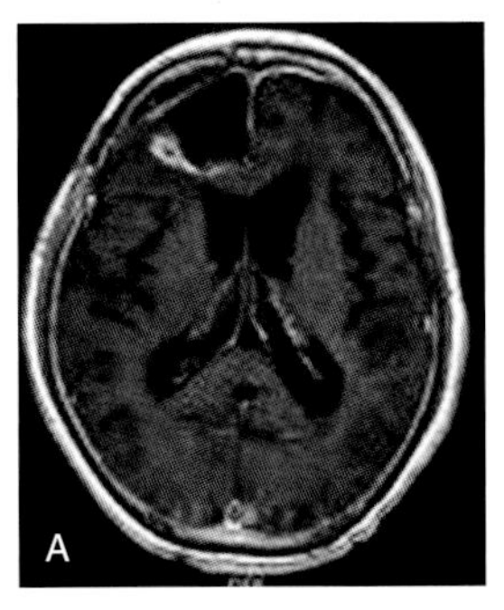

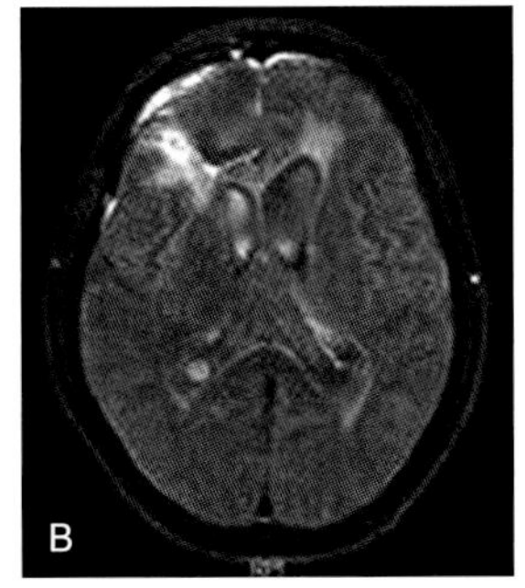

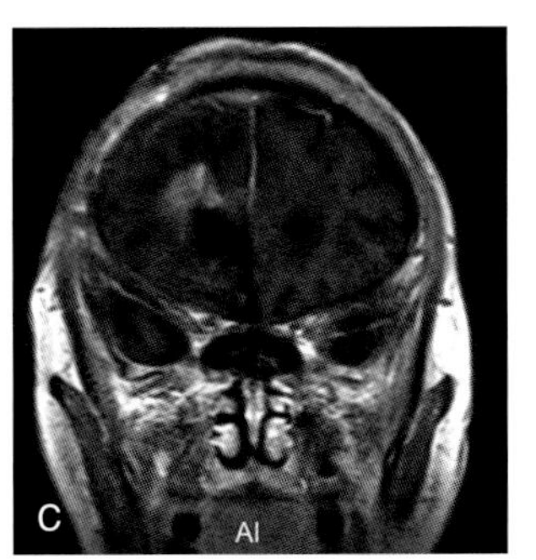

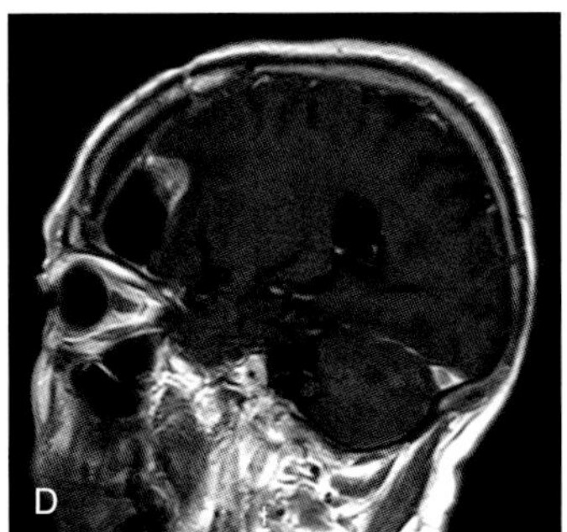


**图 30-4 2021 年 11 月头颅增强 MRI**

A. 轴位 T1 增强；B. 轴位 T2-Flair；C. 冠状位 T1 增强；D. 矢状位 T1 增强。

2021 年 12 月 1 日在全麻下行右侧额叶肿瘤切除术。切除原瘤腔后上外侧壁处病变组织，术中送检冰冻病理：(右侧额叶) 胶质细胞瘤，考虑胶质瘤Ⅳ级。

二次术后病理结果：胶质母细胞瘤术后放疗后；(右侧额叶肿物) 胶质母细胞瘤伴退变、坏死，WHO Ⅳ级 (结合病史，考虑肿瘤复发) (图 30-5)。

二次术后免疫组化结果：GFAP (+)、P53 (+，约 70%)、Ki-67 (+，约 10%)、Olig2 (部分 +)、IDH1 (-)、CD68 (部分 +)、EMA (灶 +)、CK (-)、S-100 (+)、CD34 (脉管 +)、ATRX (部分 +)、Vim (+)、MGMT (部分 +)、Sy (灶 +)、SSTR2 (-)、H3K27M (-)、H3K27Me3 (+)。

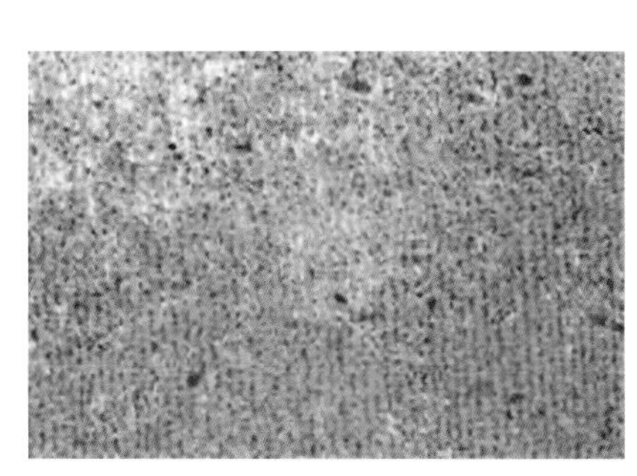
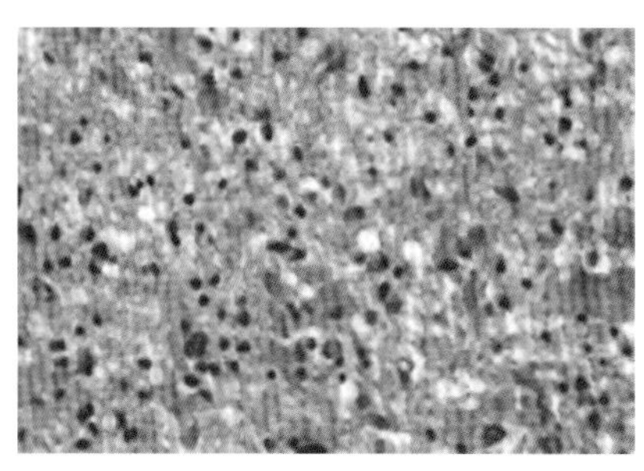

**图 30-5　二次手术组织病理 (HE 染色)**

二次术后 72 小时 MRI 提示手术切除范围满意，原瘤腔后上外侧壁处病变复发病灶均已切除 (图 30-6)。

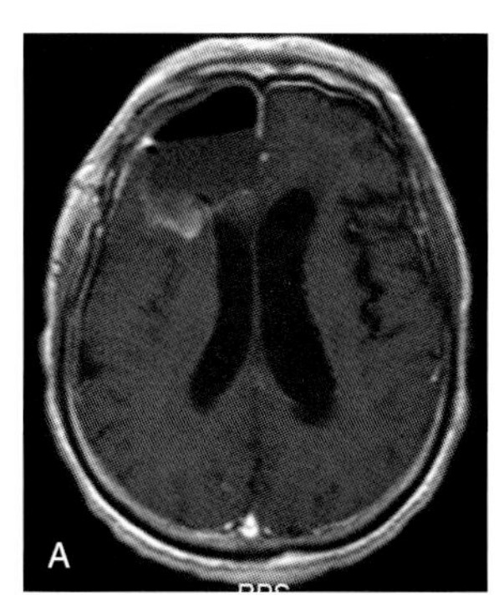

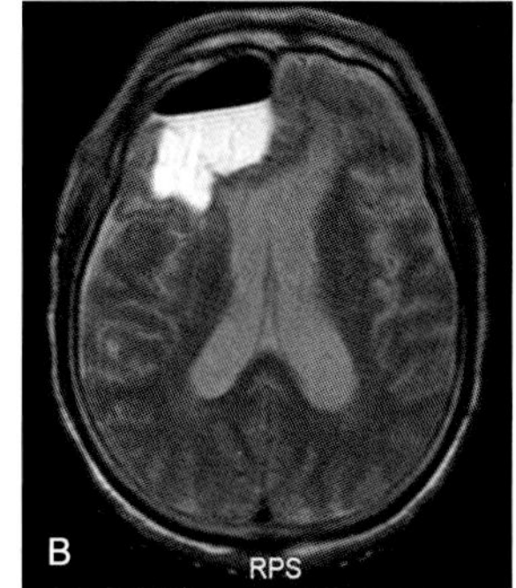

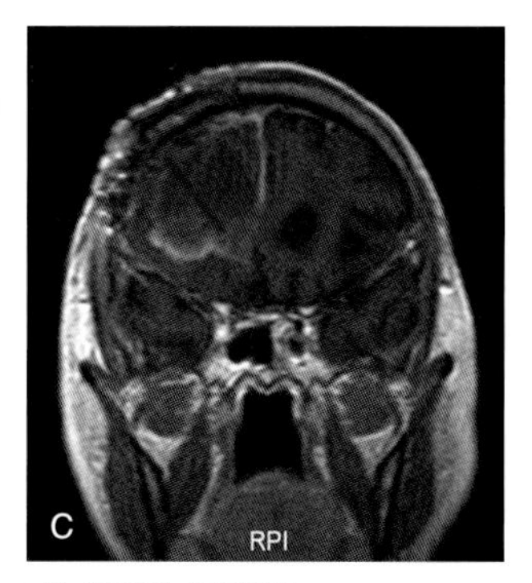

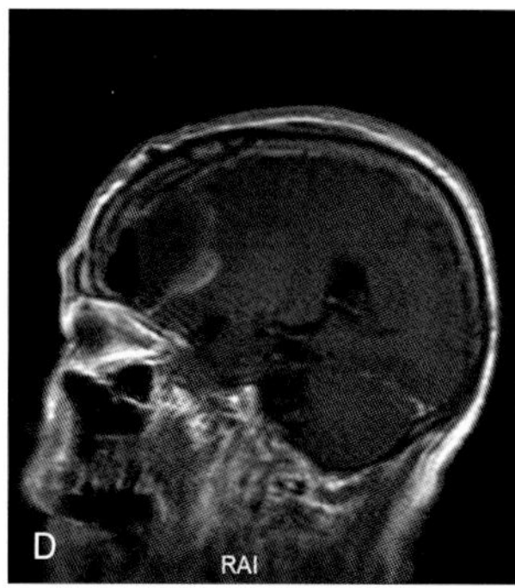


**图 30-6　2021 年 12 月术后头颅增强 MRI**

A. 轴位 T1 增强；B. 轴位 T2 Flair；C. 冠状位 T1 增强；D. 矢状位 T1 增强。

二次手术后治疗方案：2021 年 12 月 28 日行 Stupp 方案辅助化疗 (528 方案，360mg)。

术后恢复可，无头痛，肢体活动可，KPS 评分 80 分，至 2022 年 9 月患者突发意识不清，伴癫痫发作，于当地医院救治，后因肺部感染离世。

## 【病例小结】

这是一例右侧额叶胶质母细胞瘤患者 (IDH 野生型，WHO Ⅳ级)，首次手术切除肿瘤，放疗方案覆盖整个额叶。术后行同步放化疗及 Stupp 方案化疗。术后 8 个月，患者额叶术腔后方病灶出现明显进展，遂行二次手术。术后病理证实复发。二次术后行 TMZ 辅助化疗 (360mg，528 方案)，二次手术术后恢复可，总体状态良好，生活基本自理，KPS 评分 80 分。后患者随访不规律，2022 年 9 月患者突发意识不清，伴癫痫发作，当地医院救治，后因肺部感染离世，考虑疾病进展引起可能性大。

## 【专家点评】

浙江省肿瘤医院　孙才兴

该患者考虑右侧额叶胶质母细胞瘤病人，总共经历了18个月时间，目前患者去世。患者历经手术及Stupp方案同步放化疗。首次手术后8个月出现疾病进展，二次手术证实局部复发，二次手术术后继续替莫唑胺口服化疗，后患者随访不规律，2022年9月患者突发意识不清，伴癫痫发作，当地医院救治，后因肺部感染离世，考虑疾病进展引起可能大。

# 病例 31　胶质母细胞瘤的综合治疗

华中科技大学同济医学院附属协和医院　王　旋

## 【病例介绍】

患者，女性，36岁。

现病史：2019年12月患者因头部外伤就诊于外院，脑部CT发现右侧额叶异常信号灶，肿瘤性病变伴出血可能，建议1个月后复查，后因新冠疫情影响未复查。2020年6月12日患者出现头晕、头昏伴恶心呕吐，于外院完善相关检查后考虑为“颅内占位性病变”；2020年6月18日患者就诊于我院神经外科。

既往史：体健。

## 【术前检查】

2020年6月19日行头颅MRI平扫、MRI增强扫描、磁共振波谱分析（MRS）检查，右侧额叶见团块状混杂信号影，大小约5.1cm×3.3cm×4.0cm，增强扫描示病灶略不规则强化，胼胝体体部受累/推移，右侧侧脑室受压，中线结构局部左移约1.4cm（图31-1）。

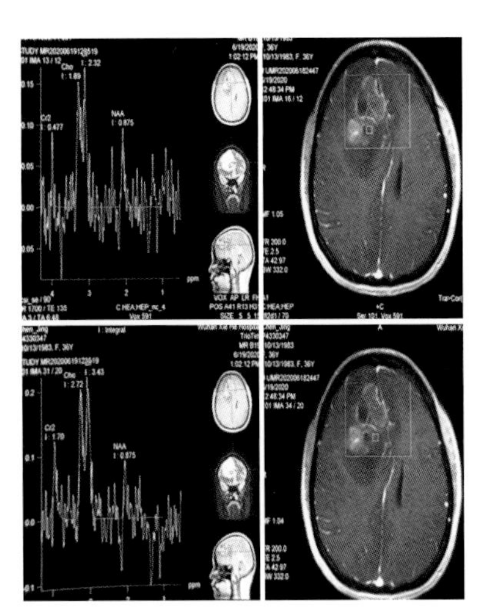

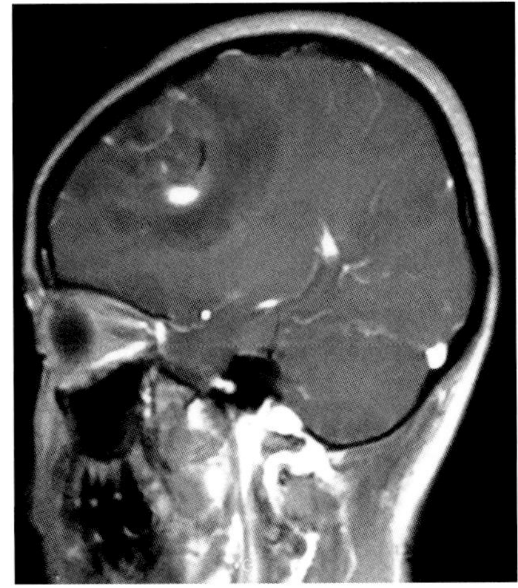

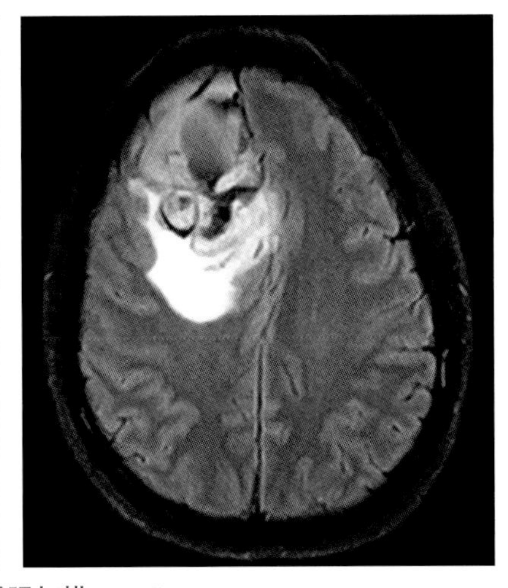

图31-1　2020年6月19日头颅MRI平扫、MRI增强扫描、MRS

## 【手术治疗】

手术时间：2020年6月23日。

手术名称：开颅探查+脑肿瘤切除术。

## 【组织/分子病理学诊断】

术后病理（图31-2）结果：右侧额顶叶胶质母细胞瘤（WHO Ⅳ级），IDH突变型。

免疫组化结果：GFAP(+)，S-100(+)，Olig2(+)，P53(+，70%)，IDH-1(R132H)(+)，ATRX(−)，INI-1(+)，BRAF(V600E)(−)，EmA(−)，CD34(−)，PCK(−)，Ki67(LI：30%)。MGMT 启动子甲基化：甲基化；1p 染色体杂合性缺失：完整；19q 染色体杂合性缺失：完整；*IDH1* 基因 R132 突变：R132 突变；*IDH2* 基因 R172 突变：无突变；*TERT* 基因 C228T 突变：无突变；*TERT* 基因 C250T 突变：无突变；*BRAF* 基因 V600E 突变：无突变。

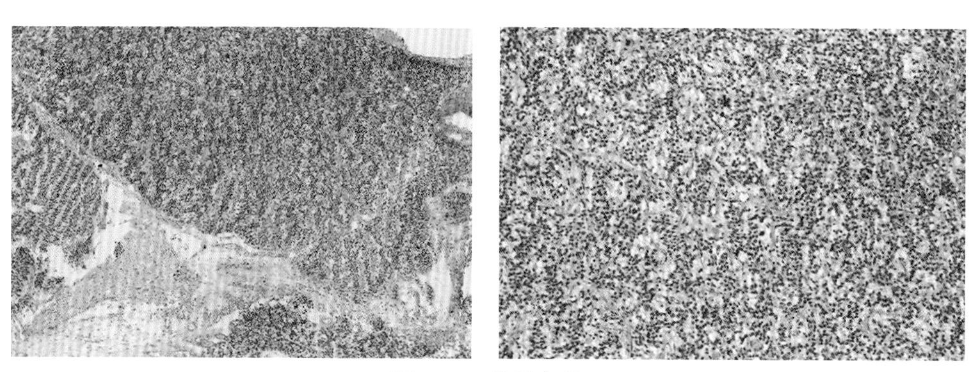

图 31-2 术后病理

## 【术后检查】

分别于 2020 年 6 月 24 日及 2020 年 7 月 1 日行头颅 CT 平扫示颅脑术后，右侧额叶出血、水肿，大脑镰下疝(图 31-3，图 31-4)。

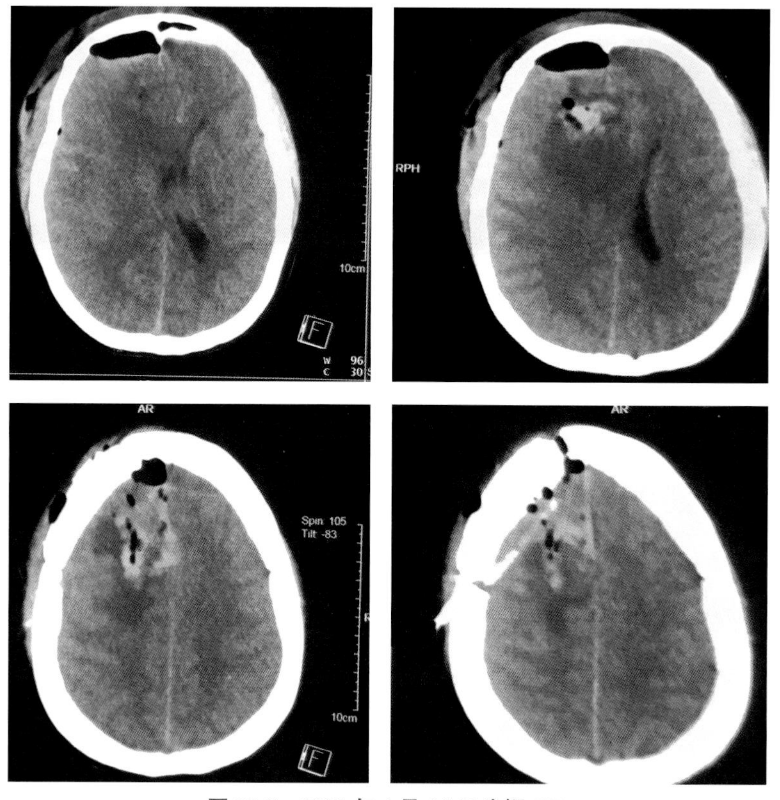


图 31-3 2020 年 6 月 24 日头颅 CT

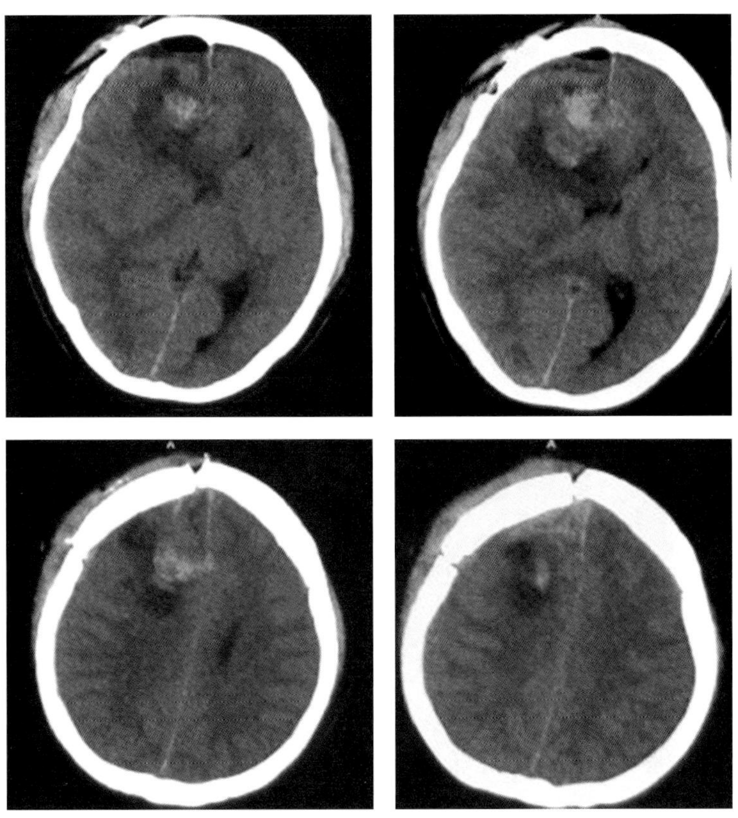

图 31-4 2020 年 7 月 1 日头颅 CT

2020 年 7 月 9 日行 PET 检查示右侧额叶术后改变，后上切缘蛋氨酸代谢局限异常增高，右侧脑室前角上方蛋氨酸代谢局限增高，结合 MRS 以上考虑为胶质瘤病变残留可能性大(图 31-5)。

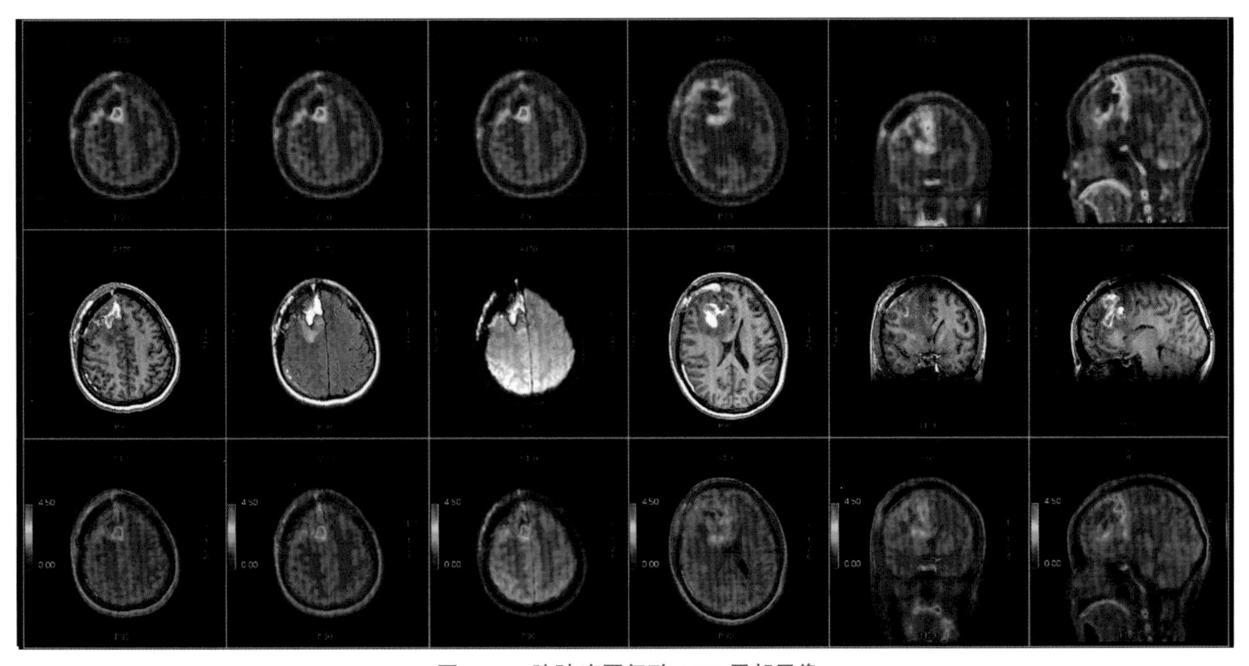

图 31-5 脑肿瘤蛋氨酸 PET 局部显像

## 【术后治疗】

2020 年 7 月 14 日至 2020 年 8 月 26 日期间行同步放化疗加免疫治疗。脑胶质瘤术后放疗方案：

GTV=64Gy/30F，CTV1=60Gy/30F，CTV2=54Gy/30F；同步替莫唑胺（75mg/m$^2$，每天 1 次，共 42 天）；考虑到胶质母细胞瘤（GBM）标准 Stuup 方案治疗后平均生存时间仅为 1 年多，家属强烈要求给予更加积极的治疗方案，尽管证据不足，同时给予卡瑞利珠单抗 200mg（每 3 周 1 次）治疗。

2020 年 8 月 13 日行头颅 MRI 平扫、MRI 增强扫描、MRS 检查，右额部术后改变，增强后呈环形强化表现，强化灶较前缩小，水肿带较前增大，中线结构移位较前增加，左偏约 13mm（图 31-6）。

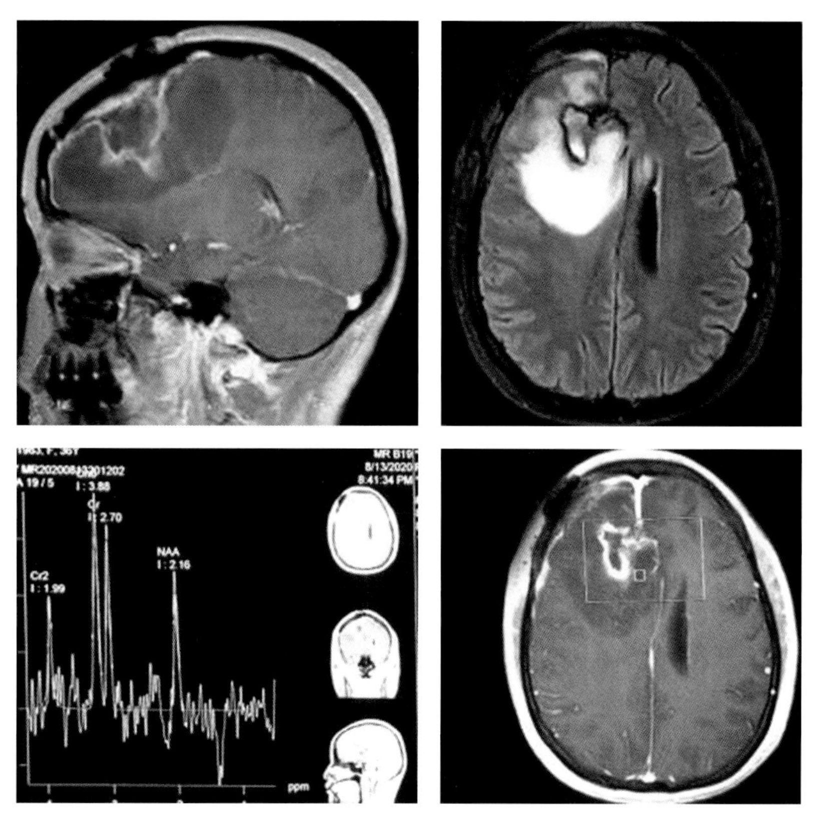

图 31-6 2020 年 8 月 13 日颅脑 MRI 平扫 + 增强 +MRS

2020 年 9 月 7 日患者开始电场治疗（图 31-7）。

## 【疗效评估】

治疗 1 个月后，2020 年 9 月 29 日行头颅 MRI 平扫、MRI 增强扫描、MRS 检查示：①右额部呈术后改变；②右额叶环形强化影，较前可强化带变薄，强化略低，多考虑术后改变（图 31-8）。

## 【后续治疗】

电场治疗联合辅助化疗 + 免疫治疗：

2020 年 9 月 30 日起治疗方案为：口服替莫唑胺，联合帕博利珠单抗。

2020 年 12 月 2 日至 2021 年 1 月复查核 MRI，病情稳定，未见进展（图 31-9，图 31-10）。

2021 年 2 月至 2021 年 3 月行 TMZ 联合电场治疗期间复查一次 MRI（图 31-11），疾病稳定，未见进展。

2021 年 7 月复查 MRI 提示病灶较 TMZ 化疗结束时未见明显变化（图 31-12）。

患者整个治疗过程中，头皮反应 1 级，对症处理后能迅速恢复（图 31-13）。

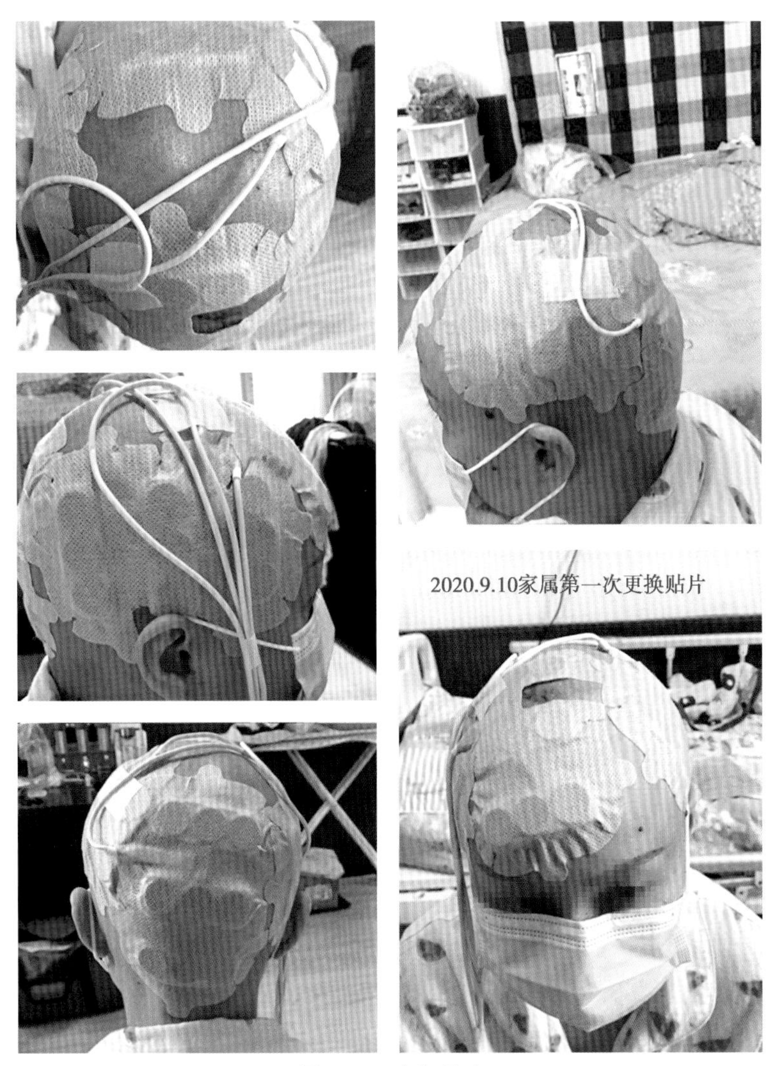


图 31-7 电场治疗

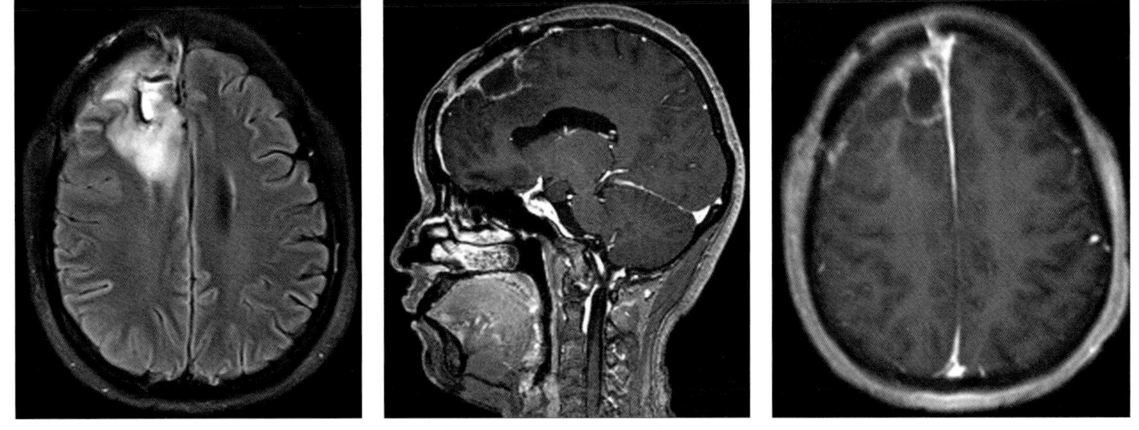

图 31-8 2020 年 9 月 29 日头颅 MRI 平扫、MRI 增强扫描、MRS

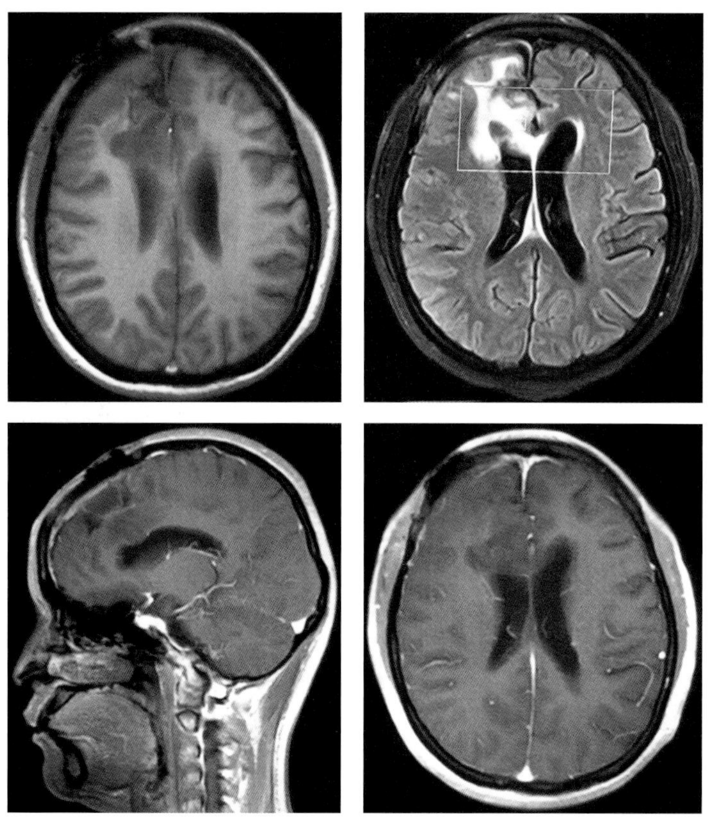

图 31-9 2020 年 12 月 2 日复查 MRI

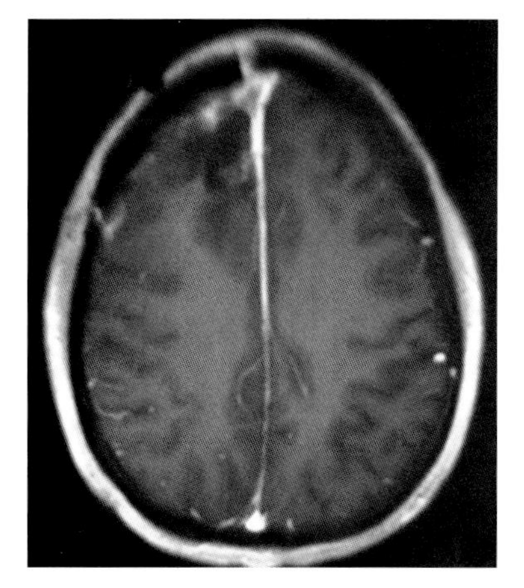
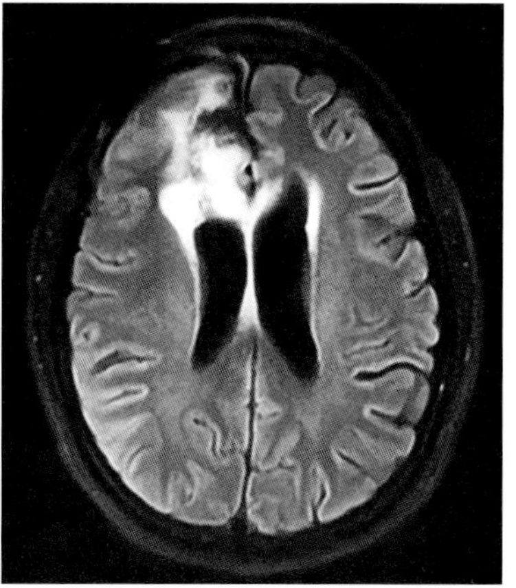
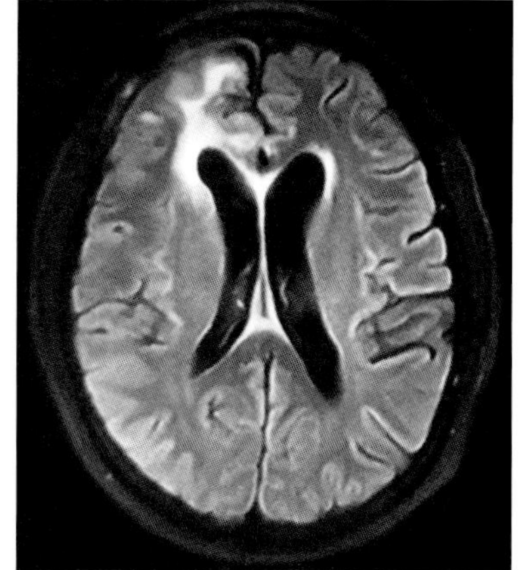

图 31-10 2021 年 1 月复查 MRI

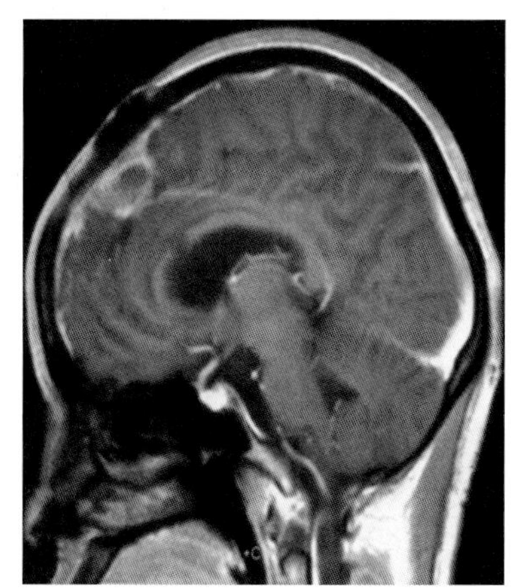
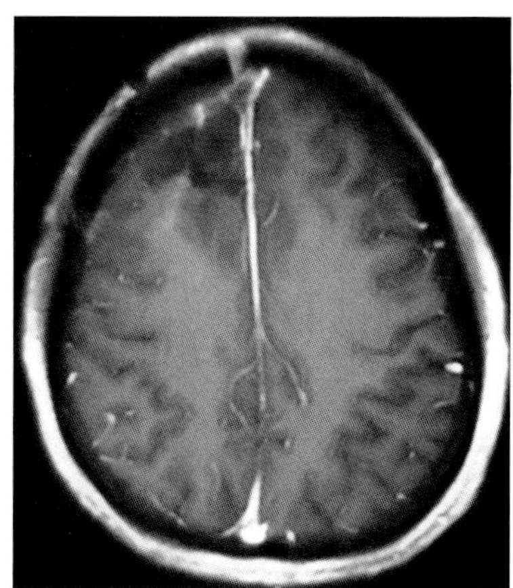

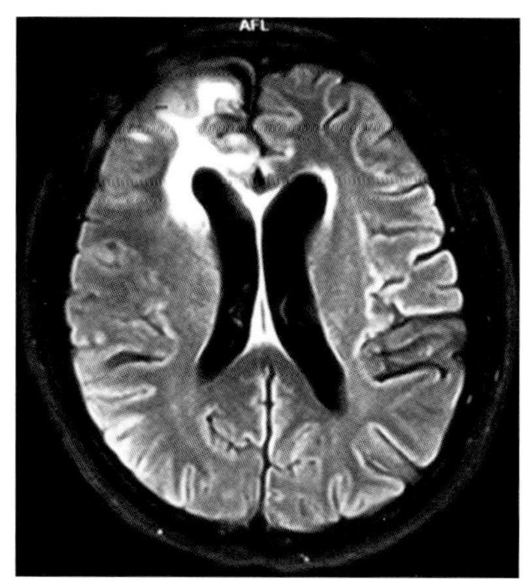

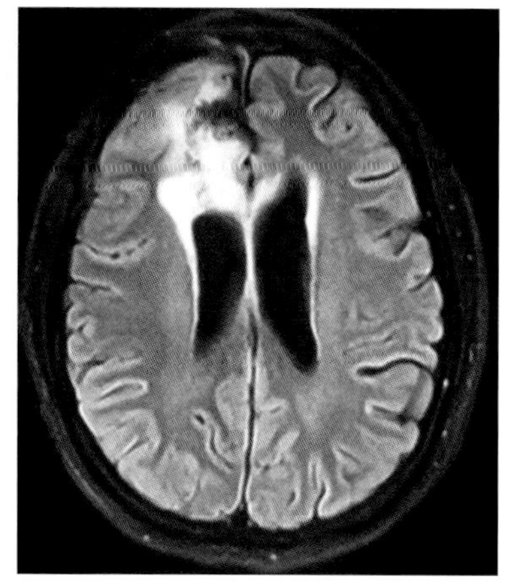

图 31-11　2021 年 3 月复查 MRI

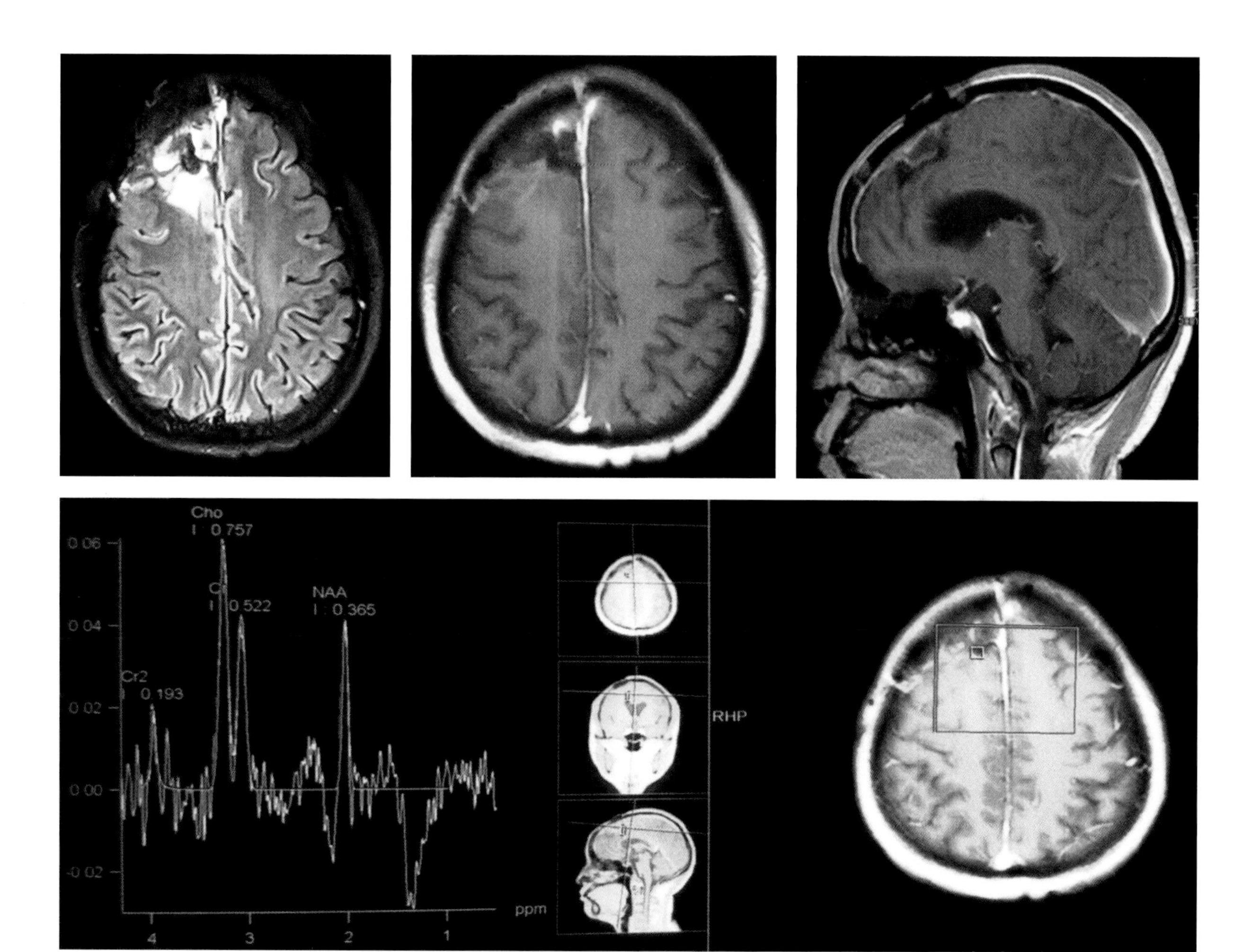


图 31-12　2021 年 7 月复查 MRI

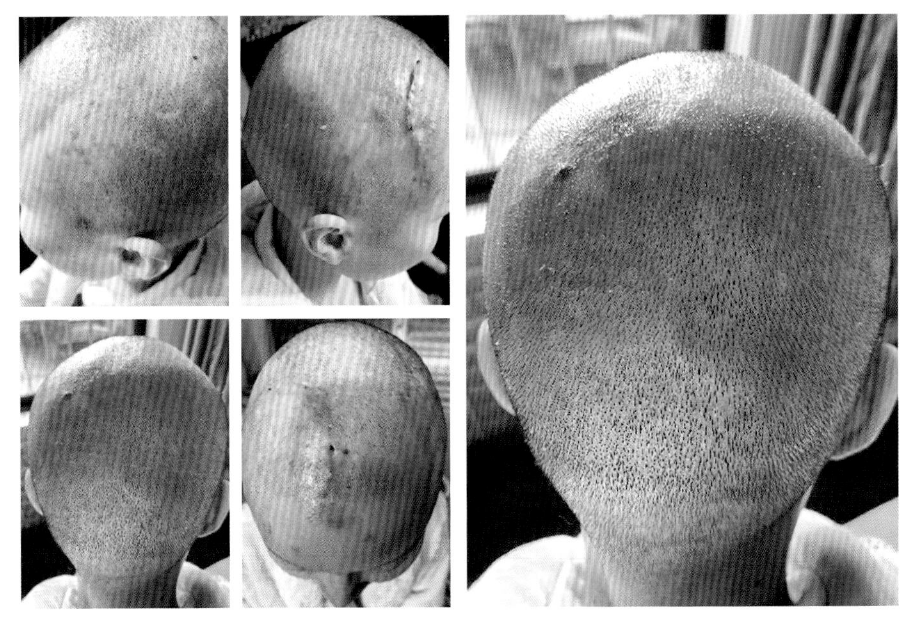

图 31-13 头皮反应

## 【病例小结】

患者为胶质母细胞瘤 WHO Ⅳ级，术后 MRI 考虑有残留，采取了放化疗联合免疫治疗。放疗结束采用辅助化疗联合电场治疗。至 2021 年 7 月复查 MRI 提示病灶较 TMZ 化疗结束时未见明显变化。其间电场治疗总使用时长 10 个月，治疗期间患者 KPS 评分从 50 分提升到 100 分，生活质量显著提高。

## 【专家点评】

华中科技大学同济医学院附属协和医院 赵洪洋

胶质母细胞瘤是复发率高，死亡率高，治疗非常棘手的一种疾病。对于术后或术后残留组织的患者，应该更积极地治疗。该患者术后采用放化疗联合免疫治疗，放疗结束后辅助化疗联合电场治疗，取得非常好的效果。对于胶质母细胞瘤这个难治性疾病，术后放化疗联合电场治疗已取得突破性进展，希望未来还有更好的治疗方法。

# 病例 32　复发胶质母细胞瘤个体化诊治的临床实践及思考

苏州大学附属第一医院　神经外科　王　中　马　超

## 【病例介绍】

患者，男性，51 岁。2022 年 4 月初无明显诱因发生阵发性头痛，发作时不伴恶心呕吐，无肢体活动障碍，2022 年 4 月 11 日于我院查头颅 MRI，提示左侧颞叶占位伴水肿，考虑肿瘤，胶质瘤或者转移瘤可能性大，血管母细胞瘤待排查。于 2022 年 4 月 12 日入院，病程中患者一般情况可。

## 【术前诊断】

2022 年 4 月 11 日，我院头颅 MRI 提示：左侧颞叶占位伴水肿，考虑肿瘤，胶质瘤或者转移瘤可能性大，血管母细胞瘤待排查（图 32-1）。

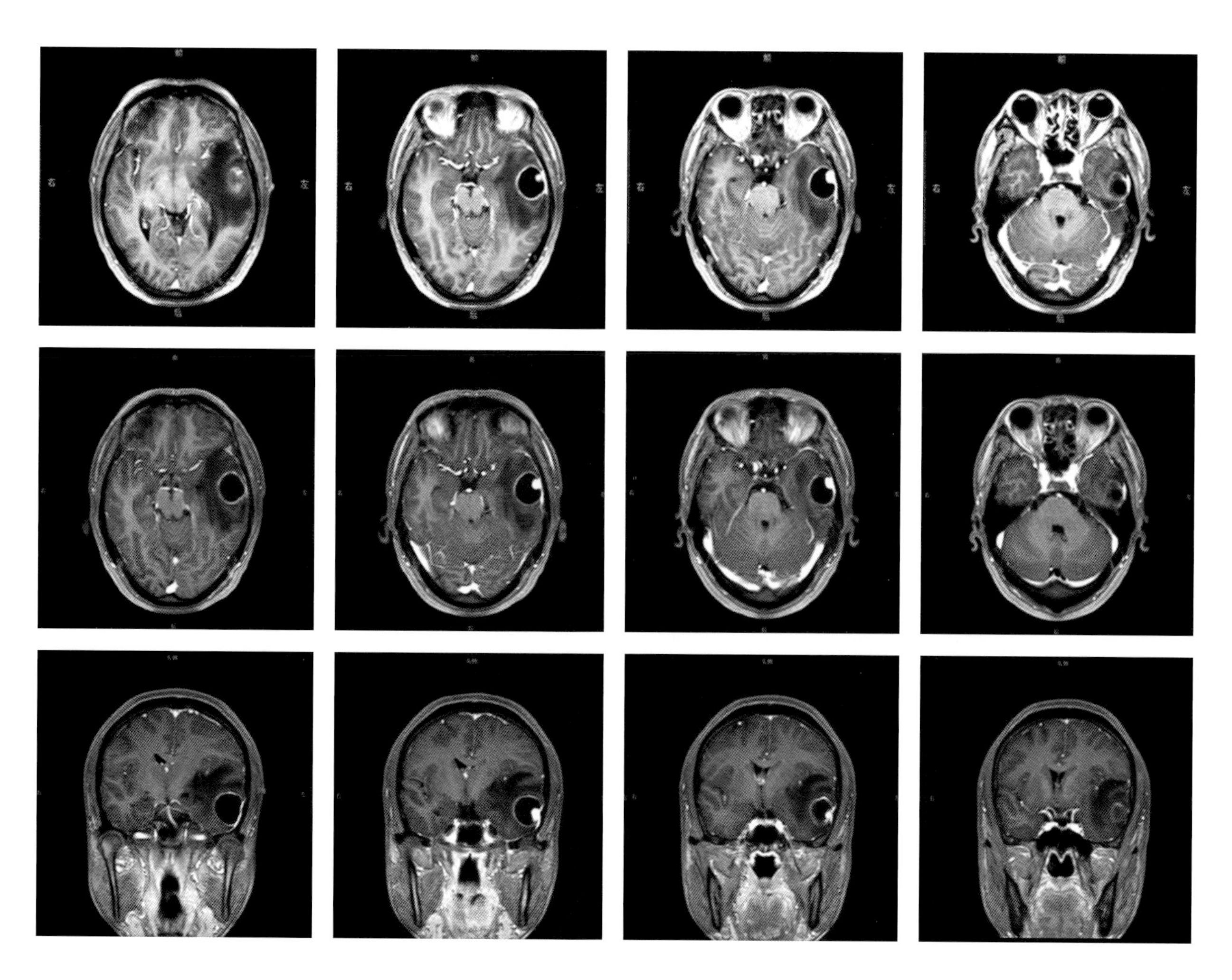

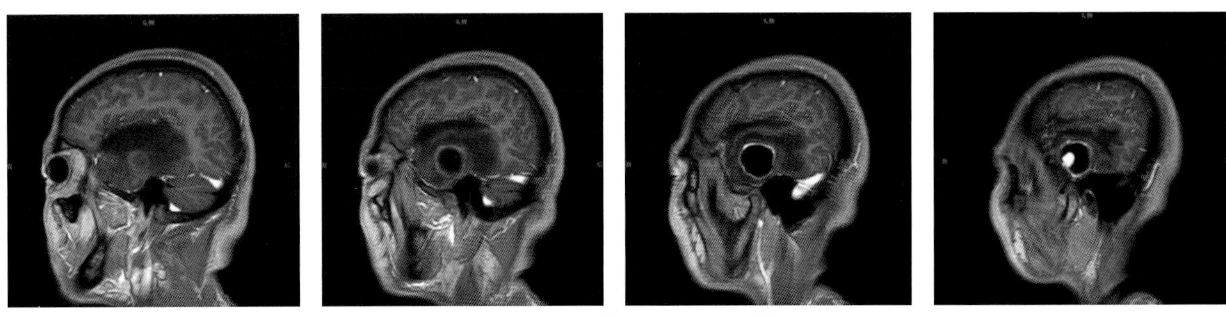

图 32-1 2022 年 4 月 11 日术前头颅 MRI

## 【手术治疗】

2022 年 4 月 14 日于全麻下行颞叶病损切除术(左)+ 硬脑膜修补术。术后影像学检查提示左侧颞叶肿瘤术后,未见明显术区新鲜出血(图 32-2)。

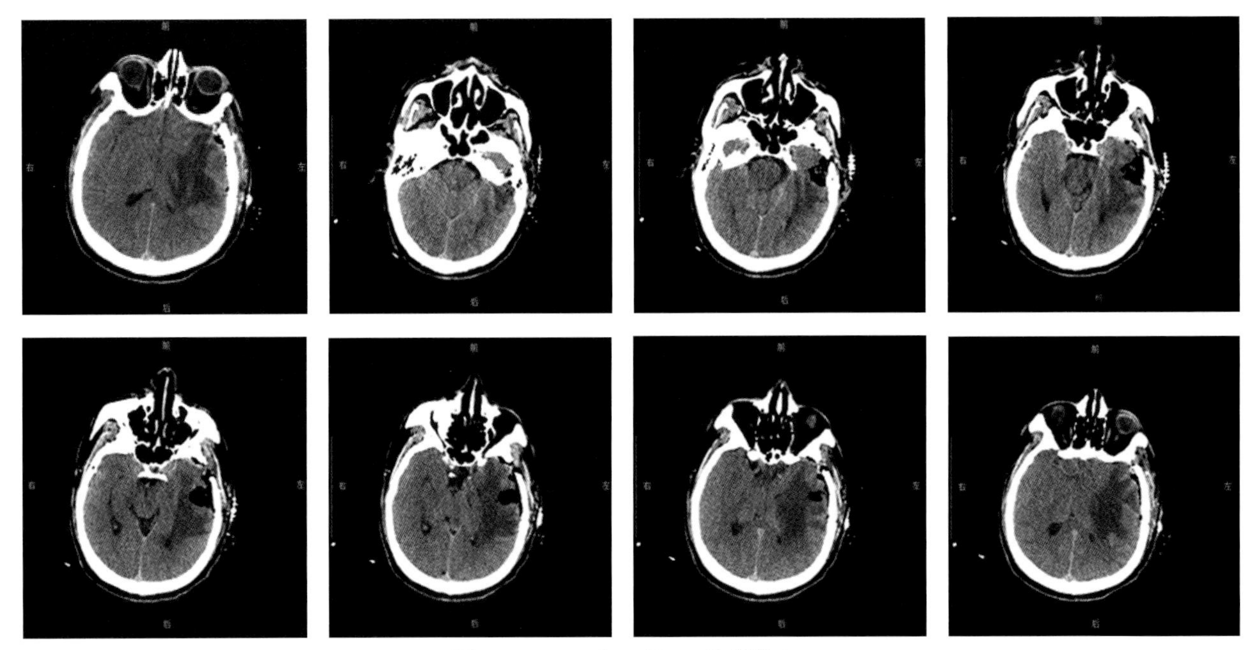

图 32-2 2022 年 4 月 15 日术后 CT

## 【组织 / 分子病理学诊断】

病理诊断结果:倾向小细胞胶质母细胞瘤(WHO Ⅳ级)(图 32-3)。

免疫组化结果:S100(散在弱 +),GFAP(少量 +),CD31(血管 +),Ki-67(+,约 70%),CD34(血管 +),ERG(血管 +),SAM(-),Olig-2(-),CK(-),STAT6(-),LCA(-),INI-1(弱 +),FactorⅧ(-),Desmin(-),MoyD1(-),Myogenin(-),HMB45(-),Melan-A(MRT-1)(-),Syn(-),CgA(-),CD56(+),CD99(-),EMA(-),TLE-1(散在 +)。

分子病理结果:IDH1/2(野生型),1p/19q(未共缺失),MGMT(阴性),EGFR 扩增(未野生型),EGFR Ⅷ(野生型),TP53(野生型),PTEN(野生型)未见突变,TERT(突变),BRAF(野生型),H3F3A/HIST1H3B/HIST1H3C(野生型),CDKN2A/CDKN2B(野生型)。

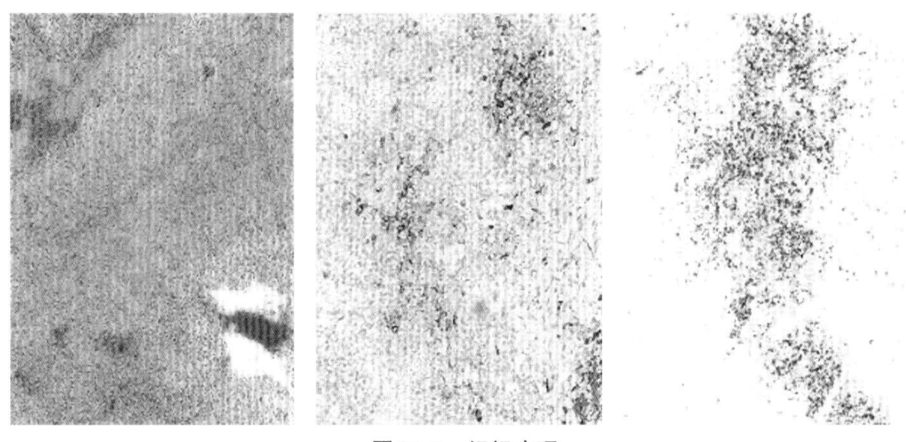

图 32-3　组织病理

## 【诊治过程】

1. 放化疗　患者于 2022 年 5 月 30 日至 2022 年 7 月 8 日在我院行局部放疗，照射范围为计划肿瘤靶区（pGTV）60Gy/30F，临床靶区（CTV）50Gy/25F，放疗前行 MRI 检查（图 32-4）。其间予以替莫唑胺（TMZ）75mg/（$m^2$·d）口服同步放化疗。

放疗后行 TMZ 辅助化疗，2022 年 8 月 6 日至 2022 年 8 月 10 日行第 1 个周期辅助化疗，2022 年 9 月 8 日至 2022 年 9 月 12 日行第 2 个周期辅助化疗。

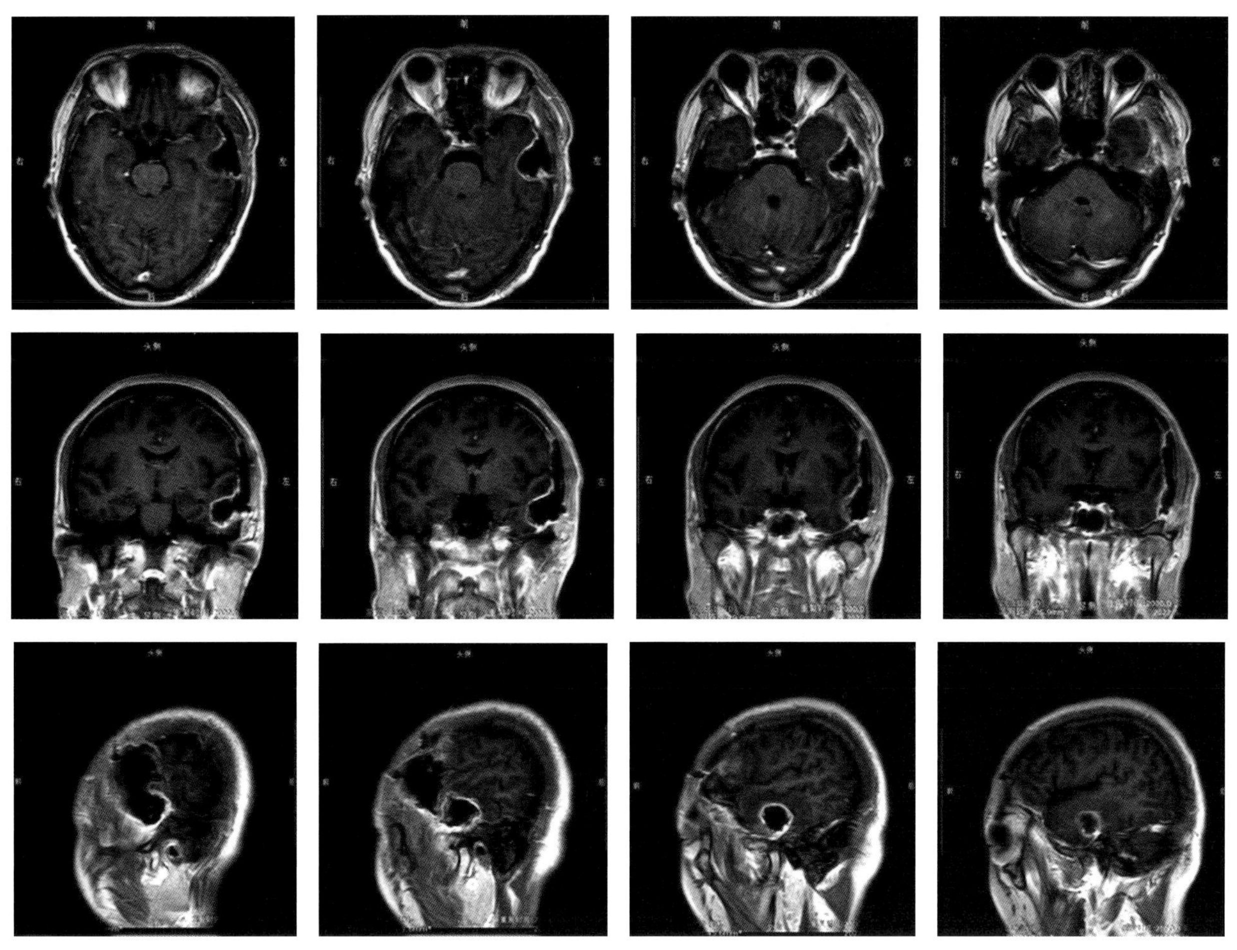

图 32-4　2022 年 5 月 24 日（术后 1 月余）放疗前 MRI 检查

2022 年 7 月 25 日放疗后 MRI 提示：左侧额颞部颅板下方可见弧形长 T2 长 T1 信号影，术区可见片状长 T2 长 T1 信号影，大小约 25mm × 18mm（图 32-5）。

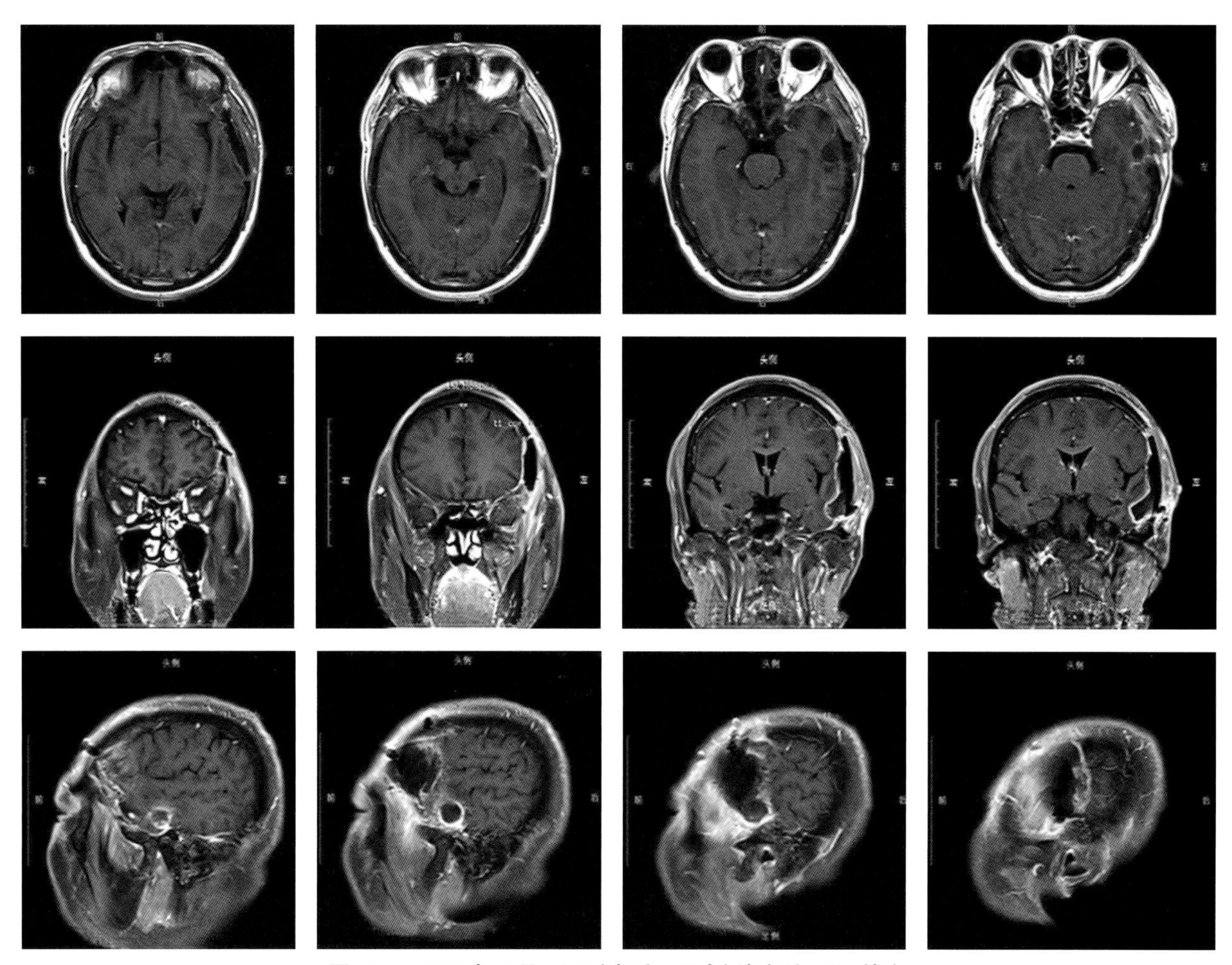

图 32-5 2022 年 7 月 25 日（术后 3 月余）放疗后 MRI 检查

2. 复发检查 2022 年 9 月 22 日行左侧颞叶胶质瘤术后放化疗后 MRI 复查。影像学显示左侧额颞部颅板下方可见弧形长 T2 长 T1 信号影，术区可见片状长 T2 长 T1 信号影，大小约 17mm × 15mm，增强呈环形强化，左侧脑膜可见增厚强化，术区旁可见一半片状长 T2 等 T1 信号影，大小约 21mm × 11mm（图 32-6）。

3. 后续治疗方案 患者一般情况可，KPS 评分约 90 分，精神状态略差，易困乏。

2022 年 10 月 10 日至 2022 年 10 月 14 日、2022 年 11 月 12 日至 2022 年 10 月 14 日、2022 年 12 月 14 日至 2022 年 12 月 18 日、2023 年 1 月 16 日至 2022 年 1 月 20 日继续行 TMZ 辅助化疗（5/28 方案）。

2022 年 10 月 1 日（术后 5 个月余）开始行肿瘤电场治疗（图 32-7，图 32-8）。

2022 年 11 月 16 日（术后 7 个月）MRI 检查：左侧额颞部颅板下方可见弧形长 T2 长 T1 信号影，术区可见片状稍长 T2 稍长 T1 信号影，大小约 26mm × 18mm（图 32-9）。磁共振波谱分析（MRS）：术区周围 MRS 未见明显异常（图 32-10）。

2023 年 1 月 3 日（术后 9 个月）MRI：左侧颞叶病灶较前（2022 年 11 月 15 日）大致相仿，左侧额颞部颅板下方可见弧形长 T2 长 T1 信号影，术区可见稍长 T1 长 T2 信号影，大小约 26mm × 18mm（图 32-11）。

电场治疗依从性良好（图 32-12）。继续随访（图 32-13，图 32-14）。

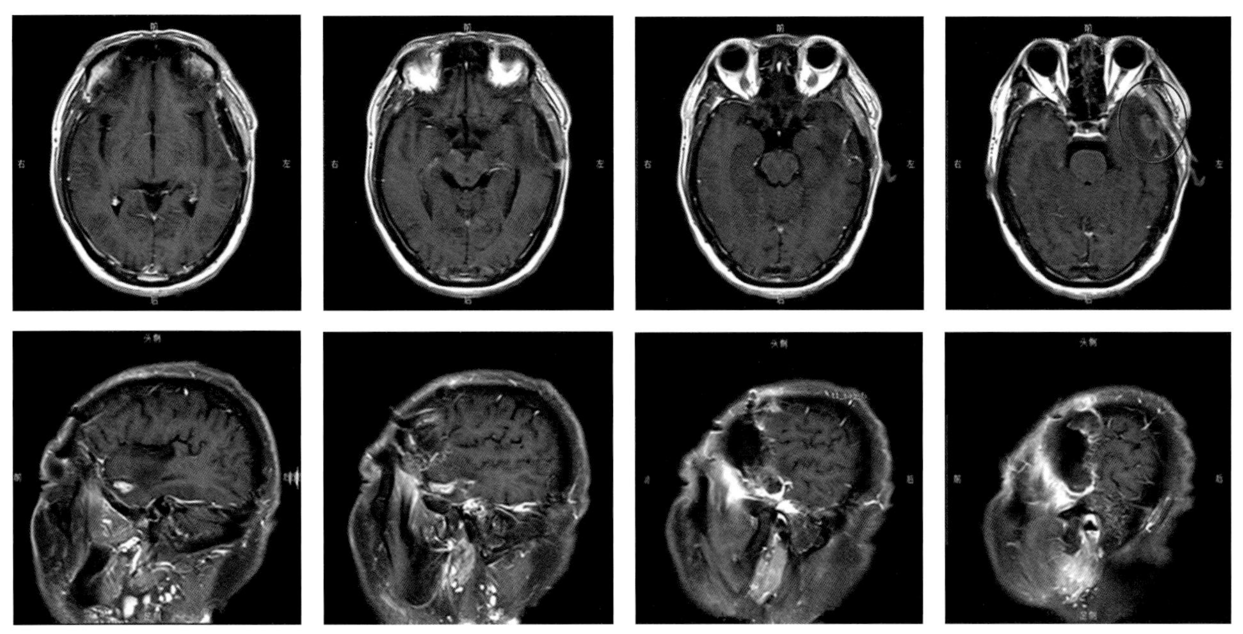

图 32-6　2022 年 9 月 22 日(术后 5 月余)复查 MRI,提示术区旁强化

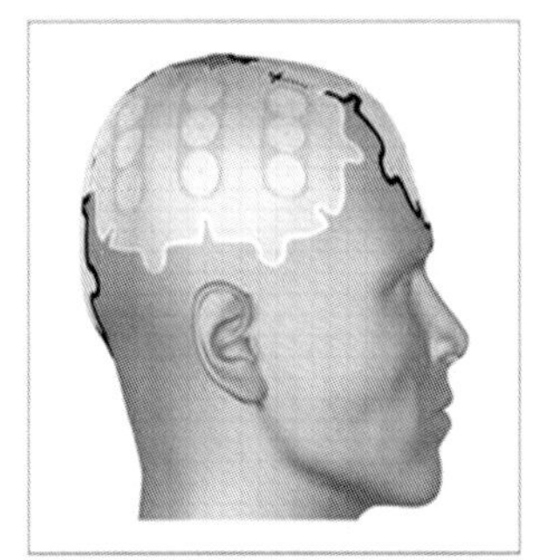
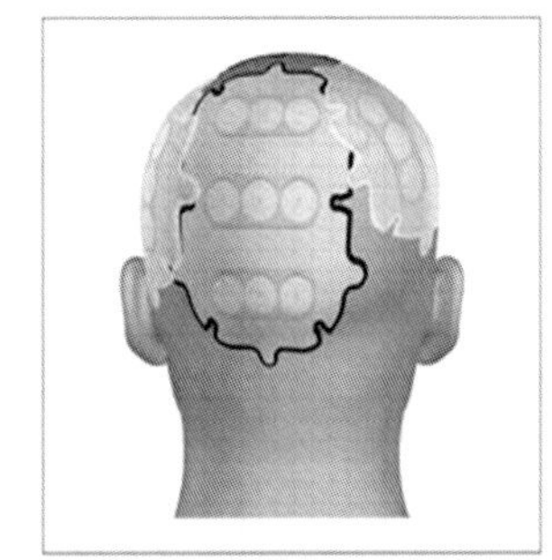
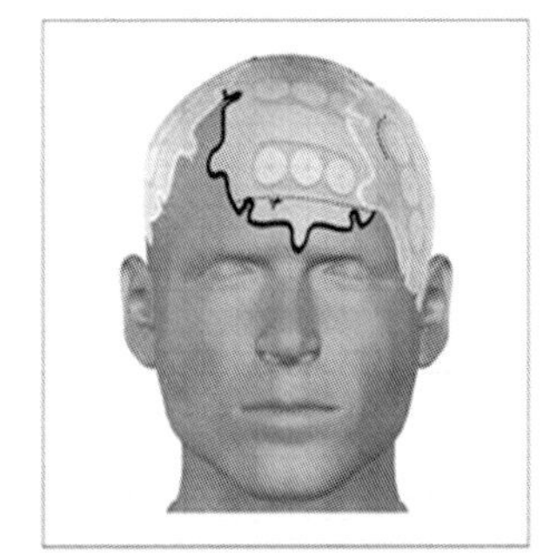
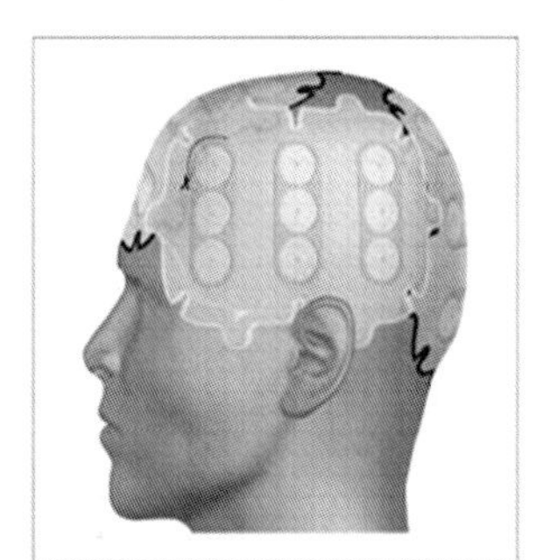

图 32-7　肿瘤电场治疗 NovoTAL 计划系统生成电极片分布图

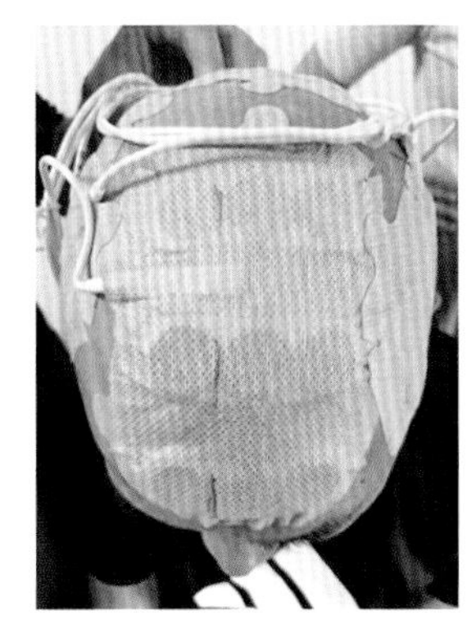
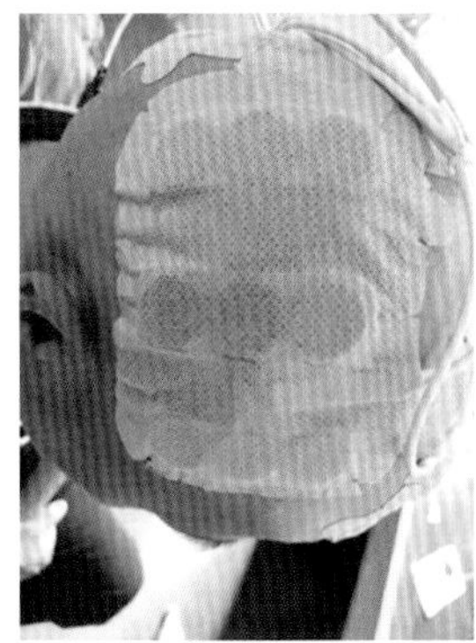
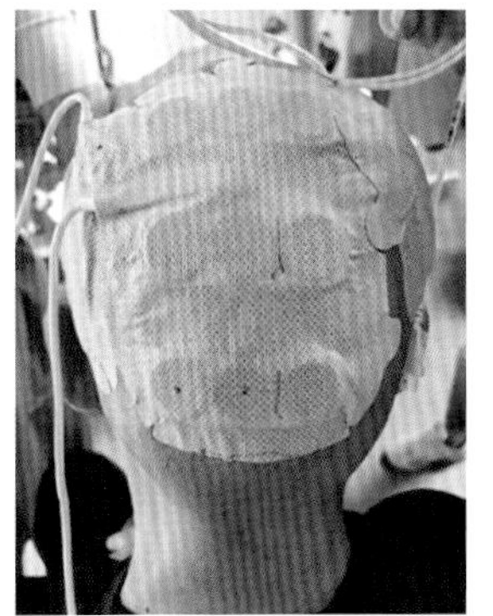
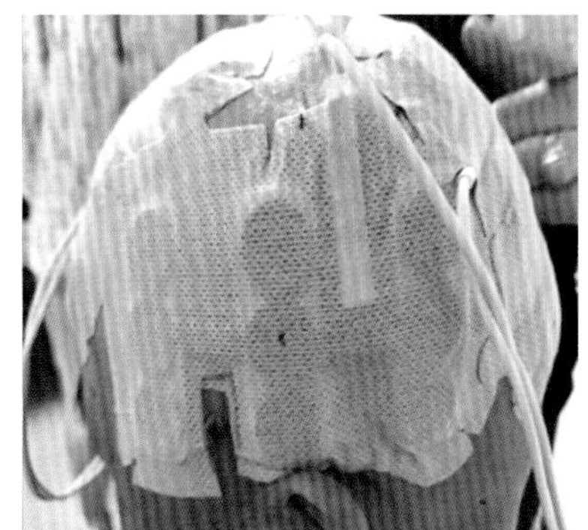

图 32-8　2022 年 10 月 1 日首次佩戴电场治疗贴片的照片

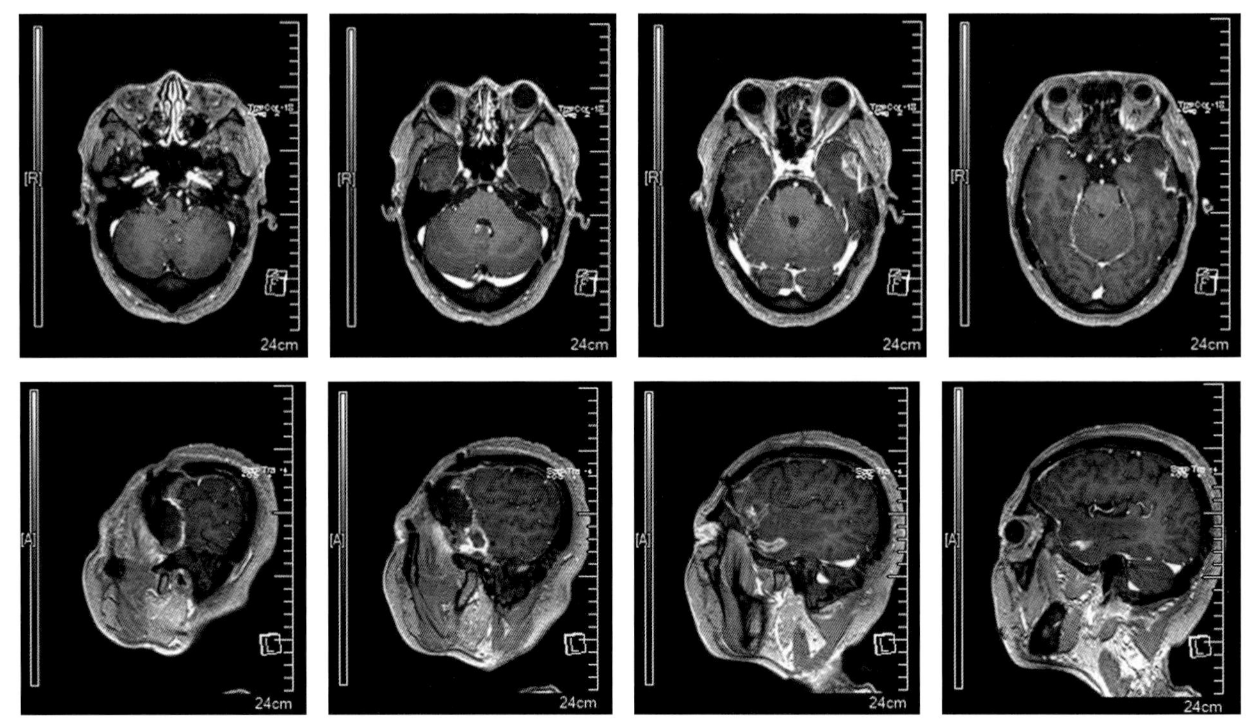


图 32-9 2022 年 11 月 16 日 MRI 检查

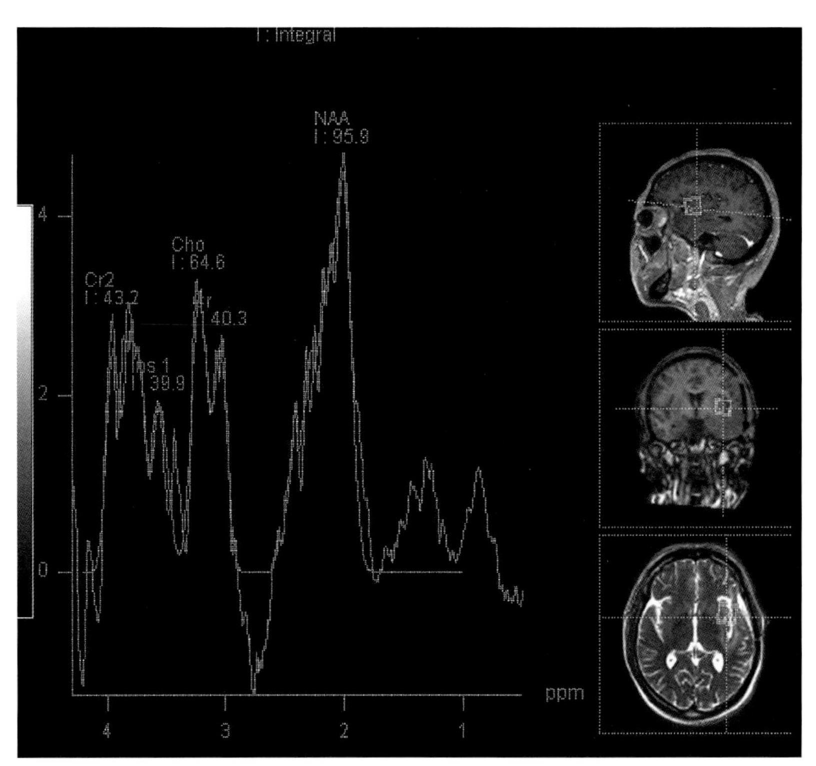


图 32-10 2022 年 11 月 16 日 MRS 检查

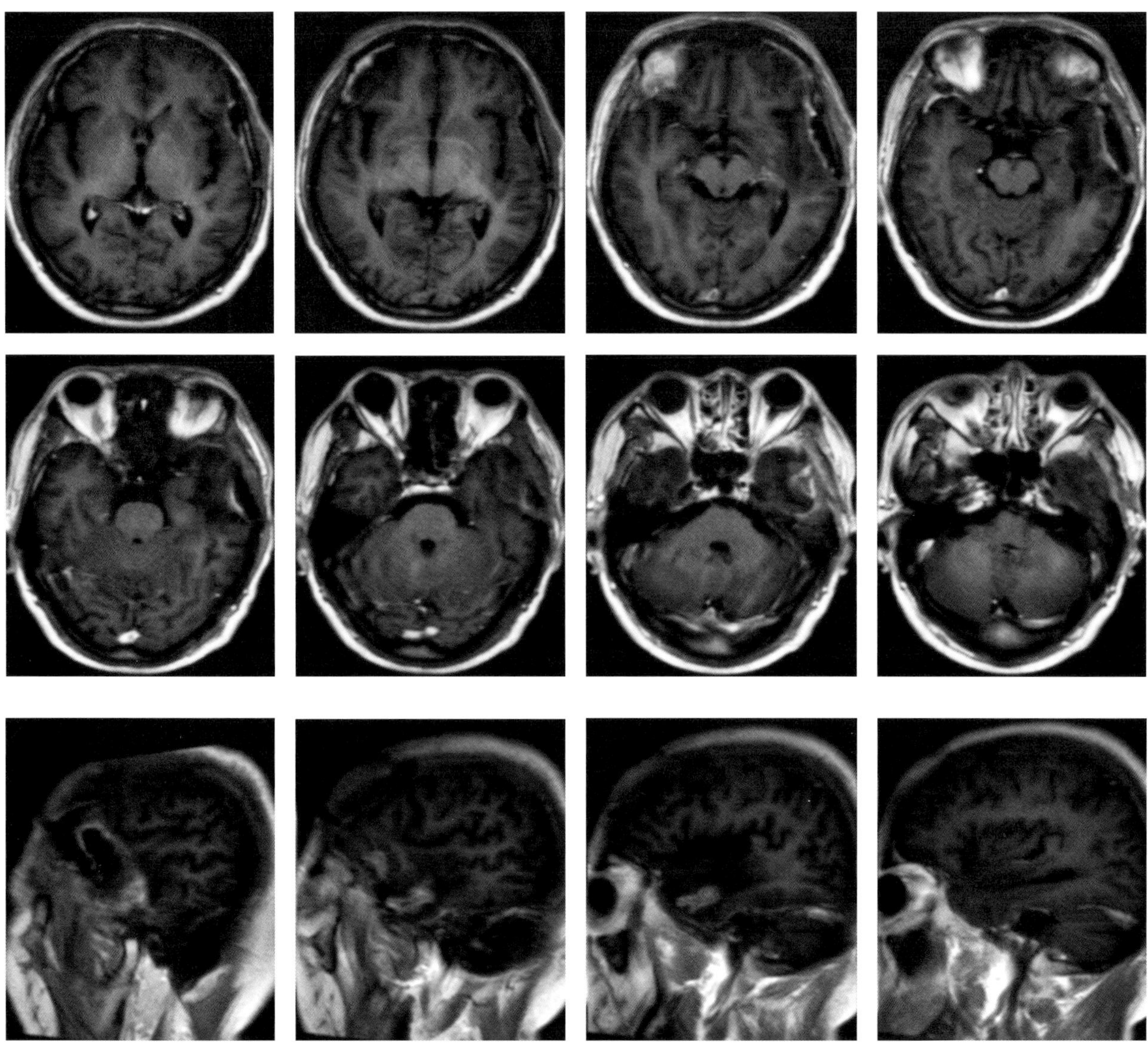

图 32-11　2023 年 1 月 3 日(术后 10 个月)MRI 检查

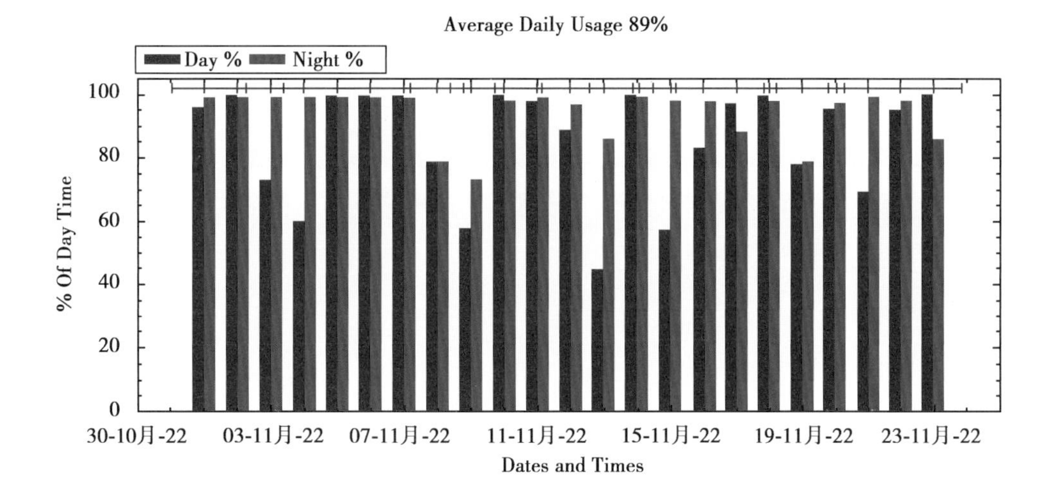

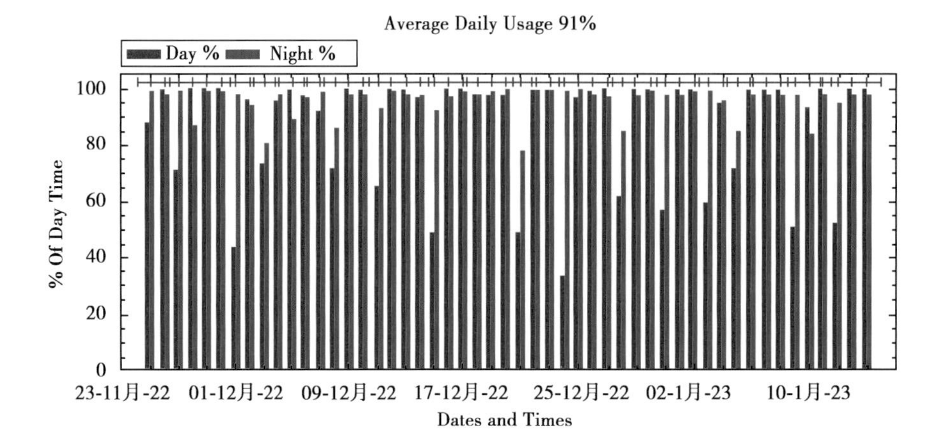


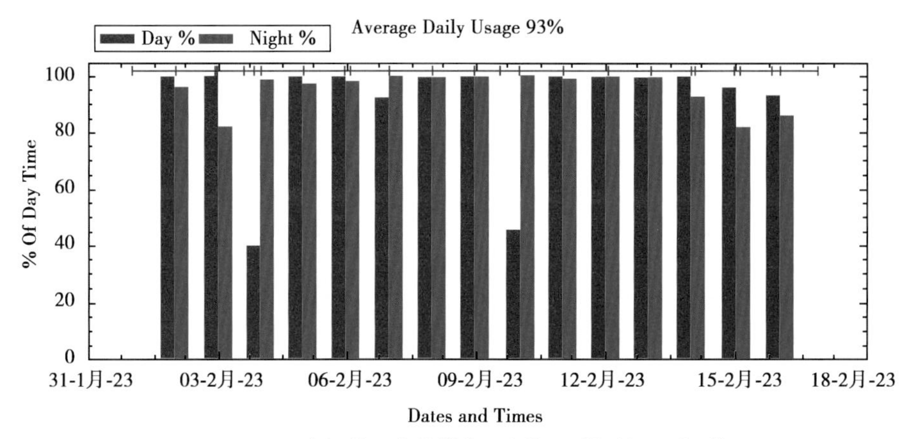


图 32-12 电场使用依从性(日均使用时间约 22 小时)

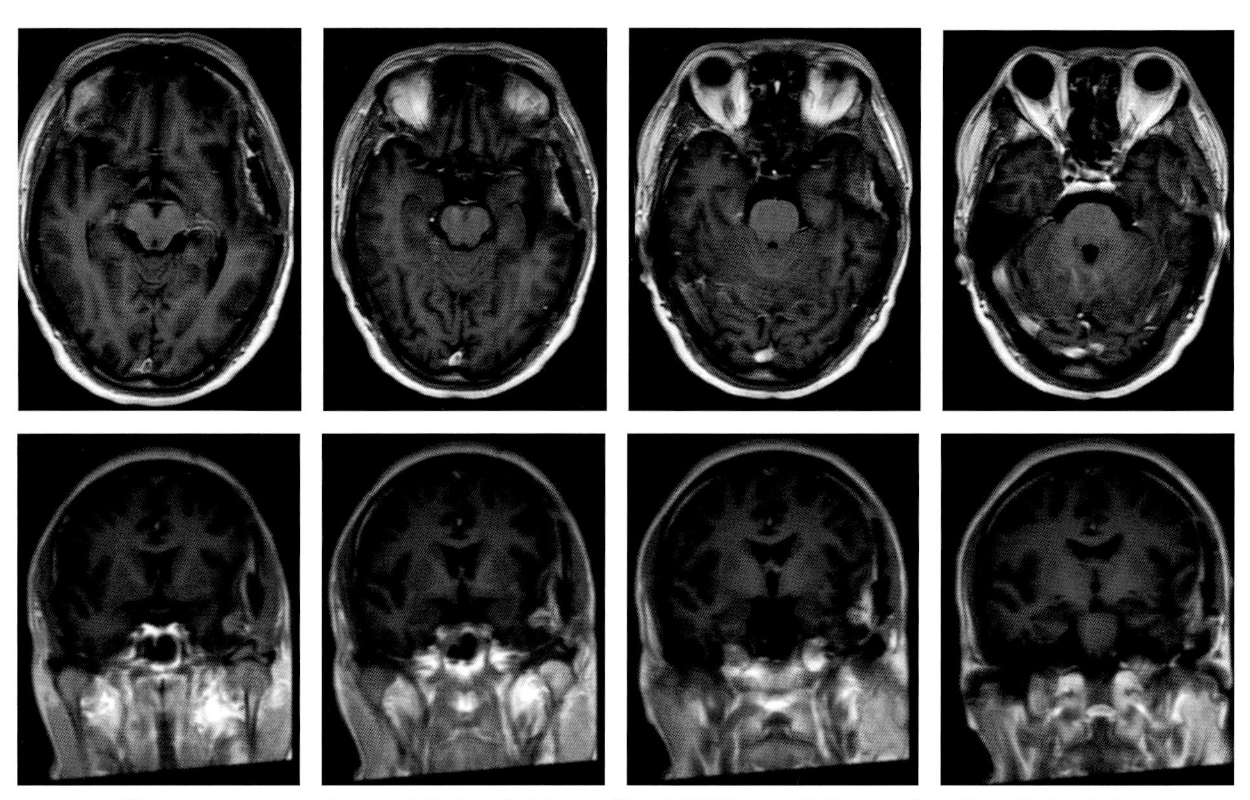

图 32-13 2023 年 2 月 14 日(术后 11 个月)MRI 提示左侧颞叶病灶较前(2023 年 1 月 3 日)大致相仿

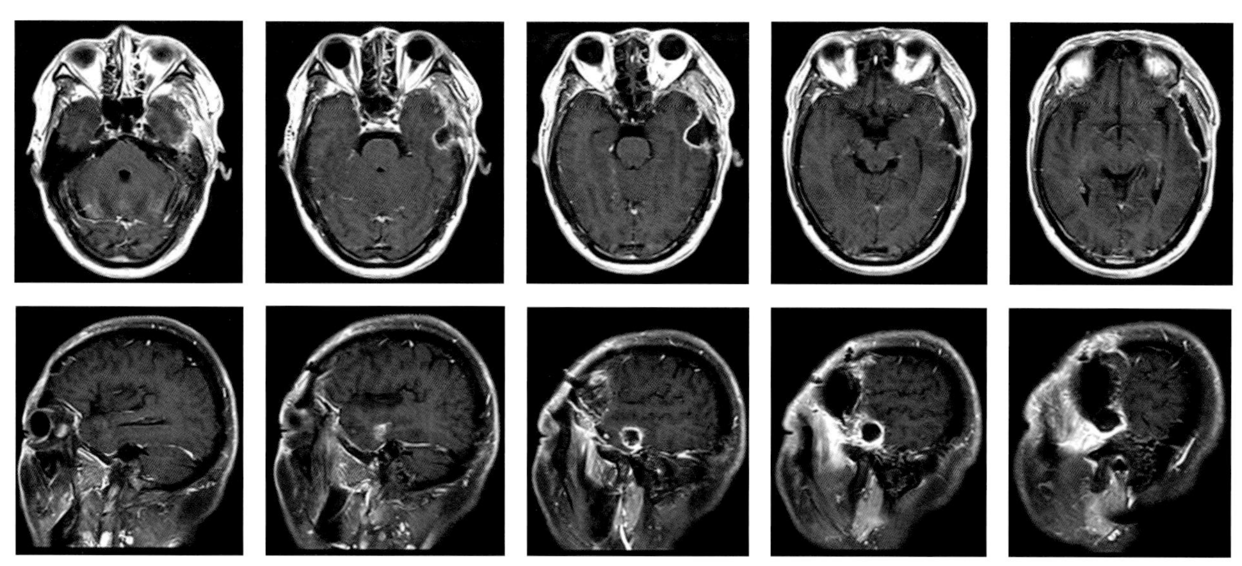

图 32-14　2023 年 4 月 13 日(术后 1 年)MRI 提示左侧颞叶病灶较前(2023 年 2 月 14 日)大致相仿

## 【病例小结】

这是一例复发小细胞胶质母细胞瘤病例。首次术后行标准 Stupp 方案同步放化疗,定期随访,术后 5 个月提示进展可能。复发后因病灶较小,家属选择先行肿瘤电场治疗继续联合 TMZ 辅助化疗(5/28 方案),患者依从性良好,使用总时长 7 月余。影像学提示病灶较稳定,KPS 评分 90 分,患者自述佩戴后精神好转,困乏情况好转。

## 【专家点评】

苏州大学附属第一医院　王　中

胶质母细胞瘤预后仍然较差,需要多学科综合治疗。神经外科医生进行最大范围的安全切除手术是胶质瘤治疗的基础。"放疗 +TMZ 化疗 + 肿瘤电场治疗"是目前美国国立综合癌症网络(NCCN)指南以及国家卫生健康委《脑胶质瘤诊疗指南》的新发胶质母细胞瘤的标准治疗方案。EF-14 临床研究显示肿瘤电场治疗能够在标准 Stupp 方案基础上进一步延长中位生存期,电场治疗疗效与依从性呈正相关,需术后尽早且高依从性使用电场治疗,日均使用超过 22 小时获益更大。复发胶质母细胞瘤患者尽早使用电场治疗,尽早获益。

# 病例 33　复发胶质母细胞瘤个体化诊治的病例汇报

深圳市人民医院　肿瘤放疗科　杨红丽

## 【病例介绍】

患者，女性，60 岁。

2020 年 6 月 16 日因“突发右下肢乏力 6 小时”就诊于外院。

查体：KPS 60 分；格拉斯哥昏迷评分（GCS）15 分。神经系统：左下肢肌力 4 级，肌张力正常，双上肢及右侧下肢肌力及肌张力未见明显异常；生理反射存在，病理反射未引出。

## 【术前检查】

2020 年 6 月 17 日头颅 MRI 示右侧颞叶占位性病灶，伴周围大片水肿，初步考虑脑胶质瘤（图 33-1）。

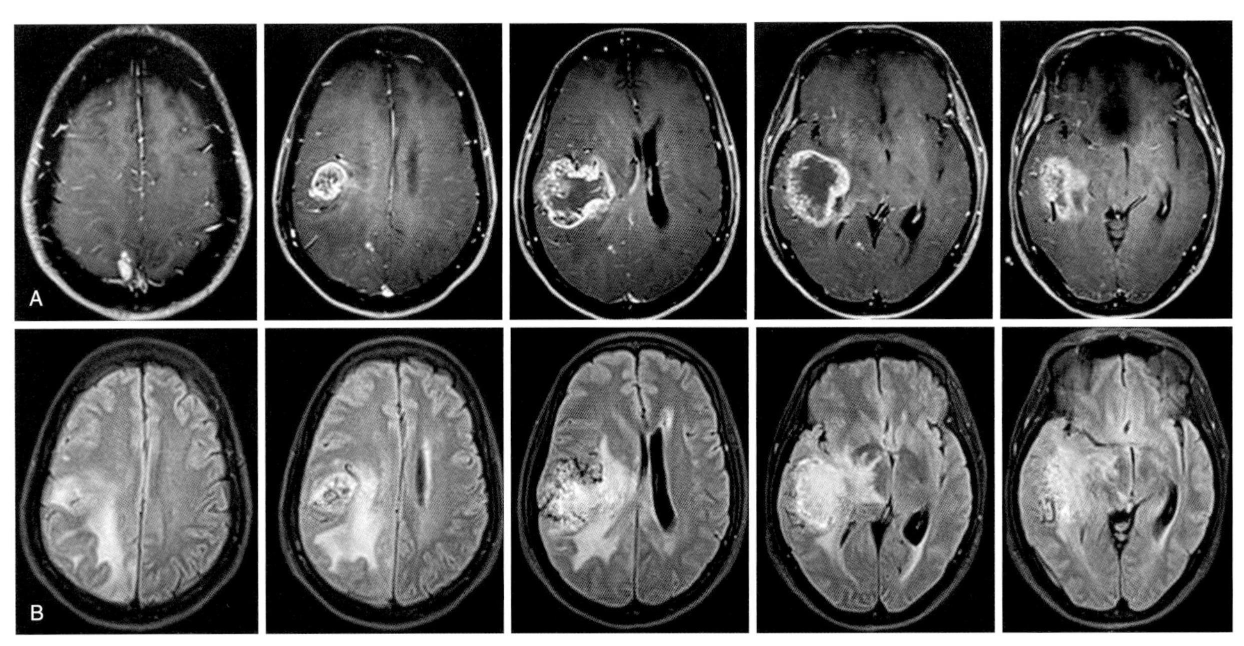


**图 33-1　2020 年 6 月 17 日头颅 MRI 增强扫描**

A. T1 增强；B. T2 Flair。

## 【手术治疗】

2020 年 6 月 23 日全麻手术下行右额颞叶占位探查切除术、去骨瓣减压术、颅内压探查切除术。

## 【组织 / 分子病理学诊断】

术后病理结果：（右颞叶占位）胶质母细胞瘤，WHO Ⅳ级，IDH 野生型。

免疫组化结果：GFAP（+）、vimentin（+）、H3K27me3（+）、H3K27M（–）、P53（约 15%+）、MGMT（灶 +）、R-132H（–）、Ki-67（约 50%+）、CK（–）、CD34 及 CD31（血管 +）、CD99（–）、Inhibin α（–）、Olig2（+）、NSE（–）。

分子病理结果（图 33-2）：IDH1 R132 野生型；IDH2 R172 野生型；1p/19q 未缺失；BRAF V600E（–）、MGMT 甲基化（+）。

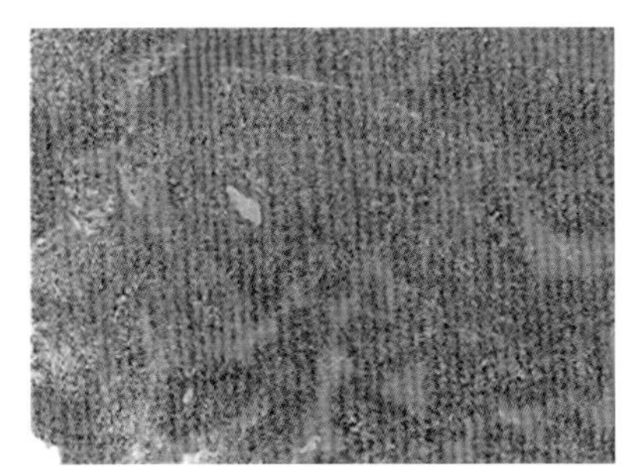
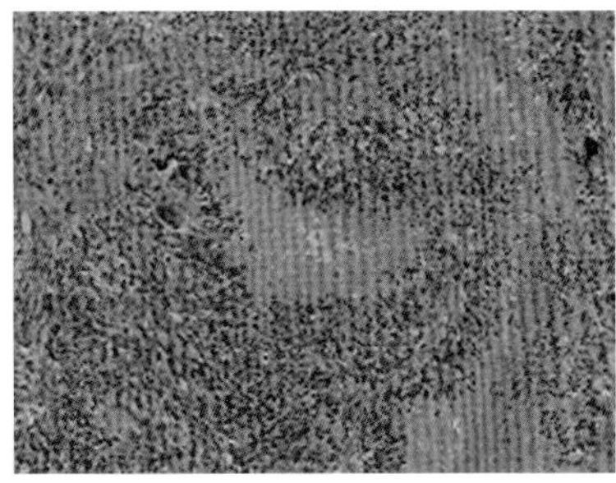
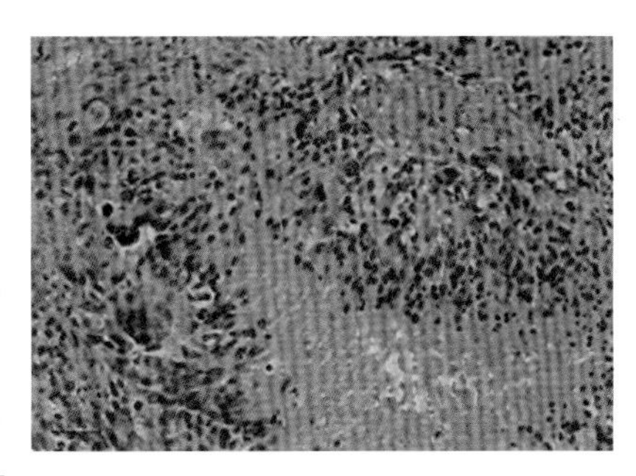

图 33-2 2020 年 7 月 1 日组织病理

## 【诊治过程】

2020 年 7 月 13 日就诊于我院肿瘤放疗科，入院查体：一般情况：卧床状态；KPS<60；神志清楚。右侧颞叶骨窗处软组织向外明显膨出。心肺腹一般查体（–）。神经系统：发音欠清晰；左侧肢体肌力 3 级，上肢肌张力减低，下肢肌张力升高；右侧肢体肌力及肌张力未见明显异常。2020 年 7 月 13 日行 MRI 检查：可见右侧颞叶呈术后改变，术区边缘可见线性强化，术区周围水肿，右侧顶叶及右侧颞叶可见两个肿瘤病灶，增强强化明显（图 33-3）。

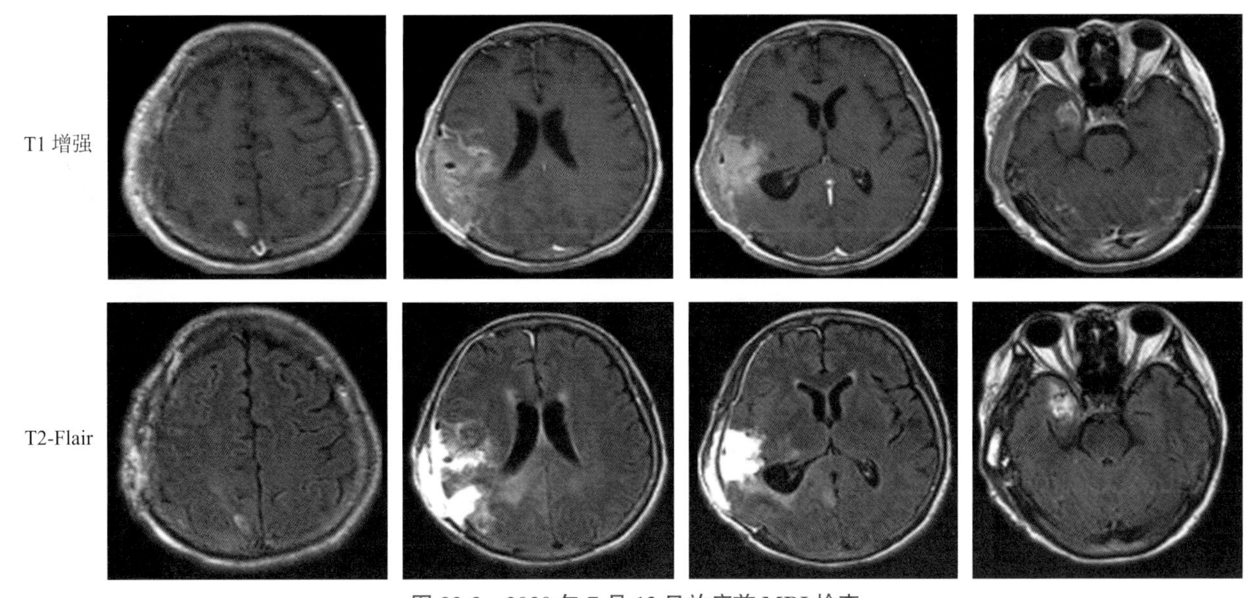


图 33-3 2020 年 7 月 13 日放疗前 MRI 检查

2020 年 7 月 22 日开始同步放化疗，处方剂量（图 33-4）：95% 计划靶区（PTV）：40.05Gy/15F；TMZ $75mg/m^2$。同时应用贝伐珠单抗（10mg/kg q2w），同步放化疗后逐渐减量。

2020 年 8 月至 2021 年 3 月行替莫唑胺（TMZ）辅助化疗（5/28 方案）。

2021 年 3 月 25 日行 MRI 检查：右侧侧脑室后缘新发病灶，考虑肿瘤复发（图 33-5）。

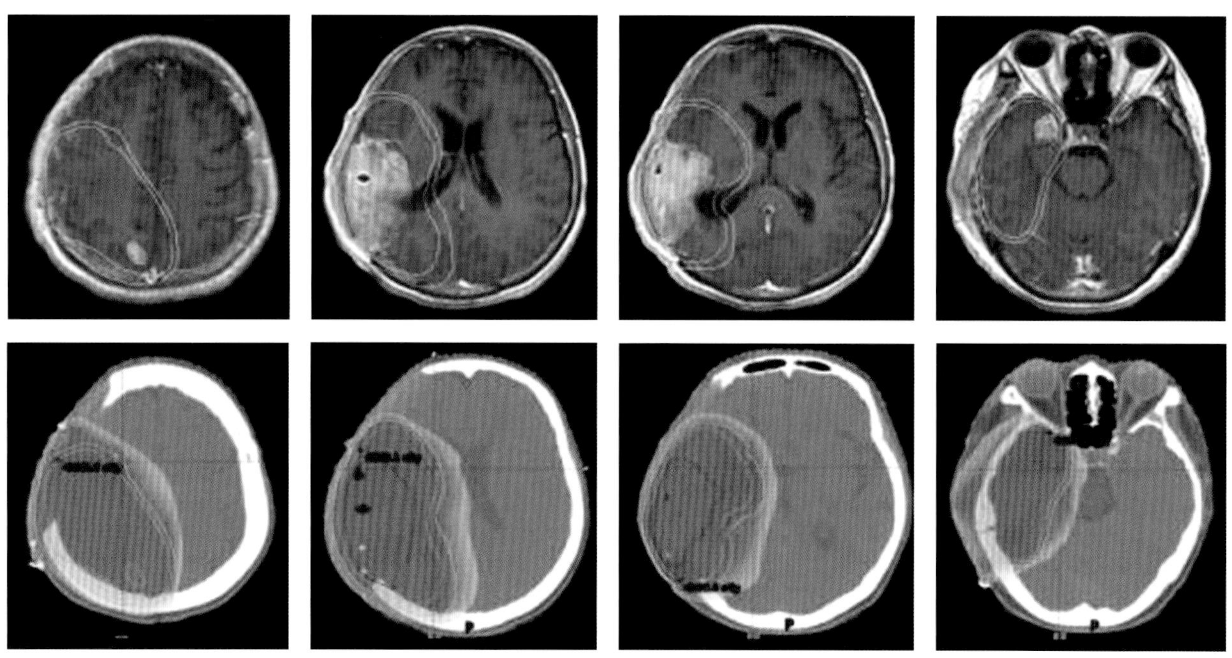

**图 33-4 2020 年 7 月 22 日开始同步放化疗**

红线：GTV；橙线：CTV；蓝线：PTV。

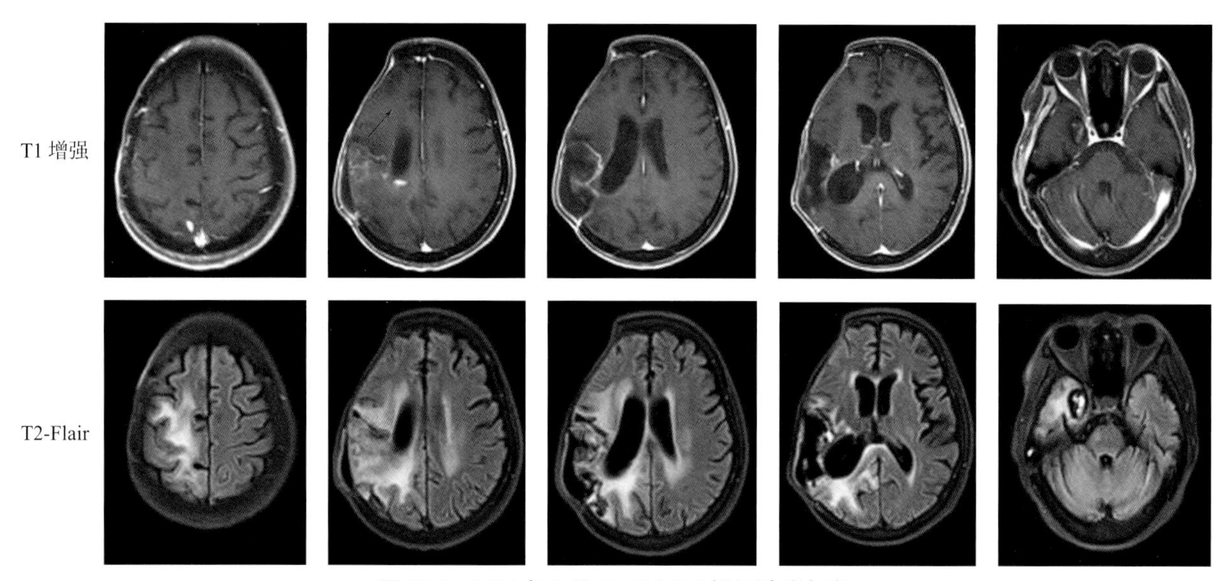


**图 33-5 2021 年 3 月 25 日 MRI 提示肿瘤复发**

2021 年 3 月 31 日，患者开始行电场治疗（图 33-6）。

2021 年 3 月至今定期随访，疗效评价病情稳定（stable disease，SD）（图 33-7）。

电场治疗期间头皮出现 2 度皮炎，经局部对症处理后已愈合（图 33-8）。

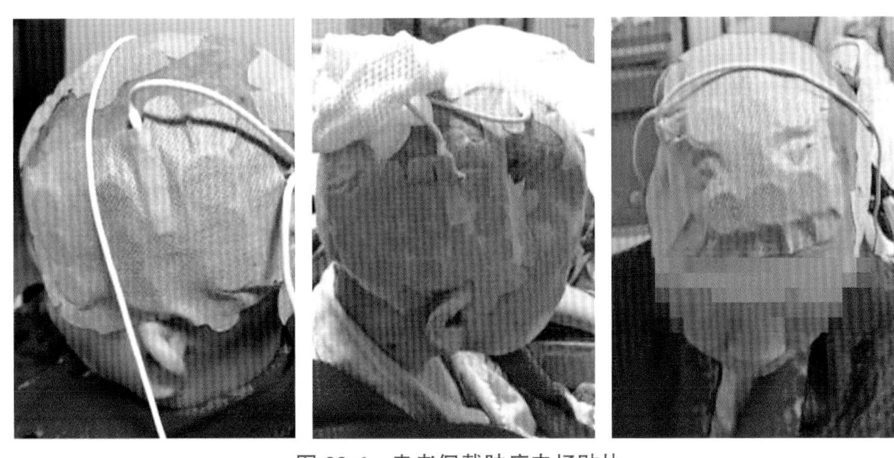

图 33-6　患者佩戴肿瘤电场贴片

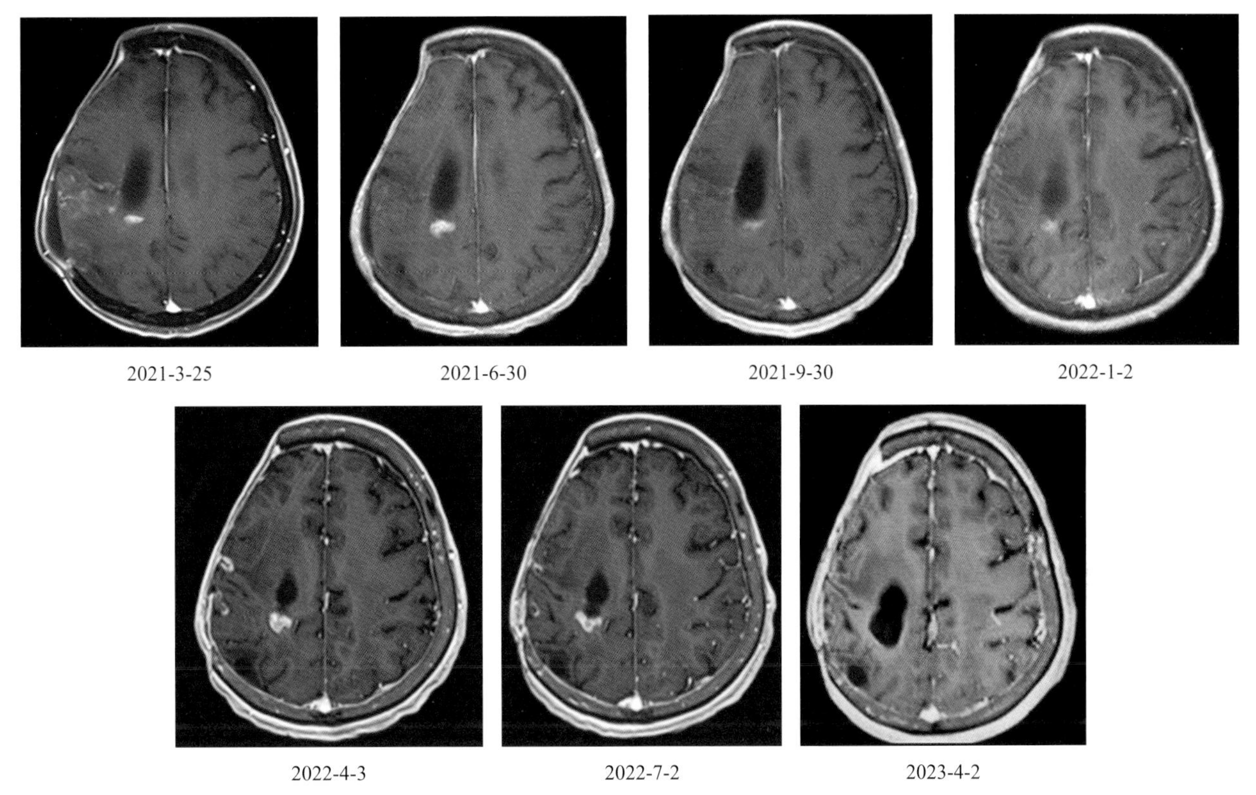


图 33-7　随访 MRI 检查结果

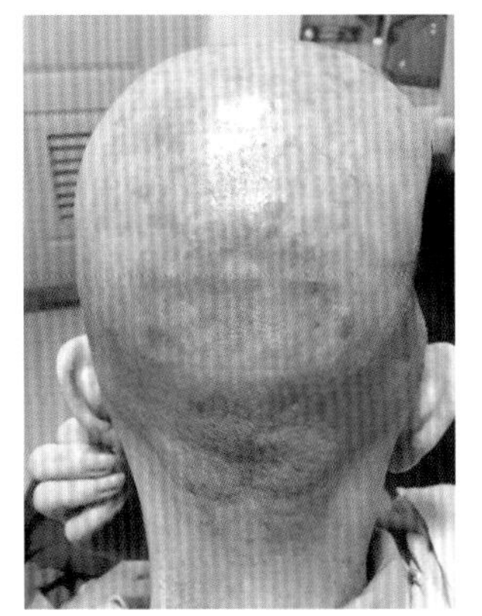
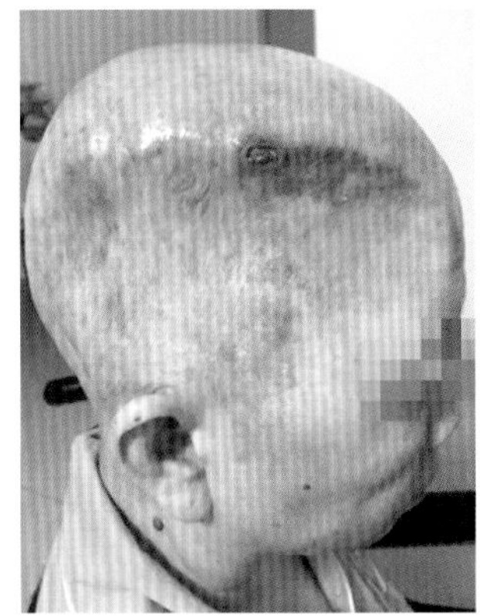
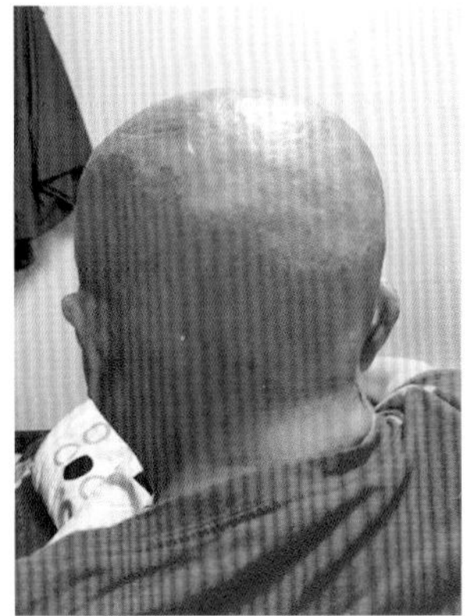
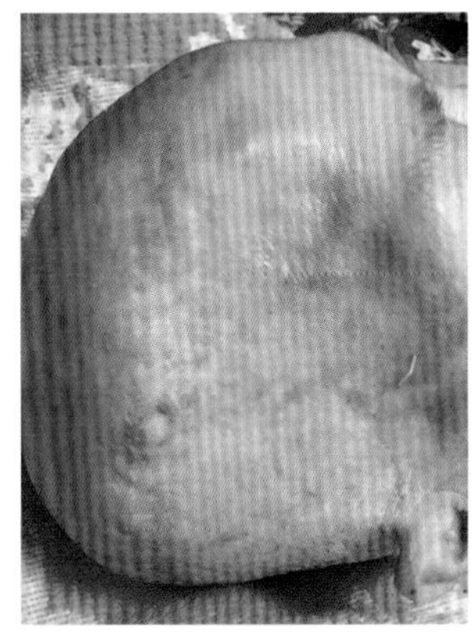

图 33-8　电场治疗期间头皮情况

## 【病例小结】

该例老年女性患者，诊断为胶质母细胞瘤，DH 野生型，WHO Ⅳ级。该患者颅内病灶范围广泛，右侧颞叶病灶占位效应明显，中线移位，行右侧额颞叶病灶切除及去骨瓣减压。术后患者卧床，颅内压增高明显，右侧骨窗软组织膨出明显，左侧肢体肌力下降。放疗前复查 MRI 发现在右侧枕叶及右侧颞叶极端存在两个单发病灶。综合考虑患者年龄，KPS 评分<60，放疗靶区范围较大，放疗方案选择 40.05Gy/15F，放疗期间同步替莫唑胺化疗，并联合贝伐珠单抗抗血管及减轻水肿治疗。同步放化疗后 TMZ 5/28 方案辅助化疗。

该患者为去骨瓣术后，同步放化疗后 6 个月复查 MRI，提示复发，结合 OptimalTTF-1 研究结果，接受颅骨重塑患者联合电场治疗安全可行，故复发后行电场治疗，至今已接受电场治疗 21 个月余，平均日使用率>80%，疗效评价疾病稳定（SD），尚未出现严重副作用，提示电场治疗对于去骨瓣患者安全性可靠。

## 【专家点评】

深圳市人民医院肿瘤放疗科　李子煌

该例老年女性患者诊断为右颞叶胶质母细胞瘤 IDH 野生型，WHO Ⅳ级，行右侧颞叶病灶切除及去骨瓣减压术，术后行放化疗及抗血管治疗，半年后提示部分病灶进展，经沟通后予以电场治疗，考虑到患者行去骨瓣手术，属于电场治疗的禁忌证之一，但有研究表明接受颅骨重塑术患者行电场治疗安全有效，该患者行电场治疗定期复查病灶稳定，无 3~4 级头皮反应，表明对于去骨瓣术后的 GBM 患者，电场治疗安全有效。

# 病例 34 复发胶质母细胞瘤个体化诊治的临床实践及思考

北京大学深圳医院 神经外科 吴 涛
深圳市人民医院 肿瘤放疗科 杨红丽

## 【病例介绍】

患者，男性，57 岁。

3 年前（2019 年 10 月 28 日）因“头晕头痛加重 5 天”就诊于外院。

查体：KPS 90 分；神志清楚；心肺腹及神经系统查体无明显异常体征。

## 【术前诊断检查】

2019 年 10 月 30 日头颅 MRI 示右侧枕叶白质肿块伴出血，考虑胶质瘤（图 34-1）。

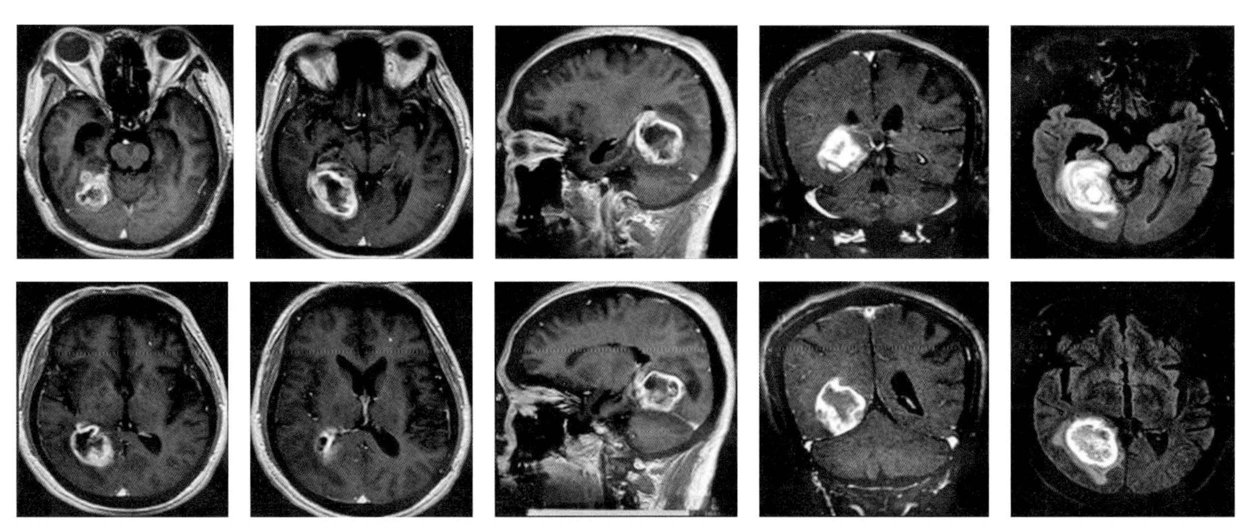

图 34-1 2019 年 10 月 30 日 MRI 增强扫描

## 【手术治疗】

2019 年 11 月 1 日全麻手术下行显微手术切除右枕叶 - 脑室旁占位（图 34-2）。

## 【组织 / 分子病理学诊断】

组织学诊断为高级别胶质瘤，倾向于胶质母细胞瘤，WHO Ⅳ级（图 34-3）。

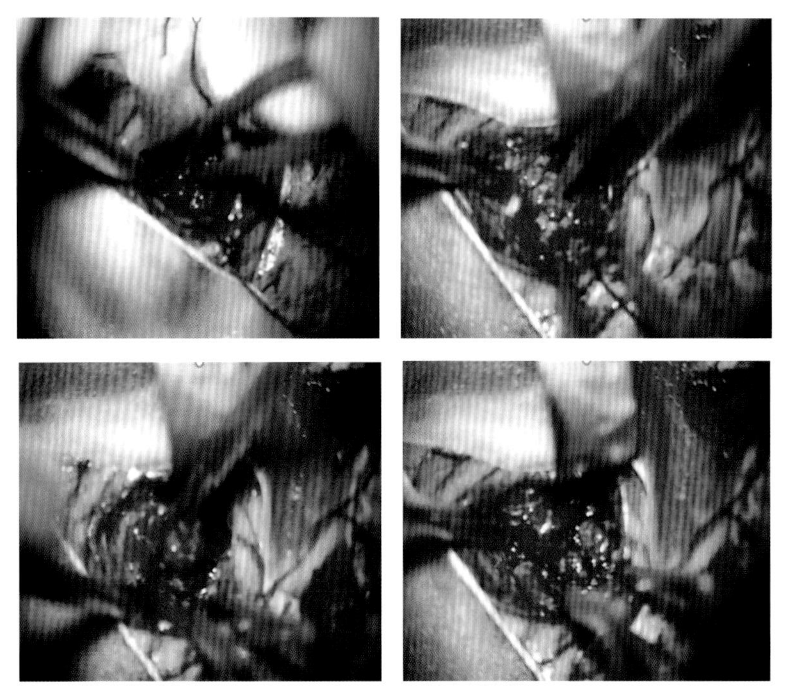

图 34-2 术中图片

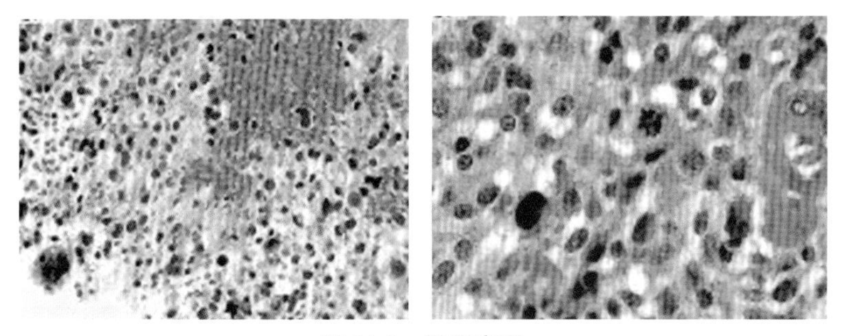

图 34-3 组织病理

病理诊断结果：脑室侧壁肿瘤，右枕叶功能区占位，高级别胶质瘤，倾向于胶质母细胞瘤，WHO Ⅳ级，需进一步完善分子检测明确诊断。

免疫组化结果：NeuN（少量神经元细胞核 +）；Inhibin-a（-）；D240（+）；H3K27M（-）；H3K27ME3（弥漫核 +）；EMA（-）；syn（少量神经元细胞质 +）；CD56（+），Vimentin（部分 +）。

分子病理结果：MGMT 甲基化（-）、IDH1/IDH2（-）、1p/19q 未见缺失、TERT（-）、BRAF V600E 突变（+）。

临床考虑诊断：高级别胶质瘤，WHO Ⅳ级。

## 【诊治过程】

2019 年 11 月 28 日术后行 Stupp 方案，同步放化疗（图 34-4），95%PTV 60Gy/30F；TMZ 75mg/$m^2$。

2019 年 7 月至 2020 年 1 月行 TMZ 辅助化疗（5/28 方案），疗效评价部分缓解（partial response，PR）。

2020 年 5 月 19 日复查 MRI：术区内缘（近右侧脑室角）不规则强化灶，考虑为活性肿瘤组织，肿瘤残存或复发可能（图 34-5）。

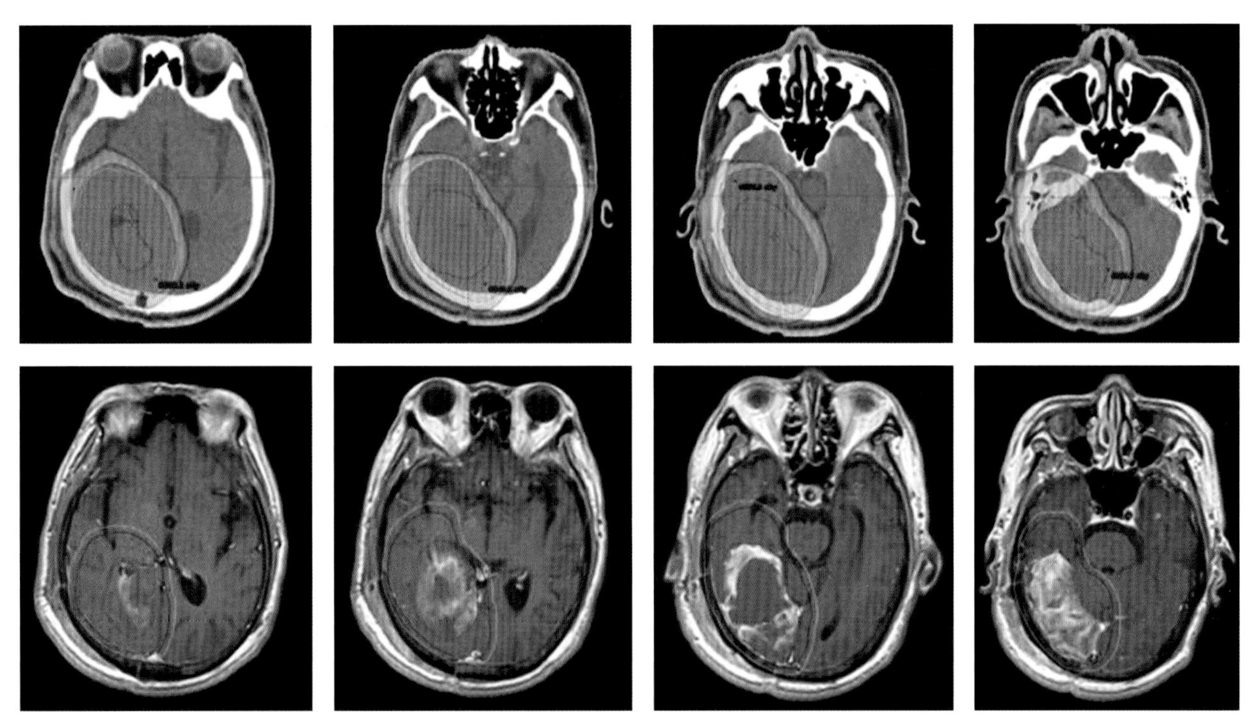

**图 34-4　2019 年 11 月 28 日开始行 Stupp 方案**

红线区域：GTV；蓝线区域：CTV；绿线区域：PTV。

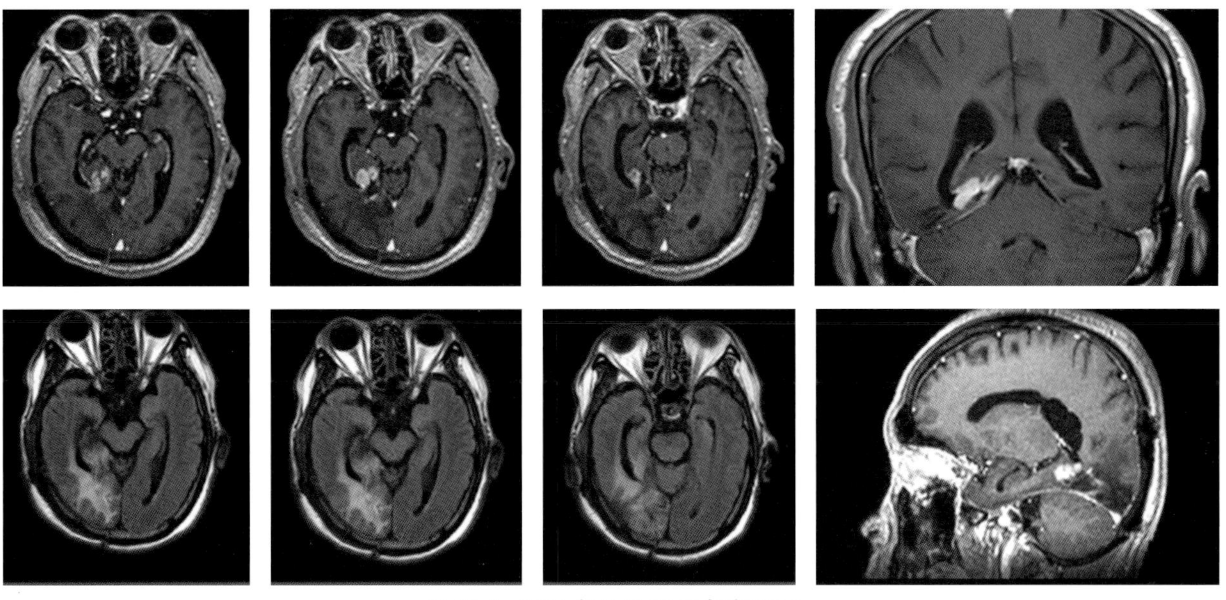

**图 34-5　2021 年 5 月 19 日复查 MRI**

2020 年 8 月 18 日复查 MRI：右侧侧脑室枕角强化病灶范围较前明显增大，考虑肿瘤复发（图 34-6）。

2021 年 1 月 1 日再次复查 MRI：右侧侧脑室枕角强化病灶范围较前 2020 年 10 月 26 日稍增大，考虑肿瘤进展（图 34-7）。

2021 年 1 月 9 日开始肿瘤电场治疗，2021 年 1 月至今随访情况见图 34-8。

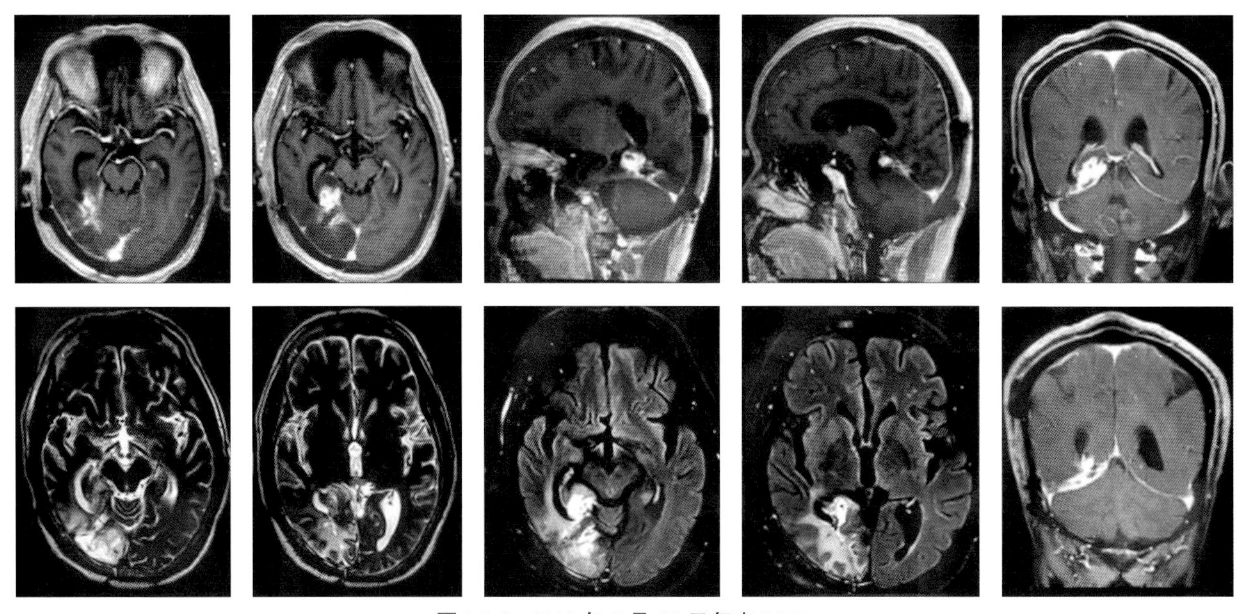

图 34-6 2020 年 8 月 18 日复查 MRI

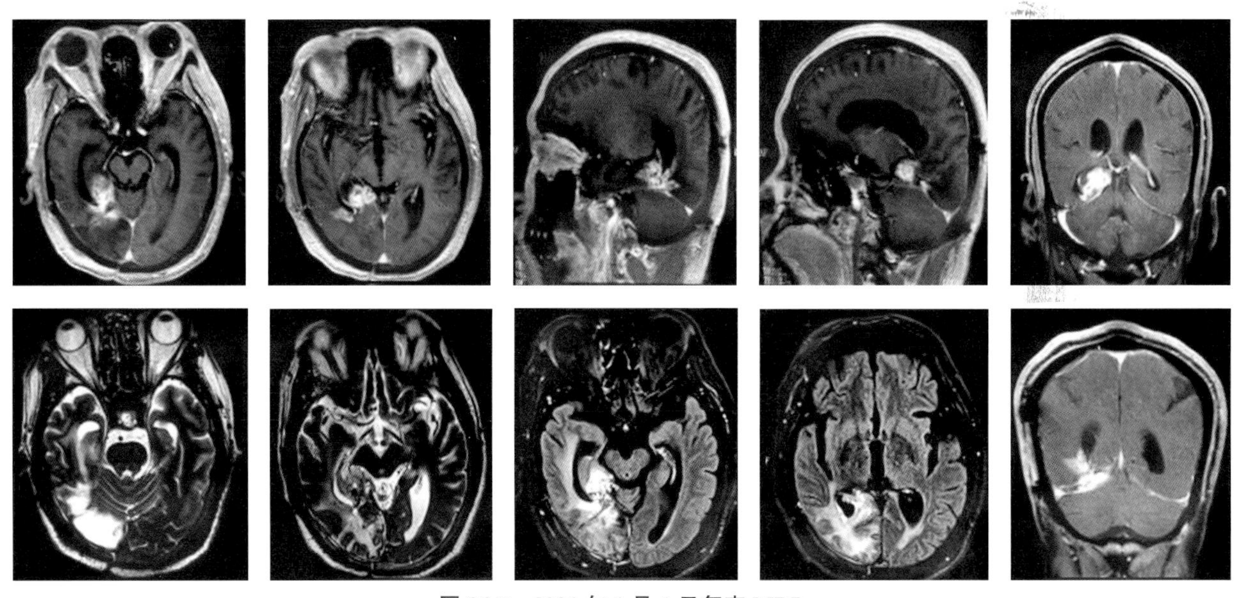

图 34-7 2021 年 1 月 1 日复查 MRI

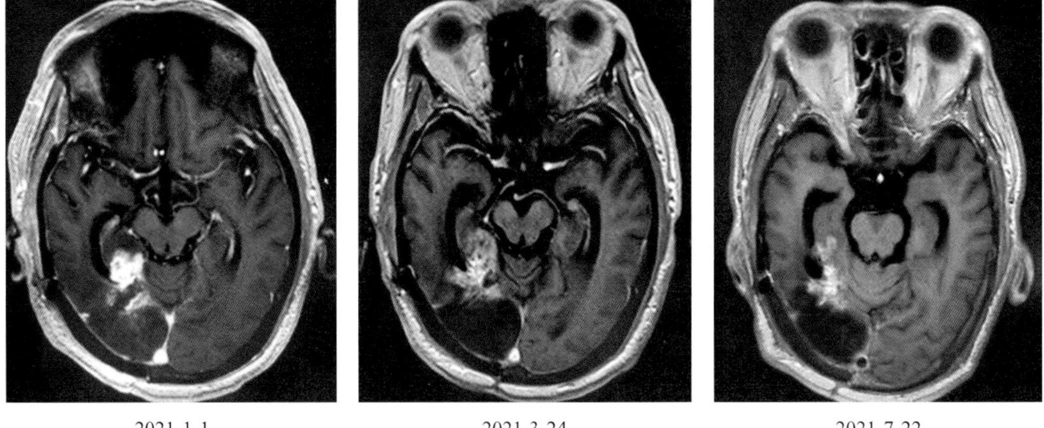

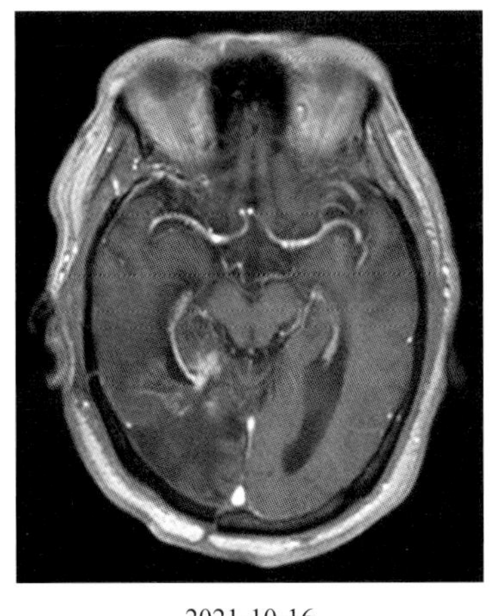
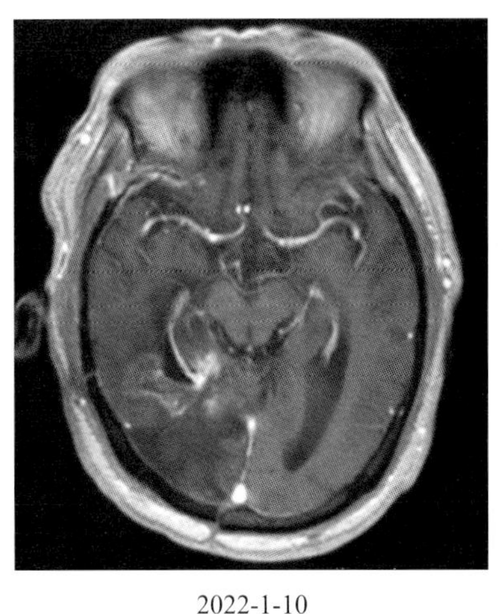
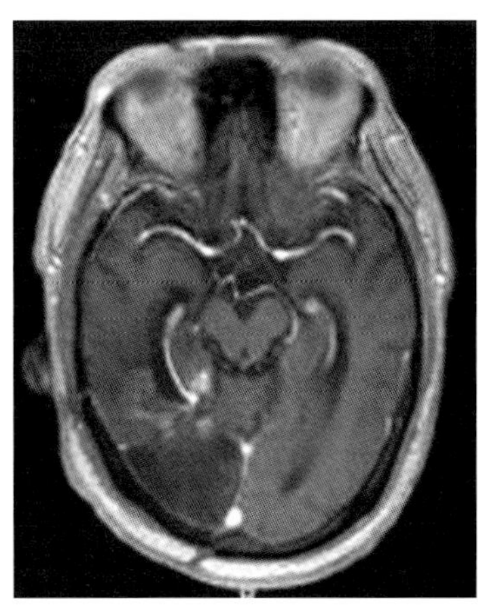
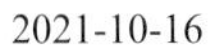

2021-10-16　　2022-1-10　　2022-7-29

**图 34-8　电场治疗随访 MRI**

## 【病例小结】

这是一例胶质母细胞瘤的患者，IDH 野生型，WHO Ⅳ级。首次术后行同步放化疗，定期随访，术后 8 个月出现肿瘤复发进展。复发后第 3 个月开始行单纯电场治疗，至今已使用电场治疗 23 个月余，患者依从性良好，平均日使用率>90%，疗效评价疾病（SD）稳定。

## 【专家点评】

北京大学深圳医院　吴　涛

患者 2019 年 10 月 28 日因“头晕头痛加重 5 天”入院。入院头颅 MRI 增强显示：右侧枕叶白质肿块伴出血，考虑高级别胶质瘤。完善术前准备及检查后在我院行显微手术切除，手术顺利，术后患者恢复好，术后病理为脑胶质母细胞瘤 4 级，并行基因检测，术后接受常规放疗，替莫唑胺同步放化疗及 12 个周期替莫唑胺常规化疗。

术后 8 个月出现肿瘤复发进展。复发后第 3 个月开始行单纯电场治疗，至今已使用电场治疗 23 个月余，患者依从性良好，平均日使用率>90%。这是一例治疗非常规范，各种方法手段运用全面、正确的脑胶质母细胞瘤治疗病例。患者依从性较好，治疗方面从神经外科，放疗科，肿瘤化疗科配合较好，该病例术前及术后均进行多学科 MDT 讨论，使得能够获得目前脑胶质瘤综合治疗前沿的各种治疗与帮助，预后较好。目前患者在进一步随访治疗中。所以脑胶质瘤治疗的关键是根据治疗规范与指南，多学科合作，患者的依从性也非常重要。

深圳市人民医院　李子煌

该病例为一例 57 岁男性患者，诊断为右侧枕叶胶质母细胞瘤（IDH 野生型），首次术后行同步放化疗，术后 8 个月出现复发，后续开始行单纯的电场治疗将近 2 年，患者依从性良好，定期复查提示病情稳定。根据 EF-11 研究显示，对于复发性胶质母细胞瘤患者，使用电场治疗疗效不差于化疗，且毒性反应低，生活质量更高。本例复发患者复发后应用电场治疗，其依从性好，肿瘤控制佳，无严重头皮不良反应，提示对于复发性 GBM 患者有良好的治疗效果和生活质量。

# 病例 35　同步放化疗联合电场治疗在新诊断胶质母细胞瘤中的应用

广东三九脑科医院　肿瘤综合治疗科　周江芬

## 【病例介绍】

患者，男性，60 岁。

主诉：突发言语不清 13 天。

现病史：患者 2021 年 6 月 3 日特发言语不清，偶有头晕头痛、恶心呕吐等不适，外院 MRI 检查提示左侧颞顶叶基底核占位，胶质瘤可能性大，患者未进一步治疗。现为下一步治疗来院，门诊以“左侧颞顶叶基底核占位”收入。

查体：神志清楚，运动性失语，KPS 评分 80 分，GCS 评分 15 分，双侧瞳孔等大等圆，直接间接对光反射灵敏，四肢肌力 5 级，肌张力可，生理反射存在，病理反射未引出。

既往史：诊断糖尿病 10 余年，规律服药，血糖控制可。

家族病史：无特殊。

## 【术前检查】

2021 年 6 月 20 日行术前 MRI 示左侧颞叶 - 侧脑室 - 基底核区、左侧颞顶叶多发占位性病变伴部分出血，考虑多灶性胶质瘤可能性大；颅内软脑膜、所示颈髓软脊膜广泛强化，考虑脑脊液播散转移可能性大（图 35-1）。

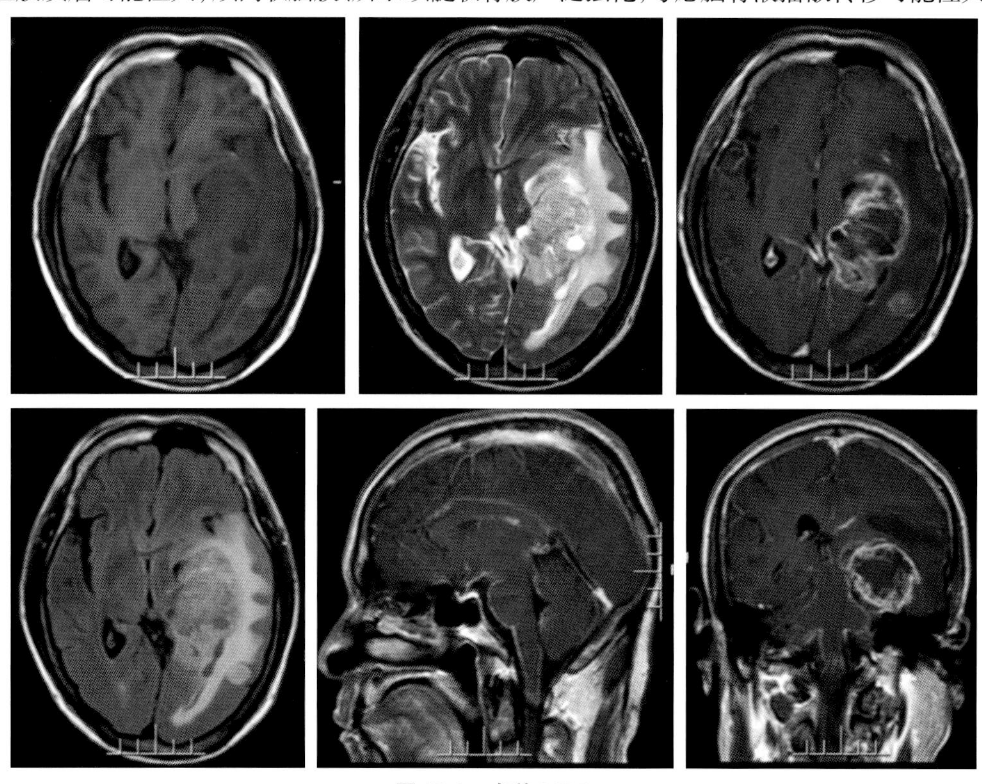

图 35-1　术前 MRI

2021 年 6 月 21 日行术前功能影像，DWI：左侧颞岛顶叶、左侧基底核区示一团块状 DWI 高低混杂信号影；ASL：明显高灌注区；MRS：未见 Cho 峰、NAA 峰及 Cr 峰，其中 1.3ppm 处可见高耸 Lip 峰，遂左侧颞顶叶占位考虑胶质母细胞瘤可能性大（图 35-2）。

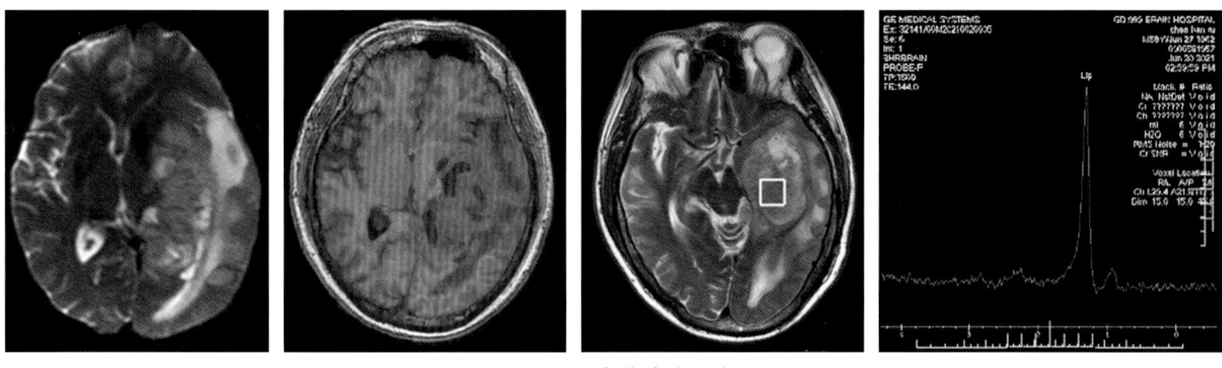

图 35-2　术前功能影像

## 【手术治疗】

2021 年 6 月 23 日：全麻下行左侧颞岛顶叶基底核占位切除术。

2021 年 6 月 25 日（术后 2 天）MRI 示肿瘤大部分切除（图 35-3）。

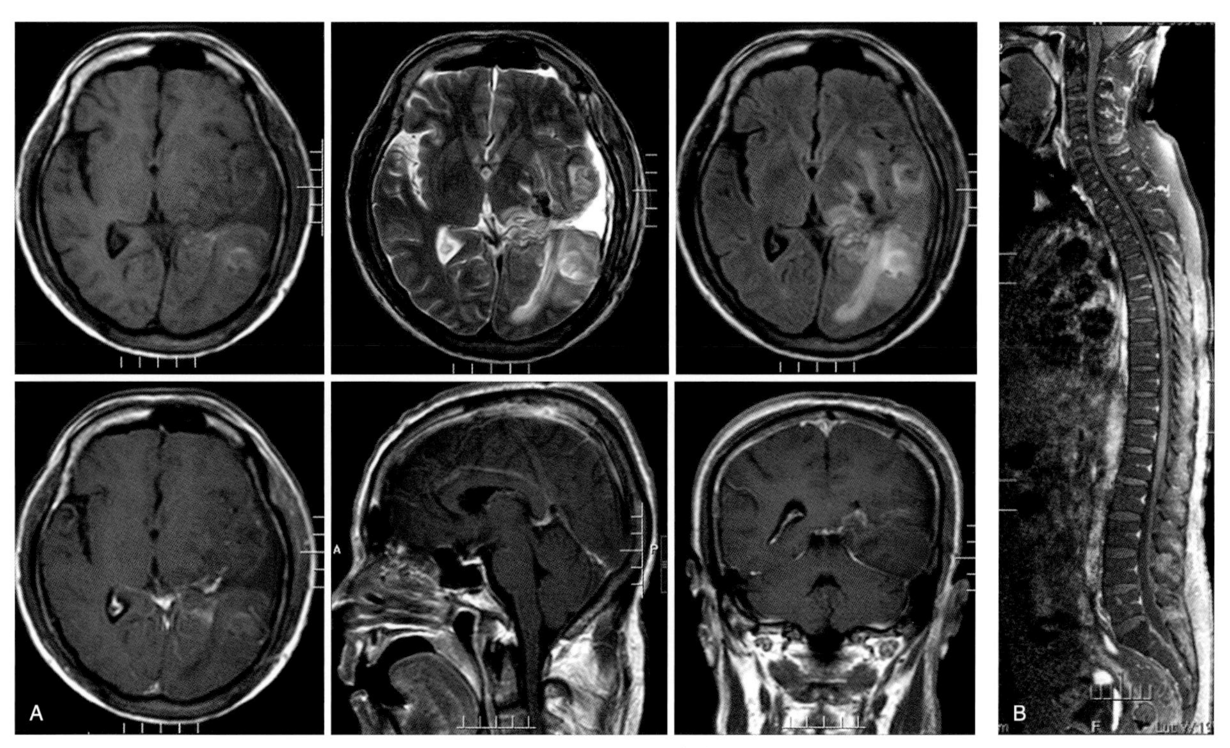


图 35-3　手术后头颅及全脊髓 MRI

A. 脑膜强化减弱；B. 脊膜未见明显强化。

## 【病理学诊断】

病理诊断结果：胶质母细胞瘤，IDH 野生型，WHO Ⅳ级（图 35-4）。

免疫组化结果：GFAP（+），Olig-2（+），IDH-1（-），MGMT（约 5%+），VEGF（-），ATRX（+，未见缺失），Ki-67（约 30%），P53（约 80%+），EMA（+），Braf（-），EGFR（3+），H3K27M（-），EGFR-Ⅷ（-），VEGF（-），CD34（-），Met（-），Syn（+）。

FISH 结果：CSP7 获得阳性，CSP10 缺失，EGFR 基因扩增阳性，PTEN 基因杂合缺失。

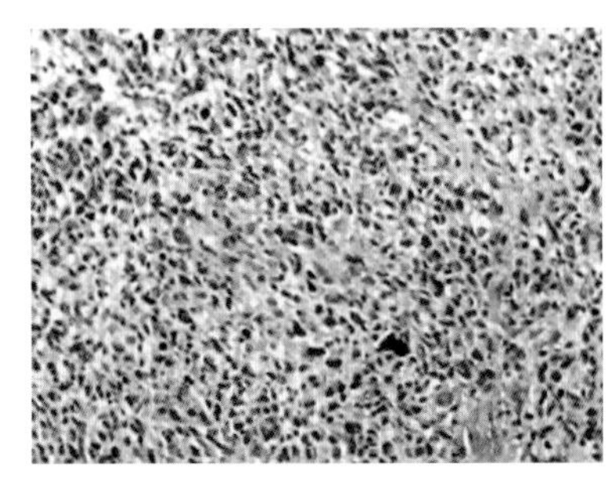
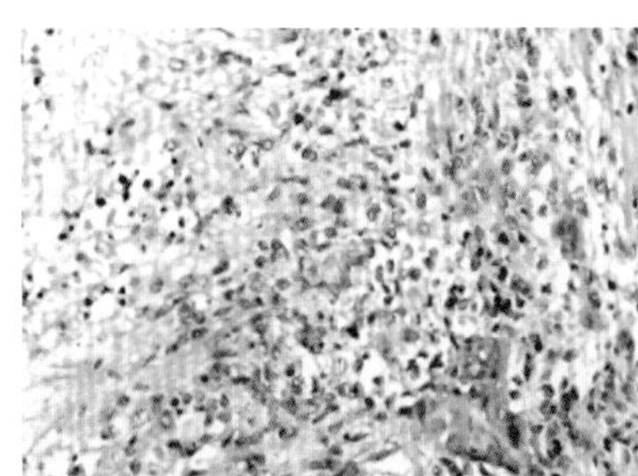
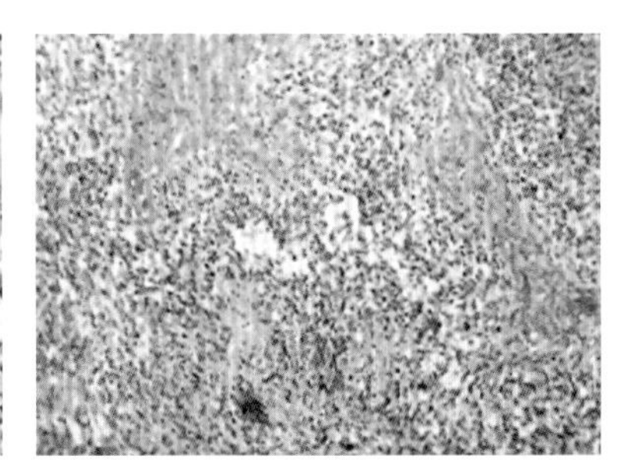

图 35-4 HE 染色片

## 【治疗过程】

2021 年 7 月 12 日至 8 月 20 日：同步放化疗（图 35-5）联合肿瘤电场治疗。

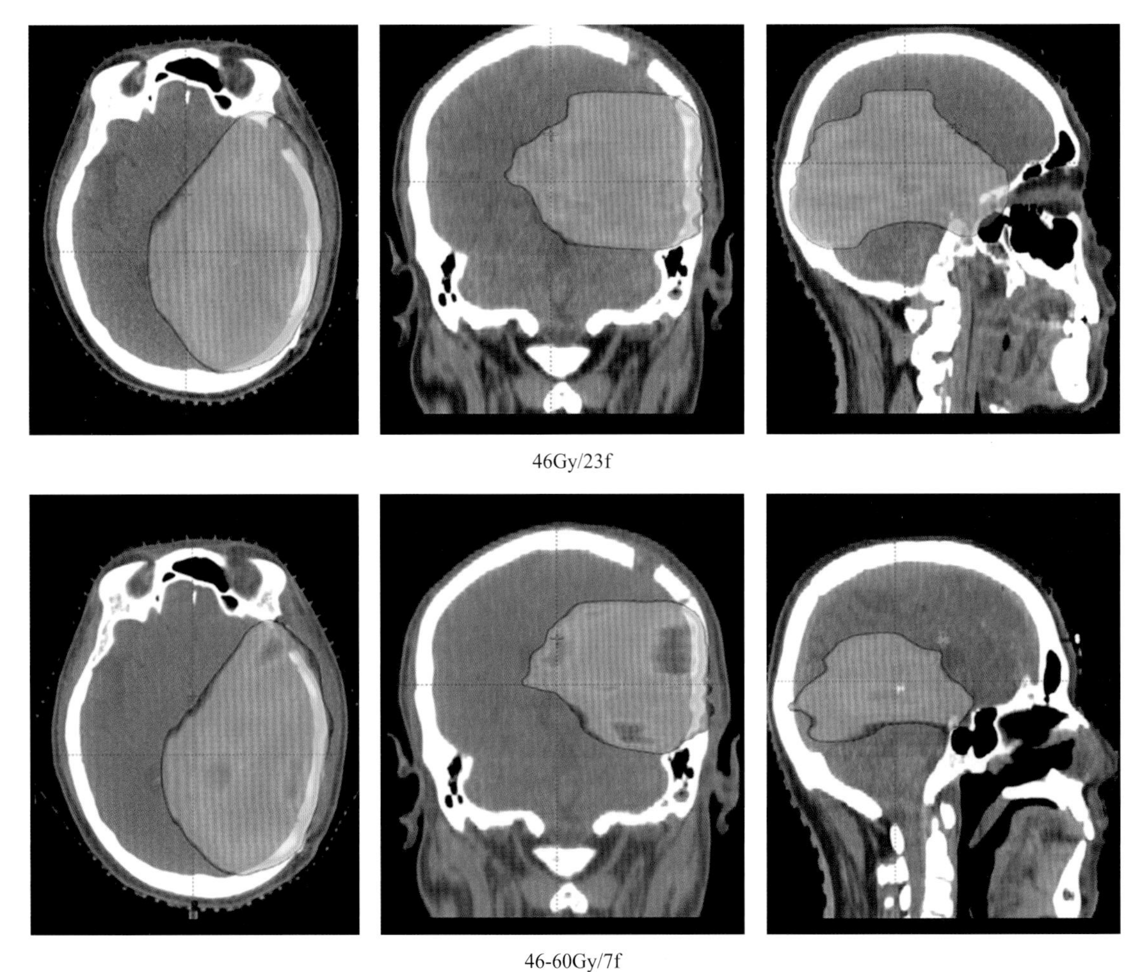


图 35-5 放疗靶区图

2021 年 9 月 20 日：同步放化疗联合肿瘤电场治疗 1 个月后，疗效疾病（stable disease，SD）稳定，KPS 评分达 90 分（图 35-6）。

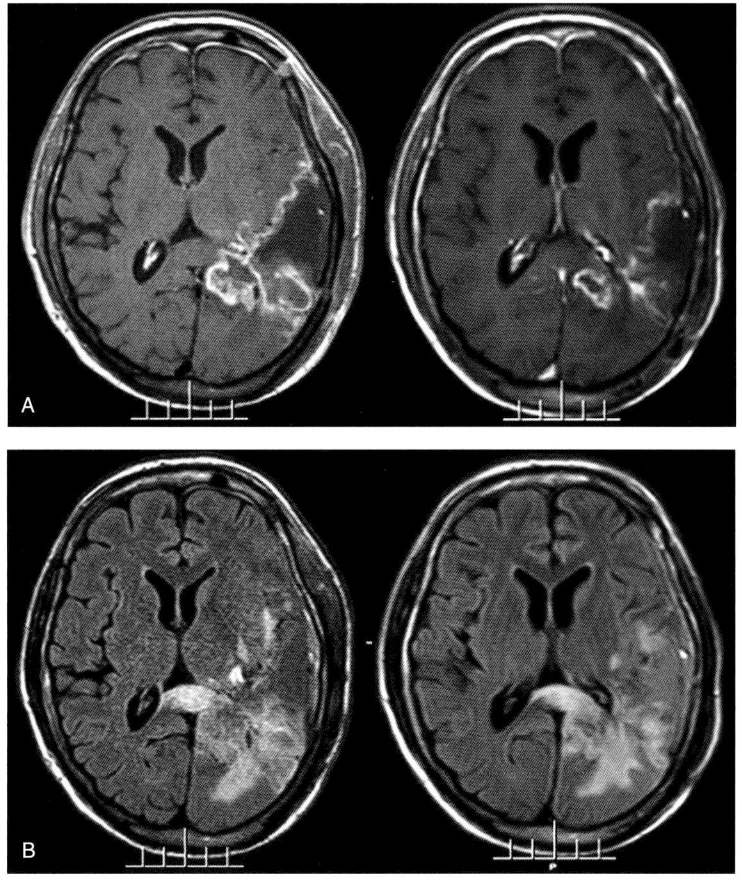


**图 35-6　放疗前后 MRI**

A. 2021 年 7 月 12 日放疗前 MRI；B. 2021 年 9 月 22 日放疗后 1 个月 MRI。

TMZ＋电场维持治疗，影像复查提示稳定（图 35-7）。

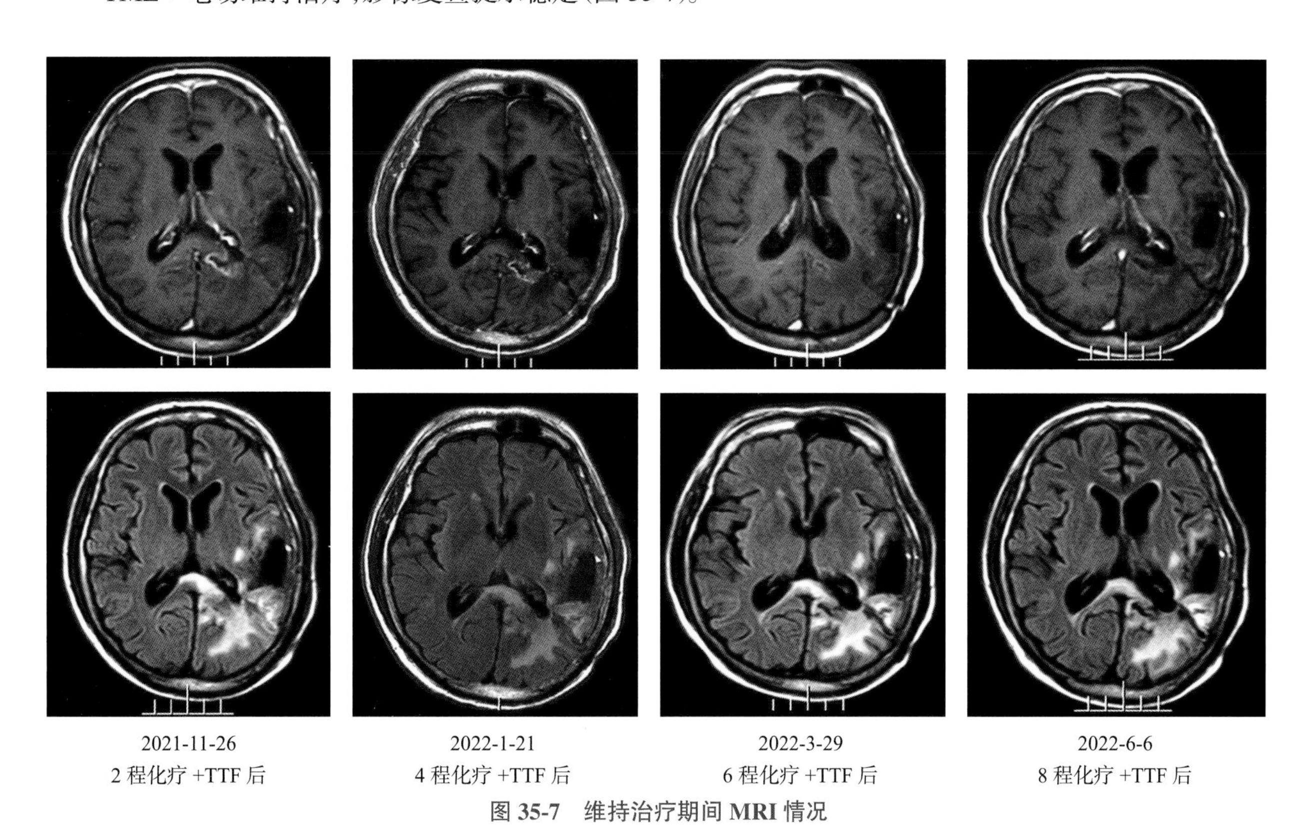

2021-11-26　2 程化疗 +TTF 后
2022-1-21　4 程化疗 +TTF 后
2022-3-29　6 程化疗 +TTF 后
2022-6-6　8 程化疗 +TTF 后

**图 35-7　维持治疗期间 MRI 情况**

## 【电场佩戴情况及副作用】

电场治疗佩戴依从性逐步提高。2021 年 7 月 13 日至 8 月 9 日使用率 79%(图 35-8)。

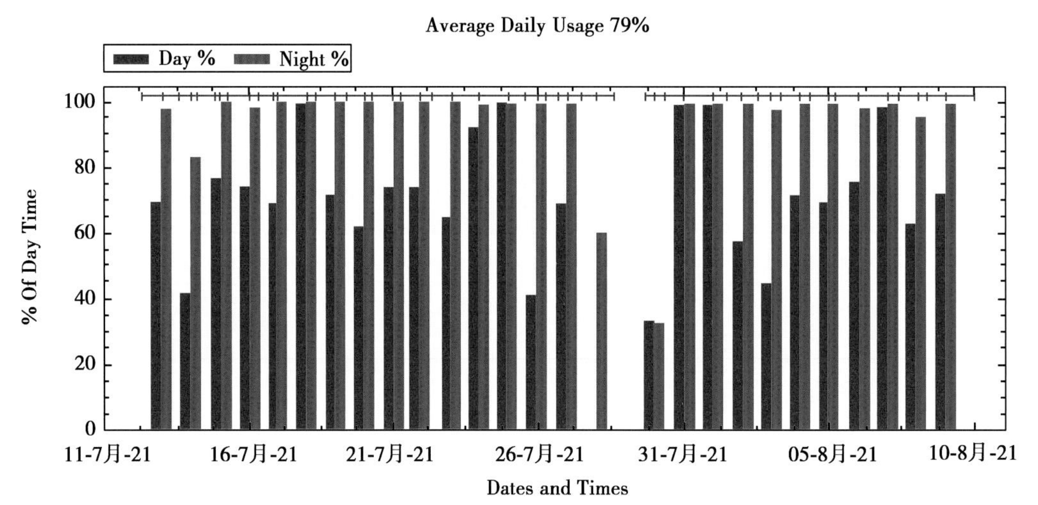


图 35-8 2021 年 7 月 13 日至 8 月 9 日电场治疗使用情况

2021 年 8 月 10 日至 9 月 21 日使用率 81%(图 35-9)。

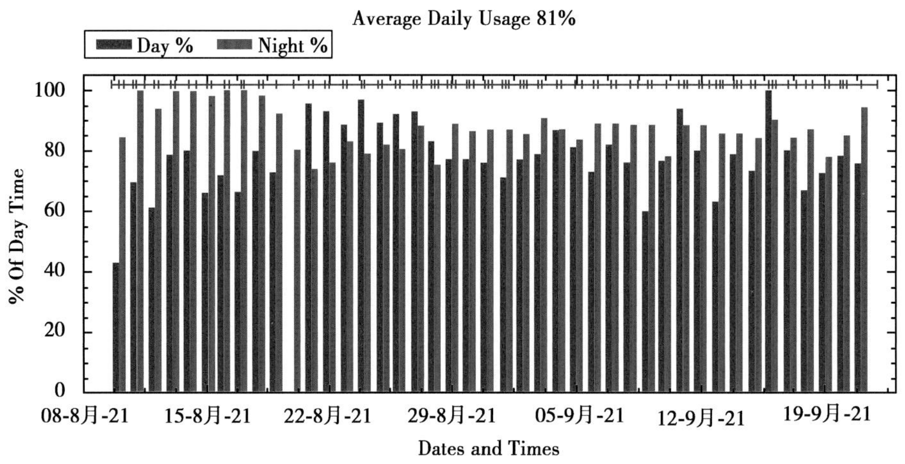


图 35-9 2021 年 8 月 10 日至 9 月 21 日电场治疗使用情况

2021 年 9 月 22 日至 11 月 21 日使用率 79%(图 35-10)。
2021 年 12 月 1 日至 12 月 21 日使用率 89%(图 35-11)。
2021 年 12 月 22 日至 2022 年 1 月 18 日使用率 91%(图 35-12)。
2022 年 1 月 19 日至 3 月 27 日使用率 91%(图 35-13)。
2022 年 3 月 29 日至 2022 年 6 月 6 日使用率 91%(每天 21.8 小时)(图 35-14)。
头皮情况:TMZ 联合电场治疗期间,耐受性良好,暂未发生严重头皮不良反应(图 35-15,图 35-16)。

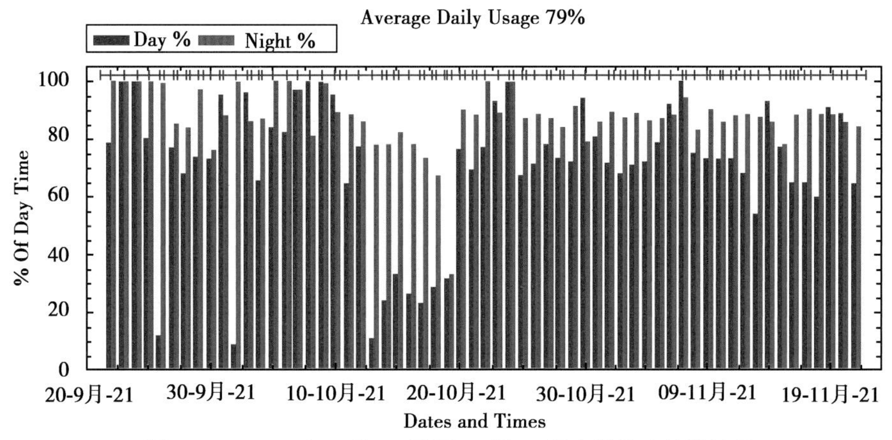


图 35-10　2021 年 9 月 22 日至 11 月 21 日电场治疗使用情况

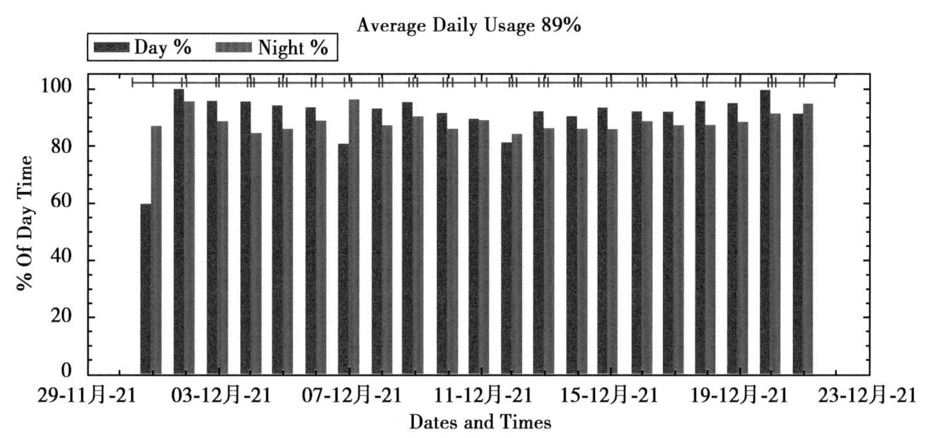


图 35-11　2021 年 12 月 1 日至 12 月 21 日电场治疗使用情况

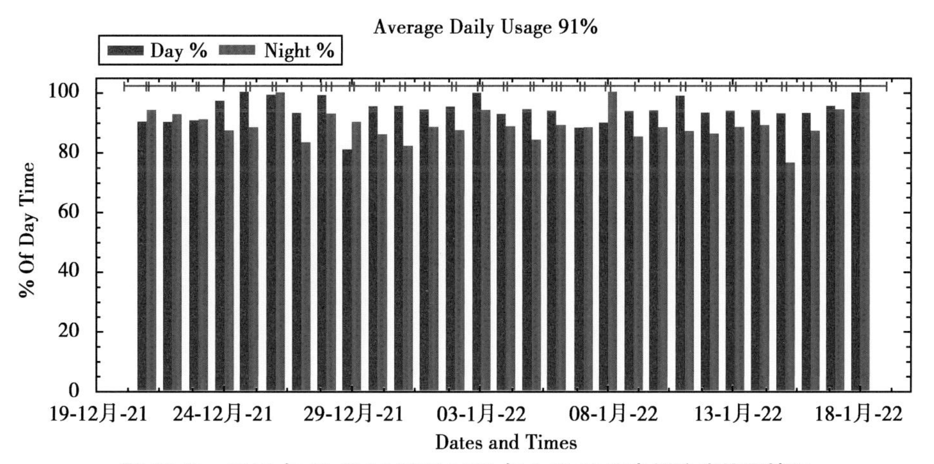


图 35-12　2021 年 12 月 22 日至 2022 年 1 月 18 日电场治疗使用情况

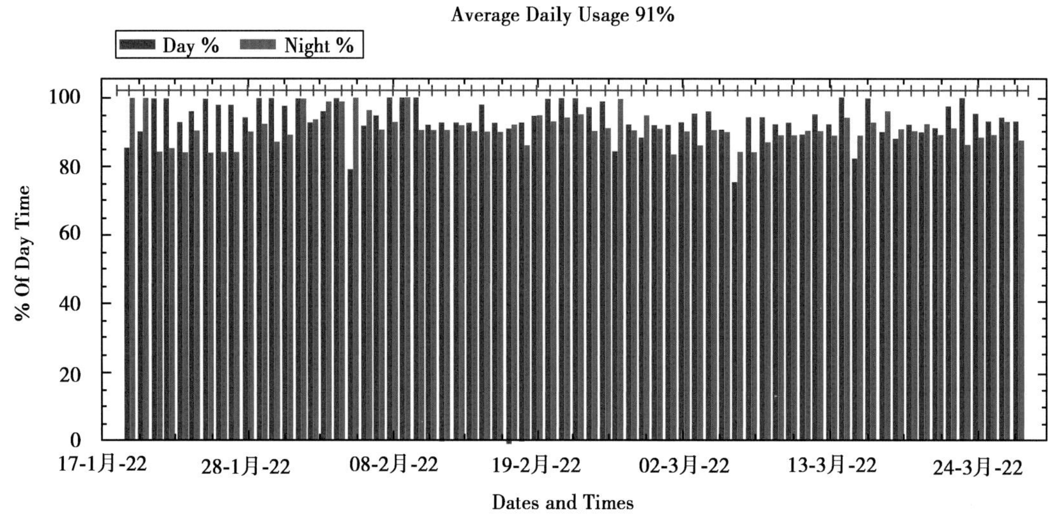


图 35-13 2022 年 1 月 19 日至 3 月 27 日电场治疗使用情况

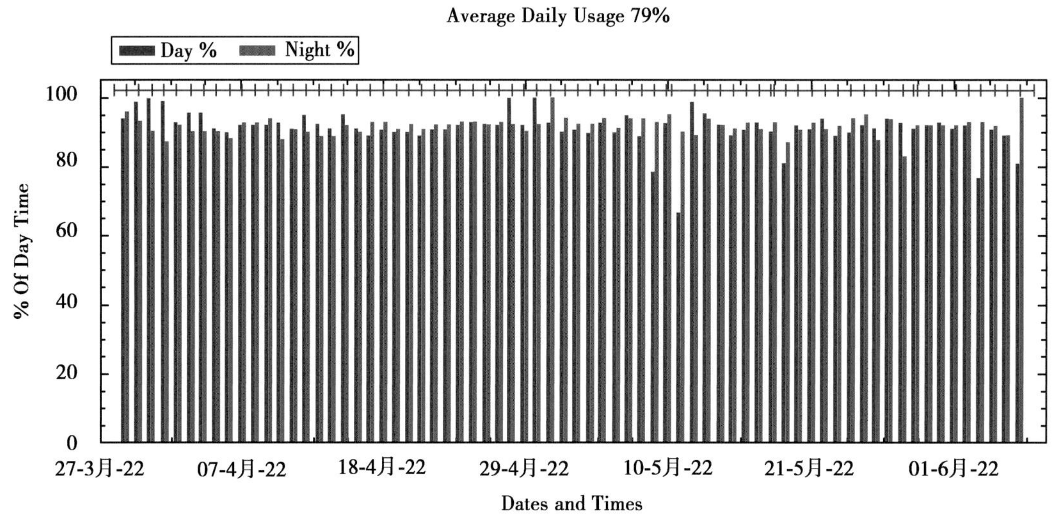


图 35-14 2022 年 3 月 29 日至 6 月 6 日电场治疗使用情况

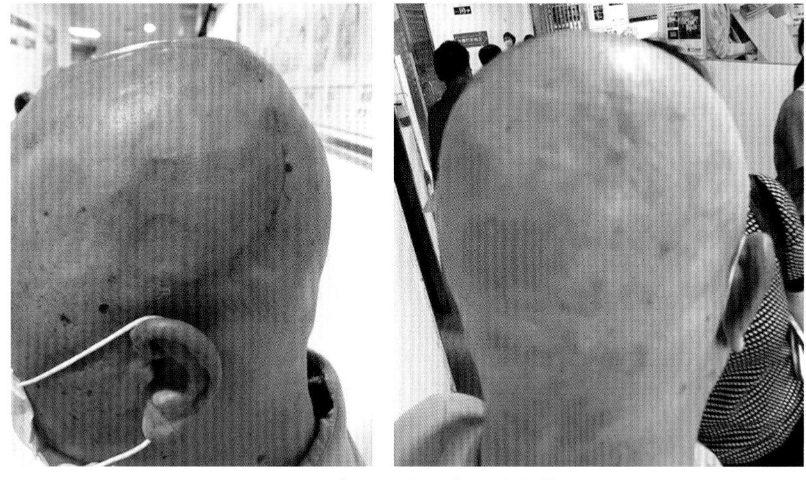

图 35-15 电场治疗 6 个月头皮情况

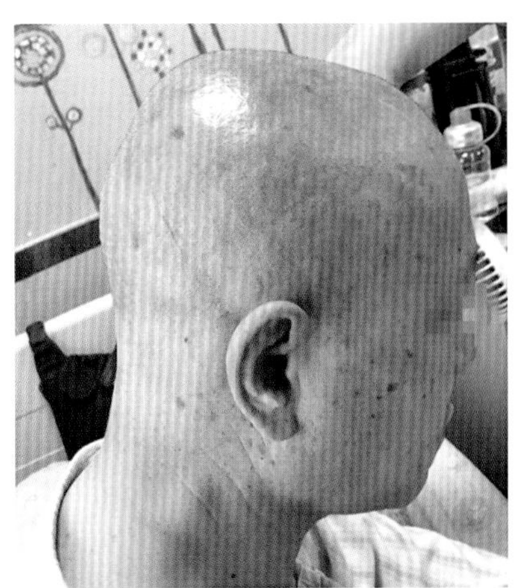
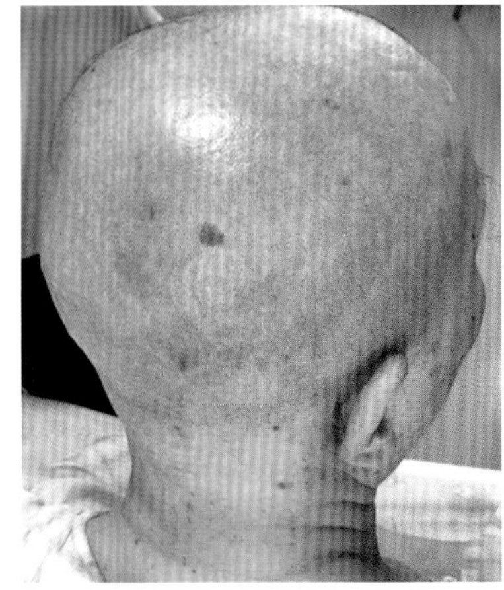

图 35-16　电场治疗 9 个月头皮情况

## 【病例小结】

患者，男性，60 岁，病理检查结果显示为胶质母细胞瘤（IHD 野生型）；采用手术加同步放化疗，联合肿瘤电场治疗和 TMZ 治疗方案，效果良好；肿瘤电场治疗时间达 11 月余，患者 KPS 评分达 90 分，影像结果显示稳定无复发；患者佩戴肿瘤电场设备的依从性逐步升高，耐受性良好，无严重头皮反应；同步放化疗联合肿瘤电场治疗对新诊断胶质母细胞瘤患者初步疗效尚可，并未增加皮肤不良事件发生。

## 【专家点评】

广东三九脑科医院　蔡林波

此患者为男性，60 岁，诊断为左侧颞顶叶胶质母细胞瘤（WHO Ⅳ级，IDH 野生型），予以同步放化疗期间就开始联合电场治疗。电场治疗开始至今已 11 个月，影像稳定，取得了良好的近期疗效，长期疗效有待进一步随访。电场治疗胶质母细胞瘤原理是 200kHz 交变电场通过干扰有丝分裂过程中细胞内带电粒子和极化分子的运动，导致肿瘤细胞内部的一些结构无法正常形成，甚至造成细胞膜破裂，诱导有丝分裂期的肿瘤细胞凋亡，从而达到治疗肿瘤的目的，可以协同联合放、化疗来显著延长胶质母细胞瘤患者无进展生存期和总生存期。有文献报道，肿瘤电场治疗表现出的效果与患者依从性密切相关，当患者每天佩戴超过 22 小时，五年生存率可提升至 29.3%，该例患者使用依从性达到 91%，无严重头皮不良反应发生。电场治疗是安全有效的物理治疗方式，为胶质母细胞瘤的治疗提供了一个新的且可与放、化疗互补的方法。

目前，胶质母细胞瘤的治疗提倡综合治疗，手术全切除 + 同步放化疗 + 肿瘤电场治疗是推荐的治疗方案，如果能早期同步进行电场治疗将提高治疗效果，延长患者生存时间，值得进一步临床研究和应用。

广东三九脑科医院　赖名耀

该病例为男性 60 岁，左侧颞顶叶胶质母细胞瘤改变，IDH 野生型。经手术全切后同步放化疗联合肿瘤电场治疗后，病情保持稳定至今，目前佩戴肿瘤电场治疗时间已有 11 个月，患者 MRI 复查，病情稳定，仍维持肿瘤电场治疗使用中，头皮状况良好，可正常生活。肿瘤电场治疗是一种新型物理治疗方式，通过干扰肿瘤细胞有丝分裂，抑制 DNA 损伤修复机制发挥作用，根据 EF-14 亚组分析，高依从性患者，生存获益显著提高，本例患者术后进行肿瘤治疗后，患者的依从性较好，使用依从性逐步提高，现能够平均每日佩戴 21.8 小时，无严重头皮不良反应发生，肿瘤是一种居家治疗方式，提高了患者的自由度。